Weltgeschichte der Homöopathie
Herausgegeben von Martin Dinges

Weltgeschichte der Homöopathie

Länder – Schulen – Heilkundige

Herausgegeben
von Martin Dinges

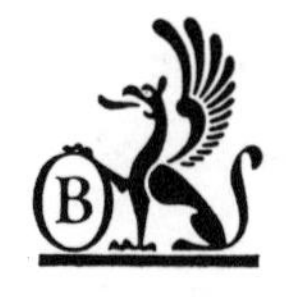

Verlag C.H.Beck München

Der Beitrag von O. Faure wurde aus dem Französischen übersetzt von Annette Diefenthal. Die Beiträge vom A.-E. Brade, M. Gijswijt-Hofstra, Ph. Nicholls und P. Morell, T. Alfonso Galán, E. Rizza, N. Rogers, J. T. H. Connor wurden aus dem Englischen übersetzt von Johannes Schwab.

Mit 43 Abbildungen

Die Deutsche Bibliothek – CIP-Einheitsaufnahme

Weltgeschichte der Homöopathie: Länder, Schulen, Heilkundige/ hrsg. von Martin Dinges. – München: Beck, 1996
ISBN 3 406 40700 5
NE: Dinges, Martin [Hrsg.]

ISBN 3406 40700 5

Satz: Janß, Pfungstadt
Druck- und Bindearbeiten: Ebner Ulm
Gedruckt auf säurefreiem, alterungsbeständigem Papier
(hergestellt aus chlorfrei gebleichtem Zellstoff)
Printed in Germany

Inhalt

III. Süd- und Südosteuropa

IV. Außereuropäische Länder

V. Die Internationalität der Homöopathie

Einleitung

Von Martin Dinges

Am 7. Oktober 1834 stieg ein junger Mann in der sachsen-anhaltinischen Residenzstadt Köthen aus der Kutsche.[1] Am nächsten Morgen entpuppte er sich als die elegant gekleidete, vierunddreißigjährige, angesehene Malerin und Dichterin Mélanie d'Hervilly, eine französische Adelige, die den weiten Weg aus Paris sicherheitshalber in Männerkleidern gereist war, um sich vor Nachstellungen zu schützen.

Die Pariserin hatte seit drei Jahren vergeblich nach einem Arzt gesucht, der sie von ihren Schmerzen im Unterbauch befreien konnte. Wegen dieser negativen Erfahrung mit der Leistungsfähigkeit der Ärzte sowie wegen einiger Sterbefälle in ihrem Freundeskreis hatte sie privat schon mehrfach medizinische Bücher gelesen. Dabei war sie auch auf Hahnemanns Hauptwerk «Das Organon der Heilkunst» gestoßen, das 1832 in einer französischen Übersetzung erschienen war.[2] Das Buch, in dem die Grundzüge der Homöopathie von ihrem «Gründervater» beschrieben werden, hatte sie sehr beeindruckt. Ihr leuchteten Hahnemanns Vorstellungen, Ähnliches mit Ähnlichem zu heilen, Wirkstoffe nur nach Arzneimittelprüfungen am Gesunden in genau kontrollierten Mengen zu geben und dabei die ganz kleinen Dosen für besonders wirksam zu halten, offenbar ein. Auch war sie aufgrund der eigenen Erfahrung empfänglich für die damit einhergehende besonders schonende Behandlung der Patienten, die sich von der «heroischen Therapie» der Zeit abhob.[3] Diese bestand zum großen Teil aus häufigen Aderlässen, dem übermäßigen Einsatz des Klistiers und der Gabe großer Dosen von Wirkstoffen, die die Ärzte dem Patienten in der Hoffnung verordneten, ihn von den Krankheitswirkungen zu befreien. Oft muteten sie ihnen damit aber zusätzliche Qualen und Schmerzen zu. Schließlich war Mélanie d'Hervilly wohl auch für die Idee aufgeschlossen, daß die Therapie zum großen Teil darauf gerichtet werden sollte, die «Lebenskraft» bzw. Selbstheilungskräfte des Körpers zu stärken.

Die Praxis des 79jährigen Köthener Arztes, die sie am nächsten Tag betrat, war bereits seit Jahren Treffpunkt für Personen, die nicht selten von weither kamen, um den berühmten Mann um Hilfe zu bitten. Häufig handelte es sich dabei um Patienten, die von anderen Ärzten aufgegeben worden waren. Viele Kranke konnte Hahnemann offenbar heilen, so daß sich sein Ruf weiter verbreitete. Für etliche dieser Patienten war die oft nach jahrelanger Krankheit eingetretene Heilung ein so einschneidendes Ereignis, daß sie selbst später – oft nach einem Medizinstudium – zu praktizieren begannen. Dazu kamen all die Ärzte, die sich nach Lektüre der Aufsätze in den Fachzeitschriften und der Hahnemannschen Werke für die homöopathische Therapie entschieden hatten. In beiden Gruppen befanden sich auch damals schon einige Ausländer, denn das «Organon» war bereits in mehrere Fremdsprachen übersetzt. Homöopathisch orientierte Ärzte gab es damals schon z. B. in Neapel und Lyon. Die Homöopathie war 1834 also international durchaus nicht mehr unbekannt.

Für Hahnemann war der Besuch der Pariser Patientin deshalb nichts völlig Außergewöhnliches. Seit Jahren behandelte er Patienten aus nah und fern, lebte in relativ gesicherten ökonomischen Verhältnissen und arbeitete intensiv an der Fortentwicklung seiner Lehre. Routine bestimmte auch das Leben in seinem Haushalt, den er nach dem Tode seiner langjährigen Lebensgefährtin mit zwei Töchtern führte.

Die elegante Patientin hat es ihm aber sehr schnell angetan. Er verliebte sich in sie und machte ihr bereits nach wenigen Behandlungsterminen einen Heiratsantrag, den sie annahm. Beide waren sich über die Reaktion ihrer Umgebung auf dieses Eheprojekt zwischen Partnern mit einem großen Altersunterschied bewußt. Die Versuche der Töchter, die Eheanbahnung zu kontrollieren oder zu behindern, kommentierte Mélanie in einem Brief so: «O Gott, was würde Europa, das Hahnemann so sehr verehrt, sagen, wenn es wüßte, daß dieser große Arzt nicht einmal eine Konsultation abhalten darf ohne die Anwesenheit seiner Töchter.»[4]

Sie sah also durchaus Zusammenhänge zwischen den persönlichen Beziehungen und der europäischen Verbreitung der Homöopathie. Entsprechend Hahnemanns Bedeutung brachen beide dann nach Paris auf, um dort nach der Hochzeit zusammenzuleben und zu praktizieren.[5] In der «Hauptstadt Europas», die damals gleichzeitig eine der wichtigsten Metropolen der Medizin war, wurde die Patientenschaft schlagartig viel internationaler, als sie es in der sächsischen Kleinstadt trotz aller Bekanntheit je hätte werden können. In Paris konnten sich in der Praxis eine amerikanische Schauspielerin und eine italienische Gräfin treffen, die mit einem Franzosen verheiratet war. Aber die größte Gruppe waren die englischen und schottischen Patienten, die auf ihrer Europareise fast immer über Paris kamen. Daneben gab es natürlich Italiener und einige Spanier, aber auch Kranke aus vielen anderen Ländern.

In dieser gemeinsamen Pariser Praxis entwickelte sich, wie wir aus Berichten über Krankenbesuche bei Hahnemann wissen, eine intensive Zusammenarbeit zwischen dem Arzt und seiner Frau, bei der diese sich immer mehr in die Homöopathie einarbeitete. Während der Konsultationen führte meist sie die Gespräche mit den Patienten und fragte allenfalls gelegentlich den «Meister» zu besonders kniffligen Details. Hahnemann selbst schrieb 1836 an den deutsch-amerikanischen Kollegen Constantin Hering in Philadelphia über Mélanie: «Sie ist schon so geschickt in unserer göttlichen Heilkunst, und eine solche eifrige Schülerin derselben, daß es ihr bereits gelungen ist, eine Anzahl glänzender Heilungen chronischer Krankheiten bei den Armen zu vollbringen.»[6] Dieser Brief wurde nicht ohne Hintergedanken über den Atlantik geschickt: Hahnemann strebte für seine Frau, die faktisch als Heilpraktikerin arbeitete, ein Diplom der amerikanischen homöopathischen Universität/Medical School an, die Hering gegründet hatte. So hoffte der alte Mann, seiner Frau in Paris in Zukunft die Ausübung des ärztlichen Berufs zu sichern, was dann aber letztlich am Widerstand der approbierten Ärzte scheiterte.

Diese Episoden aus nur wenigen Jahren im Leben des «Gründers» der Homöopathie machen deutlich, daß und wie das Interesse an der Homöopathie bereits recht früh Standes- und Ländergrenzen überschritt.[7]

Die Patienten waren die Hauptinteressenten bei der Suche nach einer neuen Therapie, denn sie erhofften sich Heilung. Es ist ganz typisch, daß Melanie erstmals dank solcher Laiennetzwerke von dem berühmten Arzt in Köthen gehört hatte. Laienempfehlungen sind auch heute noch für die Arztwahl sehr wichtig. Sie spielten für die weitere Verbreitung der Homöopathie eine ganz erhebliche Rolle. Ob es ein österreichischer General war, der mit der homöopathischen Behandlung gute Erfahrungen gemacht hatte und dessen Leibarzt dann die Homöopathie in Italien beförderte oder ob es ein englischer Kaufmann war, der in London später einen anderen Patienten überzeugte, ein Krankenhaus zu stiften: Patientennetzwerke bildeten eine entscheidende Starthilfe für die Verbreitung der neuen Heillehre.

Mélanie hatte das «Organon» in einer französischen Übersetzung gelesen. Das zeigt einen zweiten Weg, auf dem die Homöopathie international verbreitet wurde. Zeitschriften und Übersetzungen der Werke spielten eine entscheidende Rolle. Sie hatten den Vorteil, überall gelesen werden zu können. Sie hatten aber den Nachteil, daß der Leser die abstrakt mitgeteilte Erkenntnis erst selbst in der Praxis erproben und dann weiter umsetzen mußte. Bekanntlich haben auch viele Ärzte wie Mélanie gehandelt und sind, angeregt durch die Lektüre des «Organon», zum Autor gereist, um von ihm mehr über die neue Heilkunst zu erfahren. Manche haben bei Hahnemann famuliert und ihr Wissen dann nach Frankreich oder in andere Länder mitgenommen und dort weitergegeben.

Auch ein Problem der begeisterten Anhänger der Homöopathie, die kein ärztliches Diplom erwerben konnten oder wollten, zeigt sich gut an Mélanie. Zwar konnten sich diese medizinischen Laien in die Lehre einarbeiten und zu hervorragenden Heilkundigen werden wie z. B. Hahnemanns Lieblingsschüler Clemens von Bönninghausen (1785–1864). Aber die ärztlichen Konkurrenten verteidigten den Markt nicht nur gegen eine Frau hartnäckig, sondern machten auch einem nichtapprobierten Homöopathen wie G. H. Jahr (1800–1875) das Leben so schwer, daß der ehemalige Leibarzt der preußischen Prinzessin Friedrich nach erfolglosen Versuchen, sich in Deutschland niederzulassen, schließlich in Belgien in Altersarmut starb. Der Sohn des Heilpraktikers Dr. jur. Clemens von Bönninghausen war der studierte Mediziner Carl Anton H. Bönninghausen (1826–1902). Er führte nach Verheiratung mit Sophie Bohrer, der Adoptivtochter Mélanies, zunächst Hahnemanns Praxis in Paris weiter. Er mußte dann aber, wie viele andere Deutsche, wegen des deutsch-französischen Krieges 1870/71 Frankreich verlassen. Die Verbindungen zwischen Ärzten und Heilpraktikern sowie die grenzüberschreitenden Wirkungen von Heilpraktikernetzwerken waren damit keineswegs beendet. So ist heutzutage der griechische Homöopath Vithoulkas weltweit einer der beliebtesten Veranstalter homöopathischer Fortbildungskurse, an denen – wie selbstverständlich – auch Ärzte teilnehmen. Kaum jemand weiß allerdings, daß er das meiste von englischen Heilpraktikern gelernt hat, die mit ihren ärztlichen Konkurrenten nicht immer freundliche Beziehungen unterhielten.[8]

Es sollen hier noch weitere internationale Aspekte der Homöopathiegeschichte genannt werden. So wurden die ärztlichen Zeitschriften im 19. Jahrhundert immer wichtiger, um der größer werdenden Zahl von Interessenten schnell Informationen über Neuigkeiten zu liefern. Gleichzeitig waren sie das Medium, in dem über die Entwicklung der homöopathischen Heillehre in anderen Ländern berichtet wurde. Es konnte sich ein Bewußtsein der Leserschaft für die Internationalität ihrer medizinischen Richtung ausbilden.

Das förderten auch die internationalen homöopathischen Ärztekongresse, die erstmals 1876 in Philadelphia und dann alle fünf Jahre an wechselnden Orten stattfanden. Auf ihnen wurden vor allem neue Forschungsergebnisse mitgeteilt, aber auch Initiativen für die Durchsetzung der Homöopathie bei staatlichen Behörden und Parlamenten vorbereitet und Modelle für Forschung und Lehre aus anderen Ländern bekanntgemacht.[9]

Zu Beginn des 20. Jahrhunderts wurden international agierende Pharmafirmen immer wichtiger. Sie spielten in den einzelnen Ländern schon vorher eine entscheidende Rolle für die Stärkung der homöopathischen Ärzteschaft, indem sie Kongresse beförderten, Krankenhäuser mitfinanzierten und manchmal sogar die offiziellen homöopathischen Arzneibücher (Pharmakopoen) entscheidend vorantrieben. Natürlich beeinflußten sie damit auch die Durchsetzung bestimmter Richtungen innerhalb der Homöopathie. Besonders groß war ihre Bedeutung als Verleger von homöopathischen Publikationen, die systematisch zur Markterweiterung eingesetzt wurden, indem man sie den Arzneimittelpackungen beilegte. Auf diesem Wege kam dann Wissen über die Therapie in Laienhände – und oft auch über die Landesgrenzen.[10]

War um 1830 die weitverbreitete Unzufriedenheit mit der Medizin und ihrer Leistungsfähigkeit schon einmal ein Grund für die Verbreitung der Homöopathie, so führte seit den 1970er Jahren die weltweite Kritik an Fehlentwicklungen der naturwissenschaftlichen Medizin erneut zu einer starken Zunahme des Interesses von Patienten und Ärzten an dieser fälschlich immer wieder totgesagten Therapie.

Eine Weltgeschichte der Homöopathie drängt sich also geradezu auf. Wir können nun schon auf 200 Jahre Geschichte dieser Heillehre zurückblicken, in denen sich Menschen auf der Suche nach Gesundheit auf sie eingelassen, um sie gestritten und sich mit ihr vertraut gemacht haben. Patienten, Ärzte, Heilpraktiker, Apotheker, Pharmahersteller sowie deren Zusammenschlüsse in Laienvereinen, Ärztevereinen, Apothekerverbänden haben sich um ihre Weiterentwicklung bemüht, über sie geschrieben, Kämpfe über den richtigen Weg zwischen kleinen und kleinsten Dosen ausgetragen und sich meist auch wieder versöhnt. Und natürlich ging es dabei auch immer wieder um eine Parzelle Macht auf dem medizinischen Markt, die meist ziemlich hart erstritten und verteidigt werden mußte. Die letzten 200 Jahre der Homöopathie waren also eine sehr bewegte Geschichte, die besser zu kennen sich lohnt.

Homöopathie war zweitens von Anfang an ein internationales Phänomen. Sie hat sich in den verschiedenen Ländern ganz unterschiedlich entwickelt. Formen und Phasen der Verbreitung sowie die teilweise Parallelität von Aufstieg dieser Therapie in einem Land und gleichzeitigem Abstieg in einem anderen weisen auch darauf hin, daß einfache Erklärungen nach dem Modell, daß «die Wissenschaft» ganz automatisch eine «sektiererische» Richtung verdrängt habe, völlig unzureichend sind. Schließlich kann man derzeit einen weltweiten Boom der Homöopathie beobachten, der ebenfalls erklärungsbedürftig ist. Diese Phänomene fordern die Medizingeschichte zu komplexeren Erklärungen heraus.

Dabei ist es natürlich nicht die Aufgabe der Historikerinnen und Historiker, unter heutigen Gesichtspunkten zu beurteilen, wer die besseren Ärzte waren. Vielmehr kann es nur darum gehen, etwas besser zu verstehen, warum damals wie heute die Homöopathie Ärzte zum Wechsel ihrer bisherigen Praxis anregte und immer wieder Patienten überzeugte.

Die bisherige Forschung ist sehr stark vom jeweiligen Zeitgeist geprägt. Die Reiseberichte der frühen Hahnemann-Besucher und die Historiographie des 19. Jahrhunderts wurden meist in apologetischer oder polemischer Sicht geschrieben.[11] Es ging um Argumente in der aktuellen Auseinandersetzung der Mediziner um bestimmte wissenschaftliche oder medizinische Fragen.[12] Geschichte diente den meist ärztlichen Autoren deshalb vorwiegend zur Rechtfertigung des eigenen medizinischen Standpunktes. Die späteren soliden «aktenmäßigen» Studien aus der ersten Hälfte des 20. Jahrhunderts sind von dem ganz anderen geistesgeschichtlichen Hintergrund der Zwischenkriegszeit geprägt, so daß sie weder von nationalistischen Tendenzen noch von den anderen Versuchungen – etwa vagen Hoffnungen auf eine «ganzheitliche, neue Heilkunde» – völlig frei waren.[13] Es folgten dann seit den 1950er und stärker seit den 1970er Jahren wenige Ländermonographien. Manche führten die Tradition ärztlicher Geschichtsschreibung einfach weiter.[14] Andere überschritten diesen Rahmen und genügen heutigen methodischen Ansprüchen.[15] Eine Ausnahme ist die parallele Thematisierung der Homöopathie im Rahmen einer nationalen Medizingeschichte.[16] Bisher gibt es praktisch keine Vergleiche zwischen Ländern.[17] In vielen Ländern ist die Homöopathiegeschichte noch im Entstehen.[18] Zu den meisten in diesem Band behandelten Ländern gibt es noch keine Gesamtdarstellungen. Aber auch trotz der genannten vielversprechenden Ansätze entstand bis zum heutigen Tag keine länderübergreifende Geschichte.

Eine Weltgeschichte der Homöopathie, die die verschiedenen Länder in vergleichbarer Weise darstellt und heutigen historiographischen Ansprüchen genügt, wird also erstmals mit diesem Band vorgelegt. Dies soll die Internationalität der Homöopathie wieder stärker in das Bewußtsein rufen.

Insgesamt muß man also von einer völlig ungenügenden Forschungslage ausgehen: Ärztezentriert, allenfalls mit Informationen über Apotheker und Institutionen wie die Krankenhäuser, enthalten diese Studien noch weniger über Ärztevereine, Heilpraktiker und Patientenbewegungen; die pharmazeutschen Unternehmen sind fast unerforscht, außer über Indien ist wenig bekannt über die Rolle der Homöopathie im Gesundheitssystem der jeweiligen Länder.[19] Ein zeitlicher Schwerpunkt liegt immer auf der ersten Phase der Einführung, also einer Aufschwungzeit, während wenig zu den langen Jahren eines Daseins im Schatten der großen Erfolge der naturwissenschaftlichen Medizin, bisher praktisch nichts zur weltweiten Wiederentdeckung der Homöopathie seit den 1970er Jahren veröffentlicht ist.

Man muß sich diesen problematischen Forschungsstand vergegenwärtigen, wenn man den Stellenwert der hier erstmals vorgelegten, in internationaler Kooperation entstandenen «Weltgeschichte der Homöopathie» richtig einschätzen will. Die Autoren mußten oft (fast) bei Null anfangen, und es ist ihnen hoch anzurechnen, daß sie dem Wunsch des Herausgebers gefolgt sind, auch die Abschwungphase und die derzeitigen Entwicklungen mit in ihre Überblicksbetrachtung einzubeziehen. Ebenso haben sie alle versucht, im Rahmen der Möglichkeiten einem einheitlichen Frageraster zu folgen und neben der Darstellung der jeweiligen Auf- und Abschwungphasen in ihren Ländern die Geschichte der Therapie nicht auf die Geschichte ihrer ärztlichen Vertreter zu reduzieren. Vielmehr wurden Fragen nach der sozialen und geschlechtsspezifischen Zusammensetzung der Patientenschaft aufgegriffen. Bewußt wurden die Heilpraktiker in die Betrachtung einbezogen, die sich in einzelnen Ländern oft als wichtige Träger der homöopathischen Tradition erweisen, als diese vor dem Hintergrund des Triumphs der naturwissenschaftlichen Medizin von den meisten Ärzten verachtet wurde. Vereine von Ärzten, Heilpraktikern und Laien sowie deren Versuche, auf die Gestaltung des Gesundheitssystems einzuwirken, werden angesprochen. Die Rolle von Institutionen wie Hospitälern, Ambulanzen, Apotheken und Unternehmen als Kristallisationspunkten für die Anhänger der Therapie treten unterschiedlich in den einzelnen Ländern hervor. Oft können zu den einzelnen Themen nur erste Annäherungen geboten werden, in manchen Ländern läßt der Forschungsstand auch noch keine Homöopathiegeschichte zu, die weit über die Geschichte der ärztlichen Vertreter hinaus geht. Aber auch für diese Länder wurde der Fragehorizont nun wesentlich erweitert, so daß bereits unterschiedliche nationale Entwicklungen und Profile deutlich werden. Zunächst nationale Geschichten nebeneinander zu stellen, denen das beschriebene gemeinsame Frageraster zugrunde liegt, war der derzeit einzig gangbare Weg zu dieser «Weltgeschichte der Homöopathie», die erstmals auch die sozialgeschichtlichen Aspekte in die Betrachtung einbezieht.

Die nunmehr eröffneten Möglichkeiten zum Vergleich gehen bereits über die traditionellen Ansätze einer je nur in einem Land gedachten nationalen Geschichtsschreibung nach Ländern hinaus, indem sie von vornherein die Vergleichbarkeit stärker als die Einzigartigkeit jedes Beispiels in den Blick nehmen.

Dabei wird im nächsten Schritt auf mehreren Ebenen die Internationalität der Homöopathie erkennbar. Die Verbreitungsgeschichte der Homöopathie kann nun gleichzeitig aus der Perspektive mehrerer Länder aufeinander bezogen werden. Wechsel- und Rückwirkungen zwischen Ländern und Kontinenten werden deutlicher. Das gilt genauso bei Patientennetzwerken (etwa in der Mitte des 19. Jahrhunderts über die Landesgrenzen mit Wirkungen von Holland nach Westfalen) wie bei Ärztemigrationen von Spanien in den 1930er Jahren nach Lateinamerika und zurück in den 1970er Jahren wie bei international agierenden Pharmafirmen, die sich derzeit auf Drittmärkten in Spanien, Rumänien oder Polen intensiver Konkurrenz machen als zu Beginn des Jahrhunderts in Dänemark, wo der große deutsche Hersteller noch keine französische Konkurrenz hatte.

Die erkennbaren nationalen Besonderheiten regen erneut Fragen zu ihrer Erklärung an. An ihnen zeigt sich nämlich, wie unterschiedlich die Geschichte der Homöopathie sein konnte und daß sie auch in Zukunft sehr vielschichtig sein wird – und damit offenbleibt.

Deutlicher wird im internationalen Vergleich auch die bedeutende Wirkung von Einstellungen und Verhaltensweisen unserer heutigen Zeitgenossen, die von außerhalb der Homöopathie liegenden Trends geprägt werden, die sich in der Mediengesellschaft am Ende des 20. Jahrhunderts zunehmend internationaler auswirken. Medizinkritik, Zivilisationskritik und New Age sind hier Stichworte für einen weltweiten Trend, dessen Auswirkungen auf das Wiedererstarken der Homöopathie zu unterschiedlichen Zeitpunkten in den letzten 25 Jahren in allen postindustriellen Gesellschaften spürbar wurde.

Zur Vorbereitung dieses Bandes wurden die ersten Entwürfe der Beiträge bei einer Tagung im Institut für Geschichte der Medizin der Robert Bosch Stiftung in Stuttgart gründlich diskutiert, was sicher zusätzlich ihre Homogenität gefördert hat.[20] Die Autoren haben das Frageraster aber je nach den Verhältnissen in ihrem Land so frei gehandhabt, daß nicht nur vergleichbare Länderberichte entstanden, sondern auch jeweils einzelne Aspekte stärker akzentuiert wurden. Dementsprechend kurzweilig ist die Lektüre. Wer Homöopathiegeschichte als Ergebnis des Aushandelns verschiedener an Gesundheit interessierter Akteure nachvollziehen will, kann das am Beispiel Deutschland studieren. Wer sich für die medizinischen Fragen – etwa der Potenzierung – stärker interessiert, dem ist die Lektüre des Beitrages über Österreich oder auch die Schweiz zu empfehlen. Wer etwas zur überragenden Rolle von Heilpraktikern in einem Land erfahren will, der wende sich Großbritannien zu. Wem die Möglichkeiten staatlicher Politik zur Förderung der Homöopathie am Herzen liegen, der beschäftige sich mit Indien, Rumänien oder Brasilien. Wer die historischen Wurzeln für die Querverbindungen der Homöopathie zu Spiritismus etc. verfolgen will, der findet in den Beiträgen zu Frankreich, Spanien und Brasilien Hinweise. Wer sich fragt, welche kulturelle Bedeutung die Wahl einer homöopathischen Therapie für Patienten oder Ärzte haben kann, der lese den Beitrag zu den USA. Und wer über die sozialen und politischen Bedingungen für medizinkulturelle Importe nachdenkt, für den sind der polnische und der italienische Fall besonders interessant.

Jedenfalls entsteht hier in Umrissen eine Geschichte der Homöopathie, die diese als das Ergebnis unterschiedlicher Wirkfaktoren erkennen läßt: Patientennachfrage, heilkundliches Handeln von Ärzten und anderen, institutionelle Verfestigungen in Vereinen, Krankenhäusern, Medien und Unternehmungen sowie staatliches Handeln.

Es ist nun gerade eine Stärke der erst jetzt sich breiter entwickelnden Forschungen zur Homöopathiegeschichte, daß sie langsam gewisse Blickverengungen der älteren Forschung überwinden. Bis vor wenigen Jahren gab es fast ausschließlich die meist soliden Arbeiten von praktizierenden Ärzten, die aus Liebhaberei Geschichte schrieben. Nunmehr gesellen sich zu dieser auch in unserem Band vertretenen Richtung Exponenten der verschiedensten Fachrichtungen: Allgemein-, Medizin- und Pharmaziehistoriker, Soziologen, Kulturwissenschaftler, Volkskundler bürgen für neue Sichtweisen und Fragestellungen, die erst die vielfältigen Möglichkeiten erahnen lassen, die die Geschichtsschreibung über eine Heillehre eröffnet.

Die Auswahl der Länder ergab sich aus dem Stand der Forschung. Der weltweit lancierte Aufruf zur Mitarbeit an dem Band wurde aus den Ländern beantwortet, über die hier Beiträge vorliegen. Dabei entstand ein bisher nie erreichtes, umfassendes Bild weltweiter Trends, das drei Kontinente umfaßt und insofern durchaus für die Geschichte der Homöopathie – unter Vernachlässigung des noch weniger erforschten afrikanischen und australischen Kontinents – repräsentativ ist. Ganz Mitteleuropa, der Süden und der Nordwesten des Kontinents sind jeweils mit mehreren Länderbeiträgen vertreten. Der Herausgeber freut sich besonders darüber, daß nicht nur das alte «West-», sondern auch das frühere «Osteuropa», nicht nur Nord- sondern auch Südamerika und erstmals auch Indien mit Beiträgen vorgestellt werden können. Die schmerzhafte Lücke Tschechien, Slowakei und Ungarn wird teilweise durch den Beitrag über die habsburgische Zeit Österreichs sowie über die neuesten Fortbildungsinitiativen aus diesem Land abgedeckt. Beides – der Blick auf die südliche Halbkugel sowie die direkte und indirekte Einbeziehung «Osteuropas» – entsprechen den weltpolitischen Gegebenheiten am Ende dieses Jahrhunderts, auf die auch die Geschichtsschreibung reagieren muß. Allerdings bleiben noch einige geographische Lücken, die erst in den nächsten Jahren aufgearbeitet werden können. Hier wären besonders Ungarn und die Länder der ehemaligen Sowjetunion – insbesondere Rußland und die baltischen Staaten – zu nennen; aber auch Skandinavien verspricht über das dänische Beispiel hinausgehende Überraschungen. Die Untersuchung Nordeuropas wurde mit Studien zu Island und Norwegen allerdings gerade erst begonnen. In einem abschließenden Beitrag des Herausgebers werden einige Strukturmerkmale der «Internationalität der Homöopathie» herausgearbeitet, die gleichzeitig weitere Forschungsperspektiven eröffnen. Auch die Forschungsdefizite werden im internationalen Vergleich sichtbarer, was nicht dessen geringster Wert ist. Erst auf diesem Hintergrund wird man zugespitztere Analysen beginnen können.

Dieser Band ist in jeder Hinsicht das Ergebnis von gelungenem Teamwork. Das gilt natürlich für die Autoren, die nicht nur ihre Beiträge geschrieben und überarbeitet, sondern auch neues Bildmaterial zur Verfügung gestellt haben. Dabei haben sie sich ebenso virtuos der modernen Kommunikationstechniken einschließlich der E-Mail und der privaten Postdienste bedient, wie sie die zahlreichen Faxe des Herausgebers immer geduldig und kompetent beantworteten. Möge der vorliegende Band bei ihnen die besten Erinnerungen an diese internationale Kooperation wecken.

Gute Zusammenarbeit und jede wünschenswerte Unterstützung boten auch der Leiter des Instituts für Geschichte der Medizin der Robert Bosch Stiftung in Stuttgart, Prof. Dr. Robert Jütte, sowie die Mitarbeiter und Hilfskräfte dieser Forschungseinrichtung, von denen ich Frau Claudia Stein M. A. besonders danken möchte. Ohne sie wären weder die Tagung noch die Manuskripterstellung, weder die Herstellung der Bildvorlagen noch die der schließlich perfekten Disketten oder des Registers möglich gewesen.

Auch die Kooperation mit dem Übersetzer der sieben englischsprachigen Manuskripte war hervorragend. Erst gute Übersetzer ermöglichen die auch in diesem Band angestrebte internationale Kommunikation, was vielleicht zu selten gewürdigt wird. Schließlich habe ich bei der Vorbereitung dieses Bandes das engagierte und kompetente Lektorat des C. H. Beck Verlages kennen- und schätzengelernt. Herr Dr. Stephan Meyer hat den Band von Anfang an mit kompetentem Interesse begleitet. Zum guten Lektorat gehört auch die Außenredaktion durch Frau Susan Knecht, die hervorragende Arbeit leistete. Ihnen allen sei hiermit herzlich gedankt. Alle Ungenauigkeiten gehen selbstverständlich zu Lasten des Herausgebers.

Stuttgart, im Januar 1996

Anmerkungen

1 Ich folge hier der Darstellung bei Rima Handley: Eine homöopathische Liebesgeschichte. Das Leben von Samuel und Mélanie Hahnemann. München 1993, S. 11 ff.
2 Das war bereits die zweite Übersetzung ins Französische.
3 Mit vielen Nachweisen zu Hahnemanns Auseinandersetzung mit der «heroischen Therapie» seiner Zeit: Wilhelm Ameke: Die Entstehung und Bekämpfung der Homöopathie. Berlin 1884, S. 64 ff., 87 ff., 176, 206 ff.
4 Zitiert nach Handley (wie oben Anm. 1), S. 18.
5 Johannes Wilms: Paris – Hauptstadt Europas (1789–1914). München 1988. S. a. William F. Bynum: Science and the Practice of Medicine in the Nineteenth Century. Cambridge 1994, S. 25 ff., 46 ff.
6 Zitiert nach Handley (wie Anm. 1), S. 117.
7 Mélanie erfuhr die Begrenzungen, die ihr als Frau zugemutet wurden, schmerzhaft. Nur wegen ihres Geschlechts hatte sie keine Chance, zu studieren und ohne einen männlichen Praxisvorstand weiter zu praktizieren. Andererseits schöpfte sie den weiblichen Handlungsspielraum aus. Daß in der Homöopathiegeschichte auch anderenorts die Möglichkeiten für Frauen früh vergrößert wurden, zeigt Rogers in diesem Band. Damit wurde die Verschiebung einer der hartnäckigsten Grenzen, diejenige zwischen den Geschlechtern, im Zusammenhang mit einer Minderheitentherapie vorangetrieben.
8 S. dazu Nicholls/Morell in diesem Band.
9 S. dazu die Akten dieser Kongresse, z. B. Transactions of the World's Homeopathic convention, held at Philadelphia ... Philadelphia 1881.
10 S. dazu z. B. den Beitrag von Brade.
11 Ludwig Griesselich: Skizzen aus der Mappe eines reisenden Homöopathen. Karlsruhe 1832; Charles Gaspard Peschier: Relation d'un voyage en France et en Piemont: Lu à la Société homoeopathique lémanienne. O. O. 1839: Auguste Rapou: Histoire de la doctrine médicale homoeopathique. 2 Bände. Paris 1847; Johann Martin Honigberger: Früchte aus dem Morgenlande oder Reise-Erlebnisse nebst naturhistorisch-medizinischen Erfahrungen, einigen hundert erprobten Arzneimitteln und einer neuen Heilart, dem Medialsysteme. Wien 1851.
12 Carl Heinrich Rosenberg: Fortschritte und Leistungen der Homöopathie in und außer Ungarn. Leipzig 1843. C. Bojanus: Geschichte der Homöopathie in Rußland. Ein Versuch. Stuttgart 1880; Ameke (wie Anm. 2). William Harvey King: History of Homeopathy and its Institutions in America. 4 Bände. (New York/Chicago) 1905.
13 Vgl. dazu Richard Haehl: Samuel Hahnemann. Sein Leben und Schaffen. 2 Bände. Leipzig 1922; Rudolf Tischner: Geschichte der Homöopathie. Leipzig 1932–1939. S. a. Alfred Haug: Die Reichsarbeitsgemeinschaft für eine Neue Deutsche Heilkunde (1935/36). Husum 1985.
14 Alberto Lodispoto: Storia dell'omeopatia in Italia. Rom 1961. S. a. Augusto Vinyals Roig: La Homeopatia en España. Notas historicas y estado actual. In: Libro del International Homoeopathic Council 1924. Barcelona. Barcelona 1925 (ND Barcelona 1991), S. 297–599; Melitta Schmiedeberg: Geschichte der homöopathischen Bewegung in Ungarn. (Med Diss. Berlin 1929). Leipzig 1929. Charles Janot: Histoire de l'homéopathie française. O. O. ca. 1936.
15 Harris L. Coulter: Divided Legacy: A History of the Schism in Medical Thought. 3 Bände. Washington 1973 (andere Jahre). Phillip A. Nicholls: Homoeopathy and the Medical Profession. London 1988; Maria Teresa Alfonso Galán: Contribucion

al estudio historico de la homeopatia en España a traves de los medicos y farmaceuticos homeopatas mas representativos. Diss Pharm. Alcala de Henares 1987. Aktueller orientiert sind einige Studien über Indien: Rudolf Hoehn: Indien und die Homöopathie. Med. Diss. Freiburg 1983. Tilman Borghardt: Homöopathie in Indien. Berg 1990. Ute Schuman: Homöopathie in der modernen indischen Gesundheitsversorgung: ein Medium kultureller Kontinuität. Münster 1993; und über Deutschland: Gabriele Mengen: Übersicht über die Entwicklung der Homöopathie in der Bundesrepublik Deutschland von 1945 bis 1988. Diss phil. Münster 1991; sowie Marc Haffen: Structures de l'homéopathie en France (1919–1982). Paris 1982.

16 Martin Kaufman: Homeopathy in America: The Rise and Fall of a Medical Heresy. Baltimore, London 1971.

17 Die Ausnahme sind zwei Vergleiche zwischen den USA und Großbritannien: Anthony Campbell: The two Faces of Homoeopathy. London 1984; Roy James Squires: Marginality, Stigma and Conversion in the Context of Medical Knowledge, Professional Practices and Occupational Interests: a Case Study of professional Homeopathy in Nineteenth Century Britain and the United States. Ph. D. Leeds 1985. S. dazu aber die beiden Sammelbände von Olivier Faure (Hg.): Praticiens, patients et militants de l'homéopathie en France et en Allemagne (1800–1940). Lyon 1992; Günther Risse/Robert Jütte (Hg.): Culture, Knowledge and Healing: Historical Perspectives of Homeopathic Medicine in Europe and America. 1996 (im Druck).

18 So liegen bisher z. B. zu den Niederlanden lediglich einige – exzellente – Aufsätze vor: S. dazu Anm. 5 im Beitrag Gijswijt-Hofstra.

19 Das Institut für Geschichte der Medizin der Robert Bosch Stiftung hat in den letzten Jahren homöopathiegeschichtliche Arbeiten mit neuer Akzentsetzung gefördert. Sie erscheinen zum Teil in der Sektion «Zur Geschichte der Homöopathie und alternativer Heilweisen» in der Zeitschrift «Medizin, Gesellschaft und Geschichte» (Franz Steiner Verlag, Stuttgart). Eine weitere Auswahl bietet Martin Dinges (Hg.): Homöopathie. Patienten, Heilkundige und Institutionen. Von den Anfängen bis heute. Heidelberg 1996. Außerdem wurde beim Haug-Verlag eine neue Reihe «Quellen und Studien zur Homöopathiegeschichte» begonnen. Die ersten Veröffentlichungen sind: Heinz Eppenich: Geschichte der homöopathischen Krankenhäuser. Heidelberg 1995; Reinhard Hickmann: Das psorische Leiden der Antonie Volkmann. Edition und Kommentar einer Krankengeschichte aus Hahnemanns Krankenjournalen von 1819–1831. Heidelberg 1996. Vgl. auch: Martin Dinges/Reinhart Schüppel: Vom Nutzen der Homöopathiegeschichte – insbesondere für den «ärztlichen Stand». In: Allgemeine Homöopathische Zeitung 241 (1996), S. 11–26.

20 Es handelte sich dabei gleichzeitig um das erste Treffen des International Network for the History of Homeopathy in der European Association for the History of Health and Medicine.

I. Vaterländer der Homöopathie – Mitteleuropa

1. Wo alles anfing: Deutschland

Von Robert Jütte

Kaum ein Vierteljahrhundert nach der Veröffentlichung der ersten Auflage des «Organon der rationellen Heilkunde» (1810) erschien in einer angesehenen medizinischen Fachzeitschrift die folgende Notiz: «Während ein Ungenannter, der so eben die Schaar der homöopathischen Schriften durch eine neue vermehrt hat, die Homöopathie als eine schauerliche Mißgeburt mit dickem Rumpfe, Bocksfüssen, krummen Armen und langen Fingern, Fuchsaugen, Eselsohren und einem Wasserkopf schildert, finden wieder Andere diese Lehre ungemein liebenswürdig. Die Zahl ihrer Anbeter wächst, und sie ist die Modedame geworden, von der Alle sprechen. Ob sie übrigens der Zeit und ihren Gegnern trotzen wird, dass sie gleich einer Ninon d'Enclos auch im Alter noch alte Verehrer zu fesseln und neue anzuziehn versteht, möchte sehr zu bezweifeln sein. Ihre Ausbreitung ist dessenungeachtet gross.»[1] – Auch mehr als 150 Jahre später machen wir die gleiche Beobachtung: Noch immer erscheinen Streitschriften über die Homöopathie, mangelt es nicht an ärztlichem Nachwuchs, ist die Nachfrage von Patienten nach dieser Heilweise weiterhin ungebrochen.

Daß sich eine angebliche «Irrlehre» so lange behaupten konnte, ist ein interessantes medizinhistorisches Phänomen, das sich nicht so sehr ideengeschichtlich[2], sondern nur durch einen professionalisierungstheoretischen Ansatz[3], der sowohl sozialgeschichtliche Prozesse als auch institutionengeschichtliche Abläufe zur Erklärung heranzieht, verstehen läßt. Im folgenden wird ein erster Versuch unternommen, die strukturellen Voraussetzungen und die Faktoren, die die Überlebensfähigkeit der Homöopathie in Deutschland in den letzten anderthalb Jahrhunderten gesichert haben, herauszuarbeiten.

Der Kampf um den medizinischen Markt

Als Hahnemann zu Beginn des 19. Jahrhunderts mit seiner neuen Heilweise an die Öffentlichkeit trat, mußte er sich darüber im klaren sein, daß er auf kurz oder lang mit der bestehenden Medizinalgesetzgebung in Konflikt geraten würde, denn diese hatte das Leistungsangebot auf dem Gesundheitsmarkt eindeutig geregelt. Zu den Gesetzen, die seit dem hohen Mittelalter den Vertretern des Heilgewerbes immer wieder eingeschärft werden mußten, gehört beispielsweise das Verbot für Ärzte, Arzneimittel direkt an den Patienten abzugeben. Den Apothekern war es im Gegenzug untersagt, Kranke zu behandeln. Allerdings wurde gegen das Dispensierverbot, das sich in den Reichsgesetzen Kaiser Friedrichs II. von 1210/41 erstmals erwähnt findet, im späten Mittelalter und in der frühen Neuzeit noch häufig verstoßen, denn die Ärzte wollten darauf ungern verzichten, da sie diese seit undenklichen Zeiten geübte Praxis als Teil ihrer beruflichen Autonomie betrachteten und als Rechtfertigung immer auf das Wohl des Patienten verweisen konnten. Diese Situation änderte sich erst im Laufe des 18. Jahrhunderts, als eine stetig wachsende und langsam effektiver werdende Medizinalbürokratie die Einhaltung solcher Bestimmungen überwachen und Übertretungen empfindlich bestrafen konnte. Kaum hatten sich die Ärzte gezwungenermaßen mit der Beschneidung ihrer Kompetenzen abgefunden, trat Hahnemann auf den Plan und forderte für sich und seine Anhänger die unbeschränkte Dispensierfreiheit. Es kann kein Zweifel daran bestehen, daß für Hahnemann der Streit um die Dispensierfreiheit mehr als nur ein Kampf um berufliche Autonomie war; denn er maß ihm eine quasi existentielle Bedeutung zu. Doch mit Ausnahme des Königreichs Württemberg (1829)[4] und des Großherzogtums Hessen[5] (1833) folgte zunächst keiner der deutschen Bundesstaaten dem Vorbild des Herzogs von Anhalt-Köthen und nahm homöopathische Ärzte generell oder zumindest einige privilegierte unter ihnen vom bestehenden Verbot des Selbstdispensierens aus. Typisch ist für die ablehnende Haltung der meisten deutschen Regierungen ein Reskript des Preußischen Ministeriums aus dem Jahre 1831, in dem verfügt wird, «daß die homöopathischen Aerzte denselben Gesetzen wie die andern Aerzte unterworfen sind, und Hinsichts ihrer keine Ausnahme von den gesetzlichen Vorschriften Statt finden kann, da Gesetze nicht nach jeder, oft nur, vorübergehenden Curmethode, eingerichtet, aufgehoben oder geändert werden können».[6] Doch gaben die Homöopathen den Kampf, der mit allen juristischen und publizistischen Mitteln geführt wurde, nicht auf und hatten mit ihren Eingaben und Petitionen schließlich Erfolg, wenn auch vorerst nur in Preußen, wo 1843 König Friedrich Wilhelm IV. die homöopathischen Ärzte unter bestimmten Bedingungen von dem Verbot der Selbstdispensierung ausnahm. Trotz vieler Bemühungen und Eingaben an die Regierung gelang es den Gegnern der Homöopathie nicht, die preußischen Bestimmungen von 1843, die später in das Reichsrecht übernommen wurden, zu ändern und ein grundsätzliches Dispensierverbot für homöopathische Ärzte durchzusetzen. Das für die Homöopathen im großen und ganzen recht günstige «Reglement» von 1843 blieb mit Ausnahme Berlins, wo es 1952 aufgehoben wurde, bis zum Beginn der 1960er Jahre in der Bundesrepublik in Kraft. Eine Neuregelung wurde aber erst mit dem «Gesetz über den Verkehr von Arzneimitteln» aus dem Jahre 1976 getroffen. Danach ist nun auch homöopathischen Ärzten die Abgabe von Medikamenten nicht mehr gestattet. Ausnahmebestimmungen gelten nur für Tierärzte. Daß damals massive Proteste seitens der homöopathischen Ärzte ausblieben, dürfte damit zusammenhängen, daß es mittlerweile eine flächendeckende und auch kritische Homöopathen zufriedenstellende Versorgung mit standardisierten homöopathischen Arzneimitteln gibt.

Mit ihrer Forderung nach einem grundsätzlichen Verbot des Selbstdispensierens hofften die Gegner Hahnemanns, den homöopathischen Ärzten das Wasser abzugraben. Als das nicht überall und sofort gelang, besann man sich auf eine andere Strategie, die bereits von den Handwerkszünften mit Erfolg betrieben worden war, nämlich, der lästigen Konkurrenz den Zugang zum Markt mit allerlei Mitteln und Schikanen zu verwehren. Dazu mußte man sich allerdings staatlichen Beistands versichern. Hahnemann, der zu Beginn seiner Leipziger Zeit noch optimistisch gewesen war, daß die Homöopathie «keinen politischen Hebel, keine weltlichen Ordensbänder»[7] brauche, um sich zu behaupten, sah sich spätestens nach seinem Streit mit den dortigen Apothekern und Ärzten eines Besseren belehrt. Bald machten Hahnemann und andere homöopathische Ärzte die bittere Erfahrung, daß es mit der Erlaubnis zum Selbstdispensieren nicht getan war, da zuerst eine andere Hürde genommen werden mußte, nämlich die Approbation als Arzt. Wem es als erklärtem Anhänger der Homöopathie damals gelang, mit viel Glück und mit dem Wechsel des Studienorts sein Medizinstudium mit einer akademischen Prüfung abzuschließen, dem konnte man behördlicherseits immer noch die Niederlassung an einem bestimmten Ort verweigern. In Frankfurt am Main beispielsweise mußte in der ersten Hälfte des 19. Jahrhunderts jeder Arzt, der in der Stadt praktizieren wollte, zuvor eine Prüfung vor dem Medizinalkollegium, in dem nur allopathische Ärzte vertreten waren, ablegen. Schon bald erhoben sich aber Stimmen, die forderten, daß auch im Fakultätsexamen die Homöopathen, die sich um eine Stelle im Staatsdienst bemühen, nur von ihresgleichen geprüft werden sollten. Doch scheiterte im Großherzogtum Hessen Anfang der 1840er Jahre ein solcher Vorschlag an den Kosten, die die dazu notwendigen zusätzlichen Deputate verursacht hätten. Im Gegensatz zu den Vereinigten Staaten, wo im letzten Drittel des 19. Jahrhunderts rein mit Homöopathen oder zumindest gemischt besetzte staatliche Prüfungskommissionen eingerichtet wurden, ist es der zahlenmäßig recht starken homöopathischen Bewegung in Deutschland bis heute nicht gelungen, eine Mitwirkung am medizinischen Staatsexamen bzw. am Approbationsverfahren durchzusetzen. Lediglich an der Vergabe der Zusatzbezeichnung «homöopathischer Arzt» durch die Landesärztekammern sind sie seit dem Ende der 1920er Jahre beteiligt.[8] Seit 1956 ist der Erwerb der Zusatzbezeichnung «Homöopathie» für alle Ärzte möglich, wenn bestimmte, von den Landesverbänden homöopathischer Ärzte für verbindlich erklärte Qualifikationen nachgewiesen werden. Inzwischen führt von der gesamten deutschen Ärzteschaft (weit über 300000 Ärzte) immerhin gut ein halbes (!) Prozent diese Zusatzbezeichnung.[9]

Anders als in Österreich[10] kam es in den meisten deutschen Staaten während des 19. Jahrhunderts nie zu einem förmlichen Verbot der Zulassung. Allerdings fehlte es insbesondere im Kaiserreich und während der Weimarer Republik nicht an Versuchen allopathischer Gegner, mit juristischen Mitteln (Kunstfehler- bzw. Kurpfuscherprozesse) homöopathischen Ärzten die Approbation nachträglich zu entziehen. Im Dritten Reich erfreute sich die Homöopathie erstmals voller Unterstützung von staatlicher Seite, so daß homöopathische Ärzte bei der Niederlassung keinerlei Schwierigkeiten mehr bekamen und auch die Angriffe in der schulmedizinischen Presse in dieser Zeit erheblich geringer wurden.[11] Nach dem Zweiten Weltkrieg war die Homöopathie wieder auf sich allein gestellt. Während es ihr in der Bundesrepublik gelang, die wiederholten Angriffe der Schulmedizin auf die in langen Kämpfen erreichte berufliche Autonomie abzuwehren und die Abschaffung der oben erwähnten Zusatzbezeichnung zu verhindern, blockierte in der DDR eine sozialistische Gesundheitspolitik, die sich vorrangig am naturwissenschaftlich-technischen Fortschritt und an gesellschaftspolitischen Zielvorgaben orientierte, die Niederlassung homöopathischer Ärzte. Aus demselben Grund ging auch die Zahl der Heilpraktiker, die sich auf eine homöopathische Behandlung spezialisiert hatten, unter dem SED-Regime immer weiter zurück.[12]

Der Kampf um die Freiheit von Forschung und Lehre

Als Hahnemann in Leipzig Vorlesungen über seine neue Heilkunst hielt, hatte er nur wenige Schüler. Diese verschworene Gemeinschaft führte er nicht nur in die Homöopathie ein, sondern veranstaltete mit ihr auch Arzneimittelprüfungen. Nachdem er 1821 der Stadt Leipzig und der dortigen Universität den Rücken gekehrt hatte, stellte sich für ihn das Problem, der vielen Anfragen von Laien, Medizinstudenten und etablierten Ärzten nach einer Einführung in die Homöopathie Herr zu werden. Nur wenigen war es vergönnt, in seiner florierenden Köthener Praxis für eine längere Zeit zu hospitieren. Allerdings war der Meister in der Regel durchaus bereit, Besucher aus dem In- und Ausland zu einem kurzen Gespräch und Erfahrungsaustausch zu empfangen. Hahnemann legte vor allem großen Wert darauf, daß seine Schüler ausgebildete Mediziner waren. Dennoch zählte, wie wir wissen, auch der eine oder andere Laie zu seinem engeren Schülerkreis. Der bekannteste unter ihnen ist zweifellos der münsterländische Jurist Dr. Clemens Maria von Bönninghausen (1785–1864), dem Hahnemann 1833 sogar ein Zeugnis über seine hervorragenden homöopathischen Kenntnisse ausstellte und mit dem er bis zu seinem Tode einen regen Briefwechsel führte.[13] Allerdings darf man nicht vergessen, daß Bönninghausen immerhin während seines Studiums in Groningen auch medizinische Vorlesungen besucht und sich später nebenberuflich intensiv mit der Botanik befaßt hatte.

Spätestens seit seinem Umzug nach Paris und in Hinblick auf den damals schwelenden Streit Hahnemanns mit den Leipziger Homöopathen um die «ächten» Schüler stellte sich für die Homöopathie immer drängender das Problem, für qualifizierten Nachwuchs zu sorgen, d. h., Ausbildungsmöglichkeiten zu schaffen und Lehrpläne zu erstellen. Zunächst dachte man in diesem Zusammenhang an einen geeigneten, durch Wahl bestimmten Nachfolger aus dem Kreise seiner zahlreichen Schüler, der «um Rath fragenden homöopathischen Ärzten willig antworte; Fehlende zurechtweise; [...] auf Verlangen Prüfungen von Candidaten über Homöopathie veranstalte, bis homöopathische Ärzte in Staatsämtern getreten seyn werden, und Empfehlungen in dieser Hinsicht ausstelle [...]».[14] Dieser ansonsten auf nur geringe Resonanz stoßende Vorschlag eines gewissen Dr. Theodor Lutterbeck aus dem Jahre 1833 fand bezeichnenderweise die Zustimmung Hahnemanns. Doch war damals ein allseits anerkannter und ausgewiesener Homöopath, der in die Fußstapfen des Meisters zu treten vermocht hätte, nicht in Sicht, so daß man nach einer anderen Lösung dieses Problems Ausschau halten mußte.

So nahm der 1829 in Köthen gegründete und immer wieder von Spaltung bedrohte homöopathische Zentralverein, von dem später noch ausführlicher die Rede sein wird, in der Folgezeit viele der Aufgaben wahr, die man ursprünglich einem mit der nötigen Autorität ausgestatteten «Mitapostel» Hahnemanns, wie sich Lutterbeck ausdrückte, zugedacht hatte. Als 1851 in Leipzig feierlich ein Hahnemann-Denkmal eingeweiht wurde und die ständige Zwietracht, die im Lager der Homöopathen herrschte, für einen Augenblick vergessen war, erinnerte einer der Festredner seine Kollegen noch einmal daran, daß es Wichtigeres gebe, als dem Begründer der Homöopathie ein Denkmal, das er zweifellos verdiene, zu setzen, nämlich für die Zukunft zu sorgen. Als geeignete Mittel, um dieses Ziel zu erreichen, zählt er in seiner Rede unter anderem auf: «Schriften, Prüfungen von Arzneimitteln, Kliniken, Lehrstühle, Er-

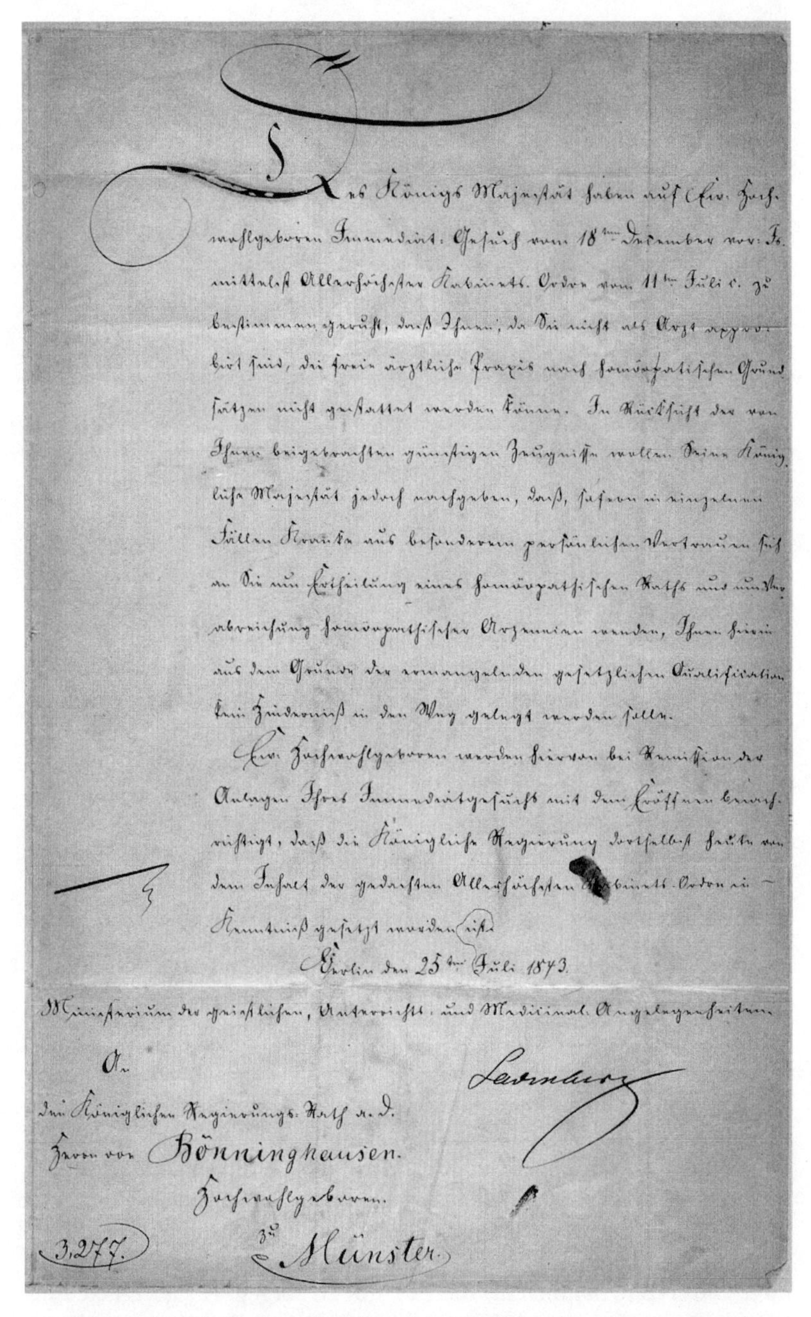

Des Königs Majestät haben auf Ew. Hochwohlgeboren Immediat-Gesuch vom 18ten December vor. Js. mittelst Allerhöchster Kabinets-Ordre vom 11ten Juli c. zu bestimmen geruht, daß Ihnen, da Sie nicht als Arzt approbirt sind, die freie ärztliche Praxis nach homöopathischen Grundsätzen nicht gestattet werden könne. In Rücksicht der von Ihnen beigebrachten günstigen Zeugnisse wollen Seine Königliche Majestät jedoch nachgeben, daß, sofern in einzelnen Fällen Kranke aus besonderem persönlichen Vertrauen sich an Sie um Ertheilung eines homöopathischen Raths und um Verabreichung homöopathischer Arzneien wenden, Ihnen hierin aus dem Grunde der ermangelnden gesetzlichen Qualification kein Hinderniß in den Weg gelegt werden solle.

Ew. Hochwohlgeboren werden hiervon bei Remission der Anlagen Ihres Immediatgesuchs mit dem Eröffnen benachrichtigt, daß die Königliche Regierung daselbst heute von dem Inhalt der gedachten Allerhöchsten Kabinets-Ordre in Kenntniß gesetzt worden ist.

Berlin den 25ten Juli 1843.

Ministerium der geistlichen, Unterrichts- und Medicinal-Angelegenheiten

Ladenberg

An
den Königlichen Regierungs-Rath a. D.
Herrn von Bönninghausen
Hochwohlgeboren
zu Münster

3277.

1 Ministerielle Erlaubnis zur homöopathischen Behandlung durch einen Laien (Clemens von Bönninghausen), Berlin 1843.

richtung von Apotheken, Vereine zur Förderung der Homöopathie, Reisen u. s. w.».[15] Zur Sprache kommt hier also das ganze berufs- und standespolitische Arsenal, das zur gleichen Zeit oder ein wenig später auch von der Schulmedizin benutzt wurde, um die Professionalisierung des eigenen Berufsstandes voranzutreiben.

Noch bevor homöopathische Laienvereine und homöopathische Apotheken gegründet wurden, die ebenfalls zur raschen Verbreitung der Homöopathie beitrugen, hatte man bekanntlich die Einrichtung von entsprechenden Lehrstühlen und Kliniken gefordert. Erstere sollten vornehmlich zur Vermittlung der theoretischen Grundlagen der Homöopathie, letztere zum praktischen Unterricht dienen. Das entsprach im Prinzip der damals bereits üblichen Zweiteilung der medizinischen Ausbildung an den Universitäten. Einen Anfang machte man in Bayern, wo Dr. Johann Joseph Roth (1804–1859) bereits im Sommersemester 1831 an der Universität in München eine Vorlesung mit dem Thema «Über das homöopathische Heilverfahren» ankündigen durfte. Fast zur gleichen Zeit öffnete in Leipzig die Homöopathische Klinik, die von Anfang an auch als Lehrkrankenhaus diente, ihre Pforten. 1833 befaßte sich erstmals ein Landtag mit dieser Frage, und zwar in Baden. Dort hatte der Abgeordnete Herr den Antrag gestellt, daß an den einheimischen Hochschulen für «theoretischen und practischen Unterricht in dem homöopathischen Heilverfahren»[16] gesorgt werde. Doch war dieser frühen Initiative kein Erfolg beschieden. Das gleiche gilt für Hessen, wo der Vorstoß des Landtagsabgeordneten Günderode im Jahre 1839 in den Mühlen der Bürokratie steckenblieb.[17] Auch in anderen deutschen Staaten (Sachsen, Preußen, Württemberg) bemühten sich hochgestellte Persönlichkeiten und homöopathische Laienvereine in der zweiten Hälfte des 19. Jahrhunderts um die Errichtung homöopathischer Lehrstühle. Die Erfolgsbilanz fiel aber eher bescheiden aus, so daß der Herausgeber der «Allgemeinen Homöopathischen Zeitschrift» im Jahre 1879 seinen Kollegen die Frage stellte: «Woran liegt es, dass die vom Staate bewilligten Lehrstühle für Homöopathie an den Universitäten bis jetzt derselben Nichts genützt haben?»[18] Die Antwort blieb er seinen Lesern nicht schuldig. Er verweist zunächst auf die schlechten Erfahrungen, die homöopathische Ärzte mit vereinzelten Vorlesungen an den Universitäten gemacht haben. Weiterhin nennt er in diesem Zusammenhang die wenigen homöopathischen Ärzte, die bis dato von einer Medizinischen Fakultät – mit oder ohne bestimmte Auflagen – die Erlaubnis bekommen hatten, über Homöopathie zu lesen: Moritz Müller (1784–1849) in Leipzig, Elias Altschul (1807–1865) in Prag, Joseph Benedikt Buchner (1813–1879) in München, Theodor von Bakody (1825–1911) und Franz Hausmann (1811–1876), beide in Pest. Er schildert außerdem die schwierigen Bedingungen, unter denen diese Dozenten arbeiten mußten. Er kommt deshalb zu dem Schluß: «Ebenso wenig, wie man erwarten kann, dass ein an einer katholischen theologischen Facultät angestellter protestantischer Professor prosperiren und für seine Sache Proselyten machen werde, wird dies bei einem homöopathischen Docenten an einer allopathischen medicinischen Fakultät der Fall sein.»[19] Als einzige Lösung dieser verfahrenen Situation bietet sich seiner Meinung nach das amerikanische Modell an, nämlich eigene Lehranstalten (Colleges), zu gründen, die neben einer gründlichen Einführung und Einarbeitung in die Homöopathie auch eine umfassende medizinische Ausbildung anbieten. Doch erwies sich ein solcher Vorschlag angesichts der strukturellen Besonderheiten des deutschen Universitätssystems als nicht realisierbar und blieb bis heute eine konkrete Utopie. Statt dessen kaprizierte man sich im Kaiserreich und in der Weimarer Republik weiterhin darauf, einen Lehrstuhl für Homöopathie gegen den erbitterten Widerstand der Medizinischen Fakultäten durchzusetzen. Eine entsprechende Petition wurde beispielsweise 1897 im Preußischen Abgeordnetenhaus eingebracht und dort – wie nicht anders zu erwarten – kontrovers diskutiert. Unter den Rednern, die sich mit Verve dagegen aussprachen, war kein Geringerer als der bekannte Pathologe und herausragende Vertreter der naturwissenschaftlichen Richtung in der Medizin, Rudolf Virchow (1821–1902). Dieser mochte nach eigenem Bekunden noch hinnehmen, daß man Homöopathen wie andere «Kurpfuscher» aufgrund geltender gesetzlicher Bestimmungen praktizieren ließ, doch nahezu undenkbar war es für ihn, daß Homöopathie als «eine Wissenschaft»[20] an einer Universität gelehrt werden könne. Was um die Jahrhundertwende noch «undenkbar» war, trat dann Ende der 1920er Jahre ein. An der Friedrich-Wilhelm-Universität Berlin wurde 1928 zunächst ein ständiger Lehrauftrag für Homöopathie erteilt.[21] Dieser wurde von Dr. med. Ernst Bastanier (1870–1953), der sich 1903 als homöopathischer Arzt in Berlin niedergelassen hatte, wahrgenommen. Wegen seiner Verdienste um die Homöopathie und die «Neue deutsche Heilkunde» ernannte Hitler ihn 1939 zum Professor. So gelangte die Homöopathie in Deutschland zwar immer noch nicht zu einem Lehrstuhl, aber jedenfalls zu einer prestigeträchtigen Professur. 1942 kam noch eine weitere Professur hinzu, und zwar die von Dr. med. Alfons Stiegele (1871–1956), der damals Leiter des Homöopathischen Krankenhauses in Stuttgart war. Allerdings blieb diese Form der akademischen Anerkennung ein Zwischenspiel. Nach dem Krieg gelang es den Anhängern der Homöopathie jedoch nicht, an diesen kurzfristigen Erfolg anzuknüpfen. Die Homöopathie befindet sich zwar inzwischen im offiziellen Lehrangebot einer großen Zahl deutscher Universitäten, doch handelt es sich meist nur um Lehraufträge, die wenig kosten, gut für das Image in der Öffentlichkeit sind, die Studenten zufriedenstellen, aber den vielbeschworenen Wis-

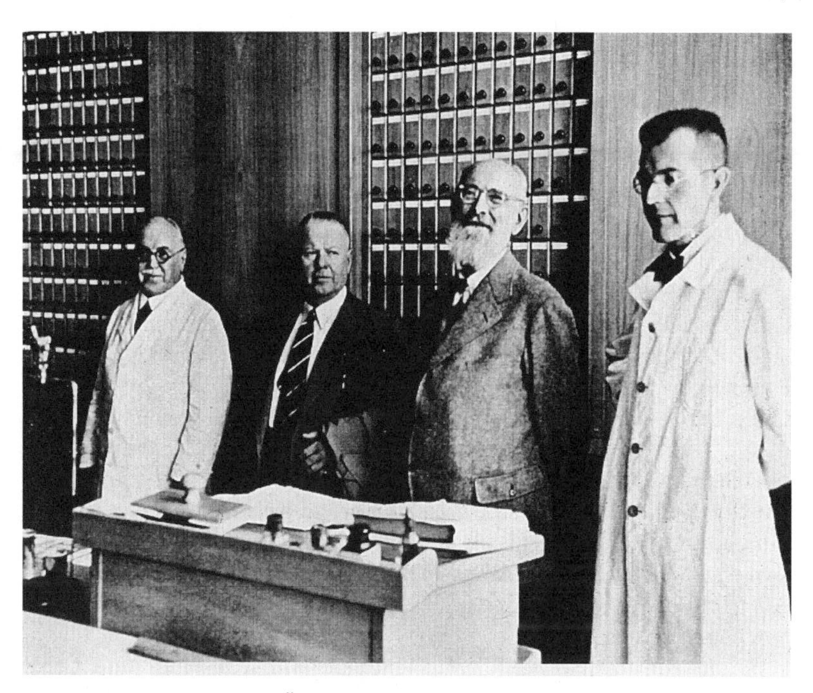

2 Robert Bosch d. Ä. mit leitenden Mitarbeitern des Stuttgarter homöopathischen Krankenhauses (1942).

senschaftspluralismus nur vorspiegeln, da dadurch an den institutionellen Machtverhältnissen nichts geändert wird. Einen Lehrstuhl für Homöopathie gibt es bis heute noch nicht und wird es auch so schnell nicht geben, wie die Debatte um die «Marburger Erklärung» gezeigt hat. Die Ausbildung zum homöopathischen Arzt ist weiterhin weitgehend privat organisiert.[22] Typische Beispiele sind die von der Karl und Veronica Carstens-Stiftung finanziell unterstützten studentischen Arbeitskreise und die vom «Deutschen Zentralverein homöopathischer Ärzte e. V.» veranstalteten Ausbildungskurse, die zum Erwerb der Zusatzbezeichnung führen. Letztere sind übrigens an die Stelle der Kurse getreten, die früher einmal zentral im Homöopathischen Krankenhaus in Stuttgart stattfanden. Diese klinische Einrichtung, die auf eine Initiative des württembergischen Industriellen Robert Bosch (1864–1942) zurückgeht, hat allerdings inzwischen keine homöopathische Abteilung mehr und ist ein normales Lehrkrankenhaus der Universität Tübingen in privater Trägerschaft.[23]

Wie Bernhard Hirschel in seiner Rede zur Hahnemann-Gedenkfeier im Jahre 1851 mit Recht betonte, waren Hospitäler und Polikliniken (damals auch Dispensieranstalten genannt) «eine Lebensfrage für die Homöopathie».[24] Sie sollten nämlich «ausser dem wissenschaftlichen Nutzen namentlich auch durch die Besprechungen unter dem Volk über die Schnelligkeit, Sicherheit, Annehmlichkeit und Wohlfeilheit der Heilmethode den praktischen Vortheil der Propaganda gewähren.»[25] Daß insbesondere der zuletztgenannte Zweck nicht geringgeschätzt werden darf, zeigen die zahlreichen Eingaben an Regierungen und Parlamente, in denen die Anhänger der Homöopathie immer wieder für ihre Sache günstige Krankenhausstatistiken zitieren.[26] Die erste vergleichende Statistik erschien übrigens im Jahr 1843. Die von Carl Heinrich Rosenberg zusammengetragenen Daten aus allopathischen und homöopathischen Krankenanstalten sollten beweisen, daß die Homöopathie in drei zentralen Bereichen größere Erfolge aufzuweisen hatte: 1. geringere Mortalität; 2. geringere Kosten; 3. sanftere Behandlung. Besonders beweiskräftig scheinen dem Verfasser die niedrigen Sterbeziffern zu sein, die er auf durchschnittlich 4,5 % beziffert, während sich nach seinen Berechnungen in den zum Vergleich herangezogenen «allopathischen» Spitälern eine im Durchschnitt sehr viel höhere Mortalitätsrate (13 %) ergab.[27] Allerdings waren solche Erfolgsstatistiken damals schon höchst umstritten, sogar im eigenen Lager.[28]

Bereits die nachweislich erste «Homöopathische Heil- und Lehranstalt» im deutschen Sprachraum, die 1833 in Leipzig eröffnet wurde, sollte – wie ihr Name bereits andeutet – nicht nur Ausbildungsstätte sein, sondern auch Kranke, die stationärer Behandlung bedurften, homöopathisch heilen. Das Krankenhaus, das sich wenigstens in den ersten Jahren seines Betriebs noch der tatkräftigen Unterstützung durch Hahnemann rühmen durfte, hatte um die 24 Betten und stand zunächst unter der Leitung von Hahnemanns Widersacher Moritz Müller, dem alsbald weitere Direktoren folgten. Der Streit um die Leitung des Krankenhauses und die Auseinandersetzungen um die dort durchgeführte Therapie führten schon bald zu einer tiefen Krise, von der sich dieses Krankenhaus, an das man seitens der homöopathischen Ärzteschaft so große Erwartungen geknüpft hatte, schließlich nicht mehr erholte und bereits 1842 seine Pforten schließen mußte. In anderen deutschen Städten wurden im weiteren Verlauf des 19. Jahrhunderts ähnliche homöopathische Heilanstalten gegründet bzw. eingerichtet, von denen hier nur die bedeutenderen aufgezählt werden sollen: Moers (1843–1859), Köthen (1855–ca. 1915, 1872–1878), München (1836/37, 1859–1879, 1883–1912) und Stuttgart (1866–1900). Nach der Jahrhundertwende kam es ebenfalls zu weiteren Krankenhausgründungen an den bereits genannten Orten, aber auch andernorts. Neben dem «Berliner homöopathischen Krankenhaus» (1904–1917) sind hier vor allem die beiden Stuttgarter homöopathischen Krankenhäuser, das sogenannte «Kriegslazarett»

(1914–1919) und das spätere Robert-Bosch- Krankenhaus (1940–1966), zu nennen. Heute ist die klinische Homöopathie nur noch in einigen wenigen Krankenhäusern, die einen naturheilkundlichen (München, Berlin) oder anthroposophischen (Filderstadt) Schwerpunkt haben, vertreten. Ein zentrales Lehrkrankenhaus, wie es um die Mitte dieses Jahrhunderts noch in Stuttgart bestand, existiert heute nicht mehr.

Die wechselhafte Geschichte der homöopathischen Krankenhäuser in Deutschland hat bereits früh zu Erklärungsversuchen Anlaß gegeben. 1898 erschien in der «Allgemeinen Homöopathischen Zeitung» ein Beitrag mit der bezeichnenden Überschrift «Woran liegt es, dass die homöopathischen Spitäler bei uns in Deutschland nicht recht gedeihen wollen?».[29] Der Verfasser, Dr. med. Arnold Lorbacher (1818–1899), macht sowohl äußere als auch innere Gründe für das Scheitern verantwortlich. Zu den ersteren zählt er die Mißgunst allopathischer Ärzte, den Mangel an finanzieller Unterstützung von staatlicher und privater Seite und die unvermeidlichen personellen Querelen bei der Besetzung der Direktorenstellen. Die inneren Ursachen für das häufige Scheitern sieht er zum einen in dem therapeutischen Schwerpunkt der Homöopathie, nämlich der Heilung langwieriger chronischer Krankheiten, und zum andern in dem Streit über die richtige Behandlungsform (z. B. über die Anwendung von Hoch- oder Tiefpotenzen), der viele Patienten abschrecke. Auch eine neuere medizinhistorische Studie zur Geschichte der homöopathischen Krankenhäuser in Deutschland bis zum Beginn des Ersten Weltkriegs kommt fast zu demselben Ergebnis, indem für jede einzelne Heilanstalt die in der homöopathischen Therapie begründeten immanenten «Strukturschwächen»[30] und die schwierigen äußeren Bedingungen sorgfältig herausgearbeitet werden.

Aufbau einer Standesvertretung

Auf die Frage «Wozu überhaupt Vereine, was können sie auch im besten Falle Gutes ausrichten?» gab Hahnemann in einem Brief an einen treuen Anhänger seiner Lehre, Regierungsrat Heinrich August von Gersdorff (1793–1870), erstaunlicherweise eine negative Antwort: «Ein politisches Gewicht können Sie [sic!] selbst dadurch nicht und eine Beförderung der Vervollkommnung der Kunst wird auch dadurch nicht erzielt.»[31] Hahnemann reagierte damals auf die Erklärung eines ihm nicht näher bekannten «Vereins homöopathischer Aerzte», die kurz zuvor im «Allgemeinen Anzeiger der Deutschen» erschienen war. Wie die weitere Geschichte der Homöopathie in Deutschland (und nicht nur dort) beweist, lag Hahnemann mit seiner Meinung von der Bedeutungslosigkeit ärztlicher Vereine falsch. Ähnlich wie beim allopathischen Gegner, der sich allerdings erst vierzig Jahre später als die homöopathischen Ärzte zu einem «Ärzte-Vereinsbund» (1872 gegründet) auf nationaler Ebene zusammenschloß, war die Vereinsbildung für die Homöopathie die Voraussetzung für eine erfolgreiche Professionalisierung. Während Hahnemann noch die Notwendigkeit solcher Zusammenschlüsse in Frage stellte, handelten seine Schüler und regten 1829 anläßlich der Feier von Hahnemanns 50jährigem Doktorjubiläum die Gründung eines «Vereins zur Beförderung und Ausbildung der homöopathischen Heilkunst» an. Natürliches Mitglied dieser Vereinigung sollte, wie sich das Gründungsmitglied Dr. Ernst Stapf (1788–1860) ausdrückte, «jeder, als ächter Homöopath sich ausweisender [sic!] Arzt»[32] sein. Auf der ersten Jahresversammlung des Vereins, die am 10. August 1830 in Leipzig stattfand, wurden die ersten Statuten des Vereins entworfen und ein wissenschaftlicher Ausschuß gegründet. Der Verein, der anfangs nicht nur Ärzte aufnahm, änderte bereits 1832 seinen Namen in «Homöopathischer Zentralverein». Dieser sollte laut Satzung mit der Unterschrift Hahnemanns versehene Diplome an die Mitglieder ausgeben, doch kam es darüber und vor allem über den von Moritz Müller, einem Mitglied des Vorstands, eingeschlagenen Kurs in der Krankenhauskommission zu einem Streit mit dem damals noch in Köthen praktizierenden Ehrenpräsidenten, der den Verein im ersten Jahrzehnt nach der Gründung bereits vor eine innere Zerreißprobe stellte. Die Richtungskämpfe zwischen den «ächten» Schülern Hahnemanns und den «freien» Homöopathen lähmten auch nach dem Tode Hahnemanns über viele Jahre die Arbeit des Vereins. Doch über die zahlreichen internen Querelen, von denen übrigens auch das allopathische Pendant, der erst viel später gegründete «Deutsche Ärztevereins-Bund» im Verlauf seiner fast 125jährigen Geschichte nicht verschont blieb, darf man die unbestrittenen Leistungen dieses Zusammenschlusses homöopathischer Ärzte, der inzwischen über 2400 Mitglieder zählt,[33] nicht aus den Augen verlieren.

Bereits in den ersten Statuten des Zentralvereins aus dem Jahr 1832 werden die zentralen Aufgaben im einzelnen genannt:[34] 1. die Förderung der Forschung auf dem Gebiet der Homöopathie (Durchführung von Arzneimittelprüfungen, Unterstützung homöopathischer Zeitschriften); 2. die Erleichterung des Studiums der Homöopathie durch die Herausgabe von Schriften und die Gründung einer Heil- und Lehranstalt; 3. die Belehrung der Laien durch die Herausgabe populärmedizinischer Ratgeberliteratur; 4. die Schlichtung von Streitfragen innerhalb der homöopathischen Ärzteschaft und die Abwehr von literarischen und juristischen Attacken der Gegner; 5. das Eintreten für das Recht auf Selbstdispensierung; 6. die Prüfung von Ärzten und Apothekern, die sich als Homöopathen bezeichnen; 7. die Sammlung von Fachliteratur; 8. die Förderung des Meinungsaustausches zwischen den Mitgliedern und den einzelnen Ortsvereinen; 9. die Einrichtung eines Fonds, aus dem die vielfältigen Aktivitäten des Vereins bestritten werden sollten; 10. die Anlegung einer Registratur bzw. eines Archivs.

In jedem der genannten Bereiche ist der Zentralverein – wenn auch mit unterschiedlichem Erfolg – tätig geworden. Von den teilweise erfolgreichen Bemühungen des Zentralvereins um die Einrichtung eines Lehrkrankenhauses bzw. eines Lehrstuhls für Homöopathie war bereits die Rede. Das gleiche gilt für die Versuche der Streitschlichtung im eigenen Lager. Die Liste der hier vorzuweisenden Erfolge reicht von dem sogenannten «Köthener Vertrag» vom August 1833 bis zu den bekannten «Kölner Leitsätzen» (1902). Auch die verschiedenen Initiativen zur Forschungsförderung können sich durchaus sehen lassen. Zu nennen sind in diesem Zusammenhang die zum Teil erklecklichen Summen, die in den Jahren 1854 bis 1885 für die Beantwortung von Preisfragen aus einem speziellen Fonds zur Verfügung gestellt wurden. Als dieses Instrument der Forschungsförderung nicht mehr griff, ging man gegen Ende des 19. Jahrhunderts dazu über, Arzneimittelprüfungen anzuregen und dafür eine besondere Kommission einzusetzen. 1939 gelang es dem Zentralverein sogar, für diese Untersuchungen Unterstützung durch das Reichsgesundheitsamt in Berlin zu bekommen. Allerdings ging dieser Versuch, die Homöopathie endlich wissenschaftlich zu beweisen, nicht einmal wie das Hornberger Schießen aus, sondern lieferte entgegen der Absicht der Initiatoren und beteiligten Wissenschaftler Munition für die Gegner der Homöopathie, von der man bis heute noch gelegentlich Gebrauch macht.[35] Nicht ganz so erfolglos waren die fast ein Jahrhundert andauernden Bemühungen, sich auf eine einheitliche homöopathische Arzneimittellehre zu einigen und dem daraus entstandenen Homöopathischen Arzneibuch (HAB), das heute in dritter Auflage (mit 5 Nachträgen) vorliegt und auf eine Initiative des Gründers der Firma Willmar Schwabe zurückgeht, zur allgemeinen Anerkennung zu verhelfen. Die von dem Apotheker Carl Ernst Gruner 1854 im Auftrage des Zentralvereins herausgegebene «Homöopathische Pharmakopoe» war jedenfalls ein erster Schritt in diese Richtung. Erfolgreich setzte man sich auch gegen Abweichler oder Sektierer zur Wehr, deren publikumswirksame Aktivitäten die homöopathische Ärzteschaft bei den Gegnern im schulmedizinischen Lager in noch größeren Mißkredit zu bringen schienen. So sah sich der Zentralverein 1881 beispielsweise genötigt, gegen ein Mitglied vorzugehen, das ein Buch mit dem Titel «Neue verbesserte homöopathische Heilmethode»[36] veröffentlicht hatte, in dem entgegen den ausdrücklichen Anweisungen Hahnemanns im «Organon» nicht die Anwendung homöopathisch wirksamer Einzelsubstanzen, sondern fast nur der Gebrauch sogenannter «Komplexmittel» empfohlen wurde. Die meisten Erfolge konnte man zweifellos bei der Abwehr von Attacken, die bis heute von der Schulmedizin gegen die

Homöopathie geritten werden, verbuchen. So wurde beispielsweise auf der Jahresversammlung in Berlin 1884 beschlossen, eine Kommission zur Abwehr schulmedizinischer Angriffe zu gründen, deren Mitglieder die Homöopathie in Wort und Schrift in der in der Öffentlichkeit geführten Auseinandersetzung verteidigen sollten. Zur Erinnerung: Damals erreichte die Debatte um das «Kurpfuschereiverbot», in der sich die homöopathischen Ärzte in einem Boot mit den Naturärzten befanden, einen ersten Höhepunkt.

Neben der zweifellos führenden Rolle, die dem seit 1829 bestehenden Zentralverein bei der Professionalisierung dieser Randgruppe im ärztlichen Milieu zuwuchs, darf aber der Beitrag anderer Zusammenschlüsse homöopathischer Ärzte nicht übersehen werden. Zu den ältesten Vereinigungen dieser Art gehört zweifellos der «Homöopathische Verein für das Großherzogtum Baden», der 1833 in Karlsruhe gegründet wurde und später mehrmals seinen Namen änderte.[37] Dieser zählte 1839 bereits 86 ärztliche Mitglieder und 24 Ehrenmitglieder (zum Vergleich: der Zentralverein mit Sitz in Leipzig hatte 1844 erst 147 Mitglieder). Sein führender Kopf war Ludwig Griesselich (1804–1848), der 1838 – wenn auch nur vorübergehend – die programmatische Umbenennung in «Verein für practische Medizin, besonders für spezifische Heilkunde» durchsetzte. Ab 1849 nannte sich der Verein, dessen Mitglieder sich zu einem nicht geringen Teil am fehlgeschlagenen badischen Aufstand beteiligt hatten,[38] «Rheinischer Verein für Homöopathie». Die von diesem Verein herausgegebene Zeitschrift, «Hygea», war in den 1830er und 1840er Jahren ein Sprachrohr der Gegner von Hahnemanns «reiner» Lehre. Fast zur gleichen Zeit wie in Baden entstand in Görlitz 1832 der «Lausitz-schlesische Verein», der zeitweilig ebenfalls eine eigene Vereinszeitschrift («Practische Beiträge im Gebiet der Homöopathie», 1834–1839) herausbrachte. Der dritte homöopathische Ärzteverein, der im 19. Jahrhundert mehr als nur eine regionale Bedeutung hatte, war die 1849 von Clemens von Bönninghausen gegründete «Versammlung der homöopathischen Ärzte Rheinlands und Westphalens». Dieser Verein hatte anfangs keine Statuten und auch keine eigene Kasse. Man traf sich einmal im Jahr an alternierenden Orten und hörte sich Referate und Erfahrungsberichte an. Allein die Möglichkeit zum regelmäßigen und konstruktiven Erfahrungsaustausch scheinen die homöopathischen Ärzte, die sich um Hahnemanns «Lieblingsschüler» scharten, als besonders wichtig und in ihrer schwierigen beruflichen Situation auch als besonders hilfreich eingeschätzt zu haben.[39] Schließlich ist noch auf den gegen Ende des 19. Jahrhunderts einflußreichen «Berliner Verein homöopathischer Ärzte» hinzuweisen, der 1879 gegründet wurde und von 1882–1909 eine eigene Zeitschrift mit hohem wissenschaftlichen Anspruch herausgab. Dieses Vereinsorgan spielte in den zum Teil heftigen Auseinandersetzungen mit der damaligen Schulmedizin eine führende Rolle. Der Verein wurde später aufgelöst und am 10. Juni 1950 wiedergegründet. 1955 hatte der Verein immerhin 70 Mitglieder. In den 1960er Jahren spiegelt sich die Krise, in der sich die Homöopathie damals befand, auch in den Mitgliederzahlen wider. 1969 zählte man nur noch 19 Mitglieder, und eine Zeitlang erwog man die Auflösung des Vereins. Ausgerechnet in dem Jahr, als der Berliner Verein sein 100jähriges Jubiläum feiern konnte, strich die Berliner Ärztekammer die Zusatzbezeichnung «Homöopathie» aus der Weiterbildungsverordnung, da der Verein die dazu notwendigen Kurse mangels qualifizierter Dozenten nicht mehr anbieten konnte. Seit Mitte der 1980er Jahre zeichnet sich aber eine Trendwende ab. Die Mitgliederzahlen stiegen von 44 im Jahr 1983 auf 116 im Jahr 1988. Inzwischen finden auch wieder Weiterbildungsveranstaltungen, die von der Ärztekammer anerkannt werden, statt.[40]

Zu den Bemühungen um eine stärkere Professionalisierung der homöopathischen Ärzteschaft zählt nach den Worten des uns bereits bekannten homöopathischen Arztes Bernhard Hirschel (1815–1874) auch die «lebhafte Unterstützung von Zeitschriften, nicht blos durch Geldbeiträge, sondern auch durch wissenschaftliche und Correspondenzartikel».[41] Der Festredner beließ es nicht bei schönen Worten. Er schritt bald darauf zur Tat, indem er 1852 ein weiteres Fachorgan, die «Zeitschrift für homöopathische Klinik» (1852–1874), gründete. Hahnemann selbst hatte das Erscheinen der ersten homöopathischen Fachzeitschrift, die sich «Archiv für Homöopathische Heilkunst» (1821–1843) nannte, zunächst mit Skepis aufgenommen, denn er befürchtete wohl, daß dadurch seine Autorität auf die Dauer schwinden könnte. Doch schon bald erkannte er in Dr. Ernst Stapf, dem Begründer dieser Zeitschrift, einen seiner treuesten Anhänger und Schüler. Später beanspruchte er sogar eine Art Oberaufsicht über das «Archiv», damit seine Lehre, die er von den Leipziger «Halbhomöopathen» bedroht sah, unverfälscht und unverwässert blieb. Das gilt insbesondere für die Zeit nach 1832, denn damals hatte Friedrich Rummel (1793–1854) auf Anregung des Leipziger Verlegers Dr. Friedrich Gotthelf Baumgärtner die «Allgemeine Homöopathische Zeitung» begründet. Die Herausgeber dieser Zeitschrift versuchten zunächst, einen Mittelkurs zwischen der «reinen» Lehre Hahnemanns und den davon stark abweichenden Anschauungen der sogenannten «Spezifiker», wie der Kreis um Ludwig Griesselich genannt wurde, zu steuern. Letzterer hatte, wie bereits erwähnt, ebenfalls seine eigene Zeitschrift, nämlich die «Hygea», die vom «Verein der homöopathischen Ärzte im Großherzogtum Baden» finanziert wurde. Fünf Jahre nach dem Tode Hahnemanns existierten in Deutschland bereits fünf homöopathische Zeitschriften (zum Vergleich: in Frankreich gab es damals erst vier einschlägige Zeitschriften, in Nordamerika sogar nur eine einzige). Die meisten homöopathischen Zeitschriften erschienen nur wenige Jahre, dann mußten sie (meist aus personellen und finanziellen Gründen) ihr Erscheinen einstellen. Bis Mitte der 1980er Jahre zählte eine einschlägige Zeitschriftenbibliographie 73 homöopathische Zeitschriften, doch nur eine der heute noch bestehenden Zeitschriften reicht bis in Hahnemanns Zeit zurück. Das ist die bereits erwähnte «Allgemeine Homöopathische Zeitung» (AHZ), unter deren Herausgebern so bekannte Homöopathen wie Gustav Wilhelm Groß (1794–1847), Franz Hartmann (1796–1853), Veit Meyer (1815–1872), Samuel Mossa (1833–1904), Arnold Lorbacher, Alfons Stiegele, Hanns Wapler (1866–1951) und Heinz Schoeler (1905–1973) waren. Der redaktionelle Inhalt der Zeitung hat sich übrigens bis heute wenig geändert. Die AHZ versteht sich immer noch, wie in einem Editorial des Jahres 1872 angekündigt, «theils als wissenschaftliches, theils als Fachblatt, theils als Organ des Centralvereins».[42] Diese Mischung aus Fachzeitschrift und Vereinsorgan trug entscheidend dazu bei, die Kontinuität des Erscheinens zu sichern. Das machte sie allerdings anfällig für interne Streitigkeiten im homöopathischen Lager, aber auch für die politischen Großwetterlagen, wie z. B. Hitlers Machtergreifung, die 1933 in der «AHZ» als Morgenröte eines neuen Zeitalters gefeiert wurde, mit der Konsequenz, daß die Zeitschrift nach dem verlorenen Krieg einige Jahre nicht erscheinen und erst 1948 wiederbegründet werden konnte.

Die Rolle der pharmazeutischen Industrie

Die meisten homöopathischen Fachzeitschriften hätten sicherlich rasch wieder ihr Erscheinen einstellen müssen, wenn sie nicht von der sich in der zweiten Hälfte des 19. Jahrhunderts expansiv entwickelnden pharmazeutischen Industrie, die aus einzelnen homöopathischen Apotheken hervorging, durch Schaltung von Anzeigen, Übernahme von Vertrieb oder gar Verlegerschaft finanziell kräftig unterstützt worden wäre. Trotz des sich über viele Jahrzehnte hinziehenden Streits mit den Apothekern und den Medizinalbehörden um das Dispensierrecht erkannten die homöopathischen Ärzte bereits recht früh, daß es durchaus einzelne Apotheker gab, die Vertrauen verdienten. So wissen wir zum Beispiel, daß Hahnemann Ende der 1820er Jahre seine homöopathischen Mittel teilweise von Theodor Lappe (1802–1882), den er mit «Lieber Herr Apotheker»[43] anzureden pflegte, bezog. Dessen homöopathische Apotheke in Neudietenburg im Herzogtum Sachsen-Gotha wurde in kürzester Zeit so bekannt, daß der badische Arzt Ludwig Griesselich 1832 ihr einen Besuch abstattete und seine Eindrücke in einem Reisebericht festhielt. Lappe zählt auch zu den wenigen Apothekern, die in der homöopathischen Presse jener Zeit immer wieder als «empfehlenswert» genannt

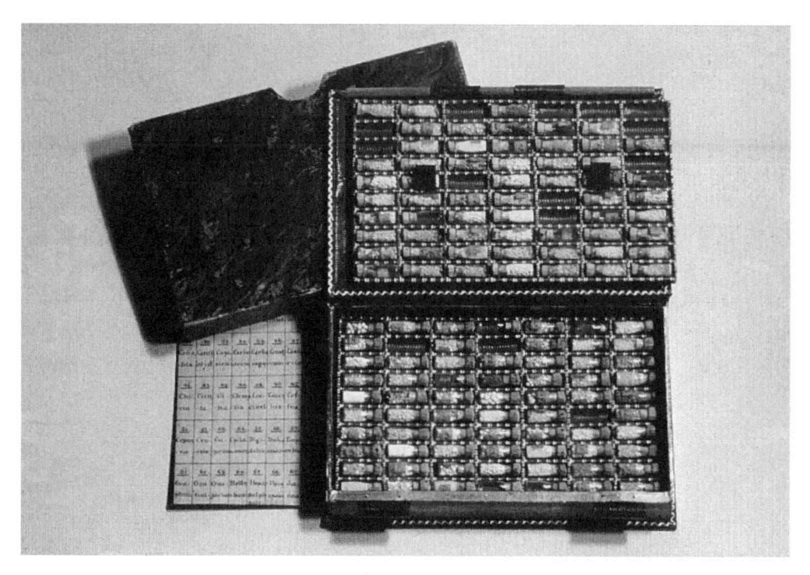

3 Homöopathische Taschenapotheke in Buchform (ca. 1860).

werden und die gleichzeitig Mitglieder des «Centralvereins homöopathischer Ärzte Deutschlands» waren. Weitere Apotheker, die im 19. Jahrhundert die Mitgliedschaft erwarben, sind beispielsweise Carl Gruner aus Dresden, Friedrich Petters aus Dessau, Albert T. Marggraf aus Leipzig, Friedrich August Günther aus Langensalza und Willmar Schwabe aus Leipzig. Unter den hier aufgeführten homöopathischen Apothekern ist zweifellos der zuletztgenannte für die Geschichte der Homöopathie in Deutschland eine zentrale Figur.[44]

Willmar Schwabe (1839–1917) promovierte 1863 an der Universität Leipzig und wurde noch im gleichen Jahr Mitarbeiter der dortigen «Homöopathischen Central-Apotheke Täschner & Co», die 1849 von Leipziger Apothekern, die im Dispensierstreit einen Kompromiß suchten, gegründet worden war. Doch bald darauf verließ er diese Firma und machte sich mit einem behördlicherseits genehmigten «Grosso- und Exportgeschäft homöopathischer Fabrikate» selbständig. 1871 bekam er die Erlaubnis, vor Ort eine homöopathische Apotheke zu eröffnen. 1878 gelang es ihm, die «Homöopathische Central-Apotheke», bei der er zwei Jahre als Administrator gearbeitet hatte, zu erwerben. Bekannt wurde er nicht nur durch seine aggressive, auf ein Monopol abzielende Geschäftspolitik, sondern vor allem durch die von ihm herausgegebene «Pharmacopea homoeopathica polyglotta» aus dem Jahr 1872, die später vom Zentralverein als verbindliches homöopathisches Arzneibuch

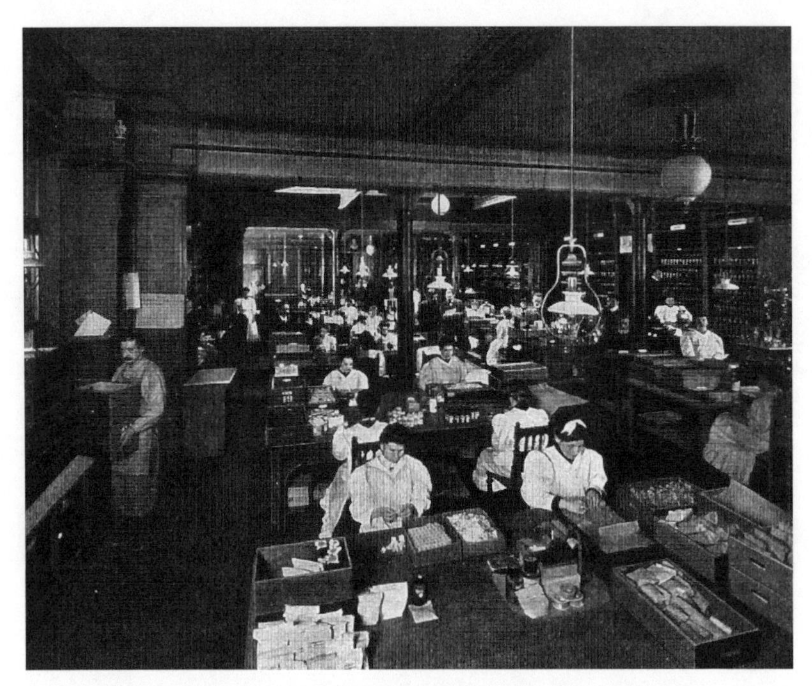

4 Großer Arbeitssaal der Firma Willmar Schwabe in Leipzig (Anfang des 20. Jahrhunderts).

akzeptiert und 1934 auch von staatlicher Seite offiziell anerkannt wurde. Zur Unterstützung der wissenschaftlichen Forschung auf dem Gebiet der Homöopathie richtete Willmar Schwabe ein eigenes Labor ein und begann mit dem Aufbau einer umfangreichen Fachbibliothek.

Schwabe erkannte schon frühzeitig, daß es für seine Geschäftsinteressen unabdingbar war, die Verbreitung der Homöopathie mit einer Vielzahl propagandistischer Mittel zu fördern. In einem eigenen Verlag, zu dem auch eine Setzerei, Druckerei und Buchbinderei gehörten, erschien neben der bereits erwähnten Pharmakopoe auch ein großes Sortiment an Fach- und populärer Ratgeberliteratur. So veröffentlichte Schwabe beispielsweise die bekannte «Leipziger Populäre Zeitschrift für Homöopathie». Von 1910–1939 verlegte er das ‹Flaggschiff› der homöopathischen Fachzeitschriften, die bereits erwähnte «Allgemeine Homöopathische Zeitung».

Gegen Ende des 19. Jahrhunderts verzeichnet die Chronik der Firma Schwabe eine rasche Expansion. 1891 wurden die beiden ersten inländischen Filialen außerhalb Leipzigs eröffnet. 1913 zählte man bereits 750 Depots allein in Deutschland. Entsprechend stiegen Umsatz und Gewinn. Das Gesamtvermögen vergrößerte sich in kurzer Zeit (1905–1913) von 8,9 auf 11,2 Millionen Reichsmark. Auch in den schwierigen Inflationsjahren nach dem Ersten Weltkrieg erlitt die Firma so gut wie keinen Substanzverlust. Die Spätphase der Weimarer Republik brachte sogar Rekordgewinne, da vor allem das Geschäft mit den biochemischen Arzneimitteln stark zunahm. Doch bekamen die Erben des Unternehmensgründers damals bereits die zunehmende Konkurrenz auf einem Markt, den bis 1923 die Firma Schwabe voll beherrscht hatte, zu spüren. Mit der Gründung der Firma Madaus & Co in Radebeul[45] erwuchs dem bisherigen Marktführer vor allem auf dem gewinnträchtigen Gebiet der biochemischen Erzeugnisse ein ernsthafter Konkurrent. Dieser Situation versuchte man durch einen erbitterten Preiskampf und weiteren Ausbau des Zweigstellennetzes zu begegnen. 1926 bereits unterhielt die Firma Schwabe weltweit über 2500 Filialen und war damit zum größten pharmazeutischen Unternehmen in Leipzig geworden. Selbst die 1929 einsetzende Weltwirtschaftskrise vermochte den Aufwärtstrend zunächst nicht zu bremsen. Anfang der 1930er Jahre machten die homöopathischen Arzneimittel immerhin noch 60 Prozent des Umsatzes aus. Die staatliche Anerkennung, die der Homöopathie von den Nationalsozialisten zuteil wurde, wirkte sich auch auf die Firma Schwabe positiv aus. 1935 gelang es, den Umsatz noch einmal um 15 Prozent im Vergleich zum Vorjahr zu steigern. Selbst in den Kriegsjahren verzeichnete man noch neue Rekorde bei den Umsatzzahlen. Belief sich dieser 1939 noch auf 3,6 Millionen Reichsmark, so lag er 1944 bereits bei 6,7 Millionen, hatte sich also innerhalb weniger Jahre fast verdoppelt. Nach dem Krieg verlegte der Firmeninhaber den Firmensitz nach Karlsruhe, wo 1947 die «Dr. Willmar Schwabe GmbH» gegründet wurde. Der Leipziger Betrieb wurde 1948 von den sowjetischen Besatzungsbehörden verstaatlicht und später in einen «Volkseigenen Betrieb» umgewandelt. Unter dem Namen «VEB Leipziger Arzneimittelwerk» existierte dieser bis 1990. Nach dem Fall der Mauer erfolgte die Umwandlung in eine GmbH nach bundesdeutschem Recht. Auch der westdeutsche Ableger hat in den letzten Jahrzehnten mehrmals seine Rechtsform geändert. 1961 schlossen sich die beiden früheren Konkurrenten, die Firma Willmar Schwabe (mit Sitz Karlsruhe) und die Firma Madaus & Co., zu einem gemeinsamen Unternehmen, der «Deutschen Homöopathie-Union» zusammen, um sich am Markt behaupten und Wettbewerbsvorteile erringen zu können. Doch ging diese Firmenehe bereits 1969 wieder auseinander. Der Name blieb allerdings erhalten. Hinter ihm verbirgt sich inzwischen die traditionsreiche Firma Willmar Schwabe, die wie keine andere der homöopathischen Bewegung in Deutschland ihren Stempel aufgedrückt hat, indem sie nicht nur den Arzneimittelmarkt lange Zeit beherrschte, sondern auch durch verlegerische Betätigung (Verlag mit angeschlossener Sortimentsbuchhandlung) und wissenschaftliche Aktivitäten (u. a. durch finanzielle Förderung von klinischen Arzneimittelprüfungen, Kongressen sowie Aus- und Fortbildungsveranstaltungen) auf das homöopathische Milieu einwirkte. Damit hat sich das bewahrheitet, was Bernhard Hirschel in seiner bereits mehrfach zitierten Festrede andeutete, daß nämlich die «Errichtung homöopathischer Apotheken für die Verbreitung der Homöopathie selbst sehr günstig wirkt».[46]

Gesellschaftliche Legitimierung

In dem Jahr, als Hahnemann mit seiner zweiten Frau Mélanie zur Überraschung aller seiner Mitstreiter nach Paris zog und auch dort rasch einen großen Zulauf von Patienten bekam, stellte ein Gegner der Homöopathie zu seiner großen Verwunderung fest: «Merkwürdig bleibt es immer, wie ein so wenig begründetes System – trotz allen Ankämpfens – so schnell in Aufnahme kommen, wie es selbst in den gebildeteren Klassen Eingang und Vertheidiger finden konnte. Solche Epoche, solche reissende Fortschritte hat noch nie ein Heilsystem gemacht! Wann haben sich jemals Layen so um medicinische Systeme bekümmert?!»[47] Wie immer man auch zu Hahnemanns Lehre stehen mag, so wird man dem anonymen Verfasser zustimmen müssen, daß ohne die starke Unterstützung aus allen Kreisen der Bevölkerung und inbesondere aus der gesellschaftlichen Elite sich die Homöopathie wohl kaum als alternatives medizinisches Heilverfahren hätte auf Dauer etablieren können.

Fragen wir nach den Ursachen für dieses Phänomen, so wird man zunächst auf die berühmten und einflußreichen Patienten hinweisen müssen, die sich bei Hahnemann und seinen Schülern in Behandlung begaben und sich meist hochbefriedigt über den mit minimalen Arzneigaben erzielten Heilerfolg zeigten. Dabei unterschieden sich die Patienten, die zu Hahnemann in die Praxis kamen, zunächst kaum von der Klientel einer kleinstädtischen Arztpraxis. In seiner Eilenburger Zeit (1801–1803) waren das gehobenere Bürgertum und der Adel nämlich nicht besonders stark vertreten. Es dominierten eindeutig die Patienten aus den unteren und mittleren Einkommensschichten.[48] Obgleich Hahnemann selbst auf dem Höhepunkt seines Ruhmes immer noch zahlreiche Dienstmägde und Gesellen (z. T. kostenlos) behandelte, so kann doch kein Zweifel daran bestehen, daß bereits in seiner Leipziger Zeit und vor allem seit seinem Umzug nach Köthen und der damit verbundenen Ernennung zum Hofrat häufiger als früher hochgestellte Persönlichkeiten und vor allem zahlungskräftigere Patienten seine ärztliche Hilfe in Anspruch nahmen. In weiten Kreisen bekannt wurde Hahnemann durch die Behandlung des Fürsten Karl von Schwarzenberg (1771–1820). Dieser hatte ihn 1820 in Leipzig aufgesucht, nachdem er von seinem Leibarzt Matthias Marenzeller (1765–1854), der sich gegenüber der Homöopathie aufgeschlossen zeigte, die Empfehlung erhalten hatte, es beim Meister selbst zu versuchen.[49] Während die homöopathische Behandlung anfangs gute Fortschritte zu machen schien, trat schon bald ein Rückschlag ein, von dem sich der Patient trotz intensivster Bemühungen Hahnemanns und anderer Ärzte, die den Fürsten «allopathisch» zu behandeln versuchten, nicht mehr erholte. Hahnemann hatte aber Glück im Unglück. Zwar war die Kur, mit deren positiven Ausgang sein Ruhm zweifellos erheblich gemehrt worden wäre, fehlgeschlagen, doch lernte er während der Behandlung des Fürsten Schwarzenberg den österreichischen Generalkonsul Adam Müller (1779–1829) näher kennen. Als Hahnemann noch im selben Jahre schließlich zu seinem größten Verdruß zusätzlichen Streit mit den Leipziger Apothekern bekam und von 13 Stadtärzten wegen seiner Behandlungsmethode des Scharlachfiebers öffentlich angegriffen wurde, setzte sich der einflußreiche Diplomat beim Herzog von Köthen für ihn ein und sorgte dafür, daß Hahnemann nicht nur das Hofratspatent, sondern auch das für ihn noch sehr viel wertvollere Dispensierrecht («diese Erlaubnis ist mehr als ein jährliches Gehalt von 3000 Thalern»[50]) bekam. Wie Stichproben aus den Krankenjournalen zeigen, nahm die Zahl der Adeligen, die bei ihm Heilung suchten, seit seinem Wegzug aus Leipzig eindeutig zu. Waren es im März 1820 noch vier Adelige, die ihn um Rat fragten, so waren es im Vergleichsmonat des Jahres 1830 bereits siebzehn. Zu seinen treuesten und bekanntesten Patienten aus den Kreisen des deutschen Hochadels gehörte in der Köthener Zeit neben der herzoglichen Familie auch Prinzessin Luise von Anhalt Bernburg, die Frau des hohenzollerischen Kronprinzen.[51] Mit Hahnemanns Hilfe oder Billigung erhielten bekannte homöopathische Ärzte, wie z. B. Dr. Karl Julius Aegidi in Düsseldorf, eine Anstellung als Leibarzt in einem fürstlichen oder herzoglichen Haus. Auch später noch erwiesen sich die guten Beziehungen homöopathischer Ärzte zu regierenden Königs- und Fürstenhäusern hin und wieder als sehr förderlich für die eigene Sache, so z. B. Ende des 19. Jahrhunderts in Württemberg, wo die aus der Zarenfamilie stammende Königin Olga (1822–1892) einen homöopathischen Leibarzt (den wegen seiner offenkundigen Sympathie für die Hahnemannsche Lehre an der Tübinger Medizinischen Fakultät amtsenthobenen Mediziner, Prof. Dr. Georg von Rapp, 1818–1886) hatte. Unter den Patienten Hahnemanns finden sich auch sehr früh schon einflußreiche Vertreter des Bürgertums. Aus der Frühzeit der Homöopathie ist hier vor allem der Leipziger Stadtverordnete Dr. Johann Wilhelm Volkmann[52] zu nennen. Dieser leistete Hahnemann im Dispensierstreit mit Petitionen und Eingaben an den Magistrat Beistand, konnte aber dessen alsbaldigen Umzug nach Köthen schließlich doch nicht verhindern. Auch auf seinen Freund

Rudolf Zacharias Becker (1751–1822) in Gotha konnte sich Hahnemann immer verlassen, wenn Hilfe und Unterstützung (insbesondere publizistischer Art) erforderlich war. Unter den Verfassern von Schriften, in denen der Versuch unternommen wurde, die Homöopathie mit juristischen Argumenten zu verteidigen, befanden sich Staatsrechtler und Juristen (z. B. Carl August Tittmann), die von der neuen Heilweise begeistert waren. Der Zuspruch aus diesen einflußreichen bürgerlichen Kreisen erwies sich als äußerst nützlich, wenn es darum ging, Angriffe von Gegnern zurückzuweisen und konkrete Forderungen durchzusetzen. Erinnert sei in diesem Zusammenhang an die Einrichtung von Dozenturen für Naturheilkunde und Homöopathie an preußischen Universitäten in den späten 1920er Jahre, die ohne das offenkundige Wohlwollen des jeweiligen Kultusministers (Konrad Haenisch bzw. Carl Heinrich Bekker) wohl kaum gegen den erbitterten Widerstand der Medizinischen Fakultäten durchsetzbar gewesen wären. Das gilt auch für die Gegenwart, wie die Gründungsgeschichte der «Niedersächsischen Akademie für Homöopathie und Naturheilverfahren e. V.» in Celle verdeutlicht.

Noch mehr Publizität als durch die Heilung oder Behandlung prominenter Patienten erhielt die Homöopathie Anfang der 1830er Jahre vor allem durch ein Ereignis von nicht nur medizinhistorischer Tragweite: die Choleraepidemie von 1831/32. So schrieb der Leibarzt der Prinzessin Luise von Anhalt Bernburg aus Düsseldorf, Dr. Karl Julius Aegidi (1795–1874), mit Datum vom 30. November 1831 an Samuel Hahnemann nach Köthen: «Die Cholera fördert die Liebe zur Homöopathie ungemein. Die Meisten der hiesigen Vornehmen haben Verwandte in Wien oder Frauen daher, stehen daher mit Wien in genauem Verkehr, und in Kenntnis gesetzt von den überraschenden Resultaten, welche die Homöopathik in der Cholera dort geleistet, hat man sich allgemein hier für diese Behandlungsweise in jener Krankheit erklärt und von allen Seiten habe ich Aufforderungen erhalten zum Beistande, sofern die Seuche bis hierher vordringen sollte.»[53] Was Aegidi hier beschreibt, ist der inzwischen legendäre Ruf, den sich die Homöopathie damals im Kampf gegen diese todbringende Seuche erwarb. Hahnemann, der sich bekanntlich nicht auf eigene Erfahrungen mit Cholerapatienten stützen konnte, sondern lediglich die Krankenberichte anderer Ärzte kannte, empfahl neben verschiedenen homöopathischen Arzneien vor allem hohe Gaben von Kampferspiritus. Darüber brach alsbald ein Streit mit seinen Anhängern aus, die darin ein Abweichen von der reinen Lehre sahen. Die übliche «allopathische» Therapie bestand neben extensivem Aderlaß aus hohen Dosen Kalomel (ein starkes, quecksilberhaltiges Arzneimittel) und Opium. Außerdem wurde den Kranken das Trinken von Wasser verboten. Wie wir heute wissen, war es insbesondere dieser zusätzliche Wasserentzug, der die Cholerapatienten noch weiter schwächte und zur hohen Sterblichkeit beitrug. Die meisten homöopathischen Ärzte propagierten dagegen die Gabe von frischem Quellwasser und verschrieben den Erkrankten die weniger aggressiven homöopathischen Arzneien. Einige hielten sich auch streng an Hahnemanns Anweisungen und verordneten das «antipathische» Hauptmittel, den Kampfer, und erzielten damit ebenfalls erstaunliche Erfolge. Allerdings ist insbesondere bei zeitgenössischen Statistiken Vorsicht angebracht. Der Münchner homöopathische Arzt Dr. Joseph Benedikt Buchner trug damals Zahlenmaterial zusammen, mit dem er beweisen wollte, daß von über 26 000 Cholerakranken, die allopathisch behandelt wurden, fast 50 Prozent starben, während bei homöopathischer Behandlung von 1557 Kranken nur 6 Prozent Choleratote zu beklagen waren.[54] So problematisch solche Vergleiche im einzelnen auch sein mögen, so kann dennoch kein Zweifel daran bestehen, daß die Therapie, die von homöopathischen Ärzten damals angewandt wurde, zu einer geringeren Sterblichkeitsziffer führte. Es ist müßig, darüber zu streiten, ob das nun allein darauf zurückzuführen ist, daß man auf die schädliche «allopathische» Behandlung gänzlich verzichtete, oder ob nicht doch der Kampfer und die anderen homöopathischen Mittel eine wie auch immer geartete positive Wirkung entfaltet haben.[55] Es steht jedenfalls fest, daß viele Zeitgenossen, die bis dahin der Lehre Hahnemanns eher skeptisch bis ablehnend gegenüberstanden, damals zu der Überzeugung gelangten, daß die Homöopathie offenkundig die einzig erfolgversprechende Behandlungsart war. Der fehlgeschlagene Versuch, Hahnemanns Choleraschriften durch die Zensur verbieten zu lassen, trug ebenfalls dazu bei, das Augenmerk der Bevölkerung auf die umstrittene Heilweise zu lenken.

So überrascht es nicht, daß sich fast gleichzeitig mit dem Zusammenschluß der homöopathischen Ärzte auch die ersten homöopathischen Laienvereine konstituierten, die sich unter anderem die Aufgabe gestellt hatten, für eine Verbreitung des homöopathischen Heilverfahrens zu kämpfen und bestehende Versorgungslücken zu schließen. Näheres über die Anfänge dieser Vereine erfahren wir aus dem Brief eines Landpfarrers an Samuel Hahnemann aus dem Jahr 1832. Darin wird berichtet, daß in dem Ort Köritz einmal ein «Scharlachfieber» ausgebrochen sei, welches die allopathischen Ärzte nicht zu heilen vermocht hätten. So seien viele kranke Gemeindemitglieder zu ihm, Pfarrer Spendelin, gekommen, da er bereits einigen Menschen mit homöopathischen Mitteln hatte helfen können. Er selbst sei durch die Lektüre von Carl Gottlob Casparis (1798–1828) «Homöopathischem Haus- und Reisearzt»[56] (1826) auf die neue Heilkunst aufmerksam geworden und habe inzwischen alle Werke Hahnemanns studiert. Wegen seiner homöopathischen Kuren sei er von den Ärzten verklagt worden, doch habe dies zu einer Gegenbewegung in der Bevölkerung geführt, indem man «einen homöopathischen Verein [...], der treulich für die weitere Verbreitung des Lichtes der Wahrheit wirkt»[57], gegründet habe. Doch erst in den 1880er Jahren erwuchs aus diesen bescheidenen lokalen Anfängen eine medizinkritische Massenbewegung. Im Zeitraum von 1870 bis 1933 lassen sich insgesamt 444 verschiedene homöopathische Ortsvereine nachweisen. Die meisten dieser Vereine hat Württemberg (116) aufzuweisen.[58] Auf den nächsten Plätzen folgen Sachsen (106), Preußen (75), Baden (31). Der Rest (10) verteilt sich auf die anderen Bundesstaaten. Ein erster Dachverband auf Reichsebene wurde 1908 gegründet. Der «Bund homöopathischer Vereine Deutschlands» mit Sitz in Leipzig zählte kurz vor dem Ersten Weltkrieg insgesamt 280 Vereine mit fast 29000 Mitgliedern. Die Nachfolgeorganisation, der «Reichsbund für Homöopathie und Gesundheitspflege e. V.» mit Sitz in Dresden, hatte 1930 bereits 348 Vereine und 38200 Mitglieder. An den geographischen Schwerpunkten hatte sich auch Mitte der 1930er Jahre nichts geändert. Die homöopathische Laienbewegung war am stärksten in Württemberg und Sachsen (insbesondere im Erzgebirge) vertreten. In einigem Abstand folgen dann die einst zu Preußen gehörenden Teile des Rheinlands.[59] Wie es zu einer solch auffälligen geographischen Verteilung kam, ist noch weitgehend ungeklärt. Erste Vermutungen gehen dahin, daß sowohl die vorherrschende Konfession als auch der Stand der Industrialisierung wichtige Einflußgrößen sind. Weitere Aufschlüsse dürften Untersuchungen zur Sozialstruktur der Mitglieder geben. Für Württemberg liegen entsprechende Daten für die späten 1870er und frühen 1880er Jahre vor. Danach bestand die Mitgliederschaft zu einem Drittel aus drei bürgerlichen Berufsgruppen (Lehrer, Ärzte und Pfarrer), die gemeinhin als «Initiatoren kultureller Innovationen in Dorf und Kleinstadt»[60] gelten. Das deckt sich weitgehend mit der Beobachtung des württembergischen Innenministers, der 1888 dem Landtag berichtete, «daß die Lehre von der Homöopathie in immer grössere, breitere Schichten des Volkes eingetreten ist, vornehmlich auch in solche Kreise, welche sich durch Bildung und Lebensstellung auszeichnen».[61] Im Laufe der Jahre änderte sich jedoch allmählich die Sozialstruktur der Mitglieder in den Ortsvereinen. In der Weimarer Republik gehörte ein Großteil der Mitglieder der Kleinbürger- und Arbeiterschicht an, worauf auch einzelne Klagen in den zwanziger Jahren, daß die «höheren und einflußreichen Kreise»[62] in den eigenen Reihen fehlten, hinweisen. Im Dritten Reich teilten die homöopathischen Laienvereine das Schicksal der Naturheilbewegung, indem sie ebenfalls «gleichgeschaltet» und «unerwünschte» Mitglieder aus den eigenen Reihen entfernt wurden. Der Zweite Weltkrieg brachte das Vereinsleben fast überall zum Erliegen.[63] Erst Anfang der 1950er Jahre wurde man in einigen Ortsvereinen wieder aktiv. Auch auf Landesebene kam es wieder zu Zusammenschlüssen. So wurde beispielsweise 1951 der «Süddeutsche Verband für Homöopathie und Lebenspflege» von dem früheren Vorsitzenden, dem Stuttgarter Realschullehrer Immanuel Wolf (1870–1964), der am 24. April 1933 eine peinliche Ergebenheitsadresse an Adolf Hitler gesandt hatte, wiederbegründet. Doch haben die homöopathischen Laienvereine im Unterschied zu einzelnen Naturheilverbänden (z. B. Kneipp-Bund) ihre frühere gesundheitspolitische Bedeutung nach dem Kriege nicht wieder erlangen können. Sie sind einer breiten Öffentlichkeit kaum bekannt und beschränken sich meist darauf, auf lokaler Ebene durch Vortragsveranstaltungen für die Homöopathie und eine gesunde Lebensweise zu werben. Auch die in Württemberg beheimatete «Hahnemannia», die 1868 gegründet wurde, vermag inzwischen mangels Masse nicht mehr die vielfältigen verbandspolitischen Aktivitäten zu entfalten, die diese Laienorganisation einst zu einem wichtigen Faktor in der medizinkritischen Gesundheitsbewegung im südwestdeutschen Raum machten.

Wenngleich der Organisationsgrad der homöopathischen Laienbewegung in den letzten Jahrzehnten eindeutig geringer geworden ist, so ändert das nichts an der Tatsache, daß die Homöopathie sich bis heute in breiten Kreisen der Bevölkerung großer Beliebtheit erfreut. Nach Presseberichten zu urteilen, schwören mittlerweile über eine Million Bundesbürger auf Homöopathie.[64] Das klingt beeindruckend, doch schätzte Erich Haehl (1901–1950) bereits 1929 die Zahl der Patienten, die sich ausschließlich homöopathisch behandeln lassen, auf ebenfalls über eine Million.[65] Die einzige repräsentative Untersuchung über die Verbreitung der Homöopathie in der Bevölkerung, die bis heute vorliegt, stammt bezeichnenderweise aus den späten 1930er Jahren. Damals bekannten sich immerhin 10,4 Prozent der über 10000 befragten Frauen und Männer als Anhänger der Homöopathie.[66] Aufschlußreicher als solche Repräsentativbefragungen über die Verbreitung bestimmter alternativer Therapien sind die Verkaufszahlen. Nach einer Umfrage unter deutschen Apothekern, die Ende der 1980er Jahre stattfand, gab über die Hälfte der Befragten an, 160 oder mehr homöopathische Einzelmittel vorrätig zu haben und damit immerhin 2,6 Prozent des Gesamtumsatzes zu erzielen, wobei man allerdings berücksichtigen muß, daß homöopathische Arzneimittel meist recht billig sind und der Anteil am Umsatz daher naturgemäß geringer ausfällt.[67]

Ausblick

Wenn heute von Vertretern der Universitätsmedizin in Deutschland behauptet wird, daß die Homöopathie ein «in der Bevölkerung lebender und geschürter Aberglaube»[68] sei und daß «Worte wie ‹Homöopathie› und ‹Allopathie› nicht etwa ein Gegensatz, sondern eine Begriffswelt ohne reale Grundlage» bezeichneten, so erinnert das zunächst an die gleichen platten Argumente, die bereits vor über 150 Jahren gegen die Homöopathie ins Feld geführt worden sind. Doch wird darüber hinaus sichtbar, daß man auch heute noch nicht bereit ist, offen einzugestehen, daß die Homöopathie mehr ist als eine bloße Chimäre, der man mit verstärkter Aufklärungsarbeit und Erziehung zum ‹wissenschaftlichen› Denken eigentlich leicht beikommen müßte. Wie jedoch die Geschichte der Homöopathie in ihrem Geburtsland Deutschland (und nicht nur dort) zu zeigen vermag, scheint hier der Wunsch der Vater des Gedankens zu sein. Ohne die permanente Herausforderung durch die Homöopathie und die Naturheilkunde, die beide bereits im 19. Jahrhundert eine mehr oder weniger große medizinkritische Massenbewegung hinter sich hatten, wäre die Professionalisierung der deutschen Ärzteschaft, die sich zur Schulmedizin bekennt, sicherlich langsamer und vielleicht auch anders verlaufen. In diesem Zusammenhang sei nur daran erinnert, daß die homöopathischen Ärzte bereits vierzig Jahre früher eine nationale Vertretung hatten als die Ärzte. Wenngleich nicht ganz so offensichtlich wie in England oder den Vereinigten Staaten,[69] so war doch in Deutschland die Bildung des «Ärzte-Vereinsbundes» nicht nur eine unmittelbare Folge der Bismarckschen Reichsgründung, sondern auch in gewisser Weise eine berufspolitische Antwort auf die Bedrohung durch Homöopathie und Naturheilkunde.

Anmerkungen

1 Schmidt's Jahrbücher 3 (1834), S. 269, zitiert nach Wilhelm Ameke: Die Entstehung und Bekämpfung der Homöopathie. Berlin 1884, S. 287.

2 Vgl. z. B. Harris L. Coulter: Hahnemann und die Homöopathie. Eine medizinhistorisch begründete Einführung in die Grundgedanken der homöopathischen Heilkunst. Heidelberg 1994.

3 Vgl. dazu Robert Jütte: The Professionalization of Homeopathy in the 19th Century. In: Historical Aspects of Health Care in a European Perspective, hrsg. von John Woodward und Robert Jütte. Sheffield 1995, S. 45–66.

4 Vgl. Erich Haehl: Die Homöopathie in Württemberg. Bilder aus ihrer Geschichte. Manuskript S. 42.

5 E. Wolff: Die Homöopathie besprochen bei den Ständen des Großherzogthums Hessen. Darmstadt 1839, S. XXI.

6 Zitiert nach Allgemeine Homöopathische Zeitung 1 (1832), S. 17.

7 Brief an Ernst Stapf vom 19. 9. 1815, zitiert nach Richard Haehl: Samuel Hahnemann. Sein Leben und Schaffen auf Grund neu aufgefundener Akten, Urkunden, Briefe, Krankenberichte und unter Benützung der gesamten in- und ausländischen Literatur. Leipzig 1992, Bd. 2, S. 109.

8 Vgl. dazu Gabriele Mengen: Übersicht über die Entwicklung der Homöopathie in der Bundesrepublik Deutschland von 1945–1988. Med. Diss. Münster 1991, S. 35.

9 Vgl. Reinhart Schüppel, Thomas Schlich: Die Verbreitung der Homöopathie unter den Ärzten in Deutschland. In: Forschende Komplementärmedizin 4 (1991), S. 177–183, bes. S. 180.
10 Vgl. Hannelore Petry: Die Wiener Homöopathie 1842–1849. Med. Diss. Mainz 1954. Vgl. auch Eduard Huber: Geschichte der Homöopathie in Oesterreich (Cisleithanien). In: AHZ 153 (1906), S. 172–174, 184–191.
11 Vgl. dazu Detlef Bothe: Neue Deutsche Heilkunde 1933–1945. Dargestellt an der Zeitschrift «Hippokrates» und der Entwicklung der volksheilkundlichen Laienbewegung. Husum 1991, S. 270 ff.
12 Vgl. AHZ 236 (1991), S. 33–34.
13 Vgl. dazu Martin Stahl: Der Briefwechsel zwischen Samuel Hahnemann (1755–1843) und Clemens von Bönninghausen (1785–1864). Med. Diss. Göttingen 1995, Ms. S. 278 f.
14 Zitiert nach Haehl (wie Anm. 7), II, S. 296.
15 Bernhard Hirschel: Die Homöopathie und ihre Bekenner. Dessau 1851, S. 5.
16 Ludwig Griesselich: Vollständige Sammlung aller Verhandlungen und Aktenstükke der Kammern Badens und Darmstadts über die Ausübung des homöopathischen Heilverfahrens. Karlsruhe 1834, S. 141.
17 Vgl. Wolff (wie Anm. 5), S. XXIII.
18 AHZ 98 (1879), S. 180–182.
19 Ebenda, S. 181.
20 Abgedruckt ist die Rede in der Zeitschrift des Berliner Vereines homöopathischer Ärzte 16 (1897), Zitat S. 300.
21 Vgl. Petra Werner: Zu den Auseinandersetzungen um die Institutionalisierung von Naturheilkunde und Homöopathie an der Friedrich-Wilhelms-Universität zu Berlin zwischen 1919 und 1933. In: Medizin, Gesellschaft und Geschichte 12 (1993), S. 205–219, bes. S. 212 ff.
22 Zur Verschlechterung der Ausbildungssituation nach dem Zweiten Weltkrieg vgl. Mengen (wie Anm. 8), S. 48 ff.
23 Vgl. Hans Ritter: Poliklinisches Memorandum aus dem Robert-Bosch-Krankenhaus. Stuttgart 1978.
24 Hirschel (wie Anm. 15), S. 35.
25 Ebenda.
26 Ein frühes Beispiel findet man in der Debatte im Hessischen Landtag 1839; vgl. z. B. Wolff (wie Anm. 5), S. 12.
27 Carl Heinrich Rosenberg: Fortschritte und Leistungen der Homöopathie in und außer Ungarn. Leipzig 1843, S. 43, 46.
28 Vgl. u. a. Ludwig Griesselich, Bemerkungen über das Verhältniss der Grundsätze der Statistik zur Medizin. In: Hygea 19 (1844), S. 393.
29 AHZ 136 (1898), S. 194–97, AHZ 137 (1898), S. 18–20.
30 Heinz Eppenich: Geschichte der deutschen homöopathischen Krankenhäuser. Von den Anfängen bis zum Ende des Ersten Weltkriegs. Heidelberg 1995, S. 222.
31 Brief Samuel Hahnemanns an Heinrich August von Gersdorff vom 26. 8. 1825, zitiert nach Haehl (wie Anm. 7), II, S. 273.
32 Zitiert nach Erich Haehl: Geschichte des Deutschen Zentralvereins Homöopathischer Ärzte. Leipzig 1929, S. 2.
33 Zur Entwicklung der Mitgliederzahl bis Ende der 1980 er Jahre vgl. Arthur Braun: Die Mitgliederzahl der DZVhÄ als Spiegel der Medizingeschichte. In: AHZ 234 (1989), S. 201–203.
34 In Paraphrase abgedruckt bei Haehl (wie Anm. 32), S. 127 f.

35 Vgl. Fritz Donner: Bemerkungen zur Überprüfung der Homöopathie durch das Reichsgesundheitsamt. Berlin 1966.
36 Vgl. dazu Haehl (wie Anm. 32), S. 65.
37 Vgl. u. a. Erich Haehl: Geschichte des Badischen Homöopathischen Aerztevereins zur Zeit Griesselichs. In: AHZ 180 (1932), S. 189–215, 452–482. Zu Griesselichs Vereinsaktivitäten siehe Karl Heinz Faber: Der Homöopath Dr. Ludwig Griesselich und die Zeitschrift Hygea. Med. Diss. Mainz 1993, passim.
38 Vgl. A. Reinhard: Zwanzig Jahre aus der Geschichte der Homöopathie in Baden. Karlsruhe 1907, S. 16.
39 Vgl. Bernhard Sanders: Beitrag zur Geschichte der Homöopathie im Land Westfalen. In: AHZ 209 (1964), S. 334–341.
40 Vgl. Mengen (wie Anm. 8), S. 60 ff.
41 Hirschel (wie Anm. 15), S. 32.
42 Zitiert nach Ewald Fischer: 160 Jahre Allgemeine Homöopathische Zeitung. Eine Würdigung aus verlagshistorischer Sicht. In: AHZ 237 (1992), S. 180–190, Zitat: S. 186.
43 Brief Samuel Hahnemanns an Theodor Lappe vom 22. 10. 1829, abgedruckt im Faksimile bei Haehl (wie Anm. 7), II, S. 216 f.
44 Zur Geschichte der Firma Schwabe vgl. Volker Jäger: Im Dienste der Gesundheit. Zur Geschichte der Firma Willmar Schwabe. In: Medizin, Gesellschaft und Geschichte 10 (1991), S. 171–188; Michael Michalak: Das homöopathische Arzneimittel. Von den Anfängen bis zur industriellen Fertigung. Stuttgart 1990.
45 Vgl. Gert Dietrichkeit: Gerhard Madaus (1890–1942). Ein Beitrag zu Leben und Werk. Naturwiss. Diss. Marburg/Lahn 1991.
46 Hirschel (wie Anm. 15), S. 34.
47 Simon's Antihomöopathisches Archiv I (1835), Nr. 3, S. 36, zitiert nach Ameke (wie Anm. 1), S. 289.
48 Vgl. Michael Vogl: «Nahe und entfernte Landpraxis». Untersuchungen zu Samuel Hahnemanns Eilenburger Patientenschaft 1801–1803. In: Medizin, Gesellschaft und Geschichte 9 (1990), S. 165–180.
49 Zitiert nach Walter Nachtmann: «... Ach! wie viel verliere auch ich an Ihm!!!» Die Behandlung des Fürsten Karl von Schwarzenberg durch Samuel Hahnemann und ihre Folgen. In: Jahrbuch des Instituts für Geschichte der Medizin der Robert Bosch Stiftung 8 (1989), S. 93–111, Zitat: S. 98.
51 Samuel Hahnemann in einem Brief an Dr. Karl Julius Aegidi vom 18. 3. 1831, zitiert nach Haehl (wie Anm. 7), I, S. 128.
52 Vgl. dazu Ute Fischbach-Sabel: Edition und Kommentar des 34. Krankenjournals von Samuel Hahnemann. Med. Diss. Mainz 1990, S. 218 f.
53 Vgl. Reinhard Hickmann: Das psorische Leiden der Antonie Volkmann. Edition und Kommentar einer Krankengeschichte aus Hahnemanns Krankenjournalen von 1819–1831. Med. Diss. Würzburg 1993, Ms. S. 2 f.
54 Karl Julius Aegidi an Samuel Hahnemann, Brief vom 30. 11. 1831, abgedruckt bei Haehl (wie Anm. 7), S. 219.
55 Joseph Bucher: Resultate der Krankenbehandlung allopathischer und homöopathischer Schule. München 1843.
56 Vgl. dazu Friedrich Scheible: Hahnemann und die Cholera. Geschichtliche Betrachtung und kritische Wertung der homöopathischen Therapie im Vergleich zur konventionellen Behandlung. Med. Diss. Würzburg 1992.
57 Vgl. dazu Joachim Willfahrt: Homöopathische Hausarztliteratur des 19. Jahrhun-

derts als Anleitung zur Selbstmedikation. In: Zeitschrift für Klassische Homöopathie 35 (1991), S. 114–121, 153–159, 194–202, bes. S. 194 ff.

58 Pfarrer Spendelin an Samuel Hahnemann, 19. 9. 1832, zitiert nach Jörg Meyer: «... als wollte mein alter Zufall mich jetzt wieder unter kriegen». Die Patientenbriefe an Samuel Hahnemann im Homöopathie-Archiv des Instituts für Geschichte der Medizin in Stuttgart. In: Jahrbuch des Instituts für Geschichte der Medizin der Robert Bosch Stiftung 3 (1984), S. 63–79, Zitat S. 71.

59 Zahlen nach Dörte Staudt: Homöopathisches Laienvereinswesen in Deutschland 1870–1945 (unveröffentl. Manuskript 1994).

60 Vgl. Wolfgang Schwabe: Marktbedingungen und Absatzwirtschaft der biologischen Heilmittelindustrie. Leipzig 1939, S. 51, Schaubild VI.

61 Eberhard Wolff: Gesundheitsverein und Medikalisierungsprozeß. Der Homöopathische Verein Heidenheim/Brenz zwischen 1886 und 1945. Tübingen 1989, S. 55.

62 Zitiert nach Homöopathische Monatsblätter Jg. 1888, S. 49.

63 Homöopathische Monatsblätter Jg. 1928, S. 130.

64 Vgl. Alfred Haug: «Für Homöopathie und Volk». Protokolle des Süddeutschen Verbandes für Homöopathie und Lebenspflege an der Schwelle zum Dritten Reich». In: AHZ 231 (1986), S. 228–236.

65 Vgl. die Programmzeitschrift «Hör zu» Nr. 50 vom 10. 12. 1993, S. 26.

66 Vgl. Haehl (wie Anm. 32), S. 111.

67 Johann H. Schultz (Hrsg.): Vertrauen zum Arzt? Stuttgart 1944, S. 35.

68 Vgl. Deutsche Apotheker Zeitung 127 (1987), S. 2254.

69 «Marburger Erklärung zur Homöopathie» vom 2. Dezember 1992.

70 Vgl. dazu u. a. Jütte (wie Anm. 3) und vor allem Roy James Squires: Marginality, Stigma and Conversion in the Context of Medical Knowledge, Professional Practices and Occupational Interests. A Case Study of Professional Homeopathy in Nineteenth-Century Britain and the United States. Ph. D. Universität Leeds (1985).

2. Eine zweite Heimat für die Homöopathie: Frankreich

Von Olivier Faure

Es ist keineswegs leicht, die wahre Sozial- und Kulturgeschichte der Homöopathie nachzuzeichnen. Tatsächlich existieren zwar reichlich gedruckte Werke, doch die Primärliteratur ist rar, schwer zugänglich und bedarf einer komplexen Auswertung. Die veröffentlichten Werke stammen fast ausschließlich von den Homöopathen selbst. Sie geben natürlich eine hagiographische Vorstellung von einer Bewegung, deren Erfolge dem Genius und Mut ihrer Anhänger zuzuschreiben sind und deren Mißerfolge den Nachstellungen seitens der offiziellen Medizin und der Spaltung der Homöopathen zur Last gelegt werden. Demgegenüber existiert auch eine stark verleumderische Überlieferung der Homöopathie durch die übrige Ärzteschaft. Unter diesen Umständen, zumal die Homöopathie Gegenstand lebhafter Kontroversen bleibt, entkommt man schwer den beidseitigen Anschuldigungen, Verfechter oder Gegner der Homöopathie zu sein.

Ohne sich dieser Gefahren vollkommen entledigt zu haben, versucht man seit einigen Jahren[1], eine Geschichte der Homöopathie zu fördern, der ein neuer Stellenwert im Rahmen der verschiedenen wissenschaftlichen, kulturellen, aber auch wirtschaftlichen und sozialen Zusammenhänge der letzten zwei Jahrhunderte zugewiesen wird. Da das Hauptaugenmerk auf die Beurteilung der Alltagspraxis der Homöopathie gerichtet ist, erfordern diese Versuche geduldige, biographische Nachforschungen und die Erschließung unerforschter oder erst kürzlich entdeckter Archive, die bei weitem nicht abgeschlossen sind. Ausgehend von diesen laufenden Arbeiten kann hier nur eine kurze und weitgehend hypothetische Darstellung dessen gegeben werden, was die Homöopathie über ein Jahrhundert zu sein vermochte.

Die Anfänge der Homöopathie: Saint-Simonismus und Katholizismus

Alle Darstellungen der Homöopathie zeigen Graf Sébastien Des Guidi, Verfasser des 1832 erschienenen «Lettre aux médecins français sur l'homéopathie», als einzige Person, die die Lehre Hahnemanns in Frankreich einführte.[2] Diese stark vereinfachende Darstellung impliziert ein Geschichtsbild – ob man sich dessen bewußt ist oder nicht –, das die Vorstellung einer vorbestimmten Verbreitung dieser neuen Strömung vermittelt. Sie ist zunächst einem außergewöhnlichen Mann zuzuschreiben. In der Sache selbst konnte man kaum besser vorgehen als Graf Des

Guidi (1769–1863). Dieser neapolitanische Adlige, der sich der Französischen Revolution angeschlossen hatte, entkam nach dem jämmerlichen Scheitern der Parthenopeischen Republik nur knapp dem Tod und flüchtete nach Frankreich. In der Folge wurde er Mathematiklehrer, dann Oberschulrat, bevor er im Alter von fünfzig Jahren zunächst die Habilitation in Naturwissenschaften, anschließend in Medizin erwarb (1820). Schließlich kam diesem einzigartigen Schicksal die Vorsehung zur Hilfe. In den 1820er Jahren führten ihn der Gesundheitszustand seiner Frau und das Heimweh in die Gegend um Neapel zurück, wo er durch einen Jugendfreund einem Arzt, Romani, begegnete, den ein österreichischer Militärarzt zur Homöopathie bekehrt hatte. Das Ergebnis dieser Begegnung war, wie sollte es anders sein, die wundersame Heilung Frau Des Guidis und die Bekehrung ihres Mannes zur Hahnemannschen Lehre. Zurück in Frankreich, wurde er zu ihrem hartnäckigen Anhänger und warb Schüler, die ihrerseits die neue Medizin erfolgreich verkündeten.[3] Es handelt sich also durchaus um einen Bericht, der in seiner Art völlig den Evangelien nachgeahmt ist, in denen es keiner Erklärungen bedarf, da die Kraft der Botschaft und die Hingabe der Jünger allem Genüge leisten.

Ohne der unbestreitbaren Rolle Des Guidis etwas nehmen zu wollen, scheint der Einzug der Homöopathie in Frankreich komplexer zu sein und muß auf eine breitere Basis gestellt werden. Ohne die Offenbarung des neuen Evangeliums abzuwarten, schlug eine Reihe von Einzelpersonen in den Jahren um 1810 und 1820 verschiedene Wege ein, die eine Begegnung mit der Homöopathie mit sich brachten und manche zu ihren Anhängern machten.

Aufgeschlossene Ärzte, die in der Stadt wie auf dem Land, in Krankenhäusern oder Privatpraxen praktizierten und dem Zweifel wie der Beobachtung überlassen waren, suchten nach neuen Methoden und Heilbehandlungen. André-François Gastier (1791–1868), Arzt an einem einfachen Krankenhaus in der Gegend um Lyon und Autor eines Artikels über das Wesen der Krankheiten und die Wirkungsweise von Medikamenten, wandte eine Therapie an, die der Hahnemanns ähnlich war, ohne daß er ihn kannte.[4] Während dieser Jahre (1819) machte sich der Epidemiologe von Saint-Brieuc (Bretagne) bereits Gedanken über die Wirksamkeit der Homöopathie gegen Scharlach.[5] In unmittelbarer Nähe, in Lamballe, kannte auch Lavergne (1756–1832) bereits vor 1830 die Werke Hahnemanns.[6] War die Homöopathie schon einfachen Ärzten in Gegenden bekannt, die von Deutschland weit entfernt waren, so kannte sie auch im Elsaß Théodore Bockel (1802–1869), der 1826 die erste der Lehre gewidmete Dissertation abfaßte.[7] Weit mehr als allein durch ihre Offenbarung drang die Homöopathie durch die Zweifel und Forschungsarbeiten der letzten Ärztegeneration der Aufklärung, die auf der Suche nach einem umfassenden und endlich wirkungsvollen System war, in die Ärzteschaft ein.

In einer Zeit, in der die kulturelle Kluft zwischen Ärzten und Bildungselite noch nicht bestand, da beide über gleiche Kenntnisse verfügten und gleiche Auffassungen teilten,[8] war es kaum erstaunlich, in der «Vor-Homöopathie» Laien auftauchen zu sehen. Das beste Beispiel dafür bietet Graf Henri de Bonneval. Ursprünglich Offizier, kehrte er 1830 ins bürgerliche Leben zurück, da er Louis-Philippe den Treueeid versagte. Von nun an widmete er seine freie Zeit geistigen Betätigungen. Als Lizenziat der Rechtswissenschaften galt sein Interesse zunächst der Philosophie und der Auseinandersetzung zwischen Spiritualisten und Materialisten. Die Philosophie führte ihn zur Medizin, denn, so schrieb er: «Ich spürte sehr wohl, daß die Medizin sich dieser Frage annehmen mußte und daß viele Philosophen weniger grobe Fehler begangen hätten, wären sie Ärzte gewesen.»[9] Auch der Aufmerksamkeit der letzten Enzyklopädisten wie dem Genfer Adolphe Pictet entging die Homöopathie nicht. Als Sohn eines Naturforschers und Artillerieoffiziers war auch er Philosoph, Linguist und Paläontologe. Er war es, der vor 1830 Doktor Dufresne (1786–1836) auf die Homöopathie aufmerksam machte.[10] Ebenso vielseitig interessiert, doch auf andere Weise wurde Arlès-Dufour (1796–1836), Autodidakt aus Lyon, der aber eng mit Deutschland verbunden war und sowohl erfolgreicher Geschäftsmann wie Sozialreformer war, sehr früh zum Anhänger der Homöopathie und machte sie in seinen Kreisen bekannt.

Dazu zählten selbstverständlich die Saint-Simonisten, denen er angehörte, und als erster unter ihnen, «Père» Enfantin (1796–1864), den er 1842 zu überzeugen versuchte, diese Methode anzuwenden.[11] Seine Briefe waren allerdings eher eine Erinnerung, denn die Verbindungen zwischen Saint-Simonismus und Homöopathie bestanden seit langem und waren sehr eng. Neben den Absolventen der École polytechnique waren die jungen Ärzte zweifellos die meistvertretene Gruppe im saint-simonistischen Milieu. Im ersten Kreis um Enfantin befand sich der Arzt Léon Simon (1798–1867), der 1830 durch seine Frau dem Saint-Simonismus beitrat, die ihrerseits durch Claire Bazard bekehrt worden war. 1832 war er einer der Hauptverantwortlichen und Chefkoch der Gemeinschaft von Ménilmontant (das Pariser Viertel, in dem die Gemeinde der Saint-Simonisten von 1831–1832 lebte). Um ihn organisierten vier weitere Ärzte (Jallat, Rigaud, Lesbazeilles, Plaix) die medizinische Versorgung der Gemeinschaft während der Cholera im Jahr 1832. Die Ärzte waren Gegenstand einer besonderen Art saint-simonistischer Verkündigung und dienten ebenso als «Stoßtrupp» der Bewegung auf dem Land. Doktor Ribes, Professor an der Universität von Montpellier, war die treibende Kraft der Bewegung in dieser Stadt. Auch in der Gruppe, die

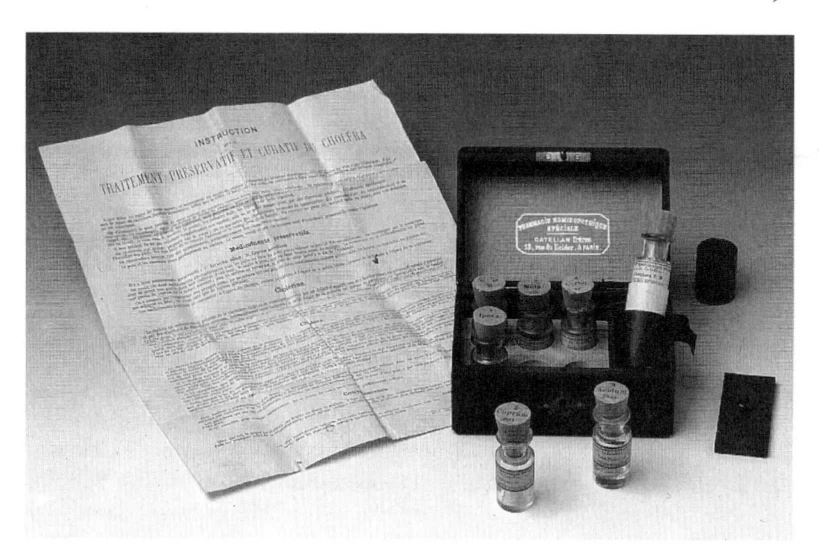

5 Taschenapotheke mit homöopathischen Heilmitteln gegen die Cholera (ca. 1830).

Rességuier im Südwesten aufbaute, waren die Ärzte zahlreich vertreten und aktiv. Paul Curie (1799–1853), Pierre Jaenger (1803–1867) und Léon Simon waren die «Hauptmissionare» der Lehre im Elsaß, und Léon Simon fand sich zudem an der Spitze einer Abordnung in der Gegend um Orléans.[12]

Dennoch bestand keine vollständige Identifikation zwischen diesen beiden Schulen und Lehren. Gehörten L. Simon und P. Curie beiden Bewegungen gleichermaßen an, so wechselte Jaenger von Enfantin zu Fourier, einem anderen Sozialutopisten (1771–1837), und war zwar selber Homöopath, spielte aber keinerlei aktive Rolle in der organisierten Homöopathie. Was Ribes betrifft, verbreitete er wohl nonkonformistisches medizinisches Gedankengut, es gab aber keinerlei Anlaß, ihn der Homöopathie zuzuordnen. Außerdem verknüpfte Enfantin in seinem Projekt, wenn es um medizinische Fragen ging, die Homöopathie und die Allopathie. Nichts zeugt davon, daß die allgemeine Behandlungsweise, die er sich erträumte, sobald die Menschheit wahrhaftig ein einheitliches Wesen bilden würde, die Homöopathie war. Als Léon Simon «Père» Enfantin Unterlagen vorlegte, um eine Parallele zwischen dem menschlichen Körper und der idealen Stadt zu erstellen, bezog er sich weitaus mehr auf damals hochaktuelle organizistische Schemata als auf die Hahnemannsche Botschaft.[13]

Das ändert jedoch nichts daran, daß der Saint-Simonismus durchaus eine der Stätten war, um die herum die Homöopathie sich entwickelte und verbreitete, auch wenn es keine zwingende Verbindung zwischen beiden gab, weder von der einen noch von der anderen Seite. Außer bestimmten Ärzten lockte die Homöopathie auch die Saint-Simonistin Suzanne Voilquin, die einen Kurs organisierte, um diese Medizin unter den Frauen ihrer Umgebung zu verbreiten.

Der äußeren Erscheinung nach zwar sehr verschieden, lieferte das Umfeld der überzeugten Katholiken der Homöopathie dennoch einen fruchtbaren Boden. Außer dem bereits erwähnten Henri de Bonneval ließen die Lyoner Ärzte Toussaint Rapou (1777–1852) und sein Sohn Pierre-Auguste deutliche Verbindungen zwischen den beiden Strömungen erkennen. Die Rapous standen der Trappistenbewegung von Aiguebelle (Drôme) sehr nah und lenkten die Aufmerksamkeit von Pater Debreyne (1786–1867), Arzt des Trappistenklosters des Dombes-Gebietes (bei Lyon), auf die Homöopathie. Diese zog auch einen seiner Schüler und Nachfolger, Pater Alexis Espanet (1811–1886), in ihren Bann, der sein Dasein von nun an zwischen Mönchsleben und homöopathischer Propaganda teilte.[14] Einige Ereignisse zeigen, daß diese Verbindungen nicht nur auf rein zufälligen Begegnungen beruhten. Ein Lyoner Jesuit, Chazel, verbreitete die Homöopathie unter den «Wilden Nordamerikas»; der zukünftige Bischof Duquesnay rief eine der ersten Ambulanzen ins Leben. Außer Bonneval und den Rapous war eine Anzahl von Homöopathen bekannt für ihre Frömmigkeit und ihr Festhalten an der Religion, so zum Beispiel die de Parsevals oder Antoine Imbert-Gourbeyre (1818–1912). Doch auch hier wäre es unklug, die Wechselbeziehungen zwischen beiden überzubewerten. Nicht jeder Homöopath war praktizierender Katholik, und nicht jeder überzeugte Katholik widmete sich zwangsläufig der Homöopathie. Außerdem wußte man zum Zeitpunkt ihrer Entstehung kaum, in welcher Richtung sich die Beziehung aufbaute.

Diese doppelte Nähe der Homöopathie zu Katholizismus und Saint-Simonismus war in den Jahren 1820–1830 weniger paradox, als es heute scheinen mag. Tatsächlich stellte der Saint-Simonismus das Ordensmitglied ins Zentrum seiner Ausübung und Betrachtung. Die Ähnlichkeiten waren zunächst formeller Natur. Der Saint-Simonismus war durchaus eine Kirche mit ihrem Papst («Père» Enfantin), ihrem Kloster (Ménilmontant), ihren Missionen. Auch die jeweiligen Strategien ließen es nicht an gemeinsamen Punkten fehlen. Wie einige Ordensmitglieder (insbesondere die Trappisten) träumten die Saint-Simonisten und vielleicht auch die Homöopathen davon, die Welt zu verändern, indem sie sich erst von ihr absonderten, bevor sie als Sieger zurückkehrten. Der wesentliche Punkt war allerdings ein anderer. Die saint-simonistische Lehre, die die geistige Macht allen anderen Mächten voranstellte und die religiöse Zukunft der Menschheit bejahte, wollte vor allem das Materielle und das Spirituelle um ein neues Christentum herum aussöhnen. Die Ähnlichkeit mit der Methode Hahnemanns ist frappierend, da letztere die Urenergie mit der Materie verbinden, Vitalismus und Physiologie vereinen wollte. Dieser Ansatz entsprach ebenso der Vision der christlichen Spiritualisten, nach denen der Mensch aus Seele, Lebensenergie und Körper besteht und «das Leben eine Urenergie ist, die sich mit der Materie verbindet, um sie zu gestalten».[15]

Die Entfaltung der Homöopathie im Frankreich der 1830er Jahre läßt sich nur in diesem utopischen Kontext einer Versöhnung zwischen dem Spirituellen und dem Materiellen erklären, in der die Homöopathie, als deren Ausdruck, ganz selbstverständlich ihren Platz fand. Diese Betrachtungen zum geistigen Klima erklären zweifellos die unmittelbaren und recht zahlreichen Anschlüsse an die Homöopathie, insbesondere der in den Jahren um 1780 geborenen Generation der Intellektuellen, zu der die meisten Anhänger der Homöopathie gehörten. Dagegen beschäftigten diese Gedanken einstweilig nur sehr begrenzte Kreise, aus denen die Homöopathie, geprägt durch ihre Ursprünge, nur mit Mühe herauskommen konnte.

In diesem Gesamtrahmen ist die Rolle einzelner Persönlichkeiten keineswegs zu vernachlässigen, doch sie spielten letztendlich nur die Rolle eines Katalysators. Zunächst war es Hahnemann selbst, der die Homöopathie am besten verbreitete. Die zur Homöopathie weisenden individuellen Wege beinhalteten häufig einen Abschnitt, in dem eine hartnäckige Krankheit einen hilfesuchenden Menschen nach einer Initiationsreise quer durch Deutschland zu Hahnemann führte. Einer der am besten beschriebenen Fälle ist der von Henri de Bonneval, der Ende 1831 in Köthen eintraf und, deutlich begeistert, sechs Monate blieb, bevor er nach einer Pilgerfahrt zu den Homöopathen der deutschsprachigen Länder wieder in Frankreich eintraf. Das gleiche Spiel wiederholte sich für den Deutsch-Franzosen G. H. G. Jahr (1800–1875), der durch Aegidi an Hahnemann verwiesen wurde und fünf Jahre beim Meister blieb, dem er half, die zweite Auflage der «Chronischen Krankheiten» zu aktualisieren.[16] T. Rapou und de Parseval der Ältere traten in ihre Fußstapfen, unternahmen ebenfalls die Reise nach Köthen und drückten die Verehrung und Bewunderung aus, die Hahnemann ihnen einflößte. Für Mélanie d'Hervilly wurde die Bewunderung zur Leidenschaft: Auch sie konsultierte Hahnemann auf der Suche nach Heilung, verliebte sich in ihn und heiratete ihn trotz des großen Altersunterschiedes.[17] Selbst als Hahnemann sich in Frankreich niedergelassen hatte, nahmen die «Initiationsreisen» nach Deutschland kein Ende, und P. A. Rapou (der Jüngere) unternahm nicht weniger als drei Studienreisen durch das homöopathische Deutschland, bevor er sich der Lehre, der sich bereits sein

Vater zugewandt hatte, erneut verpflichtete.[18] Ohne wissen zu können, ob es sich um einen Topos oder eine Tatsache handelte, übten die ersten Schüler Hahnemanns wie Des Guidi und de Horatiis ebenfalls starke Anziehungskraft auf die Menschen aus, denen sie begegneten und die sie zur Homöopathie bekehrten. Wie dem auch sei, das Zusammentreffen mit Hahnemann oder seinen Schülern war manchmal ein notwendiger, aber nie ein ausreichender Grund, sich der Homöopathie anzuschließen. Es traf immer nur Einzelpersonen, die bereits verschiedene Wege auf der Suche nach einer anderen Gesellschaft und Medizin eingeschlagen hatten.

Schwäche und Niedergang der Homöopathie

Bis vor einigen Jahren ging die Homöopathie in Frankreich über eine auf kleine Minderheiten begrenzte Heilmethode nicht hinaus, und zwar sowohl hinsichtlich der Behandler als auch der Behandelten. Nach einer kurzen Übersicht über die verfügbaren Informationen zu diesem Phänomen wollen wir vor allem einige erläuternde Hypothesen untersuchen.

Zum Zeitpunkt ihres ersten Höhepunktes (um 1860) zählte die Homöopathie höchstens 400 Anhänger bei 17000 französischen Ärzten (davon 11000 «Doktoren»), also eine verschwindend kleine Minderheit.[19] Zudem war diese Minderheit im wesentlichen auf die Städte begrenzt, vor allem auf Paris. Sie sparte weite Regionen aus, nicht nur abgeschnittene Gebirgsgegenden, sondern auch die Gebiete nahe der deutschen Grenze. Wenn auch nur wenige Départements über keine Homöopathen verfügten (etwa fünfzehn), konnte innerhalb der Ärzteschaft keineswegs von einer umfassenden Bewegung gesprochen werden. Zudem liefern genauere Angaben über die homöopathischen Kongresse viel bescheidenere Zahlen (70 homöopathische Ärzte im Jahre 1851). Ihre Zahl nahm schließlich in der zweiten Hälfte des Jahrhunderts ständig ab. 1880 zählte man 300, 1900 noch 200 und zu Beginn des Ersten Weltkrieges kaum mehr 100 bei einer Gesamtzahl von etwa 20000 Ärzten.[20]

Diese wenigen Ärzte waren in den seltensten Fällen Nichtdiplomierte. Abgesehen vom berühmten Fall der Mélanie Hahnemann und dem zweifelhafteren des Benoît Mure (1809–1858), der nur für kurze Zeit in Frankreich blieb, waren fast alle Homöopathen diplomierte Ärzte, einige wie Alexis Espanet Gesundheitsbeamte, in den meisten Fällen jedoch Doktoren der Medizin. Es gab zwar Einführungskurse in die Homöopathie für die jungen Schwestern des Ordens der «Visitation de Moulins»[21] und einige saint-simonistische Anhängerinnen dieser Medizin, ansonsten scheint sie jedoch kaum verbreitet gewesen zu sein. In einer Atmosphäre heftiger Auseinandersetzungen sprachen weder die Ankläger noch die Verteidiger der Homöopathie diese Frage an. Natürlich kann man die homöopathische Selbstmedikation nicht ausklammern. Zwar sprach die Fülle (etwa vierzig Werke) der Leitfäden zum Hausgebrauch und der Erfolg einiger unter ihnen für diese Praxis, doch die rargesäten homöopathischen Apotheken (etwa zehn) und der Preis homöopathischer Hausapotheken machten eine weite Ausbreitung der außermedizinischen Homöopathie eher unwahrscheinlich.

Über die Klientel der Homöopathen weiß man noch weniger als über die Ärzte, und die Berichte, die in erster Linie die gutsituierten Kranken betreffen, können die dünngesäten Statistiken nicht ersetzen. Es entsteht der vorläufige Eindruck, daß die Homöopathie sich in Künstler- und Literatenkreisen[22] relativ gut durchsetzte, wovon die Berichte des Literaten Legouvé[23] ebenso zeugen wie jene, die den Dichter Musset, die Maler Delacroix und Ingres sowie Victor Hugo unter den Patienten der Ärzte Pétroz (1781–1859)[24] und Cabarrus (1801–1870)[25] anführen. Im Gegensatz dazu scheinen die wenigen Hinweise auf die Homöopathie unter den Romanschriftstellern, die die Modeerscheinungen sehr aufmerksam verfolgten, zu zeigen, daß sie sich in den betuchten Kreisen nie einer solchen Beliebtheit erfreute wie zum Beispiel der Magnetismus, die Phrenologie oder die Methode von Raspail[26], die im wesentlichen auf der Anwendung von Kampfer basiert.

Die Homöopathie war trotzdem keine Behandlungsform, die ausschließlich für die Elite bestimmt war. Die Homöopathen zielten sofort eine breitgestreute Kundschaft an, und de Parseval widmete mehr als zwanzig Jahre seines Lebens der Verbreitung der Homöopathie in den sozial schwachen Schichten. H. de Bonneval pflegte seinerseits die Armen seiner Gemeinde und der umliegenden Pfarrbezirke der Gegend um Bordeaux unentgeltlich. Nach dem Vorbild ihres berühmten Ehemannes behandelte Mélanie Hahnemann (1801–1878) täglich kostenlos eine Großzahl kranker Armer. 1865 brachten die Homöopathen eine Petition der Pariser Arbeiter vor, die ihrer Sache wohlgesinnt waren, um eine Debatte vor dem kaiserlichen Senat zu erwirken, doch der Text dieser Petition wurde nie wiederaufgefunden, und die zu diesem Anlaß erstellten Zahlen (25 000 Kranke) scheinen übertrieben zu sein und auf Hypothesen zu basieren, die zumindest gewagt sind.[27] Im übrigen zählte man etwa ein Dutzend neugeschaffene Ambulanzen[28], deren Tätigkeit erwiesen ist, ohne die nur punktuell erwähnten zu rechnen. Diejenigen, die konkrete Zahlen lieferten, machen Mitte des Jahrhunderts zwischen 6000 und 20 000 Sprechstunden geltend, doch das genaueste Beispiel (die Ambulanz der Pariser Pfarrgemeinde Saint Laurent) behandelte 4200 Kranke über einen Zeitraum von zehn Jahren. Diese Ambulanzen lagen zudem fast ausschließlich im Pariser Raum.[29]

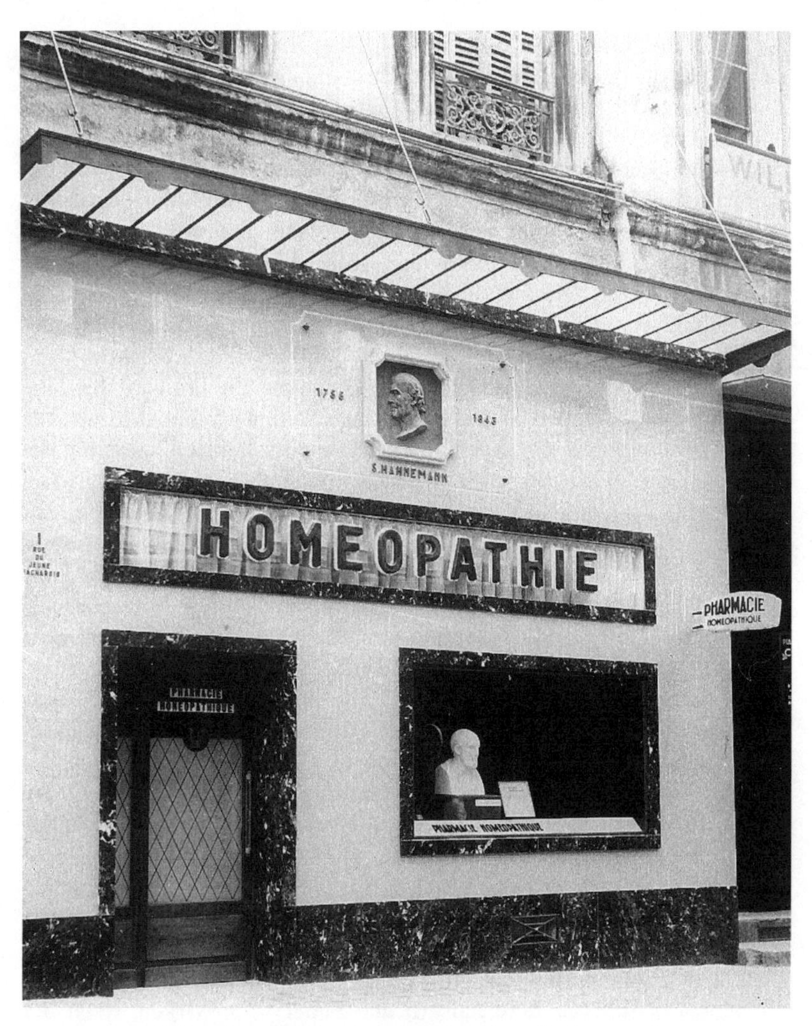

6 Homöopathische Apotheke in Marseille (ca. 1950).

Auch die medizinische Anwendung in den Krankenhäusern war verschwindend klein. Die Homöopathie wurde zwar regelmäßig und fortlaufend in einigen sehr kleinen ländlichen Niederlassungen ausgeübt (Thoissey im Département Ain, Bourgueil in der Touraine, Carentan in der Normandie), setzte sich aber auf Dauer nur in einem großen Pariser Krankenhaus durch (Sainte Marguerite unter Doktor Tessier [1811–1862] zwischen 1847 und 1854) und streifte Bordeaux und Marseille nur für kurze Zeit.[30] Auf die 1500 Mitte des Jahrhunderts bestehenden Krankenhäuser gerechnet, war die Homöopathie also nur von symbolischem Wert.

Ursachen: Ächtung durch medizinische Kreise?

Diese Situation entging den Homöopathen selber nicht. Sie erklärten sie im wesentlichen durch die ungünsttige Anfangssituation, in die sie die medizinischen Autoritäten angeblich gedrängt hatten. Ächtung und Verfolgungen sollen die Hauptverantwortlichen für das Stocken der Homöopathie gewesen sein. Sicher war die Aufnahme, die der Homöopathie durch die medizinischen Autoritäten bereitet wurde, alles andere als freundlich. Nach einigen Jahren des Zauderns brandmarkte die medizinische Akademie 1835 die Hahnemannsche Lehre als der Wissenschaft und dem gesunden Menschenverstand entgegenstehend. Die gegen die Homöopathie gerichtete, medizinische Literatur bediente sich der Waffe der Verspottung, fügte den Homöopathen Schmach zu und machte sie lächerlich, klagte sie bei passender Gelegenheit des Scharlatanismus und Betrugs an, war aber vielleicht doch nicht so verbreitet und wirkungsvoll, wie ihre Opfer behauptet haben. An der medizinischen Akademie selbst mahnte eine starke Minderheit zur Vorsicht und lehnte den strengen Textentwurf ab, der schließlich 1835 angenommen wurde.[31] Nach diesem Datum widmete sich die medizinische Literatur nur gelegentlich der Homöopathie, und nichts rechtfertigt die Behauptung, es habe sich um eine kaltblütig erdachte Ächtungsstrategie gehandelt. Die heftigen Angriffe stammten vor allem von der «Union médicale», einer Zeitschrift, die zur Speerspitze für die Verteidigung der Berufsinteressen und bald zum Organ des französischen Ärzteverbandes wurde, der in den Homöopathen eine Bedrohung der Einheit der Ärzteschaft sah, auf die sich der Kampf des Berufsstandes abstützen mußte.[32] Die Folgen dieser Angriffe waren allerdings begrenzt. Einige Ärzte wurden zwar aus der Gesellschaft für Anatomie und einigen Abteilungen der «Association médicale de la Seine» ausgeschlossen, doch die Mehrheit der Homöopathen scheint wie ihre Kollegen gelebt zu haben. In Lyon zum Beispiel besaßen herausragende Homöopathen wie Rapou und Noack ein eigenes Haus, eine Praxis im Stadtzentrum und ein ansehnliches Vermögen. Alles in allem verhielten sich die Ärzte der Homöopathie gegenüber eher gleichgültig als feindselig.

Der Widerstand der Krankenhäuser war ebenfalls ein wiederkehrendes Thema homöopathischer Schriften. Doch die geringe Verbreitung der Homöopathie an den Krankenhäusern stand vor allem in Zusammenhang mit den wenigen Krankenhausärzten, die Anhänger der Homöopathie waren. Wenn sie es waren, ließen die Behörden sie frei arbeiten. Dies beweist die lange Tätigkeit von J.-P. Tessier an verschiedenen

Pariser Krankenhäusern (1847–1862), von Doktor Liagre in Roubaix, Département Nord (1863–1870), Doktor Gastier und Doktor Chauvet in Thoissey bei Lyon (1831–1849) oder von Bourgueil in der Touraine. Dagegen waren es die an Krankenhäusern durchgeführten homöopathischen Experimente durch externe Ärzte, die umstritten blieben und nur kurze Zeit anhielten, wie die von Chargé (geboren 1810 in Marseille).[33] Selbst in diesen Fällen kann das Motiv der organisierten «Sabotage» der Experimente nicht unterschiedslos aufrechterhalten werden. In Lyon wurde 1842 der Arzt, der den experimentellen Einsatz der Homöopathie gegen die Tollwut, der auf einen Vorschlag Des Guidis hin von der Verwaltung beschlossen worden war, anprangerte, zum Rücktritt gezwungen. Anderenorts wurden die Experimente zumindest toleriert.

Allein die Ächtung seitens der Mediziner für das Mißgeschick der Homöopathie verantwortlich zu machen, ist um so mehr übertrieben, als es kaum konkrete Auswirkungen gab. Die Homöopathen waren gesetzlich anerkannt und somit vor jeder gerichtlichen Verfolgung geschützt, es sei denn, sie stellten Medikamente her und verkauften sie unter Mißachtung des Gesetzes vom 21. Germinal des Jahres XI (11. April 1803), das die Pharmazie regelte. Auch hier war eine Anklage schwer vertretbar, denn es gab Fälle, in denen es Ärzten erlaubt war, Arzneien auszuhändigen. Jedenfalls zeigten die Gerichte im Hinblick auf pharmazeutische Delikte große Nachsicht.[34] Die verschiedenen Regierungen zwangen sie diesbezüglich nicht zu Strenge und bewahrten gegenüber der Homöopathie eine äußerst bedachte Neutralität. Gegen die Auffassung der Akademie ließ Guizot[35] das homöopathische Institut eröffnen, und im Anschluß versteckten sich alle Regierungen hinter dem Gesetz vom Ventose des Jahres XI (10. März 1803) (das die Ausübung der Medizin regelte, aber den gesetzlich anerkannten Ärzten jegliche Freiheit ließ) und unternahmen keinerlei Versuche gegen die Homöopathie. Dagegen schlug sich das Wohlwollen des Second Empire (1852–1870) nicht in konkreten Maßnahmen nieder. Die Empfänge des Kaisers, der Bericht von Marschall de Saint-Arnaud, die Sympathien für die Homöopathie, die der Kaiserin nachgesagt wurden, die Untersuchung der Frage durch den Senat, all das änderte nichts am eigentlichen Problem, abgesehen von der Genehmigung eines öffentlichen (aber nicht offiziellen) Kurses über Homöopathie, mit dem Doktor Imbert Gourbeyre betraut wurde.[36]

Die Homöopathie organisiert sich

Die Homöopathie reagierte, zunächst mit der Feder, heftig auf diese Situation. Zwischen 1830 und 1870 waren nicht weniger als 600 Bücher und Schriften der Homöopathie gewidmet, mit einer Höchstzahl von 217 Titeln allein zwischen 1850 und 1860.[37] Die verlegerische Tätigkeit im homöopathischen Bereich war zunächst mit drei außergewöhnlichen Männern verbunden. Antoine Jacques Jourdan (1788–1848) war Militärchirurg bei den Feldzügen des Premier Empire (1804–1814). 1814 wurde er verabschiedet und arbeitete als Übersetzer und Verfasser medizinischer Werke. Sein Interesse an der Homöopathie wurde mit Sicherheit durch das Buch von Hufeland geweckt; er widmete ihr einen Großteil seiner Zeit, ohne das Verfassen medizinischer Gemeinschaftswerke zu vernachlässigen, die weniger einseitig orientiert waren. G. H. Jahr (1800–1875) spielte eine ergänzende Rolle. In Köthen war er Mitarbeiter von Hahnemann und folgte ihm nach Paris, wo er schnell von der Übersetzung zur Abfassung von Büchern auf französisch überging.[38] C. von Bönninghausen (1785–1864), auch er ein Pendler zwischen Deutschland und Frankreich, bildete das dritte Glied des Trios.[39]

Nach den bahnbrechenden Übersetzern kamen die nicht minder produktiven Epigonen. Allein sechs unter ihnen verfaßten jeweils über zehn Werke, an ihrer Spitze F. Perrussel, Autor von 23 Titeln. Diese Autoren bedienten sich all jener Mittel, die später Propagandazwecken dienen sollten. Sie stellten die Homöopathen als Verfolgte dar, deckten die Widersprüche ihrer Gegner auf, attackierten sie unaufhörlich und nahmen die Öffentlichkeit zum Zeugen, der sie die großen Vorläufer (Galilei), die großen Ideale (die Freiheit) und gleichzeitig die praktischen Vorteile einer sanften und preiswerten Heilmethode in Erinnerung riefen, die die Unannehmlichkeiten von Diät und Aderlaß mied.[40]

Das Schreiben allein reichte nicht; es mußte schließlich publiziert werden. In dieser Hinsicht kam den Homöopathen die Zusammenarbeit mit dem Verlagsbuchhändler Jean-Baptiste Baillière (1797–1885) zugute, der auf diesem Bereich eine Art Monopol innehatte.[41] Diese Zusammenarbeit war um so erstaunlicher, als J.-B. Baillière, da er sich auf medizinische Werke spezialisiert hatte, seit 1827 ebenfalls offizieller Buchhändler der medizinischen Akademie war, der gegenüber der Homöopathie Feindseligkeit nachsagt wurde. J.-B. Baillière trug in der Broschüre, die der Geschichte seiner Beziehungen zur Akademie gewidmet ist, den materiellen Problemen durchaus Rechnung, verlor jedoch kein Wort über die Rolle, die die Homöopathie möglicherweise in der Aufhebung der mit der Akademie bestehenden Vereinbarung (1871) spielte.[42] Jedenfalls bot Baillière der Homöopathie ein wesentliches Mittel, um sich Gehör zu verschaffen.

Dagegen sind die Informationen über die Verbreitung dieser zahlreichen Werke spärlicher. Neuauflagen scheint es wenige gegeben zu haben. Sie betrafen vor allem praktische Leitfäden, besonders den von Chargé, der sich mit der homöopathischen Behandlung der Cholera befaßte (zwölf Auflagen). Unter den Werken, mit denen man neue Anhänger gewinnen wollte, kann nur der «Lettre» von Des Guidi vier

Folgeauflagen erzielen. Wie dem auch sei, Veröffentlichungen waren die eigentliche Stütze der neuen Schule.

Diese intensive Verlagstätigkeit brachte die Stärke anderer Einrichtungen der Homöopathie zum Ausdruck, überragte sie aber. Die sprühende Lebendigkeit zeigt sich hier auf den ersten Blick. Seit 1832 erschien die «Bibliothèque homéopathique de Genève», Sprachrohr der homöopathischen, gallikanischen Gesellschaft, die im wesentlichen auf Genf und Lyon begrenzt war. Im folgenden Jahr wurde auf Betreiben von L. Simon und P. Curie die homöopathische Gesellschaft von Paris gegründet, die kurz darauf das «Journal de médecine homéopathique» herausgab. Das Organisationsfieber packte Ende der 1840er Jahre mit der Gründung von Gesellschaften und Zeitschriften bald die übrige Provinz: Burgund (Dijon), Aquitanien (Bordeaux), Bretagne (Nantes) und Südfrankreich (Marseille). Insgesamt wurden zwischen 1830 und 1870 über dreißig homöopathische Zeitschriften ins Leben gerufen.[43] Der Aufbau der Homöopathie festigte sich in ebendiesen Jahren durch die Schaffung von zwölf Ambulanzen, die sich vorwiegend in Paris befanden. Um 1870 schien die Gründung von drei homöopathischen Hospitälern in Paris (die Hospitäler Saint Jacques und Hahnemann) und Lyon (das Hospital Saint Luc) das Unterfangen zu vollenden.[44]

Trotzdem standen die zahlreichen Maßnahmen auf wackligen Füßen und brachten eher die Aufspaltung der homöopathischen Bewegung zum Ausdruck als ihre Ausbreitung. Die ersten Zeitschriften konnten meistens nicht lange bestehen, und die Regionalblätter, die von einer einzigen Nummer (l'Observateur homéopathe de la Loire-Inférieure) bis zu maximal drei Jahren erschienen, waren noch kurzlebiger. Was die Ambulanzen betrifft, scheint außer in drei Fällen alles darauf hinzuweisen, daß sie nicht lange existierten und einige über die Phase der Planung oder die Größe eines Sprechzimmers nicht hinauskamen.

Diese Unbeständigkeit war weitgehend die Folge vorzeitiger Teilungen der Bewegung. Da Hahnemann jeden Kompromiß mit der klassischen Medizin verweigerte und diese Haltung allen anderen aufzuerlegen versuchte, machte er die Spaltungen unvermeidbar. Nach einer wirren Phase, in der Zerwürfnisse und Versöhnungen, Zusammenschlüsse und Spaltungen Hand in Hand gingen, teilte sich die homöopathische Bewegung endgültig in zwei Hauptzweige. Der in der Minderheit befindliche der Puristen (Jahr, Simon, Croserio), die gewissenhaft zu Hahnemann standen und sehr schnell Anhänger der hohen Verdünnungen wurden, gründete 1845 die «Société hahnemanienne de Paris», die die Zeitschrift «L'Hahnemannisme» herausgab. Dagegen kontrollierten die mehrheitlich vertretenen Eklektiker die «Société médicale homéopathique de Paris». Trotzdem ist keine der beiden Richtungen einheitlich. Bei den Puristen konkurrierte die «Bibliothèque homéopathique» der «Société hahnemanienne fédérative» mit der Veröffentlichung des «L'Hahnemannisme», während sich unter den Eklektikern die fanatischsten Befürworter einer Annäherung an die übrige Medizin um die von J. P. Tessier ins Leben gerufene «Art médical» gruppierte. Alles wurde dadurch verkompliziert, daß die gemeinsamen Strukturen nicht verschwanden. Zwischen 1850 und 1858 versuchte die «Société gallicane de médecine homéopathique» vergeblich, beide Richtungen zu einem Miteinander zu bewegen. Nach dem Scheitern bewahrte die «Société médicale homéopathique de France» bis zum Beginn dieses Jahrhunderts den Schein der Einheit. Innerhalb dieses Spannungsfeldes entglitten immer mehr Homöopathen der Kontrolle der beiden Zweige, was die Zunahme von Lokalzeitschriften, Blättern von Minderheiten oder schlicht Veröffentlichungen durch Einzelpersonen belegt.[45]

Die Homöopathie war seitdem einem sektiererischen Funktionieren überlassen und splitterte sich mit abnehmender Gesamtstärke nur noch weiter auf. Über die rein doktrinären Konflikte hinaus erklärte sich diese Zerstückelung auch durch die Dominanz von Einzelpersonen. Da es an einem gemeinsamen, öffentlich zugänglichen Unterrichtsort mangelte, der es ermöglicht hätte, einen Minimalkonsens herauszuarbeiten, überlebte die Homöopathie nur durch den Bekehrungseifer einzelner Anhänger. Jeder bildete also seine eigenen Schüler aus, und da diesen die Möglichkeit fehlte, andere Quellen zu konsultieren, wurde er zum Meister dieser Schüler. In dem Maße wie sich der Kern der Schüler erweiterte, wurde jeder Meister zum Leiter einer Schule, die nur dadurch überlebte, daß sie sich von anderen unterschied. Zwei Phänomene verstärkten dieses «sektiererische» Abdriften. Die ersten Schüler der Meister waren oft auch ihre eigenen Söhne, was sich in dem fortdauernden Bestehen einiger Familien deutlich zeigte (Perrussel, Gallavardin, Jousset, Simon, Noack, Rapou ...). Das Meister-Schüler-Modell funktionierte um so besser, als die ersten Homöopathen im wesentlichen zwei «Kirchen» angehörten (saint-simonistisch und katholisch), die stark von diesem Prinzip geprägt waren. In beiden Gruppen mußte auch die Überzeugung, ausschließlicher Wahrheitsträger zu sein, die Kluft zwischen den abweichenden Interpretationen vertiefen.

Parallel dazu näherten sich die Homöopathen den übrigen, nonkonformistischen Therapien an und kamen immer häufiger mit der absolutesten Form des Spiritualismus in Verbindung. Es ist wohl kein Zufall, daß Lyon, das einer der Sammelpunkte der Homöopathie wurde, einige Zeit zuvor die Bastion des Spiritismus gewesen war.[46] Wenig später pries L. Cahagnet, Gründer der «Société des étudiants Swedenborgiens», die Homöopathie als den unwiderlegbaren Beweis des Spiritualismus.[47] Bei einigen Homöopathen wie Benoît Mure gewannen die philosophischen Spekulationen letzten Endes die absolute Oberhand.[48]

Viel verbreiteter war das Interesse der Homöopathen an anderen nonkonformistischen Heilmethoden. Jemand wie Frapart war sowohl Homöopath und Phrenologe als auch Anhänger des Magnetismus.[49] 1844 trug die Zeitschrift «Avenir médical» den Titel «Journal de l'homéopathie et du magnétisme». Ein Gemäßigter wie Rapou räumte ein, daß «der medikamentöse Dynamismus, der das zentrale Element unseres Systems bildet, zur Untersuchung aller anderen dynamischen Vorgänge führt». Er zeigte ebenfalls Interesse an der Elektrizität, am mineralischen Magnetismus und am Galvanismus. Auch die Isopathie und die Hydrotherapie von Priessnitz, die er zudem über die Maßen in die Homöopathie eingliederte, zogen ihn an.[50] Diese Tendenz setzte sich in den Jahren 1870–1880 mit dem Aufkommen der Elektro-Homöopathie fort, deren Hauptvertreter Graf Cesare Mattei war.[51] Da die Homöopathie für ihre Zwecke alle nonkonformistischen Heilmethoden wiederaufgriff und zu Recht oder Unrecht mit spiritistischen und irrationalen Bewegungen gleichgesetzt wurde, lief sie Gefahr, sich in schwerwiegender Weise der Gesamtgesellschaft entgegenzustellen.

Ablehnung durch die Gesellschaft

Ohne die Homöopathie in irgendeiner Form aburteilen zu wollen, ist klar, daß sie sich durch die eigene Entwicklung zu einem Zeitpunkt von der Gesellschaft entfernte, wo diese mehrheitlich dem Laizismus zustimmte und die Postulate des medizinischen Positivismus akzeptierte, wie die enorme Popularität von Pasteur zeigt, die nicht allein durch die, wenn auch gut gemachte, Propaganda bewirkt werden konnte. Diese Zustimmung ist nicht Folge einer unbestreitbaren therapeutischen Überlegenheit der Pasteurschen Medizin, sondern durchaus das Ergebnis eines neuen Glaubens und neuer Hoffnung. Zusätzlich stand dieser neue Glaube im Gegensatz zur Homöopathie.

Gleiches galt für die Verhaltensweisen. Mit der Entwicklung der Marktgesellschaft rückte das Medikament in den Mittelpunkt der neuen Heilmethoden. Es wurde industriell hergestellt, von der Presse gepriesen, stand allen zur Verfügung, wurde ständig billiger und sanfter und aufgrund der zunehmend spürbaren Sofortwirkungen verstärkt konsumiert. Die Homöopathie entzog sich mit ihren verordneten Medikamenten, die schwer zu erhalten waren, von den Unterstützungsvereinen für medizinische Versorgung nicht erstattet wurden und nur langfristig Wirkung zeigten, vollkommen der aktuellen Entwicklung, die dem Kranken den Griff zum Heilmittel erleichterte. Damit wurde die bis dahin übliche Neigung französischer Kranker, starke Medikamente zu bevorzugen, unterstützt und drängte die Homöopathie im Laufe des letzten Jahrhunderts noch weiter in eine Außenseiterposition.

Diese Kluft zwischen Homöopathie und Gesellschaft erklärt zweifellos das Fehlen einer bedeutenden homöopathischen Bewegung in der Öffentlichkeit. Andere Faktoren spielten eine Rolle, erscheinen jedoch weniger wichtig als dieses grundlegende Unverständnis. Als Doktoren der Medizin teilten die Homöopathen mit ihren Kollegen das Gefühl der Überlegenheit über Nichtdiplomierte und hielten es für gefährlich, Gesundheit und Medizin anderen außer sich selbst zu überlassen. Außerdem unternahmen sie nichts, um die Bildung unterstützender Vereinigungen oder Gruppierungen zu fördern. Die in Frankreich fehlende Bereitschaft, sich zusammenzuschließen, kann allerdings nicht als Erklärung herhalten. Seit Mitte des Jahrhunderts wurde das Land von einem dichten Netz an Versicherungsvereinen, Freizeitverbänden und Gewerkschaften überzogen.[52] Wenn die Homöopathie sich auf keine organisierte Volksbewegung stützte, dann deswegen, weil ihre Führer es nicht wollten und vor allem, weil diese Bewegung mangels fundierter Verbindungen zwischen Homöopathie und Gesamtgesellschaft nicht stark genug war.

Folgt man dieser Untersuchung, könnte man meinen, daß sich der Niedergang der Homöopathie im 20. Jahrhundert in gleichem Maße vollzog, wie sich Wissenschaftsgläubigkeit, Laizismus und Marktbeziehungen durchsetzten. Trotzdem gelang der Homöopathie mit Beginn der 1920er Jahre ein beeindruckendes Wiedererstarken, das bis heute nicht nachgelassen hat.

Die Arzneimittelhersteller und die Rückkehr der Homöopathie:[53] *1910–1940*

Anfangs waren die Initiativen, die zur neuen Blüte der Homöopathie zwischen den beiden Weltkriegen führten, tief in den zurückliegenden Erfahrungen verwurzelt. Zu Beginn des Jahrhunderts führte die ständige Rivalität zwischen Eklektikern und Anhängern Hahnemanns und die Vormachtstellung der ersteren zur Gründung einer Zeitschrift, dem «Propagateur de l'homéopathie», der es sich zum Ziel machte, Hahnemanns Erbe gegen Verfälschungen zu verteidigen, die den Zugang zu seiner Methode verstellten. Typisch war auch, daß die Zeitschrift 1910 zur Bildung der «Société régionale d'homéopathie» im Südosten Frankreichs und in der französischen Schweiz führte. Unter den Mitarbeitern der Zeitschrift fand sich als herausragende Persönlichkeit Léon Vannier (1880–1963). Auch er folgte dem typischen Weg der Homöopathen und griff zunächst die Erfahrungen des vergangenen Jahrhunderts auf. Als junger Arzt wurde er von einem Kollegen, Doktor Barlée, bekehrt.[54] Nach dem Vorbild seiner ruhmreicheren Vorgänger wurde er, sicherlich dank seines persönlichen Einflusses, schnell zu einem in den Nobelvierteln im Nordwesten der Hauptstadt bekannten Arzt, was ihm ein beachtliches Vermögen und einflußreiche Beziehungen einbrachte.[55] Auch der zweite Abschnitt seiner Tätigkeit war sehr typisch. Nachdem der materielle Erfolg schnell gesichert war, eröffnete er 1907 eine Ambulanz, die ein halbes Dutzend Kollegen und die Mitarbeit von Nonnen und wohltätigen Frauen mit sich brachte. Der Erfolg war zwar nicht überwältigend, aber nicht zu leugnen, denn die ärztlichen Konsultationen stiegen von 1200 auf 7000 (1912) bei einer etwa 1500 Personen zählenden Kundschaft.[56] Weiterhin war typisch, daß diese kleine Gruppe (noch) eine Zeitschrift, «L'homéopathie française», gründete.

Hinter dem typischen Äußeren zeigten sich schnell Neuerungen. Die Gruppe griff drei wesentliche Probleme der Homöopathie auf: die Abkapselung und Zersplitterung der Lehre, das Fehlen eines strukturierten Unterrichts und die Medikamentenknappheit. Die Zeitschrift bewirkte wissenschaftliche Kompromisse. Sie setzte sich im wesentlichen aus Anhängern Hahnemanns zusammen wie Antoine Nebel (1870–1954), einem Befürworter hoher Verdünnungen, und öffnete sich nicht nur der Isotherapie, sondern auch der Organotherapie und sogar der Serumtherapie.[57] Vannier selbst zögerte nicht, einen Teil des Erbes von Pasteur zu beanspruchen, der die Rolle des unendlich Kleinen so gut zur Geltung gebracht hatte.[58] Um qualitativ gute Medikamente für die Ambulanz und allgemein für homöopathische Ärzte zu erhalten, wandte sich Vannier an einen seiner früheren Mitschüler in Angers, den Apotheker René Baudry, der 1911 eine Apotheke und ein pharmazeutisches Labor eröffnete. Dadurch entging die Gruppe den Anschuldigungen unerlaubter Ausübung und vor allem der ständigen, hinderlichen Knappheit qualitativ guter Medikamente. Am aufsehenerregendsten war jedoch die Schaffung einer vollständigen homöopathischen Ausbildung im September 1913, die Theorie und klinische Praxis, die in der Ambulanz durchgeführt wurde, miteinander verband. Auch hier handelte es sich um einen Versuch, der Zersplitterung in rivalisierende Gruppen entgegenzuwirken und die Kluft zwischen Homöopathie und klassischer Medizin durch die klinische Ergänzung abzuschwächen.[59]

Da das Unterfangen durch den Krieg unterbrochen bzw. auf Eis gelegt wurde, war die Erfahrung der «homéopathie française» ein verkleinertes Modell, eine Art Prototyp für eine mögliche neue Ausübungsweise der Homöopathie, die kurz nach dem Krieg tatsächlich entstand. Im Zentrum des Apparates standen Labors, die Medikamente herstellten und nicht nur kleine, profitorientierte Unternehmungen waren, sondern Institutionen, die die Aufgabe hatten, Unterricht, Zeitschriften und Propaganda zu finanzieren. Wieder war es Vannier, der als erster die Initiative ergriff. Dank seiner Verbindungen zu Banken- und Geschäftskreisen gründete er 1926 eine Aktiengesellschaft mit einem Kapital von 600000 Francs, die «Laboratoires homéopathiques de France». Das Un-

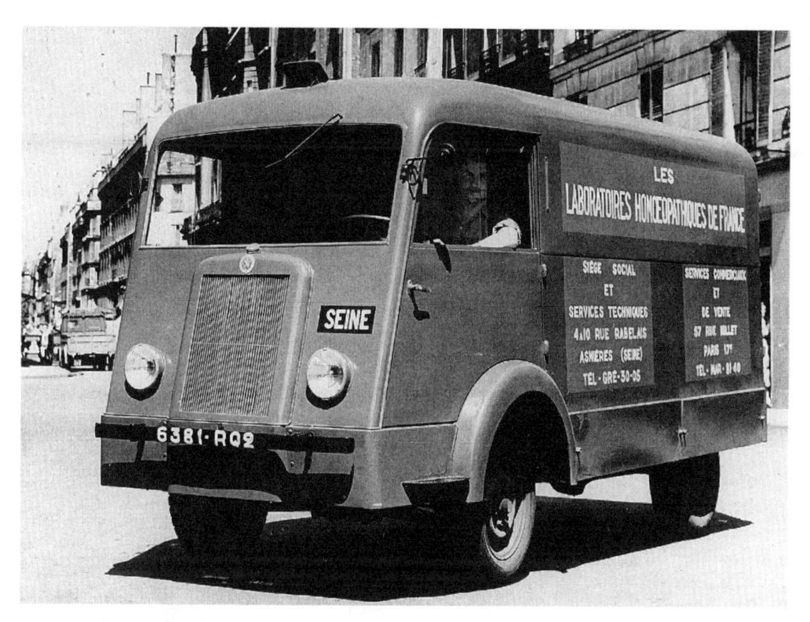

7 Auslieferungsfahrzeug der Laboratoires homéopathiques de France Paris (ca. 1930 oder 1940).

ternehmen blieb bescheiden, verdreifachte aber schnell seinen Umsatz, der schon ab 1931 zwei Millionen Francs erreichte. Die Gewinne pendelten sich im selben Jahr auf 300 000 Francs ein, das heißt 15 % des Umsatzes und 20 % des Kapitals, das kurz zuvor auf 1,5 Millionen Francs gestiegen war. Über diesen relativ großen Finanzerfolg hinaus trug das Unternehmen dazu bei, die Homöopathie ständig an Medizin und allopathische Pharmazie anzunähern. Seit Mitte des 19. Jahrhunderts wurde in der allopathischen Medizin im Kampf gegen Krankheiten nämlich der Gebrauch von Medikamenten bevorzugt. Sie wurden nicht mehr vom Apotheker in seiner Apotheke, sondern industriell von Drogisten, Chemikern oder einfachen Geschäftsleuten hergestellt. Da die Homöopathie sich ihrerseits für den industriellen Weg entschied, integrierte sie sich in den «medizinisch-industriellen Komplex», der sich zu dieser Zeit entwickelte. Der erste offizielle Bereich, in dem die Homöopathen Aufnahme fanden, war eben hier, bei den Pharmaproduzenten. Die Anforderungen der Produktion und der Konkurrenz ermunterten Vannier, die Produktionsleitung einem Ingenieur, Antoine Berné, anzuvertrauen und zwei Laboratorien einzurichten, das eine für homöopathische Physik, das andere für biologische Forschung, an dem die Medikamente in Tierversuchen getestet wurden. Als 1930 schließlich

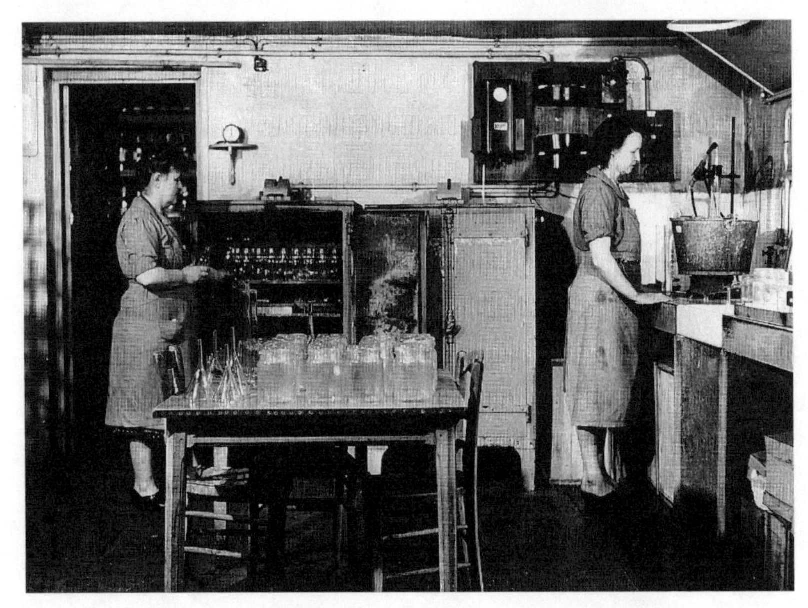

8 Reinigung und Vorbereitung des Materials bei den Laboratoires homéopathiques de France, Paris (ca. 1930).

die Sozialversicherungen eingerichtet wurden, beantragte das Unternehmen die Eintragung seiner Produkte in die Liste der offiziell zugelassenen Medikamente, eine unerläßliche Bedingung für die Erstattungen. Das Verfahren scheiterte zwar, doch es wurde deutlich, daß die Entscheidung des Unternehmens zur Wiedereingliederung der Homöopathie in eine strukturierte, experimentelle Medizin sowie in ein Sozialversicherungssystem führte.[60]

Wie geplant, wurde ein Teil der Gewinne der Gruppe «Homéopathie française» zur Verfügung gestellt. Der Zustrom neuer Gelder ermöglichte 1930 die Gründung des «Centre homéopathique de France». Diese Vereinigung beantragte die Anerkennung der Gemeinnützigkeit, die sie 1937 erhielt – womit ihre Bemühungen um öffentliche Achtung klar zum Ausdruck kamen. Die Hauptaufgabe lag im Homöopathie-Unterricht. Von Anfang an wurde Wert darauf gelegt, dem offiziellen Unterricht nicht entgegenzuwirken. So waren die Kurse auch nur für diplomierte Ärzte bestimmt, und Léon Vannier gab deutlich zu verstehen, daß es weder darum ging, mit dem Unterricht der Fakultätslehrer zu konkurrieren, noch ihn anzufechten.[61] In der Organisation folgte man dem Beispiel der Universitäten, von denen man jedoch vollkommen unabhängig blieb. Die Kurse fanden regelmäßig an drei Wochentagen statt und liefen von Anfang November bis Ende Juni. Sie wurden mit einem Diplom abgeschlossen, das nur nach strengen Prüfungen vergeben wurde. Weniger als ein Fünftel der Eingeschriebenen erlangte es. Für das Jahr 1938/39 wurden 13 Lehrkräfte eingesetzt, womit sich der Unterricht von dem bis dahin in formloser und personenbezogener Weise erteilten unterschied. Da es sich um eine Zusatzausbildung handelte, fand sie nicht in Form fortlaufender Kurse statt, sondern es wurden Vorlesungen gehalten, die eine Krankheit, eine Substanz oder die homöopathische Behandlung eines Leidens zum Thema hatten.[62] Der Unterricht wurde flexibel gestaltet und war somit auch Landärzten in Form von Fernunterricht zugänglich. Diese Modalitäten hatten den enormen Vorteil, sowohl diplomierte Homöopathen auszubilden (zwanzig bis dreißig pro Jahr) als auch Ärzte anzusprechen, die nicht reine Homöopathen werden wollten (1938 waren es 300). Das «Centre homéopathique de France» begründete damit die Stärke der heutigen Homöopathie in Frankreich, die zum Teil von zahlreichen Allgemeinärzten, die die seltenen Spezialisten ergänzen, angewandt wird. Das «Centre» vernachlässigte auch die Werbung außerhalb medizinischer Kreise nicht, achtete hier jedoch ebenfalls darauf, sich in seinen Praktiken den allgemein üblichen Usancen der Mediziner anzupassen. So richteten sich seine Bemühungen vorrangig auf die Ausbildung homöopathischer Krankenschwestern, die nach dem Beispiel der Krankenschwestern oder Gesundheitsfürsorgerinnen der damaligen Medizin ausgebildet wurden.

Die verringerte Distanz zwischen Homöopathie und übriger Medizin hielt erstere nicht davon ab, Traditionen zu bewahren, die für die Anhänger Hahnemanns typisch waren. Vannier war Vorsitzender auf Lebenszeit des «Centre homéopathique de France» und Hauptaktionär der «Laboratoires homéopathiques de France» (392 von 2200 Aktien) inmitten einer Unzahl kleiner Aktieninhaber; er nahm die Hälfte des Unterrichts des «Centre homéopathique de France» für sich in Beschlag und nutzte die Ergebnisse seiner Mitarbeiter dermaßen, daß es an Plagiat grenzte. Hinzu kam, daß Vannier, der ja der eigentliche Initiator einer Aktualisierung der Homöopathie war und überzeugter Anhänger Hahnemanns blieb, auch von der Typologie Doktor Henri Favres, dem er 1906 begegnete, begeistert war und sich außerdem für Chirologie (Diagnose aufgrund der Handlinien), Iridologie, Morphologie und, wie stellenweise behauptet, Astrologie interessierte.[63] In den 1930er Jahren sah ein Teil der Homöopathen in diesen Interessen unwissenschaftliche Abschweifungen. Diese Sichtweise legte neben den persönlichen Gründen zur Klage und dem Verhalten Vanniers den Grundstein zur Spaltung, zu der es 1931/32 kam.

Die Gegner von Léon Vannier bildeten eine Konkurrenzgruppe, «L'homéopathie moderne», die die Homöopathie noch fester in den wis-

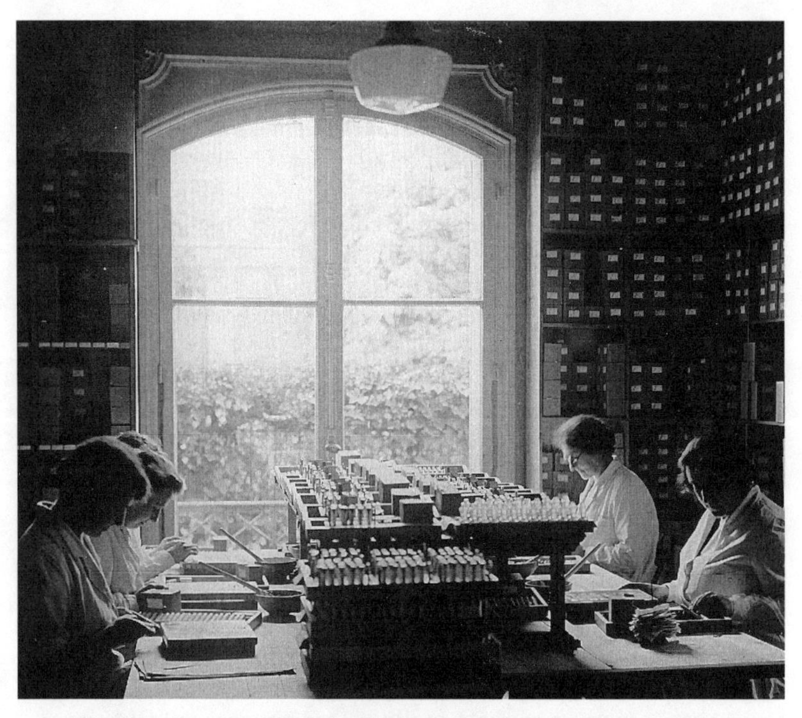

9 Abfüllung homöopathischer Mittel in den Laboratoires homéopathiques de France, Paris (ca. 1930).

senschaftlichen Praktiken der Zeit verankern wollte. Sie stellte sich nämlich sowohl unter die Schirmherrschaft von Hahnemann für die Therapie, als auch von Laënnec, Erfinder des Stethoskops (1781–1826), Trousseau, Leiter des Krankenhauses der «École de Paris» (1801–1862), und C. Bernard (1813–1878), Erfinder der experimentellen Medizin. Die «homéopathie moderne» unterstrich erneut die für die Homöopathen bestehende Notwendigkeit, erst als Arzt zu praktizieren und Versuche zu machen, bevor man zum homöopathischen Therapeuten wurde. Sie distanzierte sich vom Streit mit der offiziellen Wissenschaft und erkannte die Irrtümer ihrer Vorgänger an. Klarer ließe sich die Integration der Homöopathie in die Gesamtmedizin nicht zum Ausdruck bringen.[64]

Die wirtschaftliche und industrielle Integration trat zwar weniger deutlich zutage als die wissenschaftliche, war aber unübersehbar. Strukturiert war die «homéopathie moderne» wie die «homéopathie française»: Es gab ein Labor, die «Laboratoires homéopathiques modernes» (L. H. M.), ein Unterrichtswesen und eine Zeitschrift. Die «homéopathie moderne» öffnete sich dem Abenteuer des Kapitalismus jedoch weitaus mehr als die L. H. F. Tatsächlicher Geldgeber des Unternehmens war ein Werbefachmann, Lucien Lévy, der Hauptaktionär einer Pariser Beteiligungsgesellschaft war, die von den Lizenzgebühren der L. H. M. für das Eigentum an den Markenzeichen lebte. Diese Zentralstruktur wurde durch zwei weitere pharmazeutische Labors mit Sitz in Paris und Lyon ergänzt, die den Brüdern Boiron anvertraut wurden, die 1932 erste Geschäftsführer der L. H. M. waren.[65]

Trotz der Konflikte und Gegensätze verfolgten beide Firmen eine ähnliche Politik. Der Konflikt ist von nun eine Auseinandersetzung zwischen Personen und nicht mehr zwischen zwei gegensätzlichen Lehrrichtungen. In beiden Lagern fand man vorrangig Nachfolger der Anhänger Hahnemanns, die aber die Integration der Homöopathie in den Gesamtbereich der Wissenschaft vorantrieben. Die Wette war schnell gewonnen. Trotz ihrer Rivalität machten beide Gruppen Gewinne und garantierten ein expandierendes Unterrichtssystem. Die Homöopathie, die seitdem die marktwirtschaftliche und wissenschaftliche Richtung beibehielt, wurde dadurch von Ärzten und Kranken anerkannt.

Schlußfolgerung

Die Grundsteine, die zwischen den beiden Weltkriegen gelegt worden waren, wurden nach 1945 nicht mehr hinterfragt. Trotz des wiederaufflammenden Konflikts zwischen Anhängern und Gegnern der hohen Verdünnungen wurde die Integrationsstrategie weiterverfolgt. Sie war geprägt durch die halboffizielle, kaum eingestandene Anerkennung der ersten Verschreibung homöopathischer Medikamente im Jahre 1948 und 1966 dann durch die vollständige Anerkennung mit der Eintragung der homöopathischen Medikamente in das amtliche Arzneibuch.[66] Im Folgejahr erlaubte die Gründung der Laboratoires Boiron (ein Zusammenschluß der L. H. M. und der Unternehmen der Gebrüder Boiron) die Bildung eines mächtigen Konzerns, der seit 1988 durch den Rückkauf der L. H. F. eine monopolähnliche Position einnimmt und die Integration der gesamten Homöopathie vollendete.[67] Dieses Angebot ermöglichte es der Homöopathie mit Sicherheit, den Wandel zu vollziehen, der sich in den 1960er und 1970er Jahren darin zeigte, daß ein wachsender Teil der Bevölkerung diese Medizin (und andere gleichgelagerte Richtungen) in ihr Gesundheitsverhalten integrierte. 1978 gab ein Fünftel der Franzosen an, die Homöopathie in Anspruch genommen zu haben, und 1985 betrug ihre Zahl fast ein Drittel. Getragen durch die Auflehnung gegen die «harte» Medizin und die zunehmenden ökologischen Sorgen, überstand die Homöopathie das Nachlassen der Protestbewegungen und fügte sich in die immense Vielfalt der Mittel ein, die einer Steigerung von Gesundheit und Wohlbefinden dienen sollen.[68] Dieser

Sieg der Homöopathie ist allerdings weit entfernt von den Hoffnungen ihrer Begründer im letzten Jahrhundert. Er wurde nicht gegen, sondern mit der klassischen Medizin, die sie unterstützt, errungen, und zwar trotz weiterbestehender alter Debatten, wie die Affäre Benvéniste zeigte.[69] Durch den Willen einer Gesellschaft, die sich nach einem höheren Lebensniveau sehnt, können sich beide Medizinrichtungen, die lange Gegner waren, durchsetzen.

Anmerkungen

1 Seit 1987 vor allem in Lyon im Rahmen eines Forschungsvertrages zwischen dem Centre Pierre Léon d'Histoire économique et sociale (Laboratorium des CNRS/Universität Lyon 2) und dem Unternehmen Boiron.
2 Olivier Faure: Le débat autour de l'homéopathie en France: 1830–1870: évidences et arrières-plans. Lyon 1990.
3 Jean-Pierre Gallavardin: Le Comte Des Guidi, introducteur de l'homéopathie en France. Paris 1863.
4 Gérard Duboc: Introduction et diffusion de l'homéopathie en France de ses origines à 1870. DEA. Paris 1993.
5 Jacques Léonard: Les médecins de l'Ouest au XIXe siècle, Paris, 1978.
6 Jean-Pierre Goubert: Médecins d'hier, médecins d'aujourd'hui: le cas du docteur Lavergne (1786–1831). Paris 1992. S. 199–202.
7 Théodore Bockel: Exposition de la doctrine homoïpathique du docteur Hahnemann et réflexions sur cette doctrine. Thèse médecine. Strasbourg 1826.
8 Roy Porter (Hg.): The popularization of medicine 1650–1850. London, New-York 1992.
9 Henri de Bonneval: Considérations sur l'homéopathie étudiée dans sa philosophie, dans ses principes et dans les faits. Bordeaux 1881.
10 Édouard Du Fresne: Le docteur Pierre Dufresne. Paris 1890.
11 Lucien Jeanmichel: Arlès-Dufour, un saint-simonien á Lyon. Lyon 1993.
12 Henry d'Allemagne: Les saints-simoniens 1824–1837. Paris 1930.
13 Sébastien Charléty: Histoire du Saint-simonisme. Paris 1931.
14 Bernard Delpal: Etre trappiste au XIXe siècle: Aiguebelle et sa filiation 1815–1910. Thèse d'État. Paris 1994.
15 Bonneval (wie Anm. 9) Ludovic de Parseval: Homéopathie et allopathie. Paris 1856.
16 F. Cousset: G. H. G. Jahr. In: Homéopathie européenne, 1(1993), S. 16–20.
17 Rima Handley: Eine homöopathische Liebesgeschichte. Das Leben von Samuel und Mélanie Hahnemann. München 1993.
18 Pierre-Auguste Rapou: Histoire de la doctrine médicale homéopathique: son état actuel dans les principales contrées de l'Europe. Paris 1847.
19 Das Gesetz vom 10. März 1803 (19. Ventose des Jahres XI), das bis 1892 galt, teilt die französischen Ärzte in Doktoren (vier Jahre Universitätsstudium, Doktorarbeit und unbegrenztes Ausübungsrecht) und Gesundheitsbeamte ein (drei Jahre Schulbesuch oder sechs Jahre praktische Erfahrung; auf die Region, in der das Diplom erworben wurde, begrenzte Ausübungsfreiheit).
20 Maurice Garden: L'histoire de l'homéopathie en France 1830–1940. In: Olivier Faure (Hg.): Praticiens, patients et militants de l'homéopathie en France et en Allemagne (1800–1940). Lyon 1992.

21 N. M. Chauvet: L'avenir de l'homéopathie. Tours 1859. Die «Soeurs de la Visitation de Moulins» sind einer der zahlreichen Frauenorden, die sich der Krankenpflege und dem Unterricht widmeten und sich in Frankreich zwischen 1800 und 1860 bildeten.

22 Olivier Faure: La clientèle d'un homéopathe parisien au XXe siècle. In: Faure (wie Anm. 20).

23 Ernest Legouvé: Soixante ans de souvenirs. Paris 1888.

24 Alphonse Teste: Comment on devient homéopathe. Paris 1871.

25 E. Lefort: Un centenaire, le Docteur Cabarrus. In: Annales homéopathiques françaises, 10 (1970).

26 F. X. Raspail (1795–1878), Politiker und Beteiligter der 1848er Revolution, ist auch Autor des «Manuel annuaire de la santé ou médecine et pharmacie domestiques ...», in der seine Methode gepriesen wird. Zwischen 1845 und 1935 erschienen nicht weniger als 77 Auflagen. Vgl. Jacques Poirier, Claude Langlois: Raspail et la vulgarisation médicale. Paris 1992.
Die Phrenologie wurde von Gall (1758–1828) gelehrt und geht davon aus, daß die Schädeluntersuchung es ermöglicht, Charakter und Anlagen eines Menschen zu bestimmen.
Der Magnetismus bezieht sich selbstverständlich auf Mesmer (1734–1815) und seinen berühmten Bottich, dessen Wasser die Strahlungen übertrug. Vgl. Robert Darnton: La fin des Lumières: le mesmerisme et la révolution. Paris 1984.

27 Les allopathes et les homéopathes devant le Sénat. Paris 1865.

28 Anfang des 19. Jahrunderts waren die Ambulanzen einfache Ärztezusammenschlüsse zur Pflege der Notleidenden. Sie verfügten nicht unbedingt über eigene Räumlichkeiten, im Gegensatz zu den Ambulanzen, die Ende des Jahrhunderts (nach 1880) zur Bekämpfung der Tuberkulose geschaffen wurden.

29 Serrand: Rapport au nom des médecins du dispensaire Saint-Laurent. In: Bibliothèque homéopathique (1863), S. 13–15.

30 Lucile Lasveaux: Traitements homéopathiques du choléra dans la France du XIXe siècle. Lyon 1988.

31 Jean-Paul Billot: Paris 1835 ou l'année charnière de l'homéopathie. In: Homéopathie (1987), S. 21–33.

32 Faure (wie Anm. 2).

33 Lucile Lasveaux: Traitements (1988).

34 Olivier Faure: Les Français et leur médecine au XIXe siècle. Paris 1993.

35 François Guizot (1787–1874), Historiker und unter der Restauration (1814–1830) liberaler Politiker, verkörpert den Konservatismus der Julimonarchie (1830–1848), während der er «Erster Minister» war (1840–1848). Als Unterrichtsminister von 1832–1835 verlangte er von jeder Gemeinde die Einrichtung einer Grundschule für Jungen.

36 Charles Janot: Histoire de l'homéopathie française. Fontenay aux Roses 1936.

37 Claude Rozet: Bibliographie de l'homéopathie: publications en langue française de 1824 à 1984. Lyon 1984.

38 Maurice Garden: Histoire de l'homéopathie (1992). G. H. Jahr verfaßte auf französisch dreizehn Werke über die Homöopathie, vor allem Handbücher und amtliche Arzneibücher.

39 Die Mehrzahl seiner Bücher (acht) sind von T. Rapou ins Französische übersetzt worden, einige andere zwischen 1834 und 1857. Er veröffentlichte direkt auf französisch «Préservatifs et traitement du choléra». Brüssel 1860.

40 Faure (wie Anm. 2).

41 Roger Chartier, Henri-Jean Martin: Histoire de l'édition française. Bd. 3. Paris 1990 (2. Aufl.) S. 250.
42 Jean-Baptiste Baillière: Histoire de nos relations avec l'Académie de médecine. Paris 1872.
43 Rozet (wie Anm. 37).
44 Jules Gallavardin: Contribution pour servir à l'histoire de l'hopital homéopathique Saint-Luc de Lyon. Lyon 1910.
45 Janot (wie Anm. 36).
46 Louis Trénard: Lyon, de l'Encyclopédie au préromantisme. Lyon 1988.
47 Louis-Alphonse Cahagnet: Sanctuaire du spiritualisme. Étude de l'âme humaine et de ses rapports avec l'univers d'après le somnambulisme et l'extase. Paris 1850.
48 Benoist Mure: La philosophie absolue. Paris 1884.
49 Teste (wie Anm. 24).
50 Rapou (wie Anm. 18).
51 Faure (wie Anm. 34).
52 Maurice Agulhon, Maryvonne Bodiguel: Les associations au village. Paris 1983.
53 Der folgende Abschnitt stützt sich im wesentlichen auf die Durchsicht von Zeitschriften und Archiven der Société Boiron. Diese Gesellschaft in der Nähe von Lyon hat die Archive der wichtigsten Industrieunternehmen und homöopathischen Gruppierungen Frankreichs im 20. Jahrhundert zusammengetragen: die «Laboratoires homéopathiques modernes» (LHM); die «Laboratoires homéopathiques de France», die Gruppen «L'homéopathie française « und «L'homéopathie moderne» (LHF) und die persönlichen Archive von Léon Vannier. Die Durchsicht wurde größtenteils von Lucile Lasveaux wahrgenommen, der wir an dieser Stelle für ihre Arbeit ausdrücklich danken wollen.
54 Jacqueline Vannier: Le docteur Léon Vannier, confidences et souvenirs. Paris 1968.
55 Faure (wie Anm. 22).
56 Abbé Prévost: Le dispensaire de «l'Homéopathie française»: sa fondation, son évolution. In: Homéopathie française (1914), S. 3–14.
57 Die Organotherapie oder Opotherapie beruht auf der Injektion von Drüsenextrakten. Diese Methode ist in Frankreich insbesondere durch Brown-Séquard (1817–1894) dargestellt worden. Vgl. Christiane Sinding: Le clinicien et le chercheur. Paris 1991.
58 Léon Vannier: L'enseignement de l'homéopathie. In: Homéopathie française (1913).
59 L. Philippe: L'enseignement de l'homéopathie. In: Homéopathie française (1913).
60 Gemäß den Archiven L. H.F., Eigentum des Unternehmens Boiron (Statuten, Liste der Aktionäre, Hauptversammlungen).
61 Marcel Vallée: L'organisation actuelle de l'homéopathie en France. Lyon 1936.
62 Vannier-Stiftung, ebenso im Besitz der Boiron-Gesellschaft (Akte 23).
63 Léon Vannier: La typologie et ses applications thérapeutiques. Lyon, 2. Auflage 1985.
64 Glaubensbekenntnis, das jede Ausgabe der Zeitschrift «L'homéopathie moderne» begleitet.
65 Gemäß den Archiven der L. H.M. im Besitz des Unternehmens Boiron (Statuten, Konstituierung, Hauptversammlungen).
66 Jean Boiron: La société rhodanienne d'homéopathie 1905–1971. Conférence devant la société, Lyon, novembre 1993, Ms.
67 Archives Boiron, Chronologie des Unternehmens.
68 François Laplantine, Paul-Louis Rabeyron: Les médecines parallèlles. Paris 1987.

69 Forscher am INSERM (Institut national de la santé et de la recherche médicale). J. Benvéniste veröffentlichte 1988 in der Zeitschrift «Nature» einen Artikel, in dem er nach Versuchen versicherte, daß die Degranulierung von basophilen Leukozyten durch Substanzen, die in der Potenz 10^{-120} verdünnt werden, abgewandelt werden kann. Diese Behauptung führte zwischen 1988 und 1989 zu einer äußerst lebhaften Kontroverse mit häufig anfechtbaren Verifikationen und Gegenverifikationen und mehreren Drohungen, Benvéniste aus dem Labor auszuschließen. Diesbezüglich Michel Schiff: Un cas de censure dans la science: l'affaire de la mémoire de l'eau. Paris 1994.

3. Die wiedergewonnene Ausstrahlung des früheren Vielvölkerstaates: Österreich

Von Leopold Drexler und Georg Bayr

Für die Geschichte der Homöopathie in Österreich ist es bemerkenswert, daß schon der Student Friedrich Samuel Hahnemann (1755–1843) im Jahre 1777 das dritte Jahr seiner medizinischen Ausbildung in Wien verbrachte. In Leipzig hatten ihn die an den meisten Universitäten üblichen, rein theoretischen Vorlesungen enttäuscht. Er hatte erfahren, daß in Wien der weit über Österreich hinaus bekannte Kliniker Anton de Haen (1703–1776) auch am Krankenbett praktischen Unterricht erteilte.[1] Dort wollte Hahnemann weiterstudieren. «Die Liebe zur praktischen Arzneikunde ... trieb mich an, auf eigene Kosten nach Wien zu gehen.»[2] Als Hahnemann zu Beginn des Jahres 1777 in Wien ankam, war de Haen wenige Monate zuvor gestorben. So wandte sich der Student an Joseph von Quarin (1733–1814), den damaligen Leiter des heute noch bestehenden Krankenhauses der Barmherzigen Brüder. Hier konnte er klinische Vorlesungen hören und am Krankenbett die Medizin praktisch erlernen. Von Quarin nahm sich des begabten Schülers bald in außergewöhnlicher Weise an, so daß dieser später in einer Autobiographie schrieb: «... dem großen praktischen Genie, dem Leibarzt von Quarin verdanke ich, was Arzt an mir genannt werden kann ...; ich war der Einzige meiner Zeit, den er zu seinen Privatkranken mit sich nahm.»[3] Im Herbst 1777 befahl die Kaiserin Maria Theresia (1717–1780) Quarin jedoch, nach Mailand zu reisen, um dort ihren Sohn, Erzherzog Ferdinand, zu behandeln. So war für Hahnemann dieses Studienjahr vorzeitig beendet. Er fand einen neuen Gönner, als ihn der gerade in Wien weilende Gouverneur von Siebenbürgen, Samuel Freiherr von Brukenthal (1721–1803), einlud, mit ihm nach Hermannstadt zu gehen. Hier sollte er nicht nur als Bibliothekar wirken, sondern ihn auch auf seinen Reisen begleiten und medizinisch tätig werden, auch wenn Hahnemann sein Studium noch nicht abgeschlossen hatte.

Anton von Störck

In den Jahren 1760 bis 1771, also kurz vor Hahnemanns Aufenthalt in Wien, veröffentlichte Anton von Störck (1731–1803, geadelt 1775), ein Schüler von Gerard van Swieten (1700–1772), seine Untersuchungen über die therapeutische Verwendbarkeit mehrerer Giftpflanzen, die wegen ihrer Gefährlichkeit bis dahin nicht genutzt wurden. Störck stellte

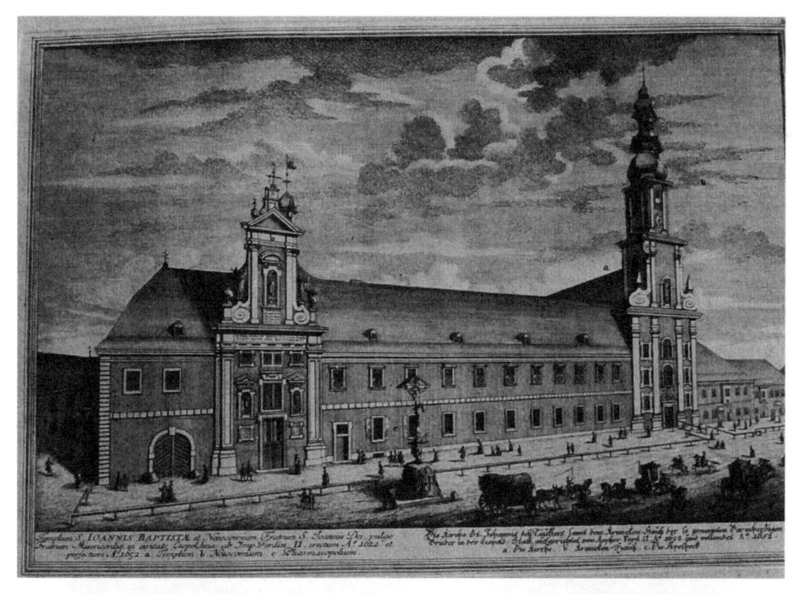

10 Krankenhaus der Barmherzigen Brüder in Wien-Leopoldstadt, wo Hahnemann 1777 bei Joseph Quarin studierte. Graveur Salomon Kleiner, 1724.

seine Arzneien im Gegensatz zu den bisher üblichen Extrakten aus Trokkenpflanzen jetzt aus Frischpflanzen her. In Tierexperimenten und genau beschriebenen Selbstversuchen wies Störck die Unschädlichkeit der verwendeten geringen Dosen nach und berichtete anschließend über zahlreiche erfolgreiche Behandlungen.[4] Aufgrund dieser systematischen Forschungen gilt Störck als ein Mitbegründer der modernen Pharmakologie.

Die erste Pflanze, die Störck untersuchte, war der hochgiftige Schierling, damals Cicuta, heute Conium genannt. Nachdem ein kleiner Hund eine geringe Dosis gut vertragen hatte, schritt Störck zum Selbstversuch mit steigenden, wenn auch geringen Dosen. Da man das Schierlingskraut bereits früher äußerlich bei Geschwülsten versucht hatte, empfahl Störck jetzt Cicuta bei denselben Leiden innerlich zu geben. Durch diese Art der Einnahme versprach er sich bessere Erfolge. Sein darüber 1760 erschienenes Buch erregte erhebliches Aufsehen.[5] In den folgenden Jahren untersuchte Störck Stramonium, den Stechapfel, Hyoscyamus, das Bilsenkraut, Aconit, den Eisenhut, Colchicum, die Herbstzeitlose und Pulsatilla, die Küchenschelle.

Hahnemanns Lehrer Quarin stand in jener Zeit in enger Beziehung zu Störck. Er verfaßte sogar selbst eine Schrift über Störcks neu eingeführte Droge Cicuta. So wurde der Student Hahnemann so gut wie

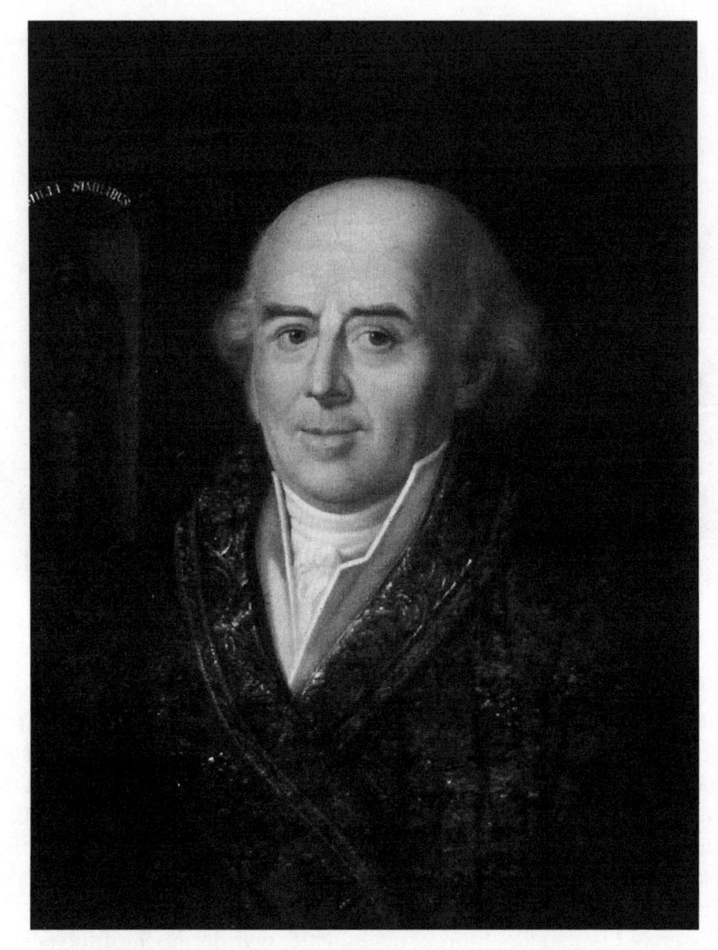

11 Der Begründer der Homöopathie, Samuel Hahnemann (1755–1843). Unbekannter Maler.

sicher mit den genannten Arbeiten Störcks bekannt. Störck beabsichtigte durch seine Arzneiprüfungen den atoxischen, ungiftigen Bereich der Arzneien zu erfassen, um ihre gefahrlose Verwendung vorschlagen zu können. Im Gegensatz zu ihm wird Hahnemann später die der Arznei entstammenden Symptome zu erfassen versuchen, um daraufhin Kranke mit ähnlichen Symptomen durch diese Arzneien zu behandeln. Dennoch fällt auf, daß Hahnemann alle genannten Drogen Störcks auf seine Weise prüfte und in seine Arzneimittellehre aufnahm.

In einem Falle näherte sich von Störck einer Anwendung nach dem

Ähnlichkeitsprinzip. In seiner Studie über Stramonium, den Stechapfel, berichtet er, daß diese Giftpflanze Wahnsinn und Krämpfe hervorruft. Dazu schreibt er, daß diese Droge diese Leiden wohl auch heilen könne.[6] Hahnemann zitiert diese Stelle gekürzt am Ende der Einleitung zu seinem Hauptwerk, dem Organon, ab der zweiten Auflage.[7]

Matthias Marenzeller

Einer der entscheidenden Wegbereiter für die Einführung und Ausbreitung der Homöopathie in Österreich war der Stabsarzt Dr. med. et chir. Matthias Marenzeller (1765–1854). Er begann seine rasch aufblühende homöopathische Tätigkeit 1816 in Prag, der Hauptstadt des damaligen Königreiches Böhmen, welches einen Teil der habsburgischen Donaumonarchie bildete. Später setzte er seine homöopathische Tätigkeit in Wien fort.[8] Marenzeller war der Sohn eines Handwerkers in Pettau, einer kleinen Stadt in der Südsteiermark. Heute heißt die Stadt Ptuj und liegt in Slowenien. Unter sehr bescheidenen Verhältnissen besuchte der strebsame junge Mann in Graz einen philosophischen Universitätskurs und wandte sich, unbemittelt, auf sich alleine gestellt, 1785 nach Wien, wie 1777 Hahnemann es zuvor getan hatte. In Wien gelang es Marenzeller, eine Anstellung im eben erst neu errichteten Allgemeinen Krankenhaus zu finden. Dieses bot ihm zunächst ein karges Auskommen. Im Rahmen seiner Tätigkeit durfte er anatomische und chirurgische Demonstrationen abhalten. Anläßlich eines Besuchs fiel der junge Mann Kaiser Joseph (1741–1790) auf. Dieser empfahl ihm, die zweijährigen Lehrkurse an der ebenfalls erst jüngst errichteten medizinisch-chirurgischen Josephsakademie zu besuchen. Gleichzeitig stellte er ihm eine Laufbahn als Militärarzt in Aussicht. Im Sommer 1788 promovierte Marenzeller an der Josephsakademie, um anschließend an mehreren Orten und zuletzt in Mailand als Regimentsarzt tätig zu werden. Da die Chinarinde zur Behandlung der häufigen Wechselfieber infolge der Kontinentalsperre nicht verfügbar war, verordnete Marenzeller Arsenik und empfahl dies gleichzeitig allen anderen lombardischen Feldspitälern. Diese Behandlung war jedoch an den Wiener Kliniken verpönt. Als die Angelegenheit zur Kenntnis des obersten Sanitätsverantwortlichen von Österreich, des kaiserlichen Leibarztes Josef Andreas von Stifft (1760–1836) gelangte, bewog dieser Kaiser Franz I. (1768–1835), Marenzeller an einen Ort mit beschränktem Wirkungskreis zu versetzen. So wurde Marenzeller 1816 Stabsarzt am Prager Invalidenhaus.

Marenzeller, der in der Zeit des Josephinismus aufgewachsen war und sich unternehmungsfreudig für alle Neuerungen begeistern konnte, mußte erkennen, daß sich die Zeiten seit Josephs II. Tod geändert hatten. Jetzt herrschte der Staatskanzler Fürst Klemens von Metternich (1773–

1859) und im Sanitätswesen der Arzt Stifft. Sowohl im politischen Bereich als auch im Sanitätswesen wurde ängstlich am Althergebrachten festgehalten. Jede Neuerung wurde abgelehnt. So blieb Stifft zeitlebens ein erbitterter Gegenspieler Marenzellers.

Schon längst hatte dieser die Sinnlosigkeit der Aderlaß- und Abführtherapie erkannt und suchte in jeder Richtung nach wirksamen Heilmethoden. Er prüfte vor allem das damals moderne Brownsche System mit seiner Einteilung der Krankheiten in asthenische, schwache und sthenische, starke Krankheiten und den daraus abgeleiteten Behandlungsangaben. Weiterhin befaßte er sich mit der neuen Entzündungslehre nach Marcus, blieb jedoch immer wieder enttäuscht. Da fiel ihm zufällig, möglicherweise im Jahr seiner Versetzung nach Prag 1816, ein Zeitungsausschnitt mit einer «Rezension der neuen Kurmethode des Samuel Hahnemann» in die Hände.[9] Diese Lehre überzeugte Marenzeller sofort. Nach einem Bericht seines Sohnes soll er ausgerufen haben: «Freut euch, freut euch mit mir! Es gibt wieder eine Medizin und ich bin wieder Arzt, um es für immer zu bleiben.»[10]

Nun begann Marenzeller sofort, die neue Methode auszuüben. So wurde das Prager Invalidenhaus die erste homöopathische Heil- und Versuchsanstalt nicht nur für Böhmen, sondern überhaupt in der Geschichte der homöopathischen Therapie.[11] Aufgrund der überraschenden Erfolge kam es binnen weniger Monate auch zu einer ausgedehnten Privatpraxis. Unter den Patienten war besonders die militärische und aristokratische Oberschicht Böhmens vertreten. Mitglieder des Kaiserhauses besichtigten Marenzellers Spital und seine Apotheke. Dabei wies er geschickt darauf hin, daß «nach der neuen Heilmethode die ganze Armee auf ein Jahr mit zwei Unzen China ihr Auslangen finden würde, da ja der Sparsinn Franz I. allgemein bekannt war.»[12] Marenzeller verwendete als Arzneien vor allem Pulsatilla, Veratrum, Digitalis, Belladonna und Bryonia zumeist in der Dosierung eines Dezillionstel Gran.[13] 1818 und 1819 sandte er Berichte über jeweils mehr als 100 Krankenbehandlungen nach Wien.[14]

Die Reaktion konnte nicht ausbleiben. Freiherr von Stifft ließ 1819 die Homöopathie durch den Staatskanzler Fürst von Metternich verbieten. In dem Dekret heißt es: «Seine Majestät geruhen mit höchster Entschließung vom 13. Oktober 1819 anzuordnen: Dr. Hahnemanns homöopathische Curmethode sei allgemein und strenge zu verbieten.»[15] Das Verbot stützte sich auf zwei lange schon geltende Verfügungen, das Verbot der Behandlung von Zivilpersonen durch Militärärzte und das Verbot der Selbstverfertigung von Arzneien durch Ärzte.[16] Marenzeller ließ sich jedoch dadurch in seiner Tätigkeit nicht einschränken.

Erheblich gegen die Intrigen Stiffts wirkte es nun, als zu Beginn des Jahres 1820 in Wien bekannt wurde, daß Fürst Karl Philipp von Schwarzenberg (1771–1820), der österreichische Feldmarschall und 1813 Sieger in der Völkerschlacht bei Leipzig, sich in Marenzellers Behandlung begeben hatte. Schwarzenberg hatte 1817 einen Schlaganfall erlitten, von dessen Folgen er immer noch nicht geheilt war.[17] Trotz des eben erst erlassenen Verbotes konnte der Kaiser dem Fürsten die erbetene Behandlung durch Marenzeller nicht versagen. Im April 1820 begab sich Schwarzenberg auf Anraten Marenzellers zusammen mit diesem zu Hahnemann nach Leipzig. Diese Reise erregte in der Öffentlichkeit gewaltiges Aufsehen und machte die Homöopathie mit einem Schlage über die Grenzen Deutschlands hinaus bekannt. Fürst Schwarzenberg verstarb nach anfänglicher Besserung seines Zustandes noch im Oktober desselben Jahres. Trotz dieses tragischen Ausganges war die Erlaubnis zur Behandlung Schwarzenbergs ein großer persönlicher Erfolg für Marenzeller. Im Anschluß an seine Rückkehr nach Prag ließ man die wegen des Verbotsgesetzes eingeleiteten Untersuchungen gegen seine Person auf sich beruhen, und Marenzeller konnte seine ausgedehnte Praxis wieder aufnehmen. Die Verbreitung der Homöopathie erfolgte in diesen Jahren besonders durch Militärärzte, vor allem in Kreisen der Aristokratie. Böhmische und ungarische Adelige machten die verbotene Lehre in Wien hoffähig. Sogar Mitglieder des Kaiserhauses standen ihr freundlich gegenüber.[18] Schließlich gelang es einflußreichen Persönlichkeiten, Stiffts Widerstand zu überwinden und so den Kaiser zu bewegen, eine Untersuchung über Marenzellers Behandlungsweise anzuordnen. Sie wurde mit einer Entschließung vom 11. Februar 1828 befohlen.[19]

In der Josefsakademie wurde eine Abteilung mit zwölf Betten eingerichtet. Marenzellers alter Wunsch ging in Erfüllung, das homöopathische Heilverfahren öffentlich untersuchen zu lassen.[20] So wurde er nach Wien berufen und behandelte vom 2. April bis 12. Mai 1828 insgesamt 43 Kranke. Von diesen genasen 32, und ein Kranker starb.[21] Die Behandlung der übrigen konnte nicht abgeschlossen werden, da die Heilversuche, vermutlich auf Drängen von Marenzellers Gegnern, abrupt abgebrochen wurden. Wegen der zu geringen Anzahl von Behandlungen sah sich die Prüfungskommission, welche die Behandlungen beobachtet hatte, außerstande, ein Urteil abzugeben.[22]

Marenzeller ließ sich jetzt als Stabsarzt pensionieren und übersiedelte 1829 nach Wien. Hier praktizierten schon mindestens sechs Ärzte homöopathisch.[23] Er eröffnete unter den Augen Stiffts, unbekümmert aller Verbote, eine Privatpraxis. Wiederum waren es zahlreiche Persönlichkeiten aus dem Adel, die in seine Praxis kamen. Er betreute unter anderem Erzherzog Johann (1782–1859).[24] Sogar die Gattin des Staatskanzlers, Fürstin Melanie Metternich, zählte zu seinen Patientinnen.[25] Bei einer solchen Klientel mußten Stiffts Verbote unwirksam bleiben.

Die Choleraepidemien der Jahre 1831 und 1836

Die Behandlungserfolge während der Choleraepidemien der Jahre 1831 und 1836 steigerten das Ansehen der Homöopathie noch weiter. Wie hilflos man dieser Seuche gegenüberstand, zeigen die Fachzeitschriften jener Zeit. Da trat in Wien ein Mann von seltsam suggestiver Wirkung auf, Johann Emanuel Veith (1787–1876). Er stammte aus Böhmen, studierte in Wien, war Assistent und später Direktor am Wiener Tierarznei-Institut. 1821 wurde er Priester und gab seine weltlichen Ämter auf. Nach der homöopathischen Heilung eines Magenleidens seines Bruders wandte er sich der Homöopathie zu und übte sie in Wien als Arzt und Priester aus. Im Cholerajahr 1831 pries er vor versammeltem Hof und großem Zustrom des Volkes von der Kanzel des Stephansdoms die Homöopathie als Retterin vor der Seuche. Er behandelte auch selbst Cholerakranke und verwendete vor allem Phosphor und Veratrum. Von 125 Kranken habe er nur drei verloren.[26]

Im gleichen Jahre errichteten die Barmherzigen Schwestern im damaligen Wiener Vorort Gumpendorf ein Spital unter der homöopathischen Leitung des Oberösterreichers Karl Wilhelm Mayrhofer (1806–1853).[27] Sein Nachfolger war Georg Schmid (1802–1882), der das Haus von 1833 bis Ende 1834 betreute.[28] Seit 1835 war der aus Böhmen stammende Friedrich Wilhelm Karl Fleischmann (1799–1868) Leiter des Gumpendorfer Spitals und blieb es bis zu seinem Tode.[29] Während der Epidemie des Jahres 1836 behandelte er 732 Cholerakranke, wovon 488 genasen und 244, also ein Drittel, starben, während in den übrigen Spitälern Wiens mehr als die Hälfte der Kranken der Seuche erlagen.[30] Die guten Behandlungsergebnisse während der beiden Choleraepidemien trugen wesentlich dazu bei, daß nach dem Tode des Kaisers Franz I. im Jahre 1835 und nach dem Tode des Freiherrn von Stifft im Jahre 1836 das Verbot der Homöopathie durch den nunmehrigen Kaiser Ferdinand I. (1793–1875) mit der Entschließung vom 6. Februar 1837 aufgehoben werden konnte.[31]

Die Ausbreitung der Homöopathie

In der Zeit zwischen den beiden Choleraepidemien kam es 1833 noch einmal zu einer kurzen Verfolgungswelle, nachdem ein von Marenzeller behandelter Patient an einer Hirnhautentzündung gestorben war. Bei mehreren Ärzten wurden die homöopathischen Arzneien beschlagnahmt. Besonders betroffen waren außer Marenzeller die praktischen Ärzte August Ritter von Schaeffer (1790–1863) und Vinzenz Wrecha (1790–1862).[32] Die Verbreitung der Homöopathie nahm trotz und vor allem nach der Aufhebung des Verbotes weiter zu. In Wien waren zu

Beginn der vierziger Jahre bereits etwa 30 homöopathische Ärzte tätig. Ebenso viele übten die Homöopathie im übrigen Deutsch-Österreich aus.[33] Einige der Bedeutendsten seien namentlich genannt, um die Unterschiede in der Herkunft und Ausbildung sowie die Verschiedenheit der Wirkungsstätten der damaligen österreichischen Homöopathen zu zeigen.

Johann Elias Veith (1789–1885) war der Bruder des im Jahre 1831 beim Ausbruch der Cholera hervorgetretenen Dompredigers und Arztes. 1823 wurde er Professor am Wiener Tierarznei-Institut. Nachdem der Homöopath Ignaz Menz (gest. 1856) sein hartnäckiges Magenleiden 1824/25 erfolgreich behandelt hatte, wurde auch er selbst für die Homöopathie gewonnen. Neben der Tiermedizin betrieb er nun auch eine homöopathische Humanpraxis, die er sogar im Ruhestand bis zu seinem Tod fortsetzte.[34] Adolf Gerstel (1805–1890) hatte in Prag studiert. Während der Zeit der Cholera hielt er sich gerade in Brünn auf und erzielte mit der homöopathischen Behandlung bemerkenswerte Erfolge. Im Jahre 1842 zog er nach Wien.[35] Gustav Adolf Schreter (1803–1864) war ein Arztsohn aus der deutschen Sprachinsel Zips in der Tatra. Er machte eine wissenschaftliche Reise nach Paris und besuchte dabei Hahnemann in Leipzig. Um 1830 ließ er sich als erster homöopathischer Zivilarzt in Lemberg nieder. Von dort verbreitete sich die Homöopathie bald über ganz Galizien. Er scheint während seines Lebens an sich und seiner Frau immer wieder Arzneiprüfungen durchgeführt zu haben.[36]

Christoph Hartung (1779–1853) stammte aus Sachsen. Er wurde in der Josefsakademie zum Militärarzt ausgebildet. Seit 1830 war er als Homöopath in Salzburg tätig. Später wurde er nach Mailand versetzt und war dort behandelnder Arzt des Feldmarschalls Graf Josef Radetzky von Radetz (1766–1858). Im Jahre 1841 entwickelte sich bei Radetzky ein Geschwulst in der Augenhöhle. Hartung zog nahmhafte Augenärzte aus Padua und Wien zu Rate, welche beide die Veränderungen als bösartig diagnostizierten und die Heilung für aussichtslos hielten. Hartung behandelte äußerlich mit Thujatinktur, die er in der 30. homöopathischen «Verdünnung» innerlich verordnete.[37] Graf Radetzky genas, und die Heilung erregte weithin größtes Aufsehen, fast so wie 20 Jahre früher die Behandlung des Fürsten Schwarzenberg, dessen Stabschef Radetzky 1813 bei Leipzig gewesen war.[38]

Für die Zeit des Vormärz sind auch einige Spitalgründungen hervorzuheben. Außer dem erwähnten Spital in Gumpendorf wurde im Mai 1842 ein weiteres Krankenhaus der Barmherzigen Schwestern in Linz errichtet, das unter der homöopathischen Leitung des aus Böhmen stammenden Simon Reiß (gest. 1870), einem Schüler Wilhelm Friedrich Karl Fleischmanns (1799–1868), stand, der die Anstalt bis zu seinem Tode betreute.[39] Im Oktober 1845 wurde ein weiteres Krankenhaus der

Barmherzigen Schwestern im mährischen Städtchen Kremsier und 1846 ein von der Gräfin Marie Therese von Harrach (1771–1852) gestiftetes in Nechanitz unter homöopathischer Leitung eröffnet.[40] Auch in Ungarn, das damals zu Österreich gehörte, gab es einige kleinere, im homöopathischen Sinne geleitete Krankenhäuser, so seit 1833 in Günz und seit 1838 in Gyöngyös.[41]

Die naturwissenschaftliche Neuorientierung der Homöopathie

Die schnelle Verbreitung der Homöopathie in Wien und das 1841 von Karl Fleischmann gestellte Ansuchen um Erlaubnis zum klinischen Unterricht im Spital in Gumpendorf veranlaßten 1842 den Wiener Professor Stanislaus Töltényi (1795–1852), einen scharfen Artikel gegen die homöopathische Lehre zu veröffentlichen. Darin argumentierte er, die Homöopathie sei zwar eine berechtigte Reaktion auf die frühere Arzneiüberfütterung gewesen, sei aber jetzt überholt. Die Erfolge der Homöopathen seien nicht auf ihre Arzneien, sondern auf die Lebenskraft zurückzuführen, die in jedem Kranken wirkte.[42]

Diese Vorwürfe veranlaßten die Homöopathen Wiens, sich enger zusammenzuschließen, um wirksamer gegen derartige Äußerungen auftreten zu können. Es bildete sich eine Gruppe um den aus Böhmen stammenden Philipp Anton Watzke (1803–1867), der 1840 aus Klagenfurt nach Wien zurückgekehrt war. Weiterhin gehörten die ebenfalls aus Böhmen stammenden Ärzte Karl Fleischmann, der das Krankenhaus der Barmherzigen Schwestern in Gumpendorf leitete, Clemens Hampe (1803–1884) und der Oberösterreicher Franz Wurm(b) (1805–1864) dazu, der ein Studienfreund des berühmten Internisten Josef Skoda (1805–1881) war. Die Absicht dieser engagierten Vertreter der Homöopathie war es, einerseits einen Verein zu gründen, um wirksamer in der Öffentlichkeit auftreten zu können, und andererseits Arzneimittelprüfungen durchzuführen. Dabei sollten die neuen wissenschaftlichen Errungenschaften der Medizin Berücksichtigung finden. Die Medizin der damaligen Zeit war durch die Zweite Wiener medizinische Schule geprägt. Tonangebende Persönlichkeiten waren vor allem der Pathologe Carl Freiherr von Rokitansky (1804–1878) und der Internist Josef Skoda aufgrund der Einführung neuer physikalisch-diagnostischer Verfahren.

Während einst van Swieten und de Haen aus den Niederlanden und von Störck aus einem vorderösterreichischen Teil Schwabens nach Wien gekommen waren, so stammten jetzt die bedeutendsten Vertreter der neuen Wiener Schule, Rokitansky und Skoda, aus dem böhmischen Raum. Es dürfte mehr als ein Zufall sein, daß auch die meisten führenden Wiener Homöopathen dieser Zeit ebenfalls dort ihre Heimat hatten. Ohne die Böhmen Watzke, Fleischmann, Hampe und andere wäre die

«Wiener Homöopathenschule» kaum erwähnenswert, auch wenn nach dem Zeugnis Watzkes der Oberösterreicher Wurmb sowohl bei der Vereinsgründung als auch bei Errichtung des bedeutendsten Wiener homöopathischen Krankenhauses in Gumpendorf die treibende Kraft war.[43]

Es überrascht nicht, daß Rokitansky und Skoda die damaligen «jungen» Homöopathen stark beeinflußten. Diese versuchten, eine Verbindung zwischen der naturwissenschaftlichen Medizin und der Homöopathie herzustellen. Sie verglichen die Ergebnisse der homöopathischen Arzneimittelprüfungen an Gesunden mit den Vergiftungserscheinungen und mit den Ergebnissen von Tierversuchen und Autopsien. Auch bei den Arzneimittelprüfungen sollten jetzt materielle Veränderungen Beachtung finden. Die naturwissenschaftliche Medizin wurde als Bundesgenossin bezeichnet. Der Anschluß an die damals moderne Physiologie und Pathologie wurde gesucht. Auf diese Weise wollte man das Wissen über die Arzneien objektivieren und erweitern. Das Schlagwort von der «Anatomie der Arzneikrankheiten» wurde geprägt.[44] Die Homöopathen der neuen Richtung forschten nach der «spezifischen» Wirkung der Arznei und wollten sich nicht mehr einfach Homöopathen, sondern «Spezifiker» oder «rationelle Homöopathen» nennen. Mit der genauen Arzneikenntnis, dem Ähnlichkeitsprinzip und eher tiefen «physiologischen» therapeutischen Dosierungen versuchte man, die Homöopathie in die damalige Medizin zu integrieren. Die empfohlenen therapeutischen Dosen bewegten sich zwischen der Urtinktur und der 6., höchstens der 12. Dezimalpotenz.[45]

Die «jungen», der Naturwissenschaft zugewandten «rationellen Homöopathen» stellten sich bewußt in Gegensatz zu den «konservativen» Anhängern Hahnemanns, welche weiterhin dessen Psoratheorie und die hohen Potenzen vertraten.[46] Zu diesen gehörte auch Marenzeller, der fast ausschließlich die 30. «Verdünnung» verordnete.[47] So zogen sich die «alten» Homöopathen immer mehr von den «jungen» zurück, ohne diese jedoch zu verlassen oder gegen sie öffentlich aufzutreten. Einzelne begaben sich in die etwa 60 km entfernte, damals ungarische, jetzt slowakische Stadt Preßburg, wo die «Hahnemannianer» mit Joseph Attomyr (1807–1856) und seiner Gruppe in der Überzahl waren. Attomyr stammte aus Slawonien, hatte u. a. auch an der Josephsakademie studiert und sich nach einem abwechslungsreichen Leben an mehreren Orten Ungarns um 1840 in Preßburg niedergelassen.[48]

Der Verein homöopathischer Ärzte Österreichs 1842–1848

Im Jahre 1842 gründeten die Homöopathen Wilhelm Friedrich Karl Fleischmann, Clemens Hampe, Phillipp Anton Watzke und Franz

Wurmb den «Privatverein homöopathischer Ärzte Österreichs für physiologische Arzneiprüfungen».[49] Im September fand eine vorbereitende Versammlung statt, in der über die Statuten des Vereins und über die zu prüfenden Arzneien beraten wurde. Vor allem bemühte sich Wurmb, Mitglieder für den Verein zu werben, so daß ihn Watzke als den eigentlichen Begründer des Vereins bezeichnete.[50] Schon im November begann die Ärztegruppe mit der Prüfung der Koloquinte. Die Prüfungsprotokolle konnten schon bei der ersten ordentlichen Sitzung im Dezember vorgelegt werden. Im Jahre 1843 wurden unter anderem der Sturmhut und der Kreuzenzian geprüft. In den folgenden Jahren kamen jeweils zwei bis drei weitere Arzneien dazu. Zu den Prüfungen wurden meist Urtinkturen oder sehr niedrige Potenzen verwendet. Die Heilanzeigen sollten aus den beobachteten «physiologischen» Wirkungen der Arzneien abgeleitet werden. Zur Behandlung sollte die 6. Dezimalpotenz bevorzugt werden. Der prominenteste Teilnehmer an den Versammlungen und Prüfungen war der aus Agram, dem heutigen kroatischen Zagreb, stammende Joseph von Zlatarovich (1807–1874). Seit 1839 war er als Nachfolger Toltényis Professor für Pathologie, Therapie und Pharmakologie an der Josephsakademie. Er scheint von Anfang an der genannten Ärztegruppe nahegestanden zu haben, da er vereinzelt sogar zu den Gründern gezählt wurde. Seine Neigung zur Homöopathie dürfte in Zusammenhang mit seiner Heirat von Wurmbs Schwester gestanden haben. Zlatarovich nahm an fast allen Prüfungen teil und machte im Rahmen derselben auch Tierversuche.[51]

In diese Zeit fallen auch einige, für die Homöopathie wichtige Entschließungen des Kaisers. Mit einem Dekret vom 9. Dezember 1846 wurde den Homöopathen das lange geforderte Recht des Selbstdispensierens zugestanden. Die Stammpräparate mußten allerdings aus einer Apotheke bezogen und die Zubereitung unentgeltlich an die Patienten abgegeben werden. Ferner wurde festgelegt, daß in Streitfällen nicht nur die Fakultät, sondern immer auch homöopathische Ärzte zu Worte kommen müssen.[52] Durch die Entschließung vom 19. Dezember 1846 wurde die Bildung und legale Organisierung des Vereins homöopathischer Ärzte offiziell zugelassen, so daß sich die Gesellschaft am 10. Februar 1847 als «Verein homöopathischer Ärzte für physiologische Arzneimittelprüfungen» konstituieren konnte.[52] Im Revolutionsjahr 1848 fand die Vereinstätigkeit durch die politischen Unruhen ihr vorzeitiges Ende. Die Zahl der Vereinsmitglieder war bis 1848 auf 69 gestiegen; darunter waren 34 Wiener, 23 Niederösterreicher und 12 sonstige Österreicher.[53] Die letzte Sitzung konnte im Mai abgehalten werden. Politisch standen die Mitglieder des Vereins auf verschiedenen Seiten. Watzke war liberal, wenn nicht radikal. Der aus der Südsteiermark stammende

Ernst Hilarius Fröhlich (1811–1886) war Mitglied der Nationalgarde und zeitweise Kommandant der Universität. Der aus Böhmen stammende Kapper (1821–1854) war auf Seite der aufständischen jungen Doktoren. August Ritter von Schaeffer (1790–1863) war antirevolutionär, und Josef Oswald Müller (1810–1886) kaiserlich.[54]

Um die Behandlungsfreiheit der Homöopathen sicherzustellen, wurden zwei Vertreter zu der im Mai 1848 tagenden Nationalversammlung nach Frankfurt entsandt. Es waren dies Wilhelm Huber (1806–1859), der seit 1844 in Linz praktizierte, und Bernhard Ma(t)zegger (1778–1876), der sich 1840 in Meran niedergelassen hatte.[55] Vielleicht erhoffte man sich einen Erfolg, weil der homöopathiefreundliche österreichische Erzherzog Johann in der Nationalversammlung als Reichsverweser den Vorsitz führte. Es wurde aber kein Beschluß erreicht, da über wichtigere Themen, insbesondere die Neuordnung Deutschlands, abzustimmen war.

Die Österreichische Zeitschrift für Homöopathie (1844–1849)

Seit 1844 hatte der homöopathische Verein ein wissenschaftliches Publikationsorgan, die «Österreichische Zeitschrift für Homöopathie». Sie wurde von den Vereinsgründern Fleischmann, Hampe, Watzke und Wurmb herausgegeben und von Watzke redigiert.[56] Jede Nummer trug das Motto: «Cur enim potius aliquis Hippocrati credat quam Hahnenmanno?» («Warum soll man Hippokrates mehr glauben als Hahnemann?») Jetzt erst konnten die schon abgeschlossenen und die laufend hinzukommenden Prüfungsberichte publiziert werden. Jede Prüfung wurde von einem anderen Vereinsmitglied geleitet und veröffentlicht. Stets wurden die eingenommenen Dosen und die täglichen Beobachtungen jedes einzelnen Prüfers in chronologischer Reihenfolge wiedergegeben. Die Darstellungen waren deshalb für Laien kaum lesbar, aber Watzke nahm darauf keinerlei Rücksicht. Bemerkenswert ist, daß alle Prüfungsberichte unter der stets wiederkehrenden Überschrift: «Beitrag zu einem physiologischen Umbau der Hahnemannschen Arzneimittellehre» erschienen.[57] Nach Watzke sollte ja der «Bau» der österreichischen Arzneimittellehre nicht auf Hahnemanns dynamischer, sondern auf Rokitanskys anatomischer Pathologie beruhen, um eine «Anatomie der Arzneikrankheiten» zu schaffen.

Ebenso wie der Verein wurde auch die Zeitschrift durch die Revolution von 1848 hart getroffen. Im Jahre 1849 erschien dann noch eine letzte Nummer, in welcher unter anderem der aus Cilli in der damaligen Untersteiermark, heute Slowenien, gebürtige Cajetan Wacht(e)l (gest. 1853) seine Prüfung der Cochenille, der Schildlaus, veröffentlichte. Hierbei handelt es sich um die erste Prüfung einer Arznei aus einem Tier,

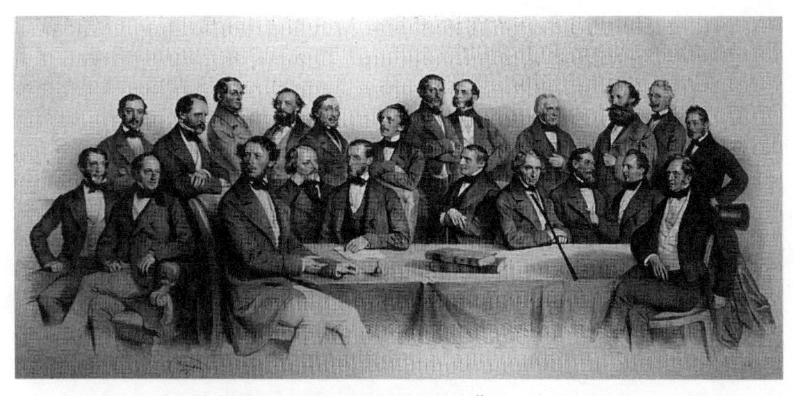

12 Die Wiener homöopathischen Ärzte im Jahr 1857.
Obere stehende Reihe v.l.n.r.: Caspar, Würstl, Eichhorn, Waller, Tedesco, Marenzeller, Weinke, Schwarz, Schmid, Alb, Pratobevera, Rothhasl.
Sitzende Reihe v.l.n.r.: Löwe, Böhm, Wurmb, Müller, Streinz, Schaeffer, Veith, Watzke, Hampe, Fleischmann.

die die Wiener Homöopathen vornahmen.[58] Mit dieser Nummer mußte die Zeitschrift, die zu einer der wichtigsten Quellen der Arzneimittellehre geworden war, ihr Erscheinen einstellen.

Die Jahre nach der Revolution von 1848

Während der Revolution war die Tätigkeit des Vereins erlahmt. Als er 1850 seine Arbeit wieder aufnahm, setzte er zwar seine Arzneiprüfungen, insbesondere von Lycopodium, Opium und Aloe, fort. Sie hatten aber nicht mehr das frühere Niveau und traten auch im Vereinsleben immer mehr in den Hintergrund.[59] Zlatarovich, der seine Professur mit der Auflösung der Josefsakademie verloren hatte, erhielt diesen Posten nach der Wiedereröffnung vermutlich wegen seiner Nähe zu den Homöopathen nicht wieder.[60]

Die Zeitschrift erschien unter dem neuen Namen «Zeitschrift des Vereins der homöopathischen Ärzte Österreichs» nochmals in den Jahren 1857 und 1862/1863 mit jeweils zwei Bänden. Den Jahrgang 1857 redigierte Josef Oswald Müller (1810–1886), die Jahrgänge 1862/1863 der Niederösterreicher M. Eidherr (1829–1874).[61]

Zur gleichen Zeit wirkte in Prag Elias Altschul (1807–1865) als Herausgeber einer homöopathischen Zeitschrift. Sein Geburts- und Sterbeort war Prag. Im Jahre 1849 erhielt er die Dozentur für theoretische und praktische Homöopathie an der Prager Universität. Diese Lehrtätigkeit war mit einer ambulanten Poliklinik verbunden. Zahlreiche junge Ärzte wurden hier für die homöopathische Praxis ausgebildet.[62] Seine Zeitschrift erschien 1853–1854 unter dem Titel «Prager Monatsschrift für theoretische und praktische Homöopathie» und 1855–1864 als «Prager medizinische Monatsschrift für Homöopathie, Balneotherapie und Hydrotherapie».

In Deutsch-Österreich ereigneten sich in den Jahren nach 1848 wegen der eher bescheidenenTätigkeit des Wiener Vereins die wichtigsten homöopathischen Vorkommnisse im Spitalwesen. In Linz erhielt das homöopathische Krankenhaus 1849 aus einer Stiftung von Erzherzog Maximilian (1782–1863) einen Anbau für eine Kinderabteilung mit zwölf Betten.[63] Im selben Jahr gründeten die Barmherzigen Schwestern das St.-Anna-Spital in Steyr. Die Leitung erhielt Cajetan Wachtel, vielleicht wegen seiner bereits erwähnten Cochenille-Arbeit, vielleicht aber, weil er als tüchtiger Praktiker galt.[64] Anfang 1850 konnte in Wien in der Leopoldstadt ein Spital eröffnet werden, das von Wurmb geleitet und als homöopathische Klinik bezeichnet wurde.

An der Leitung soll auch Watzke beteiligt gewesen sein, aber Wurmb war die treibende Kraft, wie er dies schon bei der Vereinsgründung gewesen war. Bald entwickelte sich «Wurmbs Klinik» zu einem neuen Sammelpunkt der Wiener Homöopathen.[65] Im Jahre 1857 erhielten diese ihr drittes und größtes, aber leider von der Stadt etwas entfernt liegendes Krankenhaus, das Bezirksspital im Stadtteil Sechshaus unter der Leitung von Josef Oswald Müller, der im selben Jahr auch die Zeitschrift herausgab und der Anstalt lange Jahre vorstand.[66] Des weiteren wurde 1867 in Baden bei Wien und 1868 in Zwittau in Mähren ein homöopathisches Spital gegründet.[67] Im Gumpendorfer Spital wurde Wilhelm Friedrich Karl Fleischmann 1868 Dozent.[68] Schließlich stiftete 1873 der Oberstabsarzt Johann Taubes, Ritter von Lebenswarth (um 1804–1879), in Wien das sogenannte «Lebenswarthsche Kinderspital» mit 40 Betten, das von den Barmherzigen Schwestern betreut wurde.[69] Im Jahre 1855 tagte der Zentralverein homöopathischer Ärzte Deutschlands in Wien. Damals praktizierten in Wien 51 Homöopathen, elf in Graz, acht in Preßburg, im Vergleich zu elf homöopathischen Ärzten in Berlin oder sieben in Leipzig.[70]

Der Niedergang der österreichischen Homöopathie

Im Oktober 1864 starb Franz Wurmb. Sein Nachfolger in der Leopoldstadt wurde M. Eidherr, der als Redakteur der Zeitschrift schon genannt wurde. Im November 1868 starb auch Wilhelm Fleischmann.[71] Seine Dozentur, die er neben seiner Haupttätigkeit im Gumpendorfer Spital nur wenig ausübte, wurde nicht nachbesetzt.[72] Nun begann der Abstieg der Homöopathie in Wien. Immerhin sollen 1877 noch etwa 40 Homöopathen in Wien tätig gewesen sein, in ganz Deutsch-Österreich etwa 170.[73]

Auch in den Spitälern kam es zu Veränderungen. Ende der 1880er Jahre wurde das Bezirksspital in Sechshaus nicht mehr homöopathisch geleitet. Im Jahre 1898 mußte das Krankenhaus in der Leopoldstadt seine Tätigkeit beenden, weil der alte Bau abgerissen wurde. Das Spital in Gumpendorf konnte noch bis 1910 homöopathisch geführt werden, und das Lebenswarther Spital in Gumpendorf bestand noch zu Beginn des Ersten Weltkrieges, bis es in ein Militärlazarett umgewandelt wurde. Die Zahl der homöopathischen Ärzte sank rasch ab, wohl deshalb, weil es für junge Ärzte in der Homöopathie keine Ausbildungsstätten gab. In den ersten Jahrzehnten des 20. Jahrhunderts war in Österreich das Interesse an der Homöopathie unter den Ärzten so gut wie erloschen.

Dagegen ist bemerkenswert, daß die Homöopathie in Laienkreisen in manchen Gegenden lebendig blieb. Schon 1869 wurde in Mattsee bei Salzburg ein Laienverein «Hahnemannia» für homöopathische Tierheilkunde ins Leben gerufen. Er zählte bei seiner Gründung 34 Mitglieder.[74] In Graz entstand 1873 der Verein homöopathischer Ärzte und Laien «Hahnemannia» mit über 100 Mitgliedern und einer ansehnlichen Bibliothek. In der Obersteiermark gab es 50 Geistliche, die mit homöopathischen Ärzten zusammenarbeiteten und die Bevölkerung mit gutem Erfolg behandelten.[75] Zum Grafen Gustav von Auersperg an der steiermärkischen Grenze strömten die Leute wegen seiner Heilerfolge oft meilenweit herbei. Fürstin Wilhelmine von Auersperg wanderte auf ihren Besitzungen in Böhmen von Hütte zu Hütte, um arme kranke Landleute homöopathisch zu behandeln. Auch um die Jahrhundertwende wurde die Homöopathie von Laienheilern und vom Klerus und Pastorenfrauen ausgeübt, wie wir es von Oberösterreich, aus Wien und der Steiermark wissen. So waren es zum guten Teil Laien, welche die Homöopathie in unser Jahrhundert «retteten».[76]

Mit den politischen Änderungen nach dem Ersten Weltkrieg verlor Österreich neben dem ungarischen Teil der Monarchie nicht nur Böhmen, Mähren, die Untersteiermark und Südtirol als Gebiete, die im vorigen Jahrhundert eine bedeutende Rolle in der Homöopathie gespielt hatten, sondern vor allem auch die bis dahin einflußreichste Gönnerschicht, den Adel. Auch waren Anfang des Jahrhunderts nur noch wenige homöopathische Ärzte tätig. Für das Jahr 1935 werden nur vier solche Spezialisten für Österreich genannt: Hiemesch, Kubasta, Schreiber und Gutmann.[77]

William Gutmann (1900–1991) war der bedeutendste homöopathische Arzt Österreichs in der ersten Hälfte des 20. Jahrhunderts. Sein Bestreben war, die Homöopathie wiederzubeleben. Zunächst versuchte er, die Öffentlichkeit durch Artikel in den Tageszeitungen aufzuklären.

Eine von ihm organisierte Vereinigung sollte Ärzte motivieren, sich mit der Homöopathie zu befassen; jedoch war der Widerstand der herkömmlichen Ärzteschaft zu groß. So gründete Gutmann 1934 auf Basis einer Laienbewegung eine Gesellschaft der «Freunde der Homöopathie». Innerhalb eines Jahres soll sich nach seinen Aussagen die Mitgliederzahl auf 500 erhöht haben. Neben der Bekanntmachung der Homöopathie war das Vereinsziel die Eröffnung eines homöopathischen Krankenhauses, um eine Möglichkeit der Homöopathieausbildung für Ärzte zu schaffen. Nach der Besetzung Österreichs durch Hitler-Deutschland konnte Gutmann in die Vereinigten Staaten emigrieren. Den Rest seines Lebens hielt Gutmann Distanz zu Österreich. Er lehrte an der University of California in San Francisco Homöopathie und blieb bis zu seinem Lebensende publizistisch und durch Vorträge aktiv in der internationalen Homöopathiebewegung.

Nach dem Zweiten Weltkrieg war es Robert Seitschek (1917–1994), der mit Hilfe des Apothekerehepaars Erich (1901–1968) und Maria (1899–1978) Peithner Kontakt zu homöopathischen Ärzten suchte. Seitschek und etwas später Mathias Dorcsi (geb. 1923) trafen sich regelmäßig bei der Ärztin Maria Schreiber (gest. 1956), der einzigen Vertreterin, die die Homöopathie noch aus der Vorkriegszeit kannte und ausübte.[78]

Der Wiederaufstieg der Homöopathie seit 1953

Auf Betreiben von Seitschek und Dorcsi wurde 1953 auf akademischem Boden, im Hörsaal des Histologischen Institutes der Universität Wien, die «Vereinigung homöopathisch interessierter Ärzte» gegründet. Zum Vorsitzenden wurde Robert Seitschek gewählt. Da er für die internationalen Kontakte verantwortlich war, gelang es ihm, daß schon 1958 der 22. Internationale Ligakongreß in Salzburg und 1973 der 28. unter seiner Leitung in Wien abgehalten wurde. Diesen Kongressen folgten weitere in den Jahren 1983 und 1993.

Während Seitschek ein Anhänger der komplexen Anwendung homöopathischer Mittel war, vertrat Dorcsi die Einzelmittelgabe in der Homöopathie.[79] Aufgrund dieser «innerhomöopathisch» unterschiedlichen Standpunkte einigten sich beide auf eine Aufgabentrennung innerhalb der Vereinigung. Während Seitschek den Verein nach außen national und international vertrat, war Dorcsi für die Aus- und Fortbildung zuständig. Dorcsi begann daraufhin regelmäßige Fortbildungsseminare in ganz Österreich zu organisieren, lud hierzu jeweils bekannte homöopathische Persönlichkeiten ein und ließ von Anfang an junge österreichische Ärzte vortragen.

In der Zeitschrift «Klassische Homöopathie», zu deren Herausgebern er zählte, schrieb Dorcsi schon 1964 über sein zukünftiges Programm: «Unsere Aufgabe wird es sein, homöopathische Schulen zu schaffen [...]. In ihnen müssen die Grundsätze Hahnemanns mit den Erkenntnissen der modernen Wissenschaft konfrontiert und entwickelt werden. Dort muß nach allen Seiten hin an einer Medizin der Person gearbeitet werden [...]. Vor allem werden [...] wir uns [...] wieder um die Arzneimittelprüfungen kümmern müssen [...].»[80] Dieses Programm versuchte er in verschiedenen Tagungen durchzusetzen. Die bekanntesten waren die gemeinsam mit dem bayrischen und schweizerischen Verein durchgeführten «Atterseetagungen» 1966–1972 in Oberösterreich. Trotz dieser hochstehenden Seminare gelang es vorerst nicht, eine größere Anzahl von jungen Ärzten für die Homöopathie zu begeistern.

Da aus den «interessierten» Ärzten inzwischen homöopathisch tätige geworden sind, wurde 1969 der Vereinsname in «Österreichische Gesellschaft für Homöopathische Medizin» umgeändert. Die erste offizielle Anerkennung erhielt die Homöopathie 1973, als Dorcsi ein Forschungsauftrag vom Wissenschaftsministerium zuerkannt wurde. Mit dieser Förderung wurden Pädagogen beauftragt, die bisherige Ausbildung zu analysieren und ein neues Ausbildungskonzept zu entwerfen. Was Dorcsi 1964 schon forderte, wurde nun von den Fachleuten in gleicher Weise vorgeschlagen. Ihr Konzept lautete: eine «Schule» solle geschaffen werden. Diese zeichnete sich durch ein stufenweises, auf den jeweiligen Wissensstand aufgebautes Lehrprogramm aus. Dieser «Stufenplan» wurde durch Skripten, die später in Buchform erschienen, unterstützt. Für jeden Ausbildungstag wurde ein Inhaltskatalog mit entsprechenden Kontrollfragen erarbeitet. Die «Sprache» wurde dem Wissensstand des Lernenden angepaßt, indem für den Anfänger in der Homöopathie zunächst von klinischen Begriffen und seinem Wissen ausgegangen wird, um ihn schrittweise in das homöopathische Denken und in seine besondere Betrachtungsweise einzuführen.[81] Auf der anderen Seite mußten Lehrer ausgebildet werden, die auch untereinander eine gleiche «homöopathische Sprache» verwendeten, damit der Hörer nicht wie bisher durch die für den Anfänger oft widersprüchlich erscheinenden Aussagen verunsichert oder von der Homöopathie abgehalten wurde. Ziel war es jetzt, eine Homöopathie zu schaffen, in der der Mensch als Ganzer und Einmaliger im Mittelpunkt steht, mit seinen Schwächen, Anlagen und Fähigkeiten, welche im Begriff der «Konstitution» thematisiert werden. Das Verstehen der Person in ihrer Ganzheit spiegelt sich im Verständnis der homöopathischen Arznei wider. Diese «personotrope» homöopathische Medizin soll als ein Teil einer größeren Medizin gesehen werden. Um dieses Ziel zu erreichen, müsse die Homöopathie aus ihrer Isolation heraustreten, in der Klinik und in Krankenhäusern angewendet werden, damit ihre Erfolge anerkannt und auf der Universität gelehrt werden könnten.[82]

Der erste Schritt in diese Richtung fand 1974 in Form eines «homöopathischen klinischen Wochenendes» an der Hals-Nasen-Ohren-Abteilung der Wiener Poliklinik statt. Homöopathische Ärzte stellten hier an Hand von Themen aus dem Hals-Nasen-Ohren-Bereich die Homöopathie dar. Zum 1. Januar 1975 wurde das «Ludwig Boltzmann Institut für Homöopathie», ein offizielles Forschungsinstitut, unter der Leitung Dorcsis gegründet. Dieses Institut hatte weitere Gelder zur Verfügung. Im seinem Rahmen wurde eine homöopathische Ambulanz an der Wiener Poliklinik eröffnet. Als Dorcsi ein Primariat (die Chefarztstelle) am Krankenhaus Lainz erhielt, übersiedelten Institut und Ambulanz dorthin. Dorcsi zog 1992 nach München. So übernahm Dozent Max Haidvogel (geb. 1941) das Ludwig Boltzmann Institut und verlegte es an seine Wirkstätte nach Graz, um dort mehr Grundlagenforschungen zu betreiben.[83]

Im März 1975 wurde der erste «Badener Kurs» nach dem neugeschaffenen Ausbildungsmodell abgehalten. Die «Wiener Schule der Homöopathie» war somit begründet. Die Fünftageskurse finden bis heute zweimal jährlich in Form dreier aufbauender und ineinander vernetzter Stufen statt. Sie entwickelten sich rasch zu hohem Ansehen und großer Teilnehmerzahl. Zweimal im Jahr kamen bis zu jeweils 400 Ärzte nach Baden bei Wien. Als die Kurse von der Ärztekammer für die Fortbildung anerkannt wurden, beschränkte diese die Teilnehmerzahl auf je 80 pro Ausbildungsstufe, somit auf 240 für den gesamten Kurs. Aufgrund des großen Erfolges wurde das Ausbildungsprogramm ab 1980 auch in Bad Brückenau in Deutschland, seit 1989 in München für die Homöopathieausbildung bei Kinderärzten, als allgemeine Ausbildung ab 1991 in Tschechien, 1992 in der Slowakei und 1993 in Slowenien übernommen. Einzelne Kursblöcke nach dem Badener Modell fanden schon früher in den Niederlanden, Venezuela, Brasilien, Argentinien, Chile, Italien und nach den politischen Veränderungen in Ungarn, Rumänien und Rußland statt.[84]

Seit 1977 wird auch ein Jahrbuch, die «Documenta Homöopathica», herausgegeben. Hierin werden Beiträge von österreichischen und ausländischen Autoren abgedruckt. Die Artikel betreffen die Themen Geschichte und Philosophie der Homöopathie, Arzneimittel, Arzneimittelprüfungen, Wissenschaft und Krankengeschichten. Eine zusätzliche Zeitschrift «Homöopathie in Österreich» wurde 1989 geschaffen. Sie dient der internen Kommunikation, berichtet von den verschiedenen Tätigkeiten der Österreichischen Gesellschaft, enthält Tagungsberichte und veröffentlicht vereinzelt Krankengeschichten.

Einen zweisemestrigen Lehrauftrag über Homöopathie erhielt Dorcsi

1980 zunächst am Institut für Pharmakognosie. Von 1985 an wurden Homöopathievorlesungen zuerst von Dorcsi, nach seiner Übersiedelung nach München 1992 von Peter König (geb. 1955) an der medizinischen Fakultät gehalten. Weitere Vorlesungen wurden an den anderen zwei medizinischen Fakultäten in Graz und Innsbruck eingeführt. Das homöopathische Arzneimittel wurde 1983 durch das neue Arzneimittelgesetz anerkannt. Seit 1985 ist die Homöopathie auch am Pharmakologischen Institut der Universität Wien im Rahmen eines Lehrauftrages an Magister Dr. Gerhard Peithner (geb. 1934), dem Sohn des Apothekerpaares aus der Zeit der Wiedergründung der Homöopathie nach dem Zweiten Weltkrieg, vertreten. Neben der homöopathischen Ambulanz im Krankenhaus Lainz wurden an vier weiteren Wiener Krankenhäusern homöopathische Ambulanzen eröffnet, die jedoch später wegen fehlender finanzieller Mittel geschlossen oder stark eingeschränkt werden mußten.[85] Eine homöopathische Konsiliarstelle an der Gynäkologischen Abteilung des Krankenhauses Lainz besteht weiterhin seit über zehn Jahren.[86]

Nach Schaffung einer erweiterten, europäischen Richtlinien angepaßten Ausbildungsordnung wurde die Homöopathie 1994 als Zusatzausbildung durch die Ärztekammer in Form der Verleihung eines Diploms anerkannt.[87] Seither dürfen die ausgebildeten Homöopathen sich auch offiziell als solche bezeichnen. Die Kosten homöopathischer Arzneimittel und Leistungen werden in Österreich von manchen Krankenkassen unter bestimmten Bedingungen teilweise oder ganz übernommen. Einen wesentlichen Beitrag zur Profilierung und Anerkennung der Homöopathie sowie zur Klarstellung bei Ärzten, Behörden und Laien bietet ihre 1991 von der Österreichischen Gesellschaft für Homöopathische Medizin erstellte Definition der Homöopathie. Sie lautet: «Die Homöopathie ist eine ärztliche, arzneiliche Methode mit einem Einzelmittel, welches potenziert ist, am Menschen geprüft ist und nach dem Ähnlichkeitsgesetz angewendet wird. Alle diese Bereiche müssen gleichzeitig vorhanden sein.»[88]

Die verschiedenen Richtungen der Homöopathie und ihre Auswirkungen in Österreich

Die Homöopathie beruht auf den Grundsätzen Hahnemanns und entwickelte sich schon während seiner Lebenszeit weiter. Eine Richtung konnte sich immer dann herausbilden, wenn mehrere Ärzte begannen, die Homöopathie anzuwenden und damit Erfahrungen sammelten. Eine erste solche Gruppe waren die «Leipziger» um Moritz Müller (1784–1849), die erkannten, daß die Homöopathie nur dann von Dauer sein kann, wenn sie sich am Krankenbett öffentlich der damaligen Medizin stellte und gleichzeitig auch die notwendige Ausbildung junger Ärzte erfolgen konnte. Diese Gruppe um Müller wurde von Hahnemann nach anfänglicher Gutheißung schon bald stark angefeindet, weil Müller, der die längste Zeit das Krankenhaus leitete, fallweise auch erfolgreiche Anwendungen der damaligen Medizin zuließ. Hahnemann verwarf dies vehement und forderte absolute Ablehnung jedes herkömmlichen medizinischen Handelns. Gleichzeitig sollten sich die damaligen Ärzte eindeutig bekennen, «auf welcher Seite» sie stünden.[89] Aus dieser «Leipziger» Richtung, die auch in der Anwendung von niederen Potenzen dem «früheren» Hahnemann nahestanden, entwickelte sich vor allem in Mitteleuropa die «naturwissenschaftliche» Homöopathie, die die homöopathische Arzneifindung mehr in der Differenzierung am Krankheitsbild selber sucht. Hahnemann wendete in dieser Zeit fast ausschließlich die C30 an.

Auch in Österreich wurde die Homöopathie zuerst über Anwendungen in Krankenhäusern bekannt. Marenzeller wandte die Homöopathie 1816 als erster überhaupt unter stationären Bedingungen im Prager Invalidenhaus an und konnte sie so in Militär- und Adelskreisen bekannt machen. 1828 wurde er aufgefordert, die Homöopathie unter den Augen einer medizinischen Professorenkommission an der Josephsakademie vorzuführen. Im Unterschied zu den «Leipziger» Ärzten blieb Marenzeller zeit seines Lebens ein Anhänger Hahnemanns. Die Ärztegruppe um Fleischmann, Hampe, Wurmb, Watzke wiederum orientierte sich ab den 1840er Jahren mehr an den naturwissenschaftlichen Erkenntnissen der damaligen Zeit. In der klinischen Anwendung der Homöopathie an den österreichischen homöopathischen Krankenhäusern, die ab 1842 geschaffen wurden, waren sie den «Leipzigern» recht ähnlich. Sie wandten eher tiefe Potenzen an und differenzierten die Arzneien am klinischen Erscheinungsbild. Ihr eigentliches Bestreben war die Anerkennung der Homöopathie durch Verknüpfung mit der damaligen Medizin über genaue Kenntnisse der Arzneien. Erst in zweiter Linie wollten sie Ausbildungsmöglichkeiten für Ärzte schaffen. Obwohl diese Gruppe in Österreich die tonangebende war und sie die Homöopathie in Österreich bis in unser Jahrhundert prägte, machten die «Hahnemannianer» ebenso bei den Arzneimittelprüfungen mit. Nach außen traten sie allerdings weniger in Erscheinung. Zu einer sonst in der Homöopathie üblichen Spaltung kam es trotz der unterschiedlichen Standpunkte nicht.

In Deutschland wiederum formte sich nach dem Streit Hahnemanns mit den «Leipziger» Ärzten die Gruppe der «reinen» Hahnemannianer. Sie suchten die Arzneifindung mehr in den individuellen Äußerungen des Kranken, ohne das klinische Geschehen der Krankheit sehr zu beachten. An Potenzen wandten sie mehr Hahnemanns C30 an. Bekanntester Vertreter wurde James Tyler Kent (1849–1916), der neben einer

Arzneimittellehre ein «Repertorium» schuf, welches die Homöopathie in unserem Jahrhundert wesentlich veränderte.[90] Kent war Anhänger des protestantischen Sektenbegründers Emanuel von Swedenborg (1688–1772), der den «Geist» und den «Willen» (Gottes) über die rein körperliche Ebene stellte. Diesen Gesichtspunkt übernahm auch Kent für die Arzneifindung, indem er die Arzneien vornehmlich aufgrund von individuellen Äußerungen des seelischen und geistigen Bereiches im Menschen und weniger am körperlichen oder klinischen Geschehen differenzierte. Mit Hilfe des von ihm geschaffenen Repertoriums konnte die gesuchte Arznei trotz fast unübersehbaren Detailwissens gefunden werden. Unter den verwendeten etwa 1000 homöopathischen Arzneien, waren bei einer einzelnen Arznei oft über 1000 Symptome bekannt! Die Homöopathen dieser Richtung verwendeten über Hahnemanns C30 hinausgehend Hoch- und Höchstpotenzen.[91] Diese Strömung der Homöopathie kam über den Genfer Arzt Pierre Schmidt (1894–1987) und Jost Künzli (1915–1992) ab den 1960er Jahren nach Mitteleuropa und etwas verzögert nach Österreich. Diese Richtung bezeichnete sich alsbald als «klassisch».[92] Neben anderen Gründen ist in diesem Zusammenhang die Entstehung einer zweiten österreichischen Homöopathiegesellschaft «Ärztegesellschaft für Klassische Homöopathie» zu verstehen. Sie hat sich 1991 in Salzburg gegründet und umfaßt derzeit etwa 100 Mitglieder.

Dorcsi befaßte sich seit Beginn seines homöopathischen Wirkens mit der «Konstitution». Zuerst war es die Kinderkonstitution, die er dann auf die allgemeine Konstitution ausdehnte.[93] Für ihn war der Mensch und somit die Arzneiwahl mehr als die Summe der Symptome einer Krankheit oder eines Menschen. Einer der zentralen Punkte im Menschen war von Anfang an das Vermögen eines Menschen, gesund zu bleiben oder gesund zu werden. Die «Konstitution» ist der Schlüssel zu diesem Zugang und umfaßt alle Bereiche des Menschen gleichrangig: den klinischen, körperlichen, seelischen und geistigen Bereich.[94] Die Konstitution muß sich in der Arznei widerspiegeln. Über das Verstehen und Erfassen der homöopathischen Arznei suchte er die konstitutionellen Merkmale in ihr wiederzuentdecken oder neu zu finden. Es gelang Dorcsi, diesen konstitutionellen und somit ganzheitlichen Bereich der Homöopathie in den Kursen der «Wiener Schule» lehr- und lernbar zu machen.[95] So beinhaltet dieser Zugang sowohl den «objektiven» klinischen Bereich als auch den subjektiven, individuellen Bereich des Menschen und stützt sich auf beide Richtungen der Homöopathie. Dieses Erfassen und Erleben des Menschen und die daraus sich ergebende Arzneiwahl war prägend für die Homöopathie in Österreich bis in die letzten Jahre. Derzeit wirken auch viele weitere Impulse aus Indien,

Süd- und Nordamerika und Europa auf die Homöopathie in Österreich ein.

Unter Homöopathie wird oft auch die Anwendung von «Komplexmitteln», das heißt Mischungen homöopathischer Einzelmittel, verstanden.[96] Die Komplexmittel fallen nicht unter die neue Homöopathiedefinition der «Österreichischen Gesellschaft für Homöopathische Medizin», da sie in den Punkten Einzelmittel, Arzneimittelprüfung und Anwendung des Ähnlichkeitsgesetzes diese nicht erfüllen.[97] Trotzdem spielten und spielen die Anwendung homöopathischer «Komplexmittel» bei Ärzten und Laien eine nicht unbedeutende Rolle. Heilpraktiker sind in Österreich nicht zugelassen, da von Gesetzes wegen nur Ärzte medizinisch und somit homöopathisch tätig sein dürfen.

Rückblick und Ausblick

180 Jahre Homöopathiegeschichte in Österreich zeigen ein ständiges Bestreben, der Homöopathie ihren Platz in der Medizin, trotz Widerständen der etablierten Medizin, zu verschaffen. Dieses Ziel konnte in beiden Hochblütephasen der Homöopathie, um die Mitte des letzten Jahrhunderts und in den letzten 25 Jahren, durch weitgehende Toleranz der verschiedenen Strömungen der Homöopathie untereinander und durch gemeinsames erfolgreiches Vorgehen auf der medizinisch- sowie auf der politisch-institutionellen Ebene erreicht werden. Das Versäumnis, keine oder zu wenig Ausbildungsmöglichkeiten für nachkommende homöopathisch interessierte Ärzte zu schaffen, und damit keine entsprechenden Ärzte zur Verfügung zu haben, die diese Positionen weitertragen konnten, führte in den 1880er Jahren wiederum zum Verlust dieser Positionen. Erst mit der Schaffung einer soliden Ausbildung 1975 in Form einer Schule, den «Badener Kursen», und der Erweiterung der Ausbildung in Absprache mit anderen europäischen Ländern konnte die Wiederholung des früheren Versäumnisses verhindert werden.[98] Mit der Möglichkeit, die Homöopathie wieder «öffentlich» in Krankenhäusern ausüben und an Universitäten lehren zu können, kam es zur Anerkennung der Homöopathie, was über die Verleihung des Diploms für Homöopathie an ausgebildete Ärzte hinausgeht. Derzeit umfaßt die Österreichische Gesellschaft für Homöopathische Medizin etwa 1000 Ärzte als Mitglieder. Das erfolgreiche Ausbildungssystem zeigt gerade in den letzten Jahren eine Ausstrahlung in die mittel- und osteuropäischen Länder. Parallelen zur Situation im 19. Jahrhundert sind unübersehbar. Die Homöopathie ist heute aufgrund einer ständigen Information über die Medien als eine effiziente und menschengerechte weitere Möglichkeit der Medizin weitgehend im Bewußtsein der Bevölkerung verankert. In der Zukunft wird sie ihren Platz mit ihren Möglichkeiten

und Grenzen innerhalb der Medizin festigen.[99] Als ganzheitliche, personotrope und menschengerechte Therapie wird sie neben dem causalanalytischen Vorgehen in der herkömmlichen Medizin eine Humanisierung in der Medizin von morgen bieten.[100]

Anmerkungen

1 Der Niederländer Gerard van Swieten (1700–1772) hatte diese neue Art der medizinischen Unterweisung am Krankenbett von seinem Lehrer Hermann Boerhaave (1661–1731), der an der Universität Leiden lehrte, übernommen und nach seiner Berufung durch die Kaiserin auch in Wien eingeführt. Gemeinsam mit seinem Landsmann de Haen begründete er die Erste Wiener medizinische Schule.

2 Die Stellen der Selbstbiographie Hahnemanns, die mit 1791 datiert ist, werden meist nach Richard Haehl: Samuel Hahnemann. Sein Leben und Schaffen. 2 Bde. Leipzig 1922. Reprint: Dreieich 1988, Bd. 1, S. 13, zitiert. Haehl übernahm den vollständigen Text aus dem Werk von Franz Albrecht: Christian Friedrich Samuel Hahnemann, ein biographisches Denkmal. Leipzig 1851. Dieser schöpfte seinerseits aus dem Sammelwerk: Nachrichten,1799, Bd. 1, S. 195–201. Für dieses Werk hat Hahnemann offensichtlich die biographische Skizze geschrieben. Daraus auch das folgende zu Quarin und zum Aufenthalt in Siebenbürgen.

3 Als Hahnemann 1777 in Wien studierte, war Quarin noch nicht Leibarzt und auch noch nicht geadelt. Zu einem der Leibärzte ernannte ihn die Kaiserin 1778 nach seiner Rückkehr aus Mailand, wo er Erzherzog Ferdinand behandelt hatte. Geadelt wurde er 1780 von Kaiser Josef II. So konnte Hahnemann 1791, dem Datum der Selbstbiographie, «Leibarzt von Quarin» schreiben. Vgl. Georg Bayr: Samuel Hahnemann im Jahre 1791. In: Documenta Homöopathica 11 (1991), S. 9–15.

4 Georg Bayr: Hahnemann in Wien. In: Documenta Homöopathica 3 (1980), S. 51–71.

5 Anton Störck: Libellus, quo demonstratur: Cicutan ... usu interno tutissime exhiberi [...] Viennae MDCCLX (1760).

6 Anton Störck: Libellus, quo demonstratur: Stramonium, Hyoscyamus, Aconitum [...] tuto posse exhiberi usu interno [...] Viennae MDCCLXII (1762), S. 8f: «[...] omnes scribebant: Stramonium turbare mentem, adferre insaniam, delere ideas et memoriam, producere convulsiones. Omnia haec erant mala, interdicebantque internum Stramonii usum.

Interim tamen ex his formavi sequentem questionem: Si Stramonium turbando mentem adfert insaniam sanis, an non licet experiri: num insanientibus et mente captis turbando mutandoque ideas, et sensorium commune adferret mentem sanam, et convulsis tolleret contrario motu convulsiones?

Erat haec idea longe petita, nec tamen omni felici eventu caruit.»

(... alle schrieben, daß Stramonium den Geist aufwühlt und zu Wahnsinn führt, Gedanken und Gedächtnis zerstört und Krämpfe verursacht. All das waren üble Leiden, und sie untersagten den innerlichen Gebrauch von Stramonium.

Mittlerweile habe ich daraus aber doch die Frage abgeleitet: Wenn Stramonium durch Aufwühlen des Geistes bei Gesunden zu Wahnsinn führt, darf man dann nicht prüfen, ob das allgemeine Sensorium einerseits bei Wahnsinnigen und Geistesgestörten durch Aufwühlen und Verändern der Gedanken einen gesunden

Geist zustande bringt und andererseits bei den von Krämpfen Befallenen durch gegensinnige Erregung die Krämpfe beseitigt?
Dieser Gedanke war zwar weit hergeholt, doch blieb er nicht immer ohne Erfolg.) – Übersetzung von Bayr.

7 Samuel Hahnemann: Organon der Heilkunst. Leipzig 1819, S. 89.
8 Erna Lesky: Matthias Marenzellers Kampf für die Homöopathie in Österreich. Sudhoffs Archiv f. Gesch. d. Medizin 38, 1954. S. 110–127.
9 Lesky (wie Anm. 8), S. 114, gibt das Jahr 1816 an und verweist auf A. Marenzeller (1857), S. 147. Dort ist jedoch kein Jahr angegeben.
10 Adolf v. Marenzeller: Dr. Matthias Marenzeller. Zeitschrift des Vereins homöopathischer Ärzte Österreichs. 1 (1857). S. 142–168.
11 Lesky (wie Anm. 8), S. 114.
12 Lesky (wie Anm. 8), S. 115.
13 Diese Dosierung entspricht nach heutiger Bezeichnung der 30. Potenzstufe. Vgl. die Anm. 45 und 47.
14 Lesky (wie Anm. 8), S. 115.
15 Eduard Huber: Geschichte der Homöopathie in Österreich. Sammlung wissenschaftlicher Abhandlungen auf dem Gebiet der Homöopathie. Serie 1 Nr. 2 (1878), S. 43–56. Reprint in Documenta Homöopathica 13 (1993), S. 1–17.
16 Lesky (wie Anm. 8), S. 11.
17 Lesky (wie Anm. 8), S. 121; Helmut Gyürky: «... dieser Mann kann kein Charlatan sein». Hahnemann und Schwarzenberg. In: Documenta Homöopathica 8 (1987), S. 9–37; Walter Nachtmann: Samuel Hahnemann als Arzt und Forscher, Wunschdenken und Wirklichkeit. In: Jahrbuch des Instituts für Geschichte der Medizin der Robert Bosch Stiftung 5 (1986), S. 65–86. Besonders sei hier darauf hingewiesen, daß Hahnemann nicht die Behandlung Schwarzenbergs abbrach, wie fälschlicherweise immer behauptet wurde. Schwarzenberg hatte am 1. Oktober einen Rückschlag erlitten, der seinen Zustand drastisch verschlechterte. Hahnemann behandelte den Fürsten bis wenigstens fünf Tage vor seinem Tod. Auch Hahnemanns täglicher Wechsel der Arzneien konnte diesen Zustand nicht mehr beeinflussen, so daß der Fürst am 15. Oktober verstarb.
18 Rudolf Tischner: Geschichte der Homöopathie. 4 Bde. Leipzig 1932–1939, S. 508; Hannelore Petry: Die Wiener Homöopathie 1842–1849. Medizinische Dissertation. Mainz 1954, S. 9.
19 Lesky (wie Anm. 8), S. 123.
20 Lesky (wie Anm. 8), S. 122.
21 Beschreibung aller Fälle bei Marenzeller (wie Anm. 10), S. 152 ff.
22 Lesky (wie Anm. 8), S. 124.
23 Tischner (wie Anm 18), S. 508; Petry (wie Anm. 18), S. 9.; Lesky (wie Anm. 8), S. 124.
24 A. v. Marenzeller (wie Anm. 10) S. 167; Petry (wie Anm 18), S. 124.
25 Tischner (wie Anm. 18), S. 508; Lesky (wie Anm 8), S. 124.
26 Tischner (wie Anm 18), S. 801; Petry (wie Anm. 18), S. 330; Friedrich Loidl (1981): Vom Homöopathen zum Homileten. J. E. Veith. In: Documenta Homöopathica 4 (1981), S. 23–25.
27 Petry (wie Anm. 18), S. 11, 316.
28 Petry (wie Anm. 18), S. 11, 324.
29 Petry (wie Anm. 18), S. 11, 296.
30 Huber (wie Anm. 15), S. 50.
31 Lesky (wie Anm.8), S. 127.

32 Lesky (wie Anm. 8), S. 126; Petry (wie Anm. 18), S. 323, 332.
33 Petry (wie Anm. 18), S. 15.
34 Vgl. Anm. 26.
35 Huber (wie Anm. 15), S. 48; Tischner (wie Anm. 18), S. 777.
36 Huber (wie Anm. 15), S. 48; Tischner (wie Anm. 18), S. 797; Petry (wie Anm. 18), S. 226.
37 Vgl. Anm. 45 und 47.
38 Tischner (wie Anm. 18), S. 510, 781; Petry (wie Anm. 18), S. 303; Erhard Hartung: Dr. Christoph Hartung (1779–1853). In: Documenta Homöopathica 7 (1986), S. 23–33.
39 Petry (wie Anm. 18), S. 103, 322.
40 Petry (wie Anm. 18), S. 103.
41 Tischner (wie Anm. 18), S. 512.
42 Stanislaus Tölténvi stammte aus Ungarn und wurde in Wien Professor für Pathologie, Therapie und Pharmakologie, 1827 am Josephinum und 1839 an der Universität. In früher erschienenen Artikeln griff Tölténvi die anatomische Schule und die Lehre von den belebten Kontagien an. Als konservativer Mediziner widersetzte er sich auch Josef Skodas Professur als Internist. Seine negativen Einstellungen verhinderten wahrscheinlich die Erarbeitung einer neuen Arzneilehre für die neue Wiener Schule und mündeten in den therapeutischen Nihilismus. Tischner (wie Anm. 18), S. 510; Petry (wie Anm. 18), S. 24, 330.
43 Petry (wie Anm. 18), S. 14; Philipp Anton Watzke: Dr. Franz Wurmb. Biographische Skizze. Wien 1865. Reprint in: Documenta Homöopathica 7 (1986), S. 35–44.
44 Petry (wie Anm. 18), S. 34, 64.
45 Zur Herstellung von Dezimalpotenzen, die man heute mit «D» bezeichnet, wird der Arzneistoff mehrfach im Verhältnis 1 zu 10 mit einem Medium gründlich vermengt. Flüssige Stoffe werden mit Wasser-Alkohol kräftig verschüttelt, feste mit Milchzucker lange verrieben. Diese Verschüttelungen bzw. Verreibungen werden «Potenzen» genannt. So ist zum Beispiel die 6. Dezimalpotenz D 6 das Ergebnis einer sechsmaligen Wiederholung dieser Verarbeitungsweise mit einer Arzneikonzentration von 10^{-6} oder 1 zu 1 000 000.
46 Die Psora ist nach Hahnemanns Lehre von den chronischen Krankheiten eine von Geschlecht zu Geschlecht seit Jahrtausenden sich forterbende Krankheitsveranlagung und der Nährboden für die verschiedensten chronischen Krankheiten. Um einen «allgemeinen Namen zu nennen», nannte Hahnemann dieses «Urübel» «Psora». Im engeren Sinne und wörtlich verstand man zu Hahnemanns Zeiten unter Psora die Krätze, die Skabies. So äußert sich Hahnemanns Psora, «das innere Krätze-Übel», zunächst meist durch Ausschläge verschiedener Art, die nicht durch lokale Maßnahmen unterdrückt werden sollen. Haehl (wie Anm. 2), S. 155–161. Samuel Hahnemann: Die Chronischen Krankheiten, 2. Aufl. Dresden und Leipzig 1835, Reprint: Heidelberg 1979.
47 Hier ist die 30. Zentesimalpotenz, C 30, gemeint. Bei Zentesimalpotenzen wird in der gleichen Weise vorgegangen wie bei den Dezimalpotenzen (vgl. Anm. 45), nur wird die Vorpotenz jeweils im Verhältnis 1 auf 100 mit dem Medium verarbeitet. Eine 3. Zentesimalpotenz, C 3, hat demnach eine Arzneikonzentration von 10^{-6}, was einem Millionstel entspricht. Die von Hahnemann lange verwendete C 30 ist das Ergebnis einer 30maligen Verarbeitung von 1 zu 100 und hat rechnerisch die Konzentration von 10^{-60}. In solchen Zubereitungen ist theoretisch kein Molekül der Arzneisubstanz mehr erhalten. Zur Deutung der Wirkungsmöglichkeit hoher Potenzen nehmen Bayr, Gutmann, Resch, Endler heute an, daß informativ wir-

kende Strukturen während des Potenziervorganges von der Arznei auf das Medium übergehen, so daß dieses nun selbst arzneilich wirksam werden kann. Die Fähigkeit von Wasser-Alkohol-Gemischen, informationsbewahrende Strukturen zu speichern, wird seit Jahren von Prof. Viktor Gutmann, Ordinarius für Anorganische Chemie an der Technischen Universität Wien, gemeinsam mit dem Internisten und Homöopathen Gerhard Resch untersucht. Ähnliche Forschungen wurden von Endler im Ludwig Boltzmann Institut für Homöopathie in Graz gesammelt. Vgl. Georg Bayr: Kybernetik und Homöopathie. Heidelberg 1966; Gerhard Resch, Viktor Gutmann: Wissenschaftliche Grundlagen der Homöopathie. Berg am Starnberger See 1986; Christian Endler and Jürgen Schulte: Ultra High Dilution. Dordrecht 1994.
Hahnemann entwickelte in seiner Pariser Zeit am Ende seines Lebens ein weiteres Herstellungsverfahren, das er neben der C30 verwendete: die «LM»- oder «Q»-Potenzen. Diese Zubereitungen sind mehrfache Verarbeitungen im Verhältnis 1 zu 50000. LM als römische Zahl steht fälschlicherweise für 50000. Q bedeutet Quinquagintamillesimalpotenz. Von einer «Stammlösung aus einer C 3 Verreibung, die er zuletzt auch für die Arzneiherstellung aus Pflanzen verwendete, wird ein einziges Milchzuckerkügelchen befeuchtet. Ein solches Kügelchen ist somit eine Verarbeitung von 1 auf 50000 oder LM I bzw. Q 1. Ein derartiges Kügelchen wird wiederum mit 100 Tropfen Alkohol gelöst und verschüttelt. Damit werden 500 neue Kügelchen befeuchtet. Diese stellen die Potenz LM II oder Q 2 dar. In gleicher Weise kann bis zur LMXXX weiterpotenziert werden. Vgl. Samuel Hahnemann: Organon der Heilkunst. 6. Aufl. Hrsg: Josef M. Schmidt. Heidelberg 1992, S. 269 und 270. Die Verordnung von «LM»- oder «Q»-Potenzen erfreut sich in Mitteleuropa in den letzten Jahren zunehmender Beliebtheit.

48 Tischner (wie Anm. 18), S. 771.
49 Petry (wie Anm. 18), S. 36.
50 Petry (wie Anm. 18), S. 35.
51 Petry (wie Anm. 18), S 340f.
52 Huber (wie Anm. 15), S. 52f.
53 Huber (wie Anm. 15), S. 53.
54 Petry (wie Anm. 18), S. 257.
55 Petry (wie Anm. 18), S. 259, 308, 317.
56 Petry (wie Anm. 18), S. 62.
57 Österreichische Zeitschrift für Homöopathie Bd. 1, (1844), Heft 1, S. 1f.
58 Österreichische Zeitschrift für Homöopathie Bd. 4 (ersch. 1849), S. 497; Petry (wie Anm. 18), S. 332.
59 Huber (wie Anm. 15), S. 54.
60 Petry (wie Anm. 18), S. 341.
61 Petry (wie Anm. 18), S. 318.
62 Huber (wie Anm. 15), S. 53.
63 Petry (wie Anm. 18), S. 278.
64 Petry (wie Anm. 18), S. 278, 332.
65 Tischner (wie Anm. 18), S. 803, 806 ff; Petry (wie Anm. 18), S. 279.
66 Huber (wie Anm. 15), S. 55; Tischner (wie Anm. 18); S. 792; Petry (wie Anm. 18), S. 280.
67 Huber (wie Anm. 15), S. 55; Petry (wie Anm. 18), S. 281.
68 Huber (wie Anm. 15), S. 53.
69 Huber (wie Anm. 15), S. 56; Petry (wie Anm. 18), S. 281, 329.
70 Petry (wie Anm. 18), S. 280.

71 Tischner (wie Anm. 18), S. 775.
72 Petry (wie Anm. 18), S. 881.
73 Petry (wie Anm. 18), S. 282; Robert Seitschek: Kurzer Überblick über die Geschichte der Homöopathie in Österreich. In: Deutsche homöopathische Monatszeitschrift 8 (1957), S. 459–464.
74 Huber (wie Anm. 15), S. 55.
75 Huber (wie Anm. 15), S. 56.
76 Vergleiche dazu die ähnliche Entwicklung in Großbritannien, die Nicholls und Morrell in diesem Band schildern.
77 Gustav Schimert (Hrsg): Sitzungsberichte des X. Kongresses der Liga Homoeopathica Internationalis. Radebeul 1935, S. 454.
78 Leopold Drexler: Ein Leben für die Homöopathie. Mathias Dorcsi. In: Documenta Homöopathica 9 (1988), S. 8–84.
79 Die «Komplexmittelhomöopathie» entwickelte sich schon im letzten Jahrhundert. Hier werden potenzierte homöopathische Einzelmittel gemischt, deren Wirkungsrichtung aufgrund von Erfahrungen und Überlegungen auf ein bestimmtes Organ oder gewünschtes klinisches Symptom hinzielt. Die Verordnung beruht ähnlich wie in der herkömmlichen Medizin auf klinischen Indikationen oder wird auf elektrotechnischem Weg durch Messungen und Austestung begründet. Demgegenüber steht das homöopathische Einzelmittel, welches entsprechend seinem Arzneimittelbild dem Patienten individuell nach dem Ähnlichkeitsprinzip verordnet wird. Aus dieser Unterscheidung ist keine Beurteilung über den therapeutischen Wert der jeweiligen Methode ableitbar.
80 Mathias Dorcsi: Wissenschaft und Homöopathie. In: Zeitschrift für Klassische Homöopathie (1964), S. 223–227.
81 Mathias Dorcsi: Stufenplan und Ausbildungsprogramm in der Homöopathie. Bd. 1–6, Heidelberg 1977; Leopold Drexler: Der Stufenplan und die Badener Kurse. In: Rainer Appell (Hrsg.): Homöopathie – Medizin der Person. Heidelberg 1993, S. 13–23.
82 Daher versteht sich die Homöopathie der Österreichischen Gesellschaft für Homöopathische Medizin nicht als eine Alternative im Gegensatz zur herkömmlichen Medizin. Ebensowenig ist sie «komplementär», das heißt ergänzend, auch wenn dieser Begriff in Ermangelung eines besseren heute am häufigsten gebraucht wird. Sie stellt durch ihre Möglichkeiten eine Erweiterung der Medizin dar.
83 Max Haidvogl: Jahresbericht 1992 des Ludwig Boltzmann Institutes. In: Homöopathie in Österreich 2 (1993), S. 71–77; ders.: Aktivitäten des Ludwig Boltzmann Institutes 1993. In: Homöopathie in Österreich 2 (1994), S. 27–28.
84 Mira Ulrich: Die Wiener Schule der Homöopathie in München. In: Homöopathie in Österreich 2 (1990), S. 82–85; Leopold Drexler, Therese von Schwarzenberg: Homöopathie in der CSFR. In: Homöopathie in Österreich 4 (1991), S. 164–167.
85 Susanne Diez: Tätigkeitsbericht der homöopathischen Ambulanz Wilhelminenspital. In: Homöopathie in Österreich 2 (1993), S. 61–70; Peter König: Jahresbericht 1987 über die Tätigkeit eines homöopathischen Arztes im St.-Anna-Kinderspital in Wien. In: Documenta Homöopathica 9 (1988), S. 93–109.
86 Helga Richter: Sechs Jahre homöopathische Mitarbeit an der Gynäkologischen Abteilung im Krankenhaus Lainz. In: Documenta Homöopathica 12 (1992), S. 161–179.
87 Herbert Zeiler: Homöopathiediplom der Österreichischen Ärztekammer. In: Homöopathie in Österreich 2 (1994), S. 26–27.

88 Ausbildungsprogramm der ÖGHM. In: Homöopathie in Österreich 4 (1991), S. 7–16.

89 Diese in der späteren Homöopathie oft in ähnlicher Weise wiederkehrende Situation ist detailreich beschrieben in: Moritz Müller: Zur Geschichte der Homöopathie. Leipzig 1837.

90 Ein Repertorium ist ein Nachschlagewerk, in dem alle Arzneimittel aufgelistet sind, die zu einem bestimmten Symptom bekannt sind und sich bereits in der Krankenbehandlung bewährt hatten.

91 Friedrich Dellmour: Homöopathische Heilmittel. Ludwig Boltzmann Institut Graz 1993.

92 Die klassische Homöopathie beruft sich auf Hahnemann und die Weiterentwicklung der Homöopathie durch einige andere, ältere Homöopathen, insbesondere Kent, und unter Einbezug der Heringschen Regel. Die Heringsche Regel besagt, daß eine Heilung von oben nach unten, daß heißt vom Kopf Richtung der Hände oder Füße, von innen nach außen, das bedeutet von den inneren Organen zur Haut und in der umgekehrten Reihenfolge der zuvor aufgetretenen Krankheiten abläuft.
Diejenigen Homöopathen, die sich streng an Hahnemann halten, müßten «orthodoxe» genannt werden. Alle diese Begriffe erscheinen sinnlos, weil es nur eine Homöopathie gibt. In der Homöopathie finden sich unterschiedlichen Betonungen, deren Wege, richtig angewandt, alle zum Ziel führen.

93 Mathias Dorcsi: Konstitutionswandel im Kindesalter. In: Acta Homoeopathica (1970), S. 68–73.

94 Drexler (wie Anm. 78) S. 8–84.

95 Mathias Dorcsi: Homöopathie I, das homöopathische Gespräch, Vorlesungsskriptum. Wien (o. J.); Drexler (wie Anm 81).

96 vgl. Anm. 78.

97 vgl. Anm. 88.

98 Helga Lesigang: Isolation oder Integration. In: Homöopathie in Österreich 1 (1991) S. 8–16.

99 Als regulative Heilmethode mit ihrem personotropen Zugang bietet sie in vielen Bereichen der Medizin die notwendige Erweiterung zur heutigen Medizin. Die heutige Medizin konnte seit dem Ende des letzten Jahrhunderts durch unterschiedliche hygienische Maßnahmen in einem soziologisch veränderten Umfeld mit Hilfe von neuen Medikamenten, in erster Linie Antibiotika und Cortisonen, den Schrecken der akuten Erkrankungen in den Griff bekommen. Auf gleiche Weise versucht sie mit Hilfe der gleichen Medikamente, die ihr in akuten Zuständen äußerst hilfreich sind, zu oft vergebens, die chronischen Krankheiten und deren Folgen in den Griff zu bekommen. Die Homöopathie ist bei akuten und chronischen Zuständen oder Krankheiten angezeigt. Auch in der Kinderheilkunde, bei Schwangerschaften, Anfälligkeiten, in organischen wie funktionellen oder psychischen, bei immer wiederkehrenden Krankheiten wie bei Verhaltensstörungen ist sie eine effektvolle Therapiemöglichkeit in der Hand von gut ausgebildeten homöopathischen Ärzten.

100 Leopold Drexler: Der homöopathische Arzt nach dem Wiener Ligakongreß. Die Homöopathie von morgen. In: Homöopathie in Österreich 3 (1993), S. 100–103.

4. Späte Einheit in einem mehrsprachigen Land: Schweiz

Von Lukas Fäh

Die Geschichte der Homöopathie in der Schweiz ist eng mit der Geschichte des «Schweizerischen Vereins homöopathischer Ärzte» verbunden; dessen Sitzungsprotokolle bzw. erhaltene Korrespondenzordner bilden somit eine der wesentlichen Quellen zur Homöopathiegeschichte des Landes. Drei ausführlichere Publikationen zur Geschichte der Homöopathie in der Schweiz sind so wichtig, daß ich auf sie zuerst eingehen will.

Die Jahre bis zum Ersten Weltkrieg

Die erste Arbeit zur Geschichte der Homöopathie in der Schweiz, namentlich in Zürich, stammt aus dem Jahre 1844.[1] Sie erschien demnach im Jahr nach dem Tode des Begründers der Homöopathie, des deutschen Arztes und Hochschullehrers Samuel Hahnemann (1755–1843).

Der Autor dieses ersten geschichtlichen Rückblicks – er unterschreibt übrigens nicht mit seinem vollen Namen, sondern nur mit der Initiale «H» – untersucht nicht zuletzt, warum der Homöopathie, die in «allen Staaten von Europa» und «in allen Welttheilen» einen unglaublichen Siegeslauf zu erleben schien, an verschiedenen Orten öffentliche Lehrstühle zugestanden werden, jedoch nicht in der Schweiz. Seiner Meinung nach sind mindestens vier Gründe erwähnenswert:

Zunächst gab es in der Schweiz nur wenige homöopathische Ärzte von Ruf: «H» nennt: Charles Peschier (1782–1853), einen damals weit über die Landesgrenzen hinaus bekannten Mann, der 1832 in Leipzig mit Nachdruck die Schaffung einer homöopathischen Heilanstalt des Deutschen Homöopathischen Zentralvereins unterstützt hatte. Er war auch schriftstellerisch sehr aktiv und begabt, wie zwei kleine, sich an Laien richtende Broschüren belegen.[2]

Weiter werden die Namen von Jean-Jacques Schelling (1797–1878) und Gsell in St. Gallen genannt. Franz-Josef Siegrist (1795–1840) in Basel wird erwähnt, obwohl er ein paar Jahre früher verstorben sei.

Zweitens hätten die allermeisten Ärzte jener Zeit selbst dispensiert. Sie gaben also den Patienten ohne den «Umweg» über die Apotheken Medikamente ab. Deshalb befürchteten sie angeblich zwei Dinge, nämlich, als Homöopathen «erkannt» zu werden und, daraus folgend, einen stark sinkenden Anteil am Handel mit «konventionellen» Arzneimitteln. Dieser «zweite, gewichtigere Umstand liegt darin, daß auf unseren

Hochschulen die Autorität der Coryphäen unserer Facultät einen weit mächtigeren Einfluß ausübt, als solches auf den deutschen Hochschulen der Fall ist». Diese Aussage leitet zum dritten Grund über, weshalb es nicht zur Einrichtung von Lehrstühlen für Homöopathie in der Schweiz gekommen sein soll: die ablehnende Haltung führender und einflußreicher Universitätsprofessoren. Diese empfanden es interessanterweise als Anmaßung, daß die homöopathischen Ärzte eine Nachprüfung ihrer praktischen Resultate forderten. Derart äußerte sich beispielsweise Prof. P. Munk, der mit dem homöopathischen Arzt Emil Schädler (1822–1890) in Bern diskutierte.[3] Munks Kritik betraf in erster Linie den angeblich schlechten Charakter Hahnemanns sowie dessen Aussage, daß die Krankheit «an sich» nicht erkennbar sei, sondern lediglich durch die Gesamtheit der wahrnehmbaren Symptome repräsentiert werde. Zudem störte sich Munk an der vermeintlich ohne Ausnahme geltenden Regel Hahnemanns, im Körper könne immer nur eine einzige Krankheit bestehen; nicht zuletzt sei die Behauptung Hahnemanns unhaltbar, die Krankheitsursache müsse zur Heilung eines Krankheitszustandes nicht berücksichtigt werden. Alle von Munk vorgebrachten Einwände widerlegte Schädler akribisch und mit großer Kenntnis der Originalwerke. In diesem Zusammenhang sei erwähnt, daß auch persönliche Animositäten eine Rolle spielten, so im Zusammenhang mit Karl Krieger (1817–1874), einem homöopathischen Arzt, in den 1860er Jahren. Nachdem er von mehreren Professoren in Bern wegen seines Fleißes und seiner Fähigkeiten protegiert worden war, war er zur homöopathischen Behandlungsweise übergegangen. «H» hält viertens die Skepsis und Ablehnung der Universitätsvertreter für teilweise berechtigt, da, zumindest im Zürcher Raum, die Homöopathie von Laien, teils von im Staatsexamen durchgefallenen Kandidaten, ausgeübt wurde, was er scharf verurteilt.

Die zweite, ausführlichere Deutung zur Geschichte der Homöopathie in der Schweiz erschien im Jahre 1888 in der «Allgemeinen Homöopathischen Zeitung» (AHZ); es handelt sich dabei um eine vierteilige Serie unter dem Titel «Kurzer Abriß einer Geschichte der Homöopathie in der Schweiz» vom bereits erwähnten Dr. Emil Schädler.[4] Dieser beklagt den Mangel an originalen Schweizer Veröffentlichungen bzw. historisch verwertbaren Unterlagen, obwohl die Geschichte der Homöopathie in der Schweiz bereits ca. «sechs Dezennien» zähle. Für Schädler beginnt die Geschichte der Homöopathie in der Schweiz demnach um 1828. Diese Angabe deckt sich weitgehend mit derjenigen von Rudolf Tischner, dem bekannten deutschen Historiker der Homöopathie, der das Jahr 1827 angegeben hatte.[5] Schädler bespricht in seiner Arbeit vor allem diejenigen Persönlichkeiten, die als Wegbereiter der Homöopathie in der Schweiz gelten dürfen (vgl. Abb. 13). Dabei fällt auf, wie wenig Ärzte

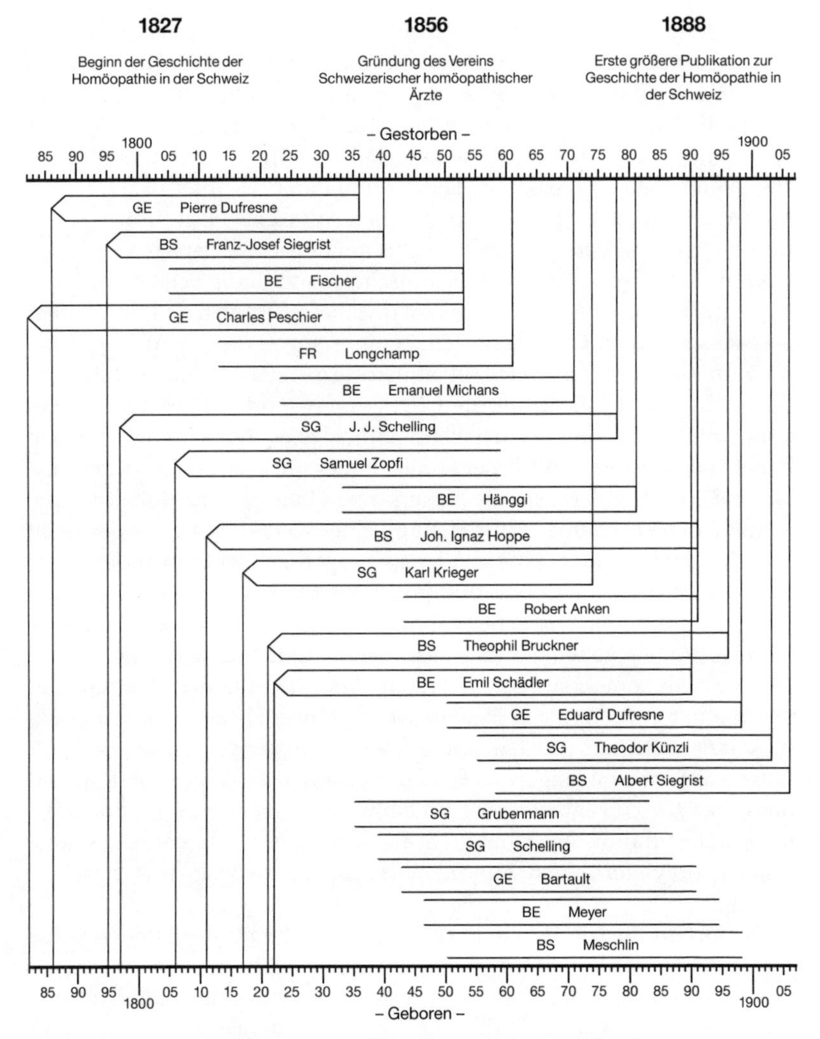

13 Wegbereiter der Homöopathie in der Schweiz.

homöopathisch tätig waren. Im Jahre 1888 hatte sich demnach in manchen Kantonen – Waadt, Freiburg, Luzern, Thurgau, Neuenburg, Graubünden, Solothurn etc. – Kein einziger homöopathisch tätiger Arzt niedergelassen. In Basel, im Kanton St. Gallen, in der Stadt Zürich und in Bern praktizierten je drei homöopathische Ärzte, in Genf zwei, im Kanton Glarus, im Wallis und im Aargau war Schädler nur jeweils ein homöopathisch tätiger Kollege bekannt. Ein zentrales Problem scheint also bereits damals der mangelnde Nachwuchs gewesen zu sein.

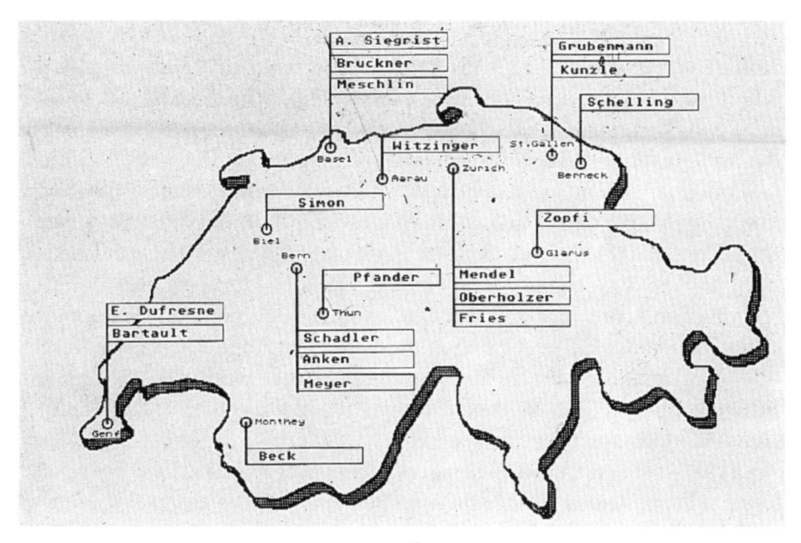

14 Verteilung der homöopathischen Ärzte in der Schweiz im Jahre 1888.

In einigen Fällen gingen Wissen und Können vom Vater auf den Sohn über – von Franz Josef Siegrist (1795–1840) auf Albert Siegrist (1835–1906) in Basel; von Jean-Jacques Schelling (1797–1878) auf dessen Sohn in St. Gallen; von Pierre Dufresne (1786–1836) in Genf, dessen Name unter anderem mit der Anwendung des Arzneimittels «Anthrazin» in der Homöopathie verbunden ist, auf dessen Sohn Eduard (?–1898) (vgl. Abb.14) oder auf einen Neffen (Longchamp, Fribourg). In anderen Fällen konnten homöopathische Ärzte mit größerer Ausstrahlung durch beachtenswerte Erfolge Kollegen oder Laienheiler von der homöopathischen Vorgehensweise überzeugen. Ein großes Hindernis für die Ausbreitung der Homöopathie scheinen die nicht gerade zimperlichen Verfolgungen durch «allopathische» Ärzte und Apotheker gewesen zu sein, auch mögen sich die homöopathischen Ärzte der damaligen Zeit als verstreute Einzelkämpfer empfunden haben. Diese Situation versuchten sie durch Zusammenschlüsse in Vereinen und durch engere Kontakte zum Ausland zu überwinden, ohne jedoch damit viel zu erreichen. So gründete sich in der Welschschweiz bereits um 1830 die «Société homoeopathique du Léman», welche ca. ein Dutzend Ärzte der Waadt, Genfs, Savojens und der französischen Grenzbezirke zusammenschloß. Der bereits erwähnte Peschier und Eduard Dufresne (?– 1898) gaben sogar von 1832 bis 1842 eine eigene Zeitschrift, die «Bibliothèque homoeopathique», heraus. Von Alexander Hänni wissen wir zudem von einer «Société Homoeopathique Gallicane», welche unter Pierre Dufresnes Vorsitz 1853 in Lyon sechs Homöopathen vereinigte. Sie soll bis 1836 existiert haben. Die homöopathischen Ärzte der Schweiz waren größtenteils von Anfang an ordentliche Mitglieder des Deutschen Zentralvereins homöopathischer Ärzte. Außerdem fanden wiederholt Versammlungen des Deutschen Zentralvereins im Ausland, so auch in der Schweiz, statt (Luzern, Basel, Zürich).[6] 1856 gründeten drei deutschsprachige homöopathische Ärzte – Karl Krieger (1817–1874), Samuel Zopfi (1806–?) und Theophil Bruckner (1821–1896) – den «Verein Schweizerischer Homöopathischer Ärzte», dem im Jahre 1888 mit wenigen Ausnahmen fast alle homöopathischen Ärzte der Schweiz angehörten. In der Folge hat dieser Verein, wie eingangs erwähnt, die Geschichte der Homöopathie in der Schweiz bis auf den heutigen Tag maßgeblich beeinflußt. Zusätzlich entstand im Jahre 1902 die «Société rhodanienne» unter Jules Gallavardin (1848–1917) und Nebel sen., die über zwei Publikationsorgane verfügte: «Propagateur de l'homéopathie» und «Actes de la Société rhodanienne».

Als dritte Quelle zur Geschichte der Homöopathie in der Schweiz steht uns ein Vortrag mit dem Titel «Histoire de l'homéopathie suisse» von Dr. med. Henry Duprat (?–1968) zur Verfügung,[7] gehalten anläßlich eines internationalen Kongresses in Luzern. Hier erfahren wir ausführlicher als bei Schädler, daß die Geschichte der Homöopathie in Frankreich interessanterweise eng mit Eduard Dufresne verknüpft ist: Auf Veranlassung von Dufresne prüfte nämlich dessen einstiger (allopathischer) Lehrer, der bekannte Dr. Jean-Paul Tessier (1811–1862) in Paris, Leiter der Inneren medizinischen Abteilung im Spital Sainte Marguerite, drei Jahre lang die Homöopathie bei Pneumonien und Cholera. Tessier war von den eindeutig besseren Resultaten der Homöopathie überzeugt, so daß er diese Therapie von Grund auf erlernte. Tessier wurde mit der Zeit zum Lehrer der wohl bedeutendsten französischen homöopathischen Ärzte (Pierre Jousset, (1818–1910), Frédéric Gabalda (1818–1863), F. Fredault, A. Milcent, Jules Davasse, (1819–1879).[8]

Duprat beschreibt u. a. ausführlich die Entstehungsgeschichte des ersten homöopathischen Krankenhauses der Schweiz in Genf, das von 1846 bis 1876 unter Leitung des bereits genannten Eduard Dufresne stand (Hôpital de Plainpalais). Am 23. September 1876 wurde es im Zusammenhang mit dem Eidgenössischen Glaubensgesetz (Eduard Dufresne wurde wegen seines Glaubens seiner Stelle enthoben) geschlossen. In den 1870er Jahren entstand in Basel unter Albert Siegrist (Sohn) ein homöopathisches Krankenhaus mit zwölf Betten, das 1918 durch ein größeres, von Frau Merian-Iselin gestiftetes ersetzt wurde.[9] Dieses Merian-Iselin-Spital wurde in den 1980er Jahren unter unklaren Umständen und in juristisch fragwürdiger Weise (entgegen den Bestimmungen der Stiftungsurkunde) in ein allopathisches, heute noch bestehendes Krankenhaus umgewandelt.

Über homöopathische Laienvereine in dieser Zeit wissen wir nicht sehr viel. Zumindest ist aber bekannt, daß in Bellach bei Solothurn ein gewisser Fritz Rödinger (ein Laie, dessen Beruf mit «Draintechniker» angegeben wird) etwa ab 1869 eine homöopathische Laienzeitschrift herausgegeben hat. Der Titel der Zeitschrift lautete zu Beginn «Dorfdoctor», kurz vor 1888 wurde sie in «Schweizerischer Volksarzt» umgetauft. In den späteren Jahren war Herr von Fellenberg-Ziegler von der Wegmühle in der Nähe von Bern an der Redaktion und Herausgabe beteiligt.

Die bisher angeführten Werke haben also Wichtiges zum Verständnis der früheren Geschichte der Homöopathie in der Schweiz beigetragen. Ab ca. 1922 ist die Geschichte der Homöopathie in der Schweiz so eng mit der Geschichte des «Schweizerischen Vereins homöopathischer Ärzte» verbunden, daß es berechtigt erscheint, im folgenden hauptsächlich dessen Entwicklung zu verfolgen. Hier sind uns denn auch die dazu notwendigen Quellen (Vereinsprotokolle, Korrespondenzen etc.) in ausreichendem Maße erhalten geblieben. So finden sich z. B. im Anhang zum Protokoll der Herbstsitzung 1972 des «Schweizerischen Vereins homöopathischer Ärzte» einige Bemerkungen zur Ausbreitung der Homöopathie in der Schweiz vor 1900 von Dr. Hänni aus Bern.[9] Dieser berichtet über neue, interessante Details zur Person Theophil Bruckners, dem Mitbegründer des «Schweizerischen Vereins homöopathischer Ärzte», ebenso zu Johann Ignaz Hoppe (1811–1891).[10] Dieser war vor allem als außerordentlicher Professor in Basel bekannt. Offenbar war jedoch weniger bekannt, daß er zahlreiche, zum Teil umfangreiche kritische Aufsätze theoretischer und klinischer Art über die Homöopathie geschrieben und selbst homoöpathisch praktiziert hat. Die Angaben von Hänni werden durch eine Arbeit eines weiteren bedeutenden schweizerischen homöopathischen Arztes, Dr. Rudolf Flury-Lemberg (1903–1977), in Bern ergänzt, der ebenfalls im Jahre 1972 einen Vortrag zur Geschichte des Schweizerischen Vereins homöopathischer Ärzte gehalten hat. Von dieser Arbeit sind aber leider nur die verwendeten Tabellen erhalten.[11]

Die Jahre nach dem Ersten Weltkrieg

Der von mir gesetzte Einschnitt um 1922 erklärt sich hauptsächlich aus dem Umstand, daß die Vereinsunterlagen des Schweizerischen Vereins homöopathischer Ärzte erst ab diesem Zeitpunkt zugänglich sind; wo sich die früheren Unterlagen befinden, war bereits 1972 für Hänni und Flury nicht mehr feststellbar.

Die homöopathischen Ärzte scheinen in den 1930er Jahren eine verschwindende Minderheit gewesen zu sein. An den Vereinssitzungen nahmen kaum je zehn Schweizer Kollegen teil; zusammen mit den entschuldigten Teilnehmern scheinen etwa ein Dutzend Ärzte aktive Mitglieder gewesen zu sein. Andererseits sollen gemäß Statistiken bis 1945 um 40 % bis 50 % der praktizierenden Landärzte homöopathische Mittel eingesetzt haben.[12] Dabei überwogen wohl bereits damals sogenannte «Komplexmittel», die «nicht im Sinne der homöopathischen Grundregel, sondern in der Hoffnung, dem Patienten zu helfen», eingesetzt wurden. Vor allem in den Städten gab es Apotheken, die homöopathische Arzneimittel verkauften. Deren Zuverlässigkeit wurde in den Jahren 1922/23 vom Verein überprüft. Bereits damals kam es immer wieder zu Diskussionen mit den kantonalen Behörden und Krankenkassen um das Selbstdispensierrecht oder die Leistungspflicht der Kassen für homöopathische Arzneimittel.

Die meisten Mitglieder des Vereins scheinen eher begütert gewesen zu sein. Man gewinnt den Eindruck, daß sie am Ort ihrer Tätigkeit geachtete und respektierte Ärzte waren; zu heroischen Kämpfen ums Dasein kam es in jener Zeit zumindest in der Schweiz anscheinend nicht. Der Verein stand bis 1927 nur deutschsprachigen Mitgliedern offen und pflegte enge Beziehungen zum süddeutschen Raum, insbesondere zu Kollegen in Stuttgart.[13] Man traf sich dreimal jährlich zum Erfahrungsaustausch und zur Pflege der Freundschaft. Die überwiegende Mehrzahl der Mitglieder stand fest in der Tradition Samuel Hahnemanns. Die Homöopathie wurde undogmatisch als Beobachtungsmedizin ausgeübt, wie man vorgetragenen Krankengeschichten entnehmen kann. Es kam immer nur ein Arzneimittel auf einmal zur Anwendung, und zwar aufgrund des empirischen und nicht des organpathologischen Krankheitsbegriffs. Dies bezeichnet man als Unitas remedii. Die therapeutischen Bemühungen der Mitglieder waren mit einem pragmatischen Eklektizismus gepaart. Das sogenannte Simileprinzip wurde mit allen aus der Praxis sich ergebenden notwendigen Einschränkungen gehandhabt, was man als ganz im Sinne Hahnemanns empfand. Der Diagnostik wurde der ihr zustehende Stellenwert eingeräumt. Die Dosierung der Medikamente entsprach den Vorschlägen Hahnemanns. Es wurden Centesimalpotenzen bis zur 30sten Potenz angewendet und entsprechend der Empfehlungen Hahnemanns wiederholt. Auch wurden die 200er Potenzen, die von seinem ihm nahestehendsten Schüler Clemens von Bönninghausen (1785–1864) eingeführt worden waren, genutzt. Nosoden kamen ebenso zur Anwendung. Dies sind homöopathische Arzneimittel, die aus Krankheitserregern bzw. Mikrobenkulturen aus gegen Krankheitserreger gerichteten Seren oder Impfstoffen oder auch aus pathologischen Sekreten eines spezifisch Erkrankten gewonnen werden; sie werden durch Hitze sterilisiert und wie homöopathische Arzneimittel potenziert. Von der Lehre Hahnemanns abweichende Meinungen wurden kritisch diskutiert. Dabei grenzte man sich gegen spekulative und unwissenschaftliche Tendenzen eindeutig ab, auch wenn man dadurch, wie 1924, ein Vereinsmitglied verlor. Nach einer Statutenänderung traten 1927 fünf welsche Kollegen dem Verein bei, der bis dahin nur deutschsprachigen Ärzten offenstand.

Man darf annehmen, daß sich zumindest bis zu diesem Zeitpunkt die Homöopathie in der deutschen und in der französischen Schweiz unabhängig voneinander entwickelte. Die nunmehrige Zulassung französischer Kollegen war aus verschiedenen Gründen für die weitere Entwicklung der Homöopathie in der Schweiz von Bedeutung. Einige machten den Verein mit dem philosophischen Gedankengut Swedenborgs, das auf Arbeiten und Ansichten angelsächsischer Ärzte, insbesondere von James Tyler Kent, wirkte, vertraut. Bis heute sind lebhafte Diskussionen darüber im Gang, ob diese Vorstellungen, die aus therapiegeschichtlicher Sicht wichtigen Punkten der Lehre Hahnemanns widersprechen, noch als Homöopathie bezeichnet werden dürfen.[14] Ergänzend dazu sei festgehalten, daß sich die Diskussionen nicht etwa in erster Linie um Dosierungsprobleme und schon gar nicht um verifizierbares Erfahrungsgut drehten, sondern einzig und allein um das Kentsche philosophische System.

Ausschlaggebend für die Statutenänderung von 1927 scheint die Anfrage der französischsprechenden Kollegen gewesen zu sein. 1925 hatte nämlich einer von ihnen, Pierre Schmidt, offiziell um eine Bestätigung seiner Vertretung für die ganze Schweiz beim Internationalen Homöopathischen Rat nachgefragt; ihm wurde damals nahegelegt, zuerst dem «Schweizerischen Verein homöopathischer Ärzte» beizutreten. Der Kontakt zur internationalen Homöopathie, den der Verein über die Verbindungen zu Deutschland hinaus bisher wenig gesucht hatte, wurde in der Folge maßgeblich durch Pierre Schmidt und seine Schüler gepflegt. Die Mehrzahl der Ärzte im Verein und insbesondere die «führenden» Leute blieben auf Distanz zum Internationalen Homöopathischen Rat (Liga Medicorum Homöopathica internationalis) und dem dort anscheinend vorherrschenden Kentschen Gedankengut; sie hielten weiter den Kontakt zu Deutschland, insbesondere zu Stuttgart. Der Tragweite der Statutenänderung bzw. der Aneignung dieses philosophischen Systems war man sich damals keineswegs in vollem Umfang bewußt.

Im Jahr 1931 gehörte lange nicht jedes Vereinsmitglied des «Schweizerischen Vereins homöopathischer Ärzte» auch der jeweiligen kantonalen Ärztegesellschaft und damit der «Verbindung Schweizer Ärzte», der gesamtschweizerischen, offiziellen Ärztevereinigung, an. Daran hat sich bis heute wenig geändert. In den Jahren nach der Aufnahme der welschen Kollegen kam es neben fundierten wissenschaftlichen Vorträgen und dem gegenseitigen Austausch über einzelne Fälle zu verstärkten Diskussionen über das bereits erwähnte Kentsche System. So lehnte Rudolf Flury 1934, aus medizinhistorischer Sicht zu Recht, der Humoralpathologie entlehnte Vorstellungen von «Kanalisation und Drainage», die Pierre Schmidt vorgetragen hatte, als «nicht homöopathische Methoden» ab.[15] A. Hänni wies 1939 übereilte Schlüsse betreffend Impfung bzw. Ablehnung von Impfungen durch homöopathische Ärzte zurück.[16]

Am 26. 2. 1945 bekannten sich die tonangebenden Männer im Verein – es sollte sich zeigen, daß dies insbesondere Hänni und der für seine «Wiederentdeckung» der LM-Potenzen berühmt gewordene Flury waren – klar und offen zur antibiotischen Therapie bei entsprechender Indikation.[17] Um die Bedeutung dieses Umstandes zu verstehen, muß man die verbreitete, dem entgegenstehende Ansicht des führenden englischen homöopathischen Arztes James Taylor Kent nachvollziehen. Dieser meinte, «die Mikroben» seien «nicht die Ursache der Krankheiten, sie (die Mikroben) erscheinen erst, wenn letztere schon deutlich ausgebrochen sind [...] die Bazillen [...] spielen dann eine reinigende Rolle, vergleichbar der Kehrichtbeseitigung».[18] Die Bakterien sind laut dieser Theorie nicht Krankheitserreger, sondern Produkte der Krankheit. Man war im Verein damals aber keineswegs abgeneigt, Neues zu prüfen, wie etwa die vom deutschen Homöopathen Paul Dahlke (1865–1928) vorgeschlagene Beziehung eines homöopathischen Mittels zu einem der Embryonalkeimblätter.[19] Nach der Aufnahme der welschen Kollegen verringerte man, nicht zuletzt wegen der längeren Wege zum Tagungsort, die Zahl der Hauptversammlungen auf zwei Sitzungen jährlich. Während einiger Kriegsjahre fand nur eine Sitzung statt. Ab 1941 wurden die Protokolle immer häufiger auf deutsch und französisch angefertigt. Die Mitglieder waren im Zweiten Weltkrieg auch im Militärdienst anscheinend mit gutem Erfolg homöopathisch tätig. Im Jahr 1943 wurde in Zürich anläßlich des 100. Todestags des Begründers der Homöopathie eine größere öffentliche Aktion durchgeführt. Neben verschiedenen Vorträgen wurden auf deutsch und französisch Radioansprachen gehalten, und in einigen Zeitungen erschienen Artikel zur Homöopathie.[20]

Die Jahre 1945 bis 1971

Bereits 1948 suchte man wieder den Kontakt zu den deutschen und kurz darauf zu den französischen Kollegen. 1955 wurde die 200-Jahr-Feier zum Geburtstag Hahnemanns durchgeführt. «Trotz all diesen Anstrengungen ist ein deutliches Abflauen in der Tätigkeit der schweizerischen Homöopathen zu erkennen», liest man in einem Protokoll von 1955.[21]

Versuche des homöopathischen Arztes Charles Pahud (1890–1959), mittels Kursen Studenten und jüngere Ärzte für die Homöopathie zu gewinnen, scheinen wenig erfolgreich gewesen zu sein.[22]

So versuchte man, mit einer neuen, auch für das Ausland konzipierten Zeitschrift, der «Schweizerischen Zeitschrift für Homöopathie», die von 1955 bis 1962 erschien, neue Impulse zu geben. Diese Zeitschrift löste die von Pierre Schmidt 1934 bis 1941 mit Unterstützung des Vereins herausgegebene «Annua acta» ab. Um 1956 existierte in Lausanne eine weitere Zeitschrift «Homöopathia». Die «Schweizerische Zeitschrift für Homöopathie» fand weithin Verbreitung; über 160 Leser, darunter 86 Ausländer und neben den Ärzten 38 Schweizer, die nicht Mitglied des Vereins waren, bezogen sie im Abonnement.

Doch trotz all dieser Anstrengungen erlitt der Verein herbe Rückschläge. 1962 mußte die Zeitschrift ihr Erscheinen einstellen. Es fand eine einzige Sitzung in Bern mit fünf Ärzten statt. Man fragte sich, ob der Verein aufhören werde zu existieren. Flury unternahm neue Anstrengungen, und man knüpfte auch Kontakte zu Homöopathen in Österreich und Bayern.

Es kam zu verschiedenen gemeinsamen Tagungen, so 1957 bis 1960 in Rheinfelden, 1964 in Bregenz, 1965 in Innsbruck und 1966 bis 1971 am Attersee.

Einige Kollegen, denen es im «Schweizerischen Verein homöopathischer Ärzte» nicht gelungen war, sich mit ihren Ansichten durchzusetzen, waren anderweitig als «Missionare» im Ausland tätig geworden: Dr. Pierre Schmidt gab Kurse in Lyon und Paris, Dr. Adolf Vögeli unterrichtete in Deutschland (unter anderem Heilpraktiker). Dorthin wandte sich auch Dr. Jost Künzli (1915–1992) aus St. Gallen. Die beiden Letztgenannten arbeiteten denn auch in der Redaktion einer damals neuen deutschen Zeitschrift («Zeitschrift für Klassische Homöopathie») mit, noch während die schweizerische Zeitschrift erschien.

In diesen Jahren bahnte sich eine weitere, für den «Schweizerischen Verein homöopathischer Ärzte» verhängnisvolle Entwicklung an. 1957 wurde anläßlich einer Sitzung noch einstimmig festgehalten, daß man an den Tagungen des Vereins nur «reine Homöopathie», also sicher keine Irisdiagnostik oder andere «Kurpfuscherei» zulassen wollte. Auch war es eine statuarisch beschlossene Sache, daß nur approbierte Ärzte an den Tagungen teilnehmen durften. Möglicherweise nicht zuletzt durch den Kontakt mit dem Ausland verwischten sich nun diese klaren Grundsätze. Immer mehr homöopathiefremde Therapieansätze stießen im Verein auf Interesse: Neuraltherapie, Akupunktur, Chiropraktik, Physiotherapie, Herdsanierung, Entschlackungskuren etc. In den folgenden Jahren beeinflußten sich Homoöpathie und Naturheilkunde wechselseitig in größerem Maße. So kam es 1958 zu mehreren Werbekursen über «Elektroakupunktur (nach Voll) und Homöopathie», die ein Mitglied des Vereins, Dr. Pfister, durchführte. 1960 sprach in einem Referat eben dieser Dr. Voll im Verein über seine Methode. 1966 referierte er über Krankheiten durch Bodeneinflüsse und ihre Verhütung, 1968 hielt er einen Vortrag über Eubiotik und Homöopathie sowie einen Vortrag über «Oligoelemente». 1969 lautete ein Vortragsthema «Hydrotherapie und Homöopathie». Wiederum waren es der unermüdliche Alexander Hänni und Rudolf Flury, die in mehreren Vorträgen versuchten, die rein homöopathisch orientierte Tradition zu wahren: 1963 sprachen sie über neurologische Kasuistik, 1964 über Dosierungsfragen sowie über Anton Störck und seine Arzneimittelprüfungen, 1965 über die Rolle der Nosoden in der Homöopathie, 1966 über vergleichende Studien zu Nux vomica und Ignatia, 1967 über die Grundlagen der Homöopathie. Immer mehr kam es zu einer Polarisierung zwischen der von Hänni und Flury, später auch von Buschauer (vertieft und präzisiert) vertretenen Meinung und den Ansichten von Schmidt, Vögeli und Künzli. Der Disput gipfelte darin, daß Schmidt 1972 aus dem Verein austrat und Vögeli nicht mehr an den Sitzungen teilnahm.

Der Verein hatte jedoch auch mit anderen Problemen zu kämpfen: Zwar wurde das Problem der Nachwuchsförderung erkannt, regionale Kurse halfen jedoch wenig, und auch die Durchführung des Internationalen Kongresses der Homöopathischen Liga in Montreux im Jahre 1960 brachte nicht das gewünschte Resultat. Nachdem die «Schweizerische homöopathische Zeitung» eingestellt worden war, begnügte man sich mit einem Mitteilungsblatt als Beilage zur deutschen Zeitschrift «Klassische Homöopathie» (ab 1964), später dann noch als Beilage zu den «Acta» der Internationalen Liga (bis 1971). Erwähnung verdient auch die erste Aufnahme eines weiblichen Mitglieds in den Verein; 1958 trat die erste Ärztin (Dr. Elisabeth Huber-Stoller, die Tochter des Vereinsmitglieds Dr. Hugo Stoller, Zürich) dem Verein bei. Damals gab es zwar einige hervorragende Arzneimittelhersteller für homöopathische Medikamente in der Schweiz (beispielsweise die Wettstein-Apotheke in Basel oder auch die Apotheke Schmidt-Nagel in Genf), von einer eigentlichen homöopathischen Pharmaindustrie, wie sie sich im allopathischen Sektor zunehmend entwickelte, konnte in der Schweiz aber nicht die Rede sein. Außerdem waren die homöopathischen Ärzte in jenen Jahren gegenüber der Tendenz von Apothekern, in völliger Unkenntnis homöopathischer Arzneimittelzubereitung «homöopathische Verordnungen» auszustellen, ziemlich machtlos. In den Nachkriegsjahren gab es zudem einen, allerdings nicht sehr bedeutenden, homöopathischen Laienverein, zu dem jedoch der «Schweizerische Verein homöopathischer Ärzte» praktisch keine Beziehungen pflegte. Über diesen Laienverein sind lediglich einige Details bekannt: Der Verein wurde möglicherweise 1937, eher wohl erst 1943 in Zürich unter dem Namen «Verein für Homöopathie» gegründet. Später leitete ihn angeblich ein Pfarrer Weidmann aus Bern. Die wissenschaftliche Erforschung der homöopathischen Laienbewegung in der Schweiz steht noch aus.

Die Jahre 1971 bis 1995

Bis 1971 hatte die Mitgliederzahl weiter abgenommen. Das Interesse der jungen Ärzte und Studenten an der Homöopathie war nicht zuletzt infolge von Unkenntnis der Methode und teils esoterischem Verhalten sogenannter homöopathischer Ärzte weiter gesunken. Die Nachwuchsförderung war zu einem Problem geworden, das den Lebensnerv des Vereins und damit die Homöopathie in der Schweiz bedrohte.

Hänni und Flury (beide aus Bern) waren zu den führenden homöopathischen Ärzten in der Schweiz geworden, was auch von staatlicher Seite anerkannt wurde. So fungierten Hänni und Flury nacheinander als Experten der «Interkantonalen Kontrollstelle für Heilmittel» für Homöopathie, die über die Zulassung von Arzneimitteln entscheidet. Um die Nachfolge und die Kontinuität in der Vereinsführung sicherzustellen, schlug Flury, unterstützt von Hänni, 1971 Walter Buschauer als Präsidenten des Vereins vor. Nach erfolgter Wahl leitete dieser von 1971 bis 1987 die Geschicke des Vereins. Noch heute ist er als Experte der IKS für Homöopathie tätig. Auf Vorschlag des neugewählten Präsidenten wurde 1973 beschlossen:[23] Die homöopathische Ärzteschaft muß sich auf eine gemeinsame Interpretation ihrer Lehren einigen; sie darf zweitens nicht länger in elitärem, esoterischem Denken verharren, sondern muß den Dialog mit der Wissenschaft und den Universitäten suchen. Um im Sinne der erwähnten Vorschläge zu einer allgemein verbindlichen Interpretation der Homöopathie zu kommen, wurden in den folgenden Jahren verschiedene Referenten zu Grundsatzvorträgen eingeladen. Auf der Referentenliste finden sich so bekannte und bedeutende Namen wie Frau Schlüter-Göttsche (Kiel), Denis Demarque (Bordeaux), Will Klunker (Heiden), aber auch Jost Künzli (St. Gallen), der über «die Geschichte der Homöopathie in den USA», deren Aufstieg und Niedergang im Hinblick auf «Kent's Philosophy» sprach.

Die verschiedenen Interpretationen der Lehre Hahnemanns führten zu der Erkenntnis, daß eine «Unité de doctrine» (Einheit der Lehre) nur durch eine Rückbesinnung auf Hahnemanns erkenntnistheoretischen Standpunkt möglich wäre. Man wandte sich in der Folge, auf Vorschlag von Dr. Antoine Nebel jun., an den Mann, der weltweit als wohl bester Kenner der Geschichte der Homöopathie galt: an Dr. Heinz Henne (1923–1988), den ehemaligen Leiter der «Medizingeschichtlichen Forschungsstelle am Robert-Bosch-Krankenhaus in Stuttgart».[24] Er galt, dank seiner medizinhistorischen und pharmakologischen Kompetenz, als erste Autorität in der Auslegung der Hahnemann-Originalschriften. Die Zusammenarbeit mit dem Medizinhistoriker und homöopathisch tätigen Internisten Heinz Henne wurde in den folgenden Jahren zum entscheidenden Element in der weiteren Entwicklung der Homöopathie in der Schweiz.[25] Die Auswirkungen der in der New-Age-Bewegung wurzelnden «grünen Welle», die in der Medizin seit den 70er Jahren über Europa hinwegrollte, machten sich zunehmend teils als abwegige Interpretation der Homöopathie meist jüngerer Ärzte oder Heilpraktiker bemerkbar. In Zusammenarbeit mit Henne bot der Verein der Universität in Zürich ab 1977 regelmäßige Vorlesungen über Homöopathie für Studenten und Ärzte an. In jenem Jahr nahmen übrigens in Neu-Delhi beim Kongreß der Internationalen Homöopathischen Liga auch mehr als 400 Nichtärzte teil, was einem Drittel aller Teilnehmer entsprach. Die Vorlesungen in Zürich beruhten auf freiwilliger Initiative der Vortragenden, wurden von der Universität jedoch toleriert. Der Präsident des «Schweizerischen Vereins homöopathischer Ärzte», Buschauer, erläuterte anhand von Patientendemonstrationen die Materia medica, und Künzli trug aus Kents «Philosophy» die Theorie vor. Da diese aber dem von Henne Erarbeiteten (und der Tradition Flurys und Hännis Folgendem) nicht entsprach, entschied Buschauer 1982, sich von Künzli zu trennen und an der Universität in Bern allein nach wissenschaftlichen und medizinhistorisch gesicherten Kriterien vorzutragen. Aus den Vorlesungen von Zürich und Bern entstand dann in Zusammenarbeit mit Henne jenes Werk, das als Grundlage für eine «Unité de doctrine» und für die Vorlesungen an allen Universitäten hätte dienen können: Buschauers «Homöopathie als Vollendung der Hippokratischen Medizin»,[26] die auf Hahnemanns Originalquellen beruhte. Es sollte aber anders kommen: Im Zuge der bereits erwähnten New-Age-Bewegung wurden die Anhänger der Kentschen «Philosophy» auch in der Schweiz zahlreicher. Künzli hatte mit seiner teils spekulativen, teils dem Irrationalen nahestehenden Interpretation großen Zulauf. In den 80er Jahren führte das zur Bildung mehrerer auf dem Gebiet der Homöopathie sich betätigender Vereine und Splittergruppen neben dem noch von Buschauer geleiteten «Schweizerischen Verein homöopathischer Ärzte». So existieren in der Schweiz zur Zeit mindestens fünf kleinere Vereine (zwei in der welschen, drei in der deutschen Schweiz). Bis 1987 war die Zahl der Mitglieder des «Schweizerischen Vereins homöopathischer Ärzte» auf knapp 100 angestiegen, 1995 sind es bereits über 150. Als Errungenschaft der letzten Jahre ist festzuhalten, daß heute sowohl in der welschen Schweiz als auch an zwei deutschschweizer Universitäten (Bern und Zürich) den Studenten unter der Ägide des «Schweizerischen Vereins homöopathischer Ärzte» international abgestimmte, dreijährige

Fortbildungskurse angeboten werden. Ebenfalls mit und über die Liga homöopathischer Ärzte kann eine Fachprüfung nach abgeschlossener medizinischer Ausbildung und praktischer Tätigkeit als Arzt abgelegt werden. Die Universitäten Zürich (1994) und Bern (1995) richteten zudem «Lehrstühle für Naturheilkunde» ein. Welchen Stellenwert man der Homöopathie im Rahmen dieser Vorlesungen für Studenten zugestehen will, ist allerdings noch völlig offen. Aus medizinhistorischer Sicht darf strenggenommen die Homöopathie ja nicht zur Naturheilkunde gerechnet werden, da der Einsatz körperfremder Stoffe nicht als naturgemäße Heilung angesehen wurde. Auch heute noch gilt der «Schweizerische Verein homöopathischer Ärzte» mit einer Mitgliederzahl von über 150 aktiven Mitgliedern als der wichtigste homöopathische Verein der Schweiz. Daneben existieren kleinere Gruppierungen, von denen fünf eine gewisse regionale Bedeutung besitzen. In allen Vereinen, heute auch im «Schweizerischen Verein homöopathischer Ärzte», dominiert, nicht zuletzt als Folge des Wirkens von Künzli in Zürich, mehr oder weniger die von Hänni, Flury und Buschauer abgelehnten angelsächsischen Ansichten Kents. Rund um Bern existiert eine bedeutendere Laienbewegung, welche vom bernischen Arbeitskreis homöopathischer Ärzte – einer Untergruppierung des «Schweizerischen Vereins homöopathischer Ärzte» – mitgetragen wird. Rein homöopathisch geführte Krankenhäuser existieren zur Zeit in der Schweiz nicht. Allerdings gibt es einige naturheilkundlich orientierte Kurhäuser, in denen die Homöopathie jedoch nur eine sehr untergeordnete Rolle spielt.

Dr. E. Bauer in Arosa führt ein Kurhaus, das jedoch nicht als Akutspital bezeichnet werden kann. Dort wird praktisch ausschließlich homöopathisch und unterstützend diätetisch bzw. mit Akupunktur behandelt. Der homöopathische Arzt bzw. der Patient hat die Möglichkeit, homöopathische Arzneimittel in sehr guter Qualität von Schweizer Herstellern, wie z. B. von der bereits erwähnten Wettstein-Apotheke in Basel oder von der Apotheke Schmidt-Nagel in Genf etc., zu kaufen oder die Produkte deutscher sowie, vor allem in der welschen Schweiz, französischer homöopathischer Pharmahersteller zu beziehen. Als Grundlage zur Herstellung homöopathischer Arzneimittel hat die Schweiz die Vorschriften des deutschen homöopathischen Arzneibuchs übernommen. Die Zulassung erfolgt jedoch gesamtschweizerisch durch die Interkantonale Kontrollstelle für Heilmittel (IKS), deren Experte für homöopathische Arzneien nach wie vor Dr. Buschauer ist.

Ausblick

Die Gesundheitspolitik gewinnt auch in der Homöopathie zunehmend an Bedeutung. Auch wenn die Vertreter der universitären Medizin der

Homöopathie «traditionsgemäß» ablehnend gegenüberstehen, so ist die «Abstimmung mit den Füßen» deutlich. Der zunehmende Ruf der Bevölkerung nach Anerkennung der Homöopathie ist nicht mehr überhörbar. Ein gutes Beispiel dafür ist die Geschichte des Lehrstuhls für Naturheilkunde in Bern. Dieser kam nur deshalb zustande, weil der universitären Leitung mit einer Volksinitiative gedroht wurde, welche die Errichtung eines diesbezüglichen Lehrstuhls gefordert hätte. Ähnliche Verhältnisse liegen in Zürich vor. Ab 1996 wird in der Schweiz nach einer Volksabstimmung ein neues Krankenversicherungsgesetz in Kraft treten. Dieses wurde ursprünglich von Seiten der homöopathischen Ärzte bekämpft, weil aufgrund der Gesetzesformulierung unklar war, ob die Homöopathie, als anerkanntermaßen äußerst kostengünstige und effiziente Therapieform, weiterhin von den nun obligatorischen Krankenversicherungsorganen übernommen würde. Die sozialistisch orientierte Gesundheitsministerin hat jedoch kürzlich ganz klar im Abstimmungskampf formuliert, daß sie alles daran setzen werde, daß die Homöopathie im Rahmen der gesetzlich vorgeschriebenen Grundleistungen von den Versicherungsträgern übernommen werden wird. Ob und in welchem Unfang die homöopathischen Leistungen durch die gesetzliche Krankenversicherung vergütet werden, wird auf die weitere Ausbreitung der Homöopathie kurz und mittelfristig wahrscheinlich erhebliche Auswirkungen haben.

Anmerkungen

1 H: Die Homöopathie in der Schweiz, namentlich in Zürich. In: Allgemeine Homöopathische Zeitung 26 (1844), S. 30–32.
2 Charles Peschier: Deux mots au public sur l'Homoeopathie. Genf 1832; ders.: Lettre sur l'Homoeopathie, adressée aux rédacteurs du Fédéral, Genf 1835.
3 Philipp Munk: Die Homöopathie und die Homöopathen. Bern 1868; ders.: Über das Wesen der Homöopathie. Bern 1868. Emil Schädler: Die Homöopathie und ihre Feinde. Bern 1868; ders.: Die Homöopathie vernichtet durch Herrn Prof. Dr. Munk, Bern 1868.
4 Emil Schädler: Kurzer Abriß einer Geschichte der Homöopathie in der Schweiz. In: Allgemeine Homöopathische Zeitung 117 (1888), S. 97–99, 105–107, 113–114, 121–122
5 Rudolf Tischner: Geschichte der Homöopathie. Leipzig 1939, S. 114.
6 Erich Haehl: Geschichte des Deutschen Zentralvereins homöopathischer Ärzte. Leipzig 1929, S. 117.
7 Henry Duprat: Histoire de l'homoeopathie suisse. In: Schweizerische Zeitschrift für Homöopathie 1/2, (1955), S. 84–93.
8 Denis Demarque: L'Homéopathie, Médecine de l'Expérience. Paris 1981, S. 240.
9 Alexander Hänni: Einige Bemerkungen zur Ausbreitung der Homöopathie in der Schweiz vor 1900, Protokoll der Herbstsitzung des SVHA, 12. 11. 1972. Kopien der Protokolle sind im Besitz des Autors.

10 Theophil Bruckner hat sich anscheinend 1856 in Basel als homöopathischer Arzt niedergelassen. Er war am 5. 11. 1821 in Binningen geboren und am 6. 11. 1896 in Basel gestorben. Das Staatsexamen hatte er 1845 in Basel bestanden. Er hat viel publiziert, unter anderem «Beiträge zur wissenschaftlichen Begründung der Homöopathie. Eine kurze Darstellung des Wesens und der Resultate der neuen Heilmethode», Basel, 1858. Die dritte Umschlagseite dieses Bändchens enthält eine interessante Anleitung für «entfernt wohnende Kranke», welche gerne einen homöopathischen Arzt schriftlich konsultieren wollten. Im weiteren erwähnt Alexander Hänni eine «Deutsche Uebersetzung von Wales ‹New remedies› ...». Leipzig 1869. Außerdem schrieb Bruckner einen in vielen Auflagen erschienenen «Homöopathischen Hausarzt», ferner ein «Repertorium der Krankheitsursachen» Leipzig 1881 sowie 1894 ein Buch über «Die homöopathische Behandlung der Augenkrankheiten nach Vilar und Vorton».

11 Rudolf Flury: Geschichte des Schweizerischen Vereins homöopathischer Ärzte, im Protokoll der Frühjahrssitzung des SVHA, 30. 4. 1972.

12 Alexander Hänni: Zitiert nach dem Protokoll der Sitzung des SVHA vom 21. 10. 1945.

13 Statuten des Vereins Schweizerischer homöopathischer Ärzte.

14 Walter Buschauer: Homöopathie und Homöopathen. In: Der Deutsche Apotheker 40 (1988), S. 400–412.

15 Protokoll der Sitzung des SVHA vom 10. 6. 1934.

16 Protokoll der Sitzung des SVHA vom 18. 6. 1939.

17 Protokoll der Sitzung des SVHA vom 26. 2. 1945.

18 Jost Künzli: Uebersetzung des Werkes «Zur Theorie der Homöopathie» – J. T. Kents Vorlesungen über Hahnemanns Organon. Leer 1973.

19 Protokoll der Sitzung des SVHA vom 19. 11. 1936.

20 Alexander Hänni: Der Begründer der Homöopathie. In: Der kleine Bund, 4. Juli 1943.

21 Protokoll der Sitzung des SVHA vom 20. 11. 1955.

22 Charles Pahud: Rundschreiben an die Mitglieder des Vereins vom 23. 10. 1947.

23 Walter Buschauer: Zum Problem ärztlich-homöopathischer Nachwuchsförderung, Protokoll der Sitzung des SVHA vom 13. 5. 1973.

24 Lukas Fäh: In memoriam Heinz Henne (5. 8. 1923–14. 11. 1988). In: Allgemeine homöopathische Zeitung, 234 (1989), S. 72–76.

25 Walter Buschauer: Die Homöopathie als Vollendung der Hippokratischen Medizin. In: Der Deutsche Apotheker 7 (1986), S. 233–239.

26 Walter Buschauer: Homöopathie als Vollendung der Hippokratischen Medizin. Heidelberg 1982; ders.: Zur Homöopathie-Vorlesung am Inselspital in Bern. In: Schweizerische Ärztezeitung 64 (1983), S. 782–784.

5. Vom ungleichzeitigen Beginn im dreigeteilten Polen zur späten Vereinheitlichung

Von Tadeusz Brzeziński

Das Verständnis der polnischen Medizingeschichte im 19. Jahrhundert ist nicht möglich, ohne die damalige politische Situation zu berücksichtigen. Als das «Organon» von Samuel Hahnemann erschien, war Polen ein annektiertes Land. Einen großen Einfluß auf die Rezeption der Homöopathie hatten deshalb nicht nur heimische Anschauungen, sondern Strömungen, die die Okkupanten wie auch die Kreise vertraten, in welchen die Polen ihre medizinische Ausbildung erlangten. Der Anfang der Homöopathie in Polen wird deshalb von vielen Richtungen beeinflußt.

Günstig für die Entwicklung der Homöopathie in dem von Rußland annektierten Teil Polens war die Tatsache, daß sich der Zarenhof für diese neue Therapie interessierte. In Warschau machte wahrscheinlich der Franzose Dr. Jean Bigel den Anfang. Er kam 1822 als Leibarzt des Großfürsten Konstantin nach Warschau und eröffnete dort seine homöopathische Praxis. Eine erste Arbeit über Homöopathie veröffentlichte er im Jahre 1827 in Warschau in französischer Sprache.[1] Spätere Werke gab er hauptsächlich in Paris heraus, und obwohl er in Warschau wohnte, wird er als einer der ersten Vorkämpfer der homöopathischen Medizin in Frankreich anerkannt.[2] Die ausschließlich homöopathische Praxis in Polen begann er mit der Behandlung von Schülern der Warschauer Kadettenschule.[3]

Die Werke von Bigel wurden in französischer Sprache veröffentlicht, und obwohl diese Sprache in Warschau recht populär war, trugen diese Publikationen nur in geringem Ausmaß zur Verbreitung der Homöopathie bei. Eine größere Bedeutung hatte in dieser Hinsicht das aus dem Französischen übersetzte Lehrbuch von Ernst Georg Brunnow (1796–1845). Es wurde 1826 in Warschau herausgegeben.[4]

Auf dem Gebiet von Wołyń entwickelte der Arzt Walenty Czermiński (1800–1860) die Homöopathie. Er beendete 1820 sein Studium in Wilno, und seit 1825 praktizierte er als Homöopath in Zytomierz. Erst seine therapeutischen Erfolge bei der Bekämpfung der Choleraepidemie führten dazu, daß ihn das örtliche medizinische Milieu akzeptierte.[5] Aber seine Bemühungen um die Gründung eines homöopathischen Krankenhauses stießen immer wieder auf Widerspruch, denn die geltende Verordnung ließ in staatlichen Krankenhäusern keine homöopathischen Methoden zu. Seine Arbeit hatte jedoch auch Erfolge. Dank seines Einflusses sollte in Petersburg eine homöopathische Zentralapotheke gegründet werden.[6]

Homöopathie war eine neue Richtung der Medizin und erweckte das Interesse polnischer akademischer Zentren. Eine der ersten Arbeiten zu diesem Thema veröffentlichte im Jahre 1830 Feliks Rymkiewicz (1799–1851), Professor an der Universität in Wilno. Seine Stellungnahme war sehr kritisch, sowohl hinsichtlich der theoretischen Voraussetzungen wie auch in bezug auf die «Heilerfolge». Er bemerkte aber auch positive Merkmale der Homöopathie, von denen die wichtigsten nach seiner Meinung waren: Die Verwendung so einfacher Arzneien; der Wirkungsnachweis am gesunden Menschen; die genaue Dosierung, um die Einwirkung von Naturkräften nicht zu hindern; die Beachtung einer gut angepaßten Diät.[7] Die Universität in Wilno war damals das wichtigste wissenschaftliche Zentrum Polens und hatte ihren Ruf durch solche Wissenschaftler wie Jędrzej Śniadecki (1768–1838) und Józef Frank (1771–1842). Dieses Zentrum lehnte aber die Homöopathie aus rationellen Gründen ab. Es fand für sie weder einen Wirkungsnachweis bei durchgeführten Therapien noch methodische Hinweise darauf in den Anschauungen der damaligen Wissenschaft.

Eine positive Aufnahme fand die Homöopathie vor allem außerhalb der akademischen Zentren. Eine dieser Regionen war die Woiwodschaft Lublin, vor allem Hrubieszów, wo einige bekannte, polnische Homöopathen praktizierten. Sie übten einen günstigen Einfluß auf die Entwicklung dieser Therapie aus. Der aktivste von ihnen war Stefan Kuczyński, der später in Warschau tätig war. Dank seiner Initiative und Mitwirkung entstand dort die Zentrale Homöopathische Apotheke mit einer Beratungsstelle.[8] Noch in der Zeit, in der er in Hrubieszów ansässig war, wurde er zur Société Médicale Homéopatique de France kooptiert.[9] Er war auch an der Herausgabe der Zeitschrift «Homeopata Polski» (Polnischer Homöopath) beteiligt. Sie erschien 1861 in Lemberg, also im von Österreich annektierten Landesteil, als Vierteljahresschrift. Ihr Schriftleiter war Dr. Antoni Kaczkowski (1805–1884). Im Editorial schreibt er: «Bis 1860 wurde die Arbeit von Homöopathen stark angegriffen und andauernd durch das medizinische Milieu kritisiert. Die offizielle Medizin hatte vollen Zugang zur Fachliteratur und damit auch große Möglichkeiten bei der Bekämpfung der Homöopathie und bei der Steuerung der öffentlichen Meinung. Homöopathische Publikationen wollte man dagegen überhaupt nicht drucken, oder sie wurden einer strengen ärztlichen Zensur unterzogen. Ohne Zugang zur Presse war es schwer, diese Angriffe abzuwenden, gegen unrechte Anschuldigungen zu polemisieren oder über Wirkungen der homöopathischen Behandlung zu informieren.»[10] Die Herausgabe der Zeitschrift war das Resultat von Beschlüssen der Homöopathentagung, die am 15. Mai 1860 in Lemberg stattfand.[11]

So hatte die Arbeit von Homöopathen im von Rußland annektierten Gebiet auch auf das von Österreich annektierte Gebiet einen Einfluß ausgeübt. In diesem Teil Polens war die Mehrheit der Ärzte im Einklang mit Traditionen der neuen klinischen Wiener Schule ausgebildet, huldigte deren anatomisch-pathologischen Vorstellungen über die Enstehung von Krankheiten und stieß somit die Homöopathie ab.

Das wissenschaftliche Milieu in Wilno veröffentlichte zum Thema «Homöopathie» ähnliche Meinungen wie die Professoren der Jagiellonen-Universität in Krakau. Ludwik Bierkowski (1801–1860), Fryderyk Hechell (1795–1851) und Józef Dietl (1804–1878) haben in ihrer Jugendzeit versucht, die homöopathischen Methoden anzuwenden. Bierkowski kritisierte die Homöopathie, aber gleichzeitig gab er zu, daß sie eine große Rolle bei der Überwindung der Krankheit spielte, denn sie weise auf den grundsätzlichen Anteil der Natur hin.[12] Józef Dietl beobachtete Heilungen mit Hilfe von homöopathischen Methoden, die er nicht akzeptierte. Anhand dieser Observationen begann er an der positiven Wirkung anderer Methoden, wie vor allem am Aderlaß, zu zweifeln. Insofern inspirierte ihn die Homöopathie für seine Praxis.[13]

Am wenigsten Informationen sind aus dem von Preußen annektierten Gebiet überliefert. Man weiß, daß dort einige Homöopathen praktizierten, aber diese Therapie hat niemals wie in anderen Gebieten Polens eine größere Bedeutung erlangt.

In einigen Gesellschaftskreisen regte das Interesse für Homöopathie Ärzte und Personen ohne medizinische Ausbildung zur Anwendung dieser Methode an. Auch das führte zu ihrer Popularisierung. Die Zeitschrift «Homeopata Polski» (Polnischer Homöopath), die in den Jahren 1861–1864 in Lemberg herausgegeben wurde, war vor allem für Ärzte und Pharmazeuten bestimmt. In Warschau wurde in den Jahren 1862–1863 die Zeitschrift «Przyjaciel Zdrowia» (Freund der Gesundheit) herausgegeben. Sie popularisierte Hygiene und natürliche Heilmethoden in weiteren Gesellschaftskreisen. Man sollte aber die Verbreitung der Homöopathie in dieser Zeit in Polen nicht überschätzen. Antoni Kaczkowski hat in dem Buch von Lutze « Nauka homeopatii « (Homöopathielehre),[14] das er selbst im Jahre 1863 übersetzte, nur Namen von 23 Ärzten und 25 Heilpraktikern und Anhängern der Homöopathie in ganz Polen zusammengestellt.[15]

Bedeutende Änderungen bei der Entwicklung der Homöopathie ergaben sich erst später. Im Jahre 1877 entstand die erste Zentrale Homöopathische Apotheke in Warschau. Ihr Gründer und erster Leiter war der Provisor der Pharmazie Alfons Francki.[16] Als seine Mitarbeiter galten Dr. Stefan Kuczyński und Dr. Tadeusz Wieniawski (1794–1884), die auch Chefärzte der Ambulanz an der Apotheke waren.[17] Zu den Anhängern der Homöopathie gehörten viele Russen, der polnische und litauische

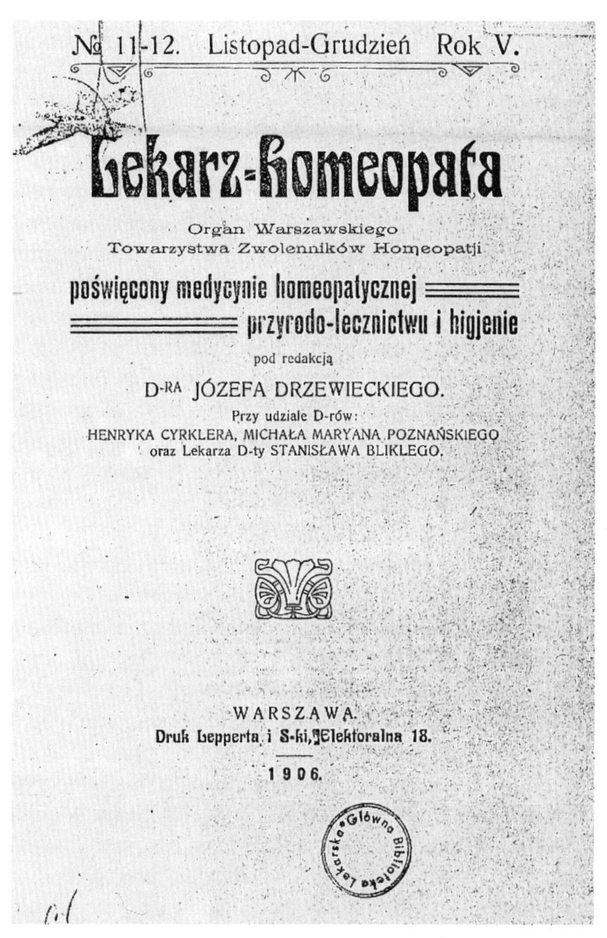
№ 11-12. Listopad-Grudzień Rok V.

Lekarz-Homeopata

Organ Warszawskiego
Towarzystwa Zwolenników Homeopatji

poświęcony medycynie homeopatycznej
przyrodo-lecznictwu i higjenie

pod redakcją

D-RA JÓZEFA DRZEWIECKIEGO.

Przy udziale D-rów:
HENRYKA CYRKLERA, MICHAŁA MARYANA POZNAŃSKIEGO
oraz Lekarza D-ty STANISŁAWA BLIKLEGO.

WARSZAWA.
Druk Lepperta i S-ki, Elektoralna 18.

1906.

15 Die Titelseite der Zeitschrift «Lekarz Homeopata» (Arzt – Homöopath) aus dem Jahr 1906.

Adel der Grenzlandschaft, die Familien Plater, Tyszkiewicz, Kierbedź und viele Juden. Trotz des Interesses der jüdischen Bevölkerung an der Homöopathie findet man unter den homöopathischen Ärzten nur wenige jüdische Namen. Bei der Apotheke entwickelte sich der Gedanke, eine Gesellschaft zu gründen, die viele Anhänger der neuen Therapie zusammenbringen sollte. Das erste Projekt hat General Ingenieur Stanislaw Kierbedź (1810–1899) eingebracht. So entstand «Towarzystwo Zwolenników Homeopatii» (Gesellschaft für Homöopathieanhänger), deren Gründer Dr. Józef Drzewiecki (1865–1907) war. Er war auch Chefredakteur der Zeitschrift «Lekarz Homeopata» (Arzt-Homöopath), die in den Jahren 1901–1907 herausgegeben wurde. Die Gesellschaft wurde am 20. März 1892 in das Vereinsregister eingetragen. Im Juni wurde der Vorstand gewählt. An seine Spitze trat Antoni Połtawski, der kein Arzt war. Eine entsprechende Gesellschaft entstand im Jahr 1894 in Wilno.

Am 16. August 1892 wurde in Warschau eine zweite homöopathische Apotheke eröffnet. Sie war Eigentum der Gesellschaft; ihr Leiter wurde Stanisław Radziejewski (1865–1900), ein bisheriger Angestellter von Francki.[18] Auch bei ihr entstand ein Ambulanz. Später wurden weitere homöopathische Apotheken auch in anderen Städten Polens gegründet.

Der wachsende Wirkungskreis der Homöopathen verursachte natürlich zahlreiche Kritiken in medizinischen Zeitschriften. Nach Veröffentlichung des Buches von Józef Drzewiecki «Homeopatyja, jej podstawy i prawa ze stanowiska naukowego traktowane» (Homöopathie, ihre Grundlagen und Rechte vom wissenschaftlichen Standpunkt aus gesehen)[19] ging Franciszek Chłapowski (1847–1923) zum Angriff über und kritisierte das Werk sehr streng in der Zeitschrift «Nowiny Lekarskie» (Medizinische Neuigkeiten). Er äußerte die Meinung, das Buch sei sehr schädlich, denn es sei zwar für einen breiten Leserkreis geschrieben, aber keineswegs für alle verständlich. Die vorgebrachten Beweise für die Effektivität der homöopathischen Therapie bezeichnete er als unzulänglich; die angeführten Beweise für die Uneffektivität der allopathischen Therapie nannte er falsch.[20] Die Replik von Drzewiecki, die nach diesem Artikel erschien, wurde durch die Redaktion wie folgt kommentiert: «... hiermit beenden wir jede weitere Diskussion, denn der fragwürdige Wert der sogenannten homöopatischen Methode gehört nicht zum Bereich unserer Zeitschrift.»[21] Der junge Arzt Paweł Gantkowski (1869–1938), der spätere Professor an der Universität in Posen, beurteilte die Homöopathie gutmütiger. Er gab den positiven Einfluß der Homöopathie auf eine gesunde Lebensführung und die richtige Ernährung zu.[22]

Die homöopathischen Ärzte bemühten sich um die Gründung eines homöopathischen Krankenhauses in Warschau. Eine der Finanzierungsquellen war das Einkommen der Apotheke, die der Gesellschaft gehörte; die bereits gesammelten beträchtlichen Mittel wurden nach dem Krieg durch die Inflation allerdings wertlos. Die Jahre des Ersten Weltkrieges und des polnisch-bolschewistischen Krieges bedeuteten für die Homöopathie eine Krisenzeit. In Warschau blieb nur ein homöopathischer Arzt.[23] Nicht viel mehr gab es auch später, sogar im unabhängigen Polen. Viel größeres Interesse erweckte die Homöopathie in den Laienkreisen. Die Gesellschaft, die ab 1892 wirkte, wurde am 4. Dezember 1929 erneut registriert. Sie erhielt nun den Namen «Towarzystwo Zwolenników Homeopatii Rzeczypospolitej Polskiej» (Gesellschaft der Homöopathieanhänger der Republik Polen)[24] und vereinigte in ihren

Reihen nicht nur Ärzte, sondern entsprechend ihrem Namen auch Anhänger dieser Heilmethode. 1930 wurde die Gesellschaft in die Internationale Homöopathische Liga (Liga Medicorum Homoeopathica Internationalis) aufgenommen, die schon seit 1925 existierte.[25] Seit 1932 gab man wieder «Lekarz Homeopata» als Vierteljahresschrift heraus.[26] Der Chefredakteur war dann bis zum Ausbruch des Zweiten Weltkrieges Dr. Lucjan Dobrowolski. Die Homöopathie stieß jedoch weiterhin auf Widerspruch der wissenschaftlich-medizinischen Kreise wie auch der ärztlichen Selbstverwaltung. Man war dort der Meinung, daß sich die Ärzte nur dann und aus rein merkantilen Gründen mit der Homöopathie befassen, wenn sie von einer normalen Arztpraxis nicht leben konnten. Das Fehlen wissenschaftlicher Beweise für die Effektivität der homöopathischen Methode und das unehrliche Verhalten von Homöopathen wurden kritisiert. Trotzdem wuchs aber der Bedarf an homöopathischen Arzneimitteln, also offenbar auch die Patientennachfrage. 1928 wurde deshalb in Warschau eine Niederlassung der Fabrik «Dr. Madaus & Co.» (Radebeul), die homöopathisch-biologische Heilmittel herstellte, gegründet.[27] Sie funktionierte bis zum Zweiten Weltkrieg.

Im Jahre 1932 hat die Gesundheitsleitung des Innenministeriums die Gesellschaft benachrichtigt, daß die homöopathischen Apotheken geschlossen werden sollten. Im Zusammenhang mit den Apotheken dürften nur kleine homöopathische Laboratorien bestehen. Dieser Passus wurde in den Entwurf des Apothekengesetzes aufgenommen. Anhand von Protesten wurde dieses Projekt für fünf Jahre verschoben und letztlich nie umgesetzt.[28] In einem polemischen Artikel schätzte W. Lubarski die Patientenzahl, die allein in Warschau homöopathische Arzneien gebrauchte, auf 550000–600000 jährlich. 60% dieser Arzneien würden aus polnischen Rohstoffen hergestellt.[29] Die Behörden schwächten zwar ihren strikten Standpunkt etwas ab. Trotzdem durften sich Ärzte im Gebiet vieler Ärztekammern nicht als Homöopathen bezeichnen. Diese Regelung war legal, denn die bestehenden Vorschriften erlaubten es den Ärzten nicht, Informationen über ihre Heilmethoden anzugeben. Sie gestatteten nur eine Information über die Spezialisierung des Arztes. Einige Ärztemilieus zeigten ihr Interesse für Homöopathie und verhielten sich tolerant. Darunter waren die Redaktionen der Zeitschriften «Przegląd Dentystyczny» (Presseschau für Zahnheilkunde) und «Medycyna Praktyczna» (Praktische Medizin).[30]

Streit um die Perspektiven der weiteren Tätigkeit entstand auch innerhalb der Gesellschaft. Man stritt um die Idee, daß auch Personen ohne ärztliche Ausbildung Homöopathie ausüben dürften. Eine Ärztegruppe, die die Homöopathie als eine von vielen Heilmethoden betrachtete, wollte sie auf den Stand der gegenwärtigen Wissenschaft bringen. Diese Position präsentierte die Zeitschrift «Archiwum Medycyny Biologicznej» (Archiv der Biologischen Medizin), eine Zweimonatsschrift, die ab Januar 1936 unter der Redaktion von Dr. Marian Kalinowski (geb. 1898) herausgegeben wurde und die mit «Lekarz Homeopata» kooperierte.[31] Das Themenspektrum der Zeitschrift war umfangreicher als das einer nur homöopathischen Zeitschrift. Zum Bereich der biologischen Medizin sollten nach Koetschau, auf den sich Dr. Marian Kalinowski bezog, folgende Elemente gehören: «Licht, Luft, Wasser, Diät, Homöopathie, und all das, was man Volksmedizin nennt.»[32] Auch diese Zeitschrift wurde durch die Vertreter der akademischen Medizin abgelehnt. Der hervorragende Psychiater und Geschichtsforscher der Medizin Doz. Tadeusz Bilikiewicz (1901–1981) griff sie in der «Polska Gazeta Lekarska» (Polnische Medizinische Zeitung) an[33] und erhielt von Dr. Marian Kalinowski eine erklärende Antwort ohne polemischen Charakter: «... wir veröffentlichen fast ausschließlich Arbeiten und Zusammenfassungen, die praktische Anweisungen für die Ärzte enthalten. Dabei meiden wir sorgfältig jede Diskussion oder Angriffe auf andere Heilmethoden. Es ist wirklich schwierig, unsere Zeitschrift als ‹Rammbock› für das Abwerben der Kranken von der Schulmedizin zu betrachten. Leser des ‹Archivs› sind doch ausschließlich Ärzte, Vertreter der ‹Schulmedizin› und eben nicht Kranke.»[34] Bemerkenswert ist die Tatsache, daß die Autorität von Dr. Kalinowski nicht nur in Polen anerkannt wurde. Er wurde zweimal zum nationalen Vizepräsidenten der Internationalen Homöopathischen Liga in den Jahren 1935 und 1936 gewählt.[35] Vorher, im Jahre 1929, versah diese Funktion Dr. Konstanty Buczyński (1872–1933).[36]

Ganz andere Ziele beanspruchte die Zeitschrift «Homeopatia i Zdrowie» (Homöopathie und Gesundheit), die 1931 gegründet wurde. Ihre Auflage wurde wahrscheinlich übertrieben mit 26 000 Exemplaren angegeben. Sie war für die Allgemeinheit bestimmt, wurde auch Schulen und Pfarrgemeinden empfohlen. Sie warb für vernünftige Hygiene und stellte sich gegen die Gegner der Homöopathie und deren Heilmethoden.[37] Ihr Redakteur und Herausgeber Józef Korczak-Ziółkowski war kein Arzt, obwohl er sich als der älteste und einzige exakte Homöopath in Polen bezeichnete. Seine Zeitschrift war eine Antwort auf Schikanen, die er erleiden mußte.[38] Sein häufiger Aufenthaltswechsel beweist, daß seine Praxis erfolgreich bekämpft wurde. Im Jahre 1932 erschien die Verordnung des Präsidenten der Republik Polen über die Arztpraxis. Sie verhinderte die Praxisausführung von Personen, die kein Medizinstudium absolviert hatten.[39] Dies verursachte wahrscheinlich Korczak-Ziółkowskis Beschluß, seine Praxis in die Freistadt Danzig zu verlegen. In jeder Zeitschriftennummer erschien nun Werbung für die private Praxis des Redakteurs in Danzig, die recht aufschneiderisch wirkt. In einem Fall fing sie mit folgenden Worten an: «Krebskrankheit kann geheilt werden».

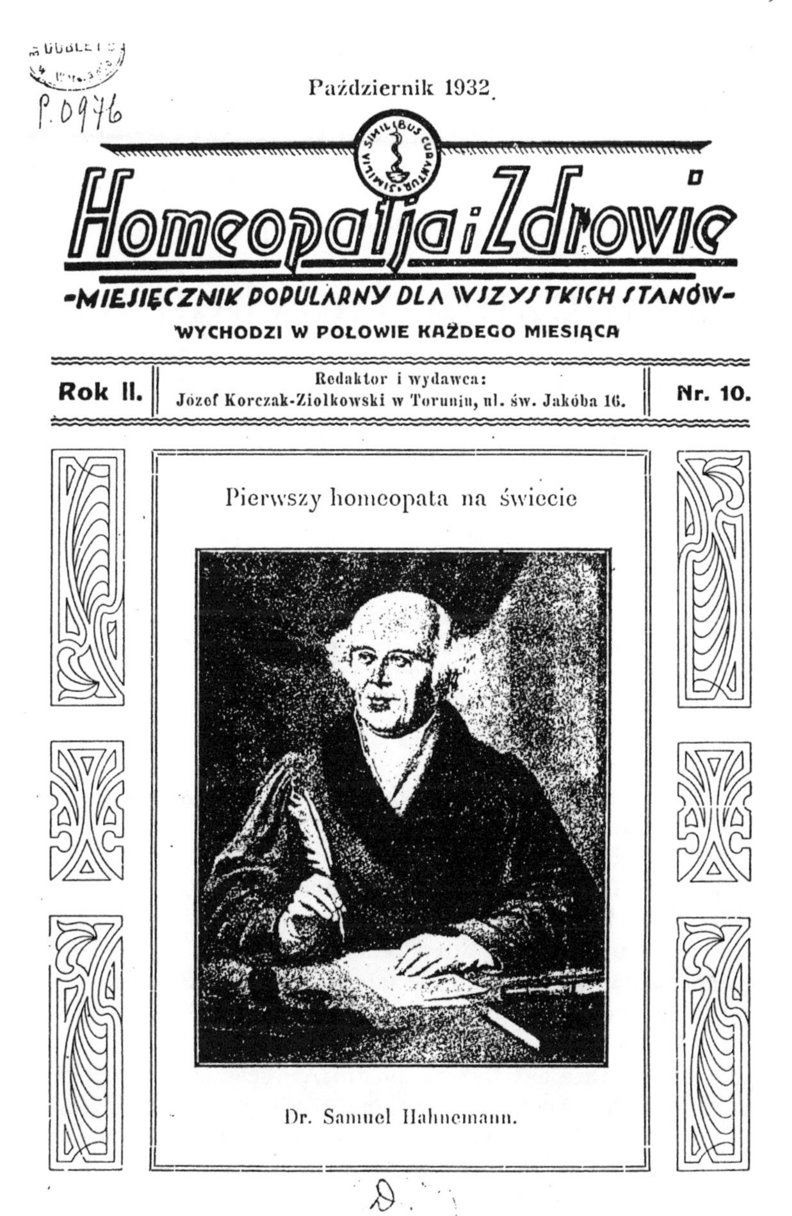
Październik 1932.

SIMILIA SIMILIBUS CURANTUR

Homeopatja i Zdrowie

-MIESIĘCZNIK POPULARNY DLA WSZYSTKICH STANÓW-

WYCHODZI W POŁOWIE KAŻDEGO MIESIĄCA

Rok II. | Redaktor i wydawca: Józef Korczak-Ziolkowski w Toruniu, ul. św. Jakóba 16. | Nr. 10.

Pierwszy homeopata na świecie

Dr. Samuel Hahnemann.

16 Die Titelseite der Zeitschrift «Homeopatja i Zdrowie» (Homöopathie und die Gesundheit) aus dem Jahr 1932.

Choroby skórne wszelkiego rodzaju,
rany na goleniach, cukrzycę, astmę,
wole na szyjach, gruźlicę kości,
wyleczam radykalnie.

Ogłoszenie jedynie dla całorocznych abonentów niniejszego pisma.

Józef Korczak-Ziołkowski
Gdańsk, Breitgasse 108. I ptr.

17 Praxiswerbung in Übersetzung: *Hautkrankheiten aller Art, Wunden am Schienbein, Zuckerkrankheit, Asthma, Kropf am Halse. Knochentuberkulose heile ich radikal. Die Anzeige nur für ganzjährige Abonnenten derselben Zeitschrift. Józef Korczak-Ziołkowski, Gdańsk, Breitgasse 108.*

Der Bericht des polnischen Delegierten Dr. Marian Kalinowski für die Tagung der Internationalen Liga Homöopathischer Ärzte am 11. August 1937 charakterisiert kurz den Zustand der Homöopathie in dieser Zeit in Polen: «Die Gesellschaft der Homöopathieanhänger [...] machte sich den Bau eines homöopathischen Krankenhauses zur Aufgabe. Zu diesem Zweck wurde dieses Jahr im Zentrum von Warschau ein Bauplatz gekauft. Die Zahl der Ärzte, die sich ernst mit der Homöopathie befassen, kann man mit 30 angeben. Es wuchs aber die Zahl von Allopathen, die sich für dieses Sachgebiet interessieren. Anhand persönlicher Erkundigungen stellte ich fest, daß die pharmazeutische Industrie ungefähr 500 allopathische Apotheken mit homöopathischen Mitteln versorgt. [...] In Warschau existieren zwei homöopathische Ambulatorien, in denen fünf homöopathische Ärzte arbeiten. Diese Ambulatorien behandelten im Berichtsjahr insgesamt 7500 Patienten. Im Vergleich zum vorigen Jahr wuchs die Zahl der Kranken um etwa zehn Prozent. [...] In Polen gab es bisher nur eine Fabrik, Dr. Madaus & Co., und in diesem Jahr entstanden zwei weitere pharmazeutische Labors, unter ihnen die Niederlassung des Marktführers ‹Dr.Willmar Schwabe› aus Leipzig. [...] Im allgemeinen kann man sich über Beeinträchtigungen oder die Bekämpfung der Homöopathie durch Regierungs- oder Ärzteorgane nicht beschweren, obwohl noch keine Anfänge einer Zusammenarbeit mit der allopathischen Medizin bemerkbar sind.»[40]

Schon für das Jahr 1935 erwähnte Dr. Marian Kalinowski die Entstehung des Homöopathischen Ärztevereins der Republik Polen, der etwa 20 Ärzte und Pharmazeuten vereinigte.[41] Dieser Plan kam jedoch wahrscheinlich nicht zustande, denn erst 1938 wurde die Gesellschaft der homöopathischen Ärzte in aller Form gegründet und er selbst zu ihrem Vorsitzenden ernannt. Die Gesellschaft wollte die Homöopathie in den Rang eines wissenschaftlichen Heilungssystems erheben.[42] Im April dieses Jahres bestätigte man dieses Ziel in den Statuten der Gesellschaft als «Vertiefung homöopathischer Wissenschaft, Verbreiten der Homöopathie in Form eines wissenschaftlichen Heilsystems und Verteidigung der Berufsangelegenheiten der Mitglieder.» Um dies zu erreichen, sollte die Gesellschaft folgende Tätigkeiten aufnehmen: «Studien über Anwendung von homöopathischen Arzneien führen; wissenschaftliche Tagungen organisieren, Schulungskurse für Ärzte in der Homöopathie durchführen; eigene Zeitschriften herausgeben; bei Bekämpfung von Kurpfuschern im Gesundheitswesen mitwirken; Delegierte zu Ärztetagungen und internationalen Kongressen entsenden; die Berufsangelegenheiten ihrer Mitglieder nach außen vertreten».[43]

Die Tätigkeit der Gesellschaft sollte die Stellung der Ärzteschaft zur Homöopathie als Heilmethode verändern und sich von den homöopathischen Heilkundigen trennen, die ihren Beruf ohne Arztdiplom ausüben. Das Verbot aller Wissenschaftsvereine während des Zweiten Weltkrieges in Polen verhinderte das Erreichen dieser Ziele. Nach dem Krieg wurde die Tätigkeit der Gesellschaft nicht mehr wiederaufgenommen.

Trotz der dargestellten Fakten, die auf eine ziemlich dynamische, zielstrebige Tätigkeit von Anhängern der Homöopathie in verschiedenen Zeitabschnitten hindeuten, nahm diese Richtung im polnischen Gesundheitswesen niemals einen bedeutenden Platz ein und blieb immer an dessen Rand.

Die erste Vorstandssitzung von «Towarzystwo Zwolenników Homeopatii Rzeczypospolitej Polskiej» (Gesellschaft für Homöopathieanhänger in der Republik Polen) organisierte am 10. Juli 1946 Dr. Kazimierz Gotlib (1903–1979).[44] Dieses Datum sollte man als Beginn der Erneuerung nach dem Zweiten Weltkrieg festhalten. Das neue Statut bestätigte man im Jahre 1950[45] und änderte es 1976.[46] Bis zu dieser Zeit befaßte sich mit Homöopathie nur eine kleine Gruppe von Ärzten. Obwohl es einzelne homöopathische Apotheken gab, weckte diese Richtung weder bei Ärzten noch bei Patienten größeres Interesse. In den 1970er Jahren wuchs das Interesse für die alternative Medizin. Akupunktur, Osteopathie, Bioenergetik und Irisdiagnostik begannen gesellschaftliche Aufmerksamkeit zu erregen. In geringerem Maße betraf das ebenfalls die Homöopathie, die allerdings von nun an auch im Bewußtsein von Ärzten und Patienten ihren Platz fand.

Im Jahre 1978 entstand eine Abteilung der Gesellschaft in Danzig und 1982 in Posen.[47] Ein wichtiger Schritt für die Verbreitung der Homöopathie war 1979 die Gründung einer Schulungssektion der Gesellschaft. Der erste Schulungskurs «Einführungskurs für Homöopathie» begann am 18. April 1980. Es folgten weitere Kurse. Ihr Gründer und erster Vortragender war Dr. Jerzy Łozowski (1909–1987)[48] Das Interesse für Homöopathie äußerten Personen aus dem wissenschaftlich-pharmazeutischen Milieu. Dank Bemühungen des «Wissenschaftlich-Homöopathischen Zirkels für Studenten», der 1985 am Lehrstuhl für Technologie von Arzneiformen und Biopharmazie der Medizinischen Akademie in Krakau entstand, erschien 1988 das erste homöopathische Buch der Nachkriegszeit auf polnisch: «Die Grundlagen der Homöopathie» von Kurt Hermann Illing, der eine unentgeltliche Übersetzung ins Polnische erlaubte. Behilflich war die Abteilung der Gesellschaft für Homöopathieanhänger in Posen, die mit dem Verfasser des Werkes in Verbindung stand.[49] Ende der 1970er Jahre gab es in Polen fünf homöopathische Apotheken.[50]

Erst die 1990er Jahre wurden für die Verbreitung der Homöopathie in Polen sehr wichtig. Das erste homöopathische Seminar unter dem Titel «Grundlagen der Homöopathie – Kurs für Ärzte und Pharmazeuten» hat 1992 vor 223 Personen mit fünf Sitzungen (insgesamt 75 Stunden) stattgefunden.[51] Am 13.–14. November 1992 feierte man den hundertsten Jahrestag der Gesellschaft mit der Zweiten Landestagung für Homöopathen.[52] Es folgten weitere wissenschaftlichen Tagungen in den Jahren 1993 und 1994.[53] Auch gibt es die Stiftung «Homeopatia Polska» (Polnische Homöopathie). Die Medizinische Akademie in Lodsch hat 1993 das Skriptum für Studenten «Podstawy Homeopatii» (Grundlagen der Homöopathie) herausgegeben.[54] Auch erschienen zahlreiche populärwissenschaftliche Arbeiten. 1993 entstanden weitere Abteilungen der Gesellschaft in Warschau und in Krakau; die Abteilung in Danzig wurde reaktiviert.[55] Die Gesellschaft, deren Vorsitzender Dr. Stanislaw Jedrzejczyk ist, besitzt seit 1991 eine eigene Zeitschrift «Homeopatia Polska» (Polnische Homöopathie). Seit 1994 erscheint auch eine weitere homöopathische Zeitschrift «Homeo Sapiens».

1994 entstand in Posen «Wielkopolskie Towarzystwo Lekarzy i Farmaceutów Homeopatów» (Großpolnischer Homöopathenverein für Ärzte und Pharmazeuten).[56] Er nahm die von der Gesellschaft homöopathischer Ärzte beabsichtigte Tätigkeit auf. Seit dieser Zeit nimmt die Ärzteschulung im Bereich der Homöopathie das erste Mal einen akademischen Charakter an. Sie wird von dem Großpolnischen Verein und der Gesellschaft für Homöopathieanhänger der Republik Polen organisiert und von der Abteilung für ergänzende Studien der Zweiten Medizinischen Fakultät der Medizinischen Akademie in Posen in Verbindung mit der Niedersächsischen Akademie für Homöopathie und Naturheilverfahren durchgeführt. Die Kurse werden von polnischen und deutschen Referenten gehalten und sind sehr beliebt. Entsprechende Kurse werden in Warschau von der französischen Firma «Boiron» (Lyon) organisiert. Sie befassen sich aber vor allem mit der Anwendung von Präparaten, die die Firma produziert. In der ärztlichen Praxis wird die Homöopathie bisher nicht breiter angewendet.

Anmerkungen

1 Jean Bigel: Examen théorique et pratique de la méthode curative du Docteur Hahnemann. Warschau 1827.
2 Bożena Płonka-Syroka: Recepcja doktryn medycznych przđomu XVIII i XIX wieku w polskich ośrodkach akademickich w latach 1784–1863. Breslau 1990, S. 33.
3 Władys aw Hnatkiewicz: Zarys historyczny rozwoju homeopatii w Polsce. Lekarz Homeopata 1935 Nr. 2, S. 57–59.
4 Ernest Georg Brunnow: Wykład reformy sztuki lekarskiej przedsięwziętej w Niemczech, przez Doktora i Radcę Nadwornego Xięcia Anhalt-Köthen Samuela Hahnemann w języku francuzkim przez E.G. de Brunnow napisany. Warschau 1826.
5 Hnatkiewicz (wie Anm. 3), S. 57.
6 Ibidem, S. 58–59.
7 Feliks Rymkiewicz: O nauce Hahnemanna. Dziennik Medycyny, Chirurgii i Farmacyi. 1830 J. I, S. 98.
8 Hnatkiewicz (wie Anm. 3), S. 60.
9 Barbara Pacholska: Homeopata Polski. Homeopatia Polska 1993 J. III N. 8, S. 19.
10 Ibidem, S. 16.
11 Ibidem.
12 Płonka-Syroka (wie Anm. 2), S. 158–159.
13 Ibidem, S. 160.
14 Artur Lutze: Nauka homeopatyi Artura Lutzego, doktora medycyny, chirurgii i okulisty, członka korespondującego i honorowego homeopatycznej akademii w Palermie i Brazylii, członka homeopatycznego Towarzystwa w Darmstadt i w Bruxelli, dyrektora homeopatycznego szpitalu, powszechnej kliniki, oraz szkoły homeopatycznej dla lekarzy w Köthen, spolszczona za upoważnieniem autora, abecadłowo uporządkowana, wielu dodatkami pomnożona i wydana przez Antoniego Kaczkowskiego. Lemberg 1863.
15 Hnatkiewicz (wie Anm. 3), S. 62–63.
16 Ibidem, S. 64.
17 Ibidem, S. 72.
18 Ibidem, S. 72–73.
19 Józef Drzewiecki: Homeopatyja, jej podstawy i prawa ze stanowiska naukowego traktowane. Warschau 1891.
20 Franciszek Chłapowski: Słówko o homeopatyi, z powodu broszurki dra Józefa

Drzewieckiego: homeopatyja, jej podstawy i prawa ze stanowiska naukowego traktowane. Nowiny Lekarskie 1891. J. III. N. 7, S. 368.

21 Józef Drzewiecki: Z powodu «słówka o homeopatyi». Nowiny Lekarskie 1891 J. III N. 10, S. 513.

22 Pawel Gantkowski: Nowe metody leczenia i partactwo w lecznictwie. Nowiny Lekarskie 1899. J. XI N. 6, S. 283.

23 Hnatkiewicz (wie Anm. 3), S. 75.

24 Barbara Pacholska: Wystawa historyczna przygotowana z okazji Jubileuszu 100-lecia istnienia Towarzystwa Zwolenników Homeopatii RP. Homeopatia Polska 1993 J. III N. 7, S. 18.

25 Jerzy Sykulski, Teresa Bujak: Podstawy Homeopatii. Lodsch 1993, S. 56–57.

26 Hnatkiewicz (wie Anm. 3), S. 76.

27 Dziesięciolecie pierwszej krajowej fabryki leczniczych środków. Archiwum Medycyny Biologicznej 1938 J. III N. 6, S. 127–128.

28 Hnatkiewicz (wie Anm. 3), S. 77.

29 Wojciech Lubarski: Homeopatja a projekt ustawy aptekarskiej. Lekarz Homeopata 1933 N. 1, S. 21–22.

30 Hnatkiewicz (wie Anm. 3), S. 79–80.

31 Pacholska (wie Anm. 24), S. 15.

32 Marian Kalinowski: Od redakcji. Archiwum Medycyny Biologicznej 1936 J. I N. 1, S. 3.

33 Tadeusz Bilikiewicz: Jeszcze o medycynie biologicznej. Polska Gazeta Lekarska 1937, N. 13.

34 (Marian Kalinowski) Jeszcze o medycynie biologicznej. Doc.dr Tadeusz Bilikiewicz Pol.Gaz. Lek. Archiwum Medycyny Biologicznej 1937 J. II N. 2, S. 48–49.

35 Kongres Międzynarodowy Lekarzy Homeopatów w Glasgow. 24–29. X. 1936. Archiwum Medycyny Biologicznej 1936 J. I N. 4–5, S. 108–110.

36 Wspomnienie pośmiertne. Dr med. Konstanty Buczyński. Lekarz Homeopata 1933 N. 3, S. 120–121.

37 Józef Korczak-Ziółkowski: Od redaktora i wydawcy. Homeopatia i Zdrowie 1931 J. I N. 1, S. 1–2.

38 Skrzynka redakcji. Homeopatia i Zdrowie 1931 J. I N. 1, S. 31.

39 Czy to pomoże? Homeopatia i Zdrowie 1932 J. II N. 11, S. 17–19.

40 Marian Kalinowski: XII Kongres Międzynarodowej Ligi Homeopatycznej. Lekarz Homeopata 1937 N. 3/4, S. 70–71.

41 Referat sprawozdawczy wygłoszony przez delegata polskiego na X Międzynarodowym Kongresie Ligi Homeopatycznej w Budapeszcie. Lekarz Homeopata 1935 N. 5, S. 188–189.

42 Pacholska (wie Anm. 24), S. 17.

43 Stowarzyszenie Lekarzy Homeopatów. Archiwum Medycyny Biologicznej 1938 J. III N. 3, S. 69–70.

44 Pacholska: Wystawa historyczna (wie Anm. 24), S. 17.

45 Ibidem, S. 15.

46 Statut Towarzystwa Zwolenników Homeopatii Rzeczypospolitej Polskiej. Część II. Homeopatia Polska 1993 J. III N. 7, S. 20.

47 Kurt Hermann Illing: Podstawy homeopatii. AM Krakau 1988, S. 5.

48 Pacholska (wie Anm. 24), S. 17.

49 Illing (wie Anm. 47), S. 4.

50 Ibidem, S. 5.

51 Stanisław Jędrzejczyk: Podsumowanie I Seminarium Homeopatycznego. Homeopatia Polska 1993 J. III N. 7, S. 7.
52 Pacholska (wie Anm. 24), S. 13.
53 IV Krajowe Sympozjum Homeopatów. Homeopatia Polska 1994 J. IV N. 14, S. 16–19.
54 Sykulski, Bujak (wie Anm. 25).
55 Informacje. Homeopatia Polska 1993 J. III N. 8, S. 14–15.
56 Sprawozdanie z walnego zebrania Towarzystwa Zwolenników Homeopatii Rzeczypospolitej Polskiej 15.05.1994. Homeopatia Polska 1994 J. IV N. 13, S. 22–24.

II. Nord- und Westeuropa

1. Die Welt der Medizin und die Haltung der Legislative: Dänemark

Von Anna-Elisabeth Brade

Einleitung

Der Ausgangspunkt meiner Untersuchung über die Einführung und Rezeption der Homöopathie in Dänemark war die Antwort auf einen Fragebogen, auf den ich im Zusammenhang mit einer Analyse der Behandlungsmethoden stieß, die Hausfrauen im Zeitraum von 1860–1920 verwendeten.[1] Die Antwort lautete: «Mein Großvater praktizierte die traditionelle Medizin und erhielt regelmäßig große Medikamentenpakete von der Leipziger Arzneimittelfabrik; meine Mutter folgte ihm darin. Neben Kamillentee, Holundertee und Nesseln verwendete Mutter die Medikamente aus Leipzig.»[2]

Diese knappe Information ist einer der vielen Hinweise auf die Zäsur, die im Dänemark des ausgehenden 19. Jahrhunderts in allen sozialen Schichten festzumachen ist. Als die Einstellung der Menschen zur Krankheit sich wandelte – vom überlieferten Wissen zum Glauben an die Naturwissenschaft – mußten die Laienpraktiker unter anderem von traditionellen Behandlungsmethoden abrücken und sich jenen Verfahren zuwenden, die mit der Lehre der medizinischen Wissenschaft im Einklang standen. Angesichts der zunehmend ernsteren Bedrohung durch Ärzte, die sich damals, mit Unterstützung der herrschenden Kräfte, in immer größerer Zahl in ländlichen Gebieten niederließen, sahen die Exponenten der traditionellen Medizin das Fortbestehen ihrer Methoden gefährdet.

Inmitten dieser Konfrontation und des Übergangs zur Moderne wurden die traditionellen Ärzte, die Weitblick bewiesen und sich «im Einklang mit der Zeit» befanden, durch die Umstrukturierung der dänischen Wirtschaft vom Tauschhandel zur Geldwirtschaft unterstützt. Die Dänen erlangten plötzlich Kaufkraft, die nicht mehr auf eine zahlenmäßig kleine Oberschicht beschränkt war, sondern sich auf viele potentielle Käufer in den verschiedenen sozialen Gruppen der Gesellschaft ausweitete. Großbetriebe wie etwa die Leipziger Arzneimittelfabrik erkannten, daß es sich lohnte, in Werbung zu investieren, die direkt auf

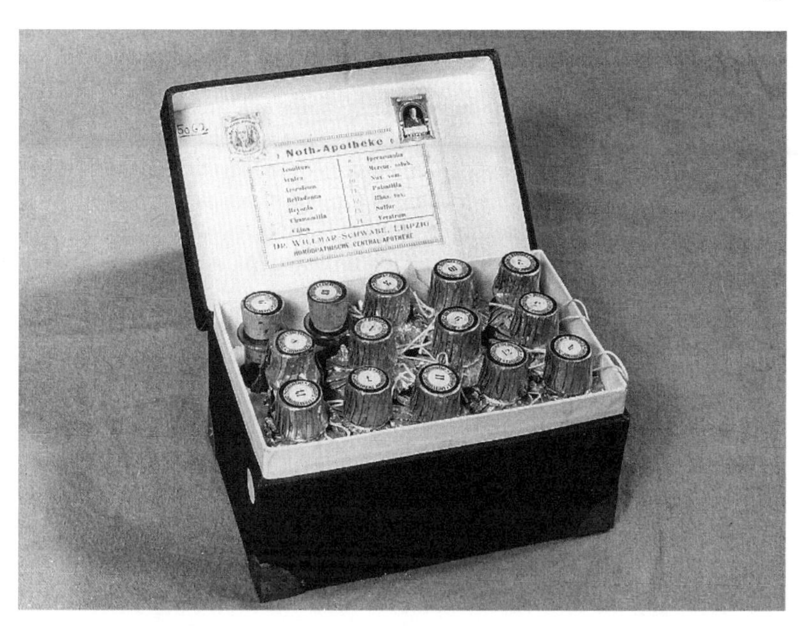

18 Hausapotheke für die Familie. Hersteller: Willmar Schwabe, Leipzig (ca. 1880).

den dänischen Markt abzielte. So taten sie dies auch, und obwohl sich die Gesundheitsbehörden heftig dagegen auflehnten, stieg die Einfuhr von Medikamenten, darunter von homöopathischer Arznei, beträchtlich an.

Vor all dem hatte jedoch ein Informationsfluß stattgefunden. Die Kenntnis der Homöopathie hatte sich von einem kleinen Zirkel von Ärzten und anderen Intellektuellen, d. h. jenen, die Deutsch lesen konnten, auf das einfache Volk ausgeweitet, das nur Dänisch verstand; mit anderen Worten: von einer kleinen Gruppe von Städtern auf breitere soziale Schichten bis hinein in die Dörfer.

In diesem Beitrag soll die Homöopathie unter kulturellem und sozialem Aspekt analysiert und entsprechend dem damaligen Stand der Medizin bewertet werden. Die begriffliche Definition der Homöopathie lautet wie folgt: «Die Homöopathie ist eine medizinische Behandlungsmethode, die darauf abzielt, den Gesundheitsgrad eines Organismus durch die Verabreichung geprüfter, potenzierter Arzneimittel zu erhöhen, die entsprechend der Ähnlichkeitsregel individuell gewählt werden.»[3]

Verordnungen zur Behandlung von Krankheiten

1672 wurde in einem allgemein gültigen Erlaß die Unterscheidung zwischen Ärzten und dispensierenden Apothekern getroffen und geregelt.[4] Daneben fanden sich in lokalen Verordnungen des Königs Bestimmungen über die Chirurgie.[5] Nach diesem Gesetzeskorpus durften nur an Universitäten ausgebildete Ärzte innere Krankheiten behandeln, nur darauf vorbereitete Chirurgen operieren sowie Wunden und dergleichen behandeln und ausschließlich geschulte Apotheker Arzneimittel herstellen und verkaufen. Alle anderen waren Quacksalber. So fand das Wort Quacksalber – als Teil der frühen behördlichen Gesetzgebung auf diesem Gebiet – Eingang in die dänische Sprache. Außerdem wurde es zum etwas abfälligen Ausdruck studierter Ärzte für ihre nichtstudierten Kollegen, ob deren Heilmethoden nun auf Magie oder auf moderner «Rationalität» beruhten. Zur selben Zeit stand Dänemark vor dem Problem, über den juristischen Begriff hinaus zu definieren, was ein Quacksalber ist. Dieses Problem ist immer noch ungelöst. Der Erlaß von 1672 blieb 250 Jahre lang in Kraft, aber er sah keine Sanktionen für Verstöße vor. Hierin lag die Saat für ein späteres Problem. Aufgrund der Gesetzgebung konnten die Behörden zwar Ärzte, Chirurgen und Apotheker lizenzieren, dem Land aber nicht genügend ausgebildete Ärzte zur Verfügung stellen. Aufgrund dieses Mangels, der bis weit in das 19. Jahrhundert hinein fortbestand, konnten die Anhänger der Volksmedizin illegal, aber ungestraft weiter Kranke behandeln, wenngleich vom Ende des 18. Jahrhunderts an die Überwachung zunahm.

In den 1770er Jahren gelang es den Behörden durch die Ernennung einer großen Zahl von Gesundheitsbeamten immer besser, ein Auge auf die Verhältnisse in den Provinzen zu werfen. Ihre Berichte machen deutlich, daß die Verhältnisse unakzeptabel und im allgemeinen abschrekkend waren. 1794 griffen die Zentralbehörden mit einem Erlaß ein, der die Aktivitäten von Quacksalbern bestrafte. Mit einigen kleineren Änderungen blieb dieser Erlaß bis 1934 in Kraft.

Das Ziel des Erlasses von 1794 ist klar: durch harte Strafen jene Quacksalber, die sich selbst «Weise» nennen, davon abzuhalten, «das Vertrauen ihrer unglücklichen Mitmenschen zu mißbrauchen und deren Gesundheit zu ruinieren».[6] Die Strafe für einen ersten Verstoß gegen das Gesetz betrug zwanzig Rigsdaler, während im Falle eines wiederholten Verstoßes eine sechsmonatige Gefängnisstrafe verhängt werden konnte – eine Strafe, die bei jeder weiteren Verurteilung verdoppelt wurde. Diese Strafe war hoch und demütigend. Zum Vergleich ist anzuführen, daß 1789 das durchschnittliche Jahreseinkommen in den Bezirken Bjæverskov und Stevns westlich und südlich von Kopenhagen zwischen 7 Rigsdaler für einen Wirt und 10 Rigsdaler für einen Schuhmacher lag.[7]

1803 wurde das Gesundheitsministerium gegründet und mußte als zentrale Behörde des gesamten Königreichs unter anderem jede Art von Quacksalberei verhindern und unterbinden. Die Infrastruktur des Gesundheitswesens läßt sich schematisch wie folgt darstellen:

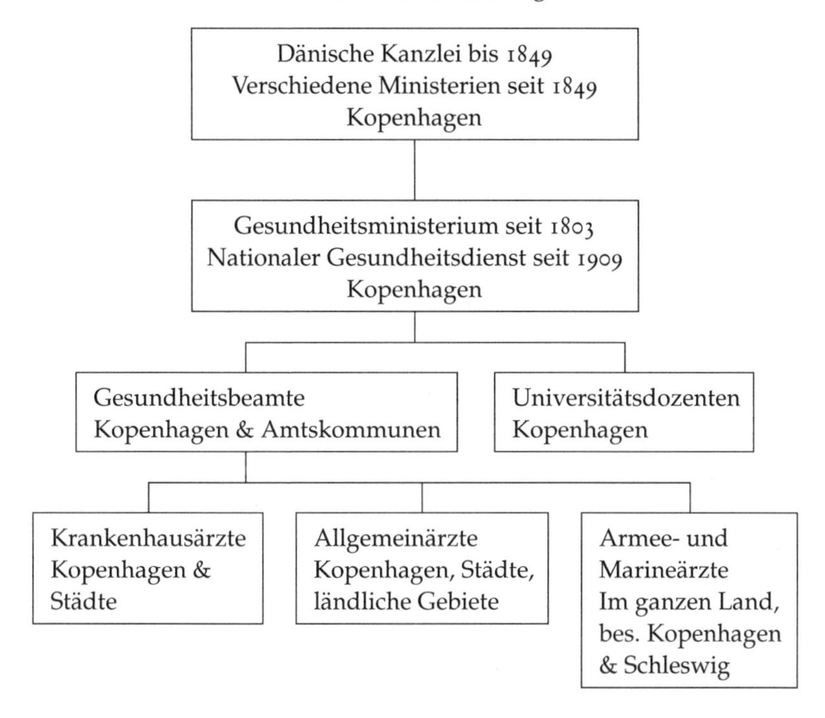

Bei der damaligen Naturalwirtschaft und dem gängigen Tauschhandel können die Lebenshaltungskosten für eine Familie nicht in Geld umgerechnet werden. Die Bestrafung war außerdem auch in zeitgenössischer Sicht völlig unverhältnismäßig zu Art und Größe des Vergehens. Das zeigt sich an der etablierten Praxis der Bestrafung und dem nur teilweisen Abbüßen der Strafen.

Als die Homöopathie nach Dänemark kam, mußten die Homöopathen das Wissen über ihre Heilmethode verbreiten und diese bei der praktischen Behandlung der Patienten im Einklang mit den damals bestehenden Gesetzen anwenden.

Die ersten zehn Jahre

«Mein Vater erzählte mir, daß gewisse Leute aus diesen Gegenden zu Hahnemann reisten und mit gutem Erfolg von ihm behandelt würden.»[8]

Diese kleine Information deutet an, daß man von der Homöopathie – oder zumindest von Samuel Hahnemann selbst – schon vor Herausgabe der ersten homöopathischen Publikation in dänischer Sprache 1822 gehört hatte. Es war nicht möglich, dies anhand von zeitgenössischem dänischem Material zu bestätigen, und die veröffentlichten Teile von Hahnemanns Krankenjournalen enthalten keinerlei Angaben über diese dänischen Patienten.

Sicher ist jedoch, daß der erste Verfechter der Homöopathie in Dänemark Hans Christian Lund (1765–1846) war, ein Schiffsarzt, der von 1821 an homöopathisch praktizierte. Die Homöopathen bezeichneten ihn als Allgemeinarzt, was implizierte, daß er eine staatlich anerkannte Prüfung abgelegt hatte. Das würde wiederum bedeuten, daß er zur ärztlichen und/oder chirurgischen Behandlung von Kranken qualifiziert war. In den ersten zehn Jahren beschrieb er sich als «kundig in Dingen der Medizin und der Natur», später als «Homöopath». Keine dieser Bezeichnungen entsprach allerdings der damaligen dänischen Gesetzgebung zur Ausübung des Arztberufs. In zeitgenössischen ärztlichen Schriften gegen die Homöopathie wird er kaum angeführt, und die Medizinhistoriker aus späterer Zeit, etwa Kr. Carøe (1851–1912), erwähnen seinen Titel nicht, sondern beschreiben ihn als gescheiterten Studenten der Chirurgie.[9]

Lund war kein Student; obwohl er sich an der Königlichen Chirurgischen Akademie in Kopenhagen eingeschrieben hatte, legte er nie seine Abschlußprüfungen ab. Dies sollte seinem späteren Engagement für die Homöopathie in Dänemark schaden, da die Ärzte ihn als Laien und Kurpfuscher betrachteten. Jene Kreise ignorierten vollkommen die Tatsache, daß er eine Weile in verschiedenen untergeordneten Positionen in den Streitkräften tätig gewesen war.

Die Verbreitung der Homöopathie in Dänemark litt außerdem daran, daß er nur ein paar populäre Bücher übersetzt hatte.[10] Er führte nie eigene Experimente oder Versuche durch, arbeitete ausschließlich mit den Erfahrungen anderer Homöopathen und fertigte viele der Übersetzungen aus Quellen zweiter Hand an. Zu seinen Gunsten muß man aber anerkennen, daß er ein unglaublich gewissenhafter und belesener Übersetzer war, der auch in Kopenhagen praktizierte. In der ersten Hälfte des Jahres 1833 brachte er sogar eine homöopathische Zeitschrift heraus, die vermutlich durch «Zeitmangel, Zensur und andere Unannehmlichkeiten» wieder eingestellt wurde.[11] Mit dem Erlaß zur Pressefreiheit vom 27. September 1799 hatte man erneut die Zensur eingeführt, die den Druckerzeugnissen genaue Grenzen setzte. Überschritt ein Autor diese Grenzen, so konnte ein Gericht bestimmen, daß er unter ständige Zensur gestellt und vom örtlichen Polizeichef überwacht werden sollte.

Eine Analyse von Lunds publizistischer Aktivität zeigt, daß seine

Zielgruppe aus jenen seiner Patienten bestanden haben muß, die Bücher kauften und Zeitschriften abonnierten, um auf dem laufenden zu bleiben. Diese Gruppe gehörte zur gehobenen Mittelschicht.[12] Auf dem Land bestand diese Schicht vorwiegend aus Pfarrern, und wir wissen, daß sie der Bevölkerung häufig bei Krankheiten zu Hilfe kamen.[13]

Diese frühe Einführung der Homöopathie wurde von den dänischen Ärztekreisen stillschweigend übergangen, die sich als Berufsstand auch nicht angesprochen fühlten, da sie das Material ja in der Originalsprache lesen konnten. Doch 1828 rief Gustav Ludvig Baden (1764–1840) dänische Ärzte dazu auf, der breiten Bevölkerung von den Erfahrungen mit der Homöopathie zu berichten.[14] Dieser Aufruf kam nicht von einem «gescheiterten Medizinstudenten», sondern von einem Richter am Obersten Gericht und Doktor der Rechte, mit anderen Worten: von einem angesehenen Akademiker in gehobener gesellschaftlicher Position. Beherzigt wurde dieser Aufruf von Dr. Carl Otto (1795–1879), dem kürzlich ernannten Herausgeber der «Bibliotek for Læger» (Die Ärztebibliothek). In seinen Abteilungen der Haft- und Besserungsanstalt führte er einige Versuche an Häftlingen durch und veröffentlichte 1829 die Ergebnisse:[15] «Ich kann mir das sarkastische Lächeln meiner Leser bei der bloßen Nennung dieses Wortes (Homöopathie) vorstellen.» Trotzdem ist diese Methode in Ottos Augen einen Versuch wert, da Homöopathen erstens Erfahrungen haben, auf die sie aufbauen können, zweitens etwas nicht einfach deshalb abgelehnt werden darf, weil es unseren eigenen Vorstellungen widerspricht, weiterhin berühmte und vertrauenswürdige Männer die Homöopathie erfolgreich eingesetzt und praktiziert haben und schließlich jeder Spott über die Methode denen nicht gerecht wird, die so lange medizinisch forschen, bis die Erfahrung die Nutzlosigkeit bewiesen hat.

Otto beurteilt Hahnemanns Forschungen über die Wirkungen von Arzneimitteln positiv und stellt fest, daß die medizinische Wissenschaft stets lobenswert und von großem Nutzen sei, «da es nur auf diese Weise gelingen könne, ‹specifica› zu erreichen, insofern diese tatsächlich existieren».[16] Da Otto gegenüber der homöopathischen Behandlungsweise bereits großes Mißtrauen hegte, war er nach eigenem Bekunden weder gewillt, seine Zeit mit der Vertiefung seines Wissens über die homöopathischen Originaltexte zu vergeuden, noch wollte er seine Zeit damit zubringen, auf der Bettkante zu sitzen und sorgfältig alle vom Patienten erwähnten Symptome zu notieren, um dann weitere Stunden darauf zu verwenden, die Symptome in den Büchern nachzuschlagen. Er wollte jedoch einige Tests durchführen, und sollten diese positiv ausfallen, würde er sich die Originalquelle – das heißt: Hahnemann – gründlich vornehmen.

Der Ausgangspunkt seiner Untersuchung war ein kurzer Artikel, den

Dr. Messerschmid in «Hufelands Journal» veröffentlicht hatte. Darin waren bestimmte homöopathische Arzneien für spezifische, leicht erkennbare und verifizierbare Krankheiten aufgelistet. Ottos Versuche beinhalteten die folgenden Krankheiten:

Leiden/Symptom	Arznei	Fälle
Fieber (Entzündung)	Tinctura bryoniae 1 Tropfen, 15 x verdünnt	2
Schüttelfrost	Tinctura sem. cynae 1 Tropfen, 9 x verdünnt	7
Magenkrämpfe	Tinctura pulsatillae 1 Tropfen, 9 x verdünnt	1
Reizhusten	Tinctura nuc. vomicae 1 Tropfen, 8 x verdünnt	2
Rheumatismus	Tinctura cocculi 1 Tropfen, 9 x verdünnt	4

Otto bekam seine Arzneien nicht von einem homöopathischen Apotheker, sondern bezog sie statt dessen aus der Groth-Apotheke in Kopenhagen, was in seinen Augen eine Garantie für Frische und Qualität war.

Es stellten sich die Resultate ein, die Otto erwartet hatte. Nach einigen Tagen der Erprobung stellte er fest: «Diese Arzneimittel haben sich als nicht im mindesten wirksam erwiesen.»[17] Daraufhin gab er die homöopathische Behandlung auf, da er meinte, eine Fortsetzung läge nicht im Interesse seiner Patienten. Diese wurden fortan wieder in der erforderlichen allopathischen Weise behandelt, die, nach Otto, die Leiden schnell behob. Ganz deutlich war dies beim Schüttelfrost: «Was ein Tropfen Tinc. cocculi ein paar Tage lang nicht bewirken konnte, schaffte das schwefelhaltige Chinin an einem Tag.»[18] Er folgert, daß die homöopathische Behandlungsmethode nutzlos ist und «es den dänischen Ärzten zur großen Ehre gereicht, daß die Homöopathie in ihren Reihen keine Anerkennung gefunden hat».[19]

Otto führte nur wenige und sehr kurze Versuche durch – ganz abgesehen davon, daß seine Analyse der Ergebnisse bei Schüttelfrost auf einer Unstimmigkeit beim Versuch beruht (verwendet: tinc. sem. cynae/analysiert: tinc. cocc.). Nachdem er mit reiner Homöopathie begonnen hat, macht er einige entscheidende Fehler. Zuerst und vor allem wählt er den einfachsten Weg und verwendet für seinen Versuchsaufbau sekundäre Quellen, anstatt sich direkt auf Hahnemanns eigene Schriften zu beziehen, dessen zweite Ausgabe des «Organon der Heilkunst» gerade erschienen war.[20] Vom wissenschaftlichen Standpunkt aus begeht er genau den Fehler, den Ärzte später den Homöopathen vorwerfen sollten, nämlich, die Ergebnisse der Arbeit Hahnemanns über die Wirkung der Arzneimittel nicht selbst zu prüfen. Ottos zweiter grober «Schnitzer» bestand darin, keine Arzneimittel von Apothekern zu verwenden, die von Homöopathen anerkannt waren. Im Lichte dieser Tatsache sind seine Versicherungen über die Frische und Qualität irrelevant. Diese Aspekte sind für Homöopathen zwar ebenfalls wichtig, aber von gleicher Bedeutung ist die Herstellungsweise: das korrekte Verschütteln der Substanzen, ein Verfahren, das dänische Apotheker damals kaum gekannt, geschweige denn beherrscht haben dürften. Der dritte Fehler bestand darin, sich nicht die Zeit zu nehmen, auch die geringfügigsten – in den Augen des allopathischen Arztes offenbar bedeutungslosen – Symptome des Patienten zu notieren und mit den symptomerzeugenden Eigenschaften der Arzneien zu vergleichen. Dies ist eines der grundlegenden Elemente der Homöopathie.

Nach eigener Aussage erwartete Otto die Ergebnisse, die er erhalten hatte. Doch führte er sie in Wirklichkeit nicht zwangsläufig selbst herbei, indem er die Versuche auch nach damaligen Standards nachlässig durchführte? Wir wissen es nicht. Eine genaue Lektüre seines Artikels sowie eine Analyse der darin dominierenden Schlüsselwörter lassen jedoch den begründeten Verdacht zu, daß es sich tatsächlich so verhielt.

Ottos Artikel war die erste Antwort auf die Homöopathie von seiten dänischer Ärztekreise und ist als solcher vom Standpunkt der medizinischen Wissenschaft oder der Homöopathie aus unbefriedigend. Der Artikel führte zu keiner Diskussion in der «Bibliotek for Læger» (Die Ärztebibliothek), der einzigen damals in Dänemark existierenden medizinischen Zeitschrift, und trotz der – für Homöopathen – leicht kritisierbaren Fehler riefen Ottos Versuche unter Homöopathen keine Reaktionen hervor; vermutlich wäre keiner von ihnen in einer ausreichend starken fachlichen Position gewesen, um in dieser ersten Runde der Kritik zu bestehen.

Lund setzte seine Kampagne mit Übersetzungen fort, aber es sollten noch einige Jahre verstreichen, bis die Dinge in Bewegung kamen. Der erste Schritt in diese Richtung erfolgte etwa sechs Jahre später, 1835, als der Divisionsarzt Christian Heinrich Hahn (1802–1868) seine positiven Ansichten über die homöopathische Methode auf zwölf Seiten der «Bibliotek for Læger» (Die Ärztebibliothek) zu Papier brachte.[21] Jene zwölf Seiten waren das Ergebnis von mehreren Jahren Beschäftigung mit der Homöopathie, die Hahn allmählich in seine Praxis eingeführt hatte; er glaubte, darin einige Heilungen demonstrieren zu können, bei denen homöopathische Behandlungsmethoden zum Einsatz gekommen waren. Wie er selbst energisch betonte, war es ihm aber nicht gelungen, alle Fälle zu heilen. Um mehr über die Homöopathie zu erfahren, ging er auf eine Studienreise nach Deutschland, wo er einigen der führenden Größen der homöopathischen Bewegung begegnete. In Köthen traf er Samuel Hahnemann selbst, und in Dresden erhielt er Zutritt zur Praxis von Paul Wolf (1795–1857), Karl Friedrich Trinks (1800–1868) und Carl Otto Helbig (1799–1869). Seine Reisen müssen jedoch frustrierend gewesen sein. Nur an wenigen Orten machte er positive und praktische Erfahrungen, und seine Schlußfolgerungen sind entsprechend verwirrt. Er schloß, das Simile-Prinzip besitze zwar universelle Anwendbarkeit, bei einigen Krankheiten sei jedoch das Contraria-Prinzip mit herkömmlichen Medikamenten überlegen; er stritt ab, daß die Potenzierung oder bloße Verdünnung der Präparate verbreitet und «tinctura fortes» allgemein gebräuchlich seien, und schließlich hatte er den Eindruck gewonnen, daß sich die besten Homöopathen nicht an die Anweisungen Hahnemanns hielten. Wenn Hahn beabsichtigt hatte, seine Ärztekollegen vom Wert der Homöopathie zu überzeugen, oder auch nur gehofft hatte, sie dazu anzuregen, ab und zu «hineinzuschmecken», muß er geträumt haben. Sein Artikel ist viel zu unpräzise und schlecht abgesichert.

Einer aus der jüngeren Ärztegeneration, Carl Kayser (1811–1870), antwortete mit einer vernichtenden Kritik, die sich, unter anderem, auf das Fehlen genauer Krankheitsbilder und vorgeschlagener Behandlungsmethoden konzentrierte.[22] Darüber hinaus erkannte Kayser, daß Hahn nicht geklärt hatte, ob die Ergebnisse zufällig oder auf die Behandlung zurückzuführen waren. Kayser legte dar, die Leser hätten eigentlich von Hahn erwarten können, daß er Parallelversuche mit Placebos durchführte, um die Ergebnisse zu vergleichen. Ein weiterer Kritikpunkt Kaysers war, Hahn hätte Versuche an gesunden Personen durchführen müssen, um zu entscheiden, ob die Symptome, die in der homöopathischen Lehre beschrieben wurden, tatsächlich von den Arzneimitteln hervorgerufen wurden – was Otto erstaunlicherweise ebenfalls nicht getan hatte.

Kaysers Kritik ging allerdings noch weiter. Da es Unterschiede zwischen der allopathischen und der homöopathischen Form von Arzneimitteln gab, bei denen das eine System das andere ausschloß, wollte Kayser geklärt haben, welche Krankheiten oder Krankheitsgruppen innerhalb der homöopathischen Indikation lagen. Außerdem vermißte er Angaben darüber, welche Substanzen nach Ansicht der deutschen Homöopathen potenziert und welche nur verdünnt werden mußten. Nach Meinung Kaysers hatte Hahn nur zeigen können, «wie wenig Vertrauen selbst die besten Homöopathen in diese Methode setzten».[23] 1835 war Kayser vierundzwanzig Jahre alt und hatte im Vorjahr seine Abschlußprüfungen abgelegt. Bereits während seines Studiums war er stark von der Einführung der quantitativen Methode der aufkommenden exakten Naturwissenschaften innerhalb der Medizin beeinflußt, und seine Kritik gehört zur zeitgenössischen Debatte über diese Methode in Dänemark.[24]

Ebenfalls 1835 erklärte sich der Stadtarzt von Fredericia, Holger J. Fangel (1794–?), als Anhänger der Homöopathie und veröffentlichte 163 Krankengeschichten, die er 1834/35 bei seiner homöopathischen Tätigkeit gesammelt hatte.[25] Sein Ziel bestand darin, «Vertrauen in eine Methode zu wecken, die bislang, infolge mangelnder Kenntnisse über ihre Wirkungen, oft nicht richtig eingeschätzt wurde». Dieser Text erschien als Monographie und als Artikel in der «Bibliotek for Læger» (Die Ärztebibliothek), wobei sich vermuten läßt, daß er an die Zielgruppe der dänischen Ärzte gerichtet war. Der Aufbau des Artikels stützt diese Theorie, da die Krankengeschichten auch Beschreibungen von Symptomen, Behandlungen, Reaktionen, des weiteren Krankheitsverlaufs und entsprechend modifizierter Behandlungen sowie von Heilungserfolgen enthalten. Die Krankengeschichten unterscheiden sich ihrem Wesen und Umfang nach – manche sind recht detailliert, andere oberflächlich –, enden jedoch alle gut. Fangel schloß seinen Beitrag nicht mit einer bilanzierenden Zusammenfassung; vermutlich war er der Meinung, das Ergebnis jeder Anamnese spreche eindeutig für sich und für die homöopathische Methode.

Fangel wußte auch aufgrund seiner Erfahrung als Arzt, daß er nicht nur die Anerkennung seiner Kollegen gewinnen, sondern auch die Behörden positiv stimmen mußte. Dies war damals wie heute zu erreichen, indem man auf mögliche Einsparungen aufmerksam machte. Er unterstrich daher die Tatsache, daß homöopathische Arzneien beträchtlich billiger wären als die herkömmlichen allopathischen Produkte, was «im Hinblick auf die Erfordernisse auf kommunaler Ebene ernsthaft in Erwägung gezogen werden sollte».[26] Konnte man darüber hinaus die Armen zu einer gesunden Lebensweise bewegen, würden die Arztkosten nach Fangels Meinung beinahe gegen null gehen.

Die Ärzteschaft, vertreten durch Fr. Wilh. Mansa (1794–1879), Michael Djørup (1803–1876) und wieder einmal Otto, reagierte prompt.[27] Diese führenden Forscher auf dem Gebiet der Medizin, deren Interesse sich vor allem auf die Therapeutik richtete, waren mit Fangels Beweisen nicht zufrieden. Dies ist nicht der Ort, um in alle Details dieser Auseinandersetzung zu gehen. Ein gemeinsames Element soll jedoch behandelt werden, der Ruf nach Versuchen und Experimenten im Hinblick auf deren zentrale Stellung in der damaligen wissenschaftlichen Diskussion.

Die erste Forderung lautete, den zentralen Lehrsatz der Homöopathie zu demonstrieren: similia similibus curentur könne unter Anwendung der folgenden Regeln nicht bestehen. Jeder Versuch wird so sauber wie möglich aufgebaut, alle Ergebnisse daraus werden soweit wie möglich von zufälligen Faktoren befreit, und sowohl die subjektive als auch die objektive Wahrheit der Ergebnisse werden durch Gegenproben überprüft. Sollten therapeutische Versuche homöopathisch durchgeführt werden und ein gewisses Interesse der Wissenschaft wecken, weil sie sich als zur Nachahmung geeignet erweisen, dürfen für derartige Versuche nur solche Krankheiten ausgewählt werden, bei denen im Lichte der Erfahrung eine ärztliche Intervention zwingend geboten wäre. Sollten therapeutische Versuche mit homöopathischen Mitteln also den Nutzen dieser Behandlungsmethode aufzeigen oder irgendwie eine Wirkung der homöopathischen Dosen beweisen, dann sind diese Versuche so aufzubauen, daß es anhand der Ergebnisse oder möglichst guter Näherungswerte erlaubt sein sollte, eine kausale Beziehung zwischen der Wirkung der Medizin und der darauffolgenden Veränderung des pathologischen Befunds des Patienten festzustellen.

Die Antwort auf diesen Vorschlag lautete: Neben der Verwendung aufgrund von Erfahrungswerten wurden mehrere Arzneimittel an gesunden Personen getestet, und da diese Wirkung zeigten, begann Fangel damit, sie bei Kranken einzusetzen. Dies sei in dem Artikel unerwähnt geblieben, weil er der Behandlung von Kranken gewidmet war.

Die zweite Forderung war, man hätte Parallelversuche durchführen müssen, worauf Fangel antwortete: «Ich kann nicht erkennen, welchen ‹parallelen Beweis› eine solche verzögerte Behandlung erbracht hätte, da sich nicht denken läßt, daß ein Arzt, der mit schweren Krankheiten konfrontiert ist, einen solchen Versuch wagen würde.»

Die dritte Forderung lautete, es hätte indirekte Versuche geben müssen, bei denen nur manche, nicht aber alle Patienten Medikamente bekommen. Die Antwort hierauf war: «Hätte ich manche von den Kranken, die vertrauensvoll meine Hilfe aufsuchten, den Kräften der Natur überlassen sollen, ohne ihnen den gewünschten Beistand zu gewähren, nur um zu sehen, ob jene Kräfte selbst eine Heilung zu bewirken vermögen? Ich hätte so eine größere Not herbeigeführt als zu dem Zeitpunkt, da ich gerufen wurde. Es ist undenkbar, daß ein Arzt einen solchen Versuch im Angesicht schwerer Krankheit erwägt.»

Nach der vierten Forderung hätten die Indikationen für die verabreichten Arzneien mitgeteilt werden müssen, wenn man beurteilen solle, ob die Behandlung jeweils stimmig war. Nur so könne der Leser sich ein Bild von allen Symptomen machen. Fangel wies jedoch darauf hin, es handle sich nicht um ein Lehrbuch, sondern um eine Sammlung von Krankengeschichten, die Vertrauen in die Methode wecken solle. Wenn der Leser die Homöopathie aber erst einmal kennengelernt habe, könne er leicht feststellen, daß die Symptome vorhanden gewesen seien.

Als fünfte Forderung brachten Fangels Kritiker vor, approbierte Ärzte hätten den Versuchen beiwohnen sollen, um die Beobachtungen zu bestätigen. Die Antwort lautete: «Hätte ein anderer Arzt, zum Zwecke der

Vorsicht, während der Behandlung ständig meine Heilmethoden überprüft, so wäre dies für meine Patienten wie für die beiden untrennbaren Ärzte wahrhaft eine höchst unangenehme Anordnung gewesen. Die Armen können sich keine zwei Ärzte leisten.» Außerdem wußte Fangel, daß jene, die er behandelt hatte, unter Eid aussagen würden, daß er erfolgreich war, falls jemand eine Zeugenaussage verlangte.[28]

Die oben skizzierte wissenschaftliche Diskussion zeigt die erste Formulierung kontrollierter klinischer Versuche als methodischer Basis für die Erforschung der Wirkung von Arzneimitteln. Die Kritik richtet sich gegen Fangels Methode, die unter dem Aspekt des Versuchsaufbaus als nicht rational gilt. Auch wenn praktische Erfahrungen mit der naturwissenschaftlichen Methode noch weitgehend fehlten, erkannten führende Kliniker und Pharmakologen, daß es nicht möglich war, ohne eine Kontrollgruppe neben der eigentlichen Versuchsgruppe genaue Kenntnisse über die Wirkungen von Arzneimitteln zu erhalten.

Neue rationale, dem Empirismus verpflichtete Prinzipien stellten Bedingungen an Konzeptionen wie an kausale Zusammenhänge, an Objektivität, Intersubjektivität und die Fähigkeit zur Wiederholung. Angewandt wurden diese Konzeptionen in der fundierten Kritik an den ersten der Homöopathie zugeschriebenen Heilungen. Auch wenn viele irrationale Behandlungsmethoden wie Aderlässe, Abführmittel, Hungerkuren und dergleichen noch immer weit verbreitet waren, stemmte sich die Ärzteschaft gegen das Eindringen neuer Methoden in den allgemeinen Gebrauch, bevor sie deren Wert in Versuchen bewiesen hatten, die nach bestimmten Kriterien durchgeführt wurden. Die dänischen Homöopathen waren damals nicht in der Lage, diesen Anforderungen gerecht zu werden, und führten auch deshalb wiederhol- und verifizierbare Versuche durch, weil es Berührungspunkte zwischen ihren Methoden und der allgemeinen Behandlungspraxis gab.

Die Experimente wurden allerdings im Ausland durchgeführt, und zwar auf Krankenhausebene mit vielen Patienten. Die dänische Ärzteschaft war über diese Vorgänge gut unterrichtet, und die Gegner der Homöopathie verfolgten die Ergebnisse. In seiner Kritik bezieht sich Djørup auf eine Reihe von Experimenten am Garnisonshospital von Wien, am Militärkrankenhaus von St. Petersburg und am Hôtel Dieu in Lyon. Seine Schlußfolgerung lautete, daß «die Erfahrungen, die homöopathische Autoren aus ihrer eigenen Praxis berichtet haben, sich in keinster Weise mit jenen Resultaten decken, die in Gegenwart vieler Zeugen im Verlauf öffentlicher homöopathischer Behandlungen, d. h. in öffentlichen Krankenhäusern, mit der neuen Heilmethode durchgeführt wurden».[29] Djørup schloß seine Attacke mit einem Verweis auf die Académie Royale de Médecine in Paris, die die Homöopathie 1835 gerade als ausgesprochen gefährlich abgelehnt hatte.

Das Fehlen einer wissenschaftlichen Dokumentation, um den praktischen Nutzen der Homöopathie zu untermauern, war das Hauptargument für die Ablehnung und Kritik von seiten ärztlicher Kreise. Es gab jedoch noch andere Aspekte, die bei der Ablehnung eine Rolle spielten. Die medizinische Wissenschaft war auf dem Vormarsch, und man hatte feste Bezugspunkte herausgearbeitet, zu denen auch und vor allem die wissenschaftlichen Untersuchungsmethoden gehörten. Eine Anerkennung der Homöopathie durch die medizinische Wissenschaft hätte bedeutet, auch den homöopathischen Standpunkt, daß es keine Krankheiten, sondern nur kranke Menschen gibt, zu akzeptieren und zugleich die allgemeinen und gängigen Klassifizierungen von Krankheiten und ihren Ursachen über Bord werfen zu müssen. Wenn die Theorie der Potenzierung von Arzneimitteln aufgrund der homöopathischen Lehren über die dynamische Natur von Krankheit und Arzneimitteln übernommen werden sollte, so war der Ausgangspunkt der Naturwissenschaft und mit ihm das grundlegende Verständnis von Chemie und Physik zu ändern. Die medizinische Welt war dazu, gelinde gesagt, nicht bereit, da sie mit dem modernen und empirischen Denken in Konflikt geraten wäre.

Der weitere Verlauf

Nach einer Empfehlung des Gesundheitsministeriums und im Hinblick auf Verfahren gegen Personen, die ohne Lizenz homöopathisch praktizierten und homöopathische Produkte außerhalb der Familie verkauften, verfügte die Dänische Kanzlei 1832, daß nur approbierte Ärzte das Recht haben sollten, homöopathisch zu praktizieren. Alle anderen Personen fielen unter das Quacksalbergesetz von 1794.[30] Somit wurde der Homöopathie die Anerkennung durch die Regierung verweigert, und ausschließlich approbierte Ärzte sollten das Monopol zum Praktizieren dieser Heilmethode erhalten. Da die Homöopathie bis heute weder von den Gesundheitsbehörden noch von den Gremien der dänischen Ärzteschaft akzeptiert wurde, fällt sie unter die Kategorie: nichtanerkannte Heilmethoden/Alternativmedizin.

Ein Problem der damaligen Zeit waren die sehr hohen und ehrabschneidenden Strafen des Quacksalbergesetzes, die häufig in keinem Verhältnis zur Art des Vergehens standen. Aus diesem Grund sträubten sich die Beamten oft, Straftäter zu verurteilen, und die Gerichte wandelten die unsinnig hohen Strafen in Geldbußen und sogar in Freisprüche um. Die ärztlichen Gremien, vertreten durch die Königliche Medizinische Gesellschaft, fanden die Strafbestimmungen von 1794 direkt schädlich, da die Öffentlichkeit den verurteilten Quacksalber als Märtyrer betrachtete, der nur größeres Vertrauen erhielt, während die Ärzte vielfach des Neids und der Mißgunst gegenüber unliebsamen Kollegen verdächtigt wurden.[31] Zu ergänzen wäre noch die gewandelte und gemäßigtere Einstellung zu Verbrechen und Strafe. Niemand konnte den bestehenden Zustand für gut heißen, weshalb das Parlament Anfang der 1850er Jahre eine Kommission mit der Revision des gesamten Strafrechts beauftragte.

Die Wahl von 1852 sorgte schließlich dafür, daß die Bestimmungen über die Quacksalberei geändert wurden. In diesem Jahr hatte man den Pfarrer Ludvig Daniel Hass (1808–1881) zum Mitglied des Parlaments gewählt. Neben der Seelsorge war er seit 1835 als Homöopath tätig und zum Zeitpunkt der Wahl bereits zweimal als Quacksalber verurteilt. Unmittelbar nach Beginn der Legislaturperiode brachte er einen Antrag ein, alle medizinischen Behandlungsmethoden freizugeben. Der Antrag wurde abgelehnt, doch 1854 gelang ihm die Verabschiedung eines Gesetzes, das die Strafen für Quacksalberei drastisch herabsetzte. 1858 brachte er einen Antrag auf Einrichtung eines Lehrstuhls für Homöopathie ein, aber der Minister lehnte diesen so kategorisch ab, daß keine weiteren Lesungen zugelassen wurden.[32] Hass schaffte 1860 nicht mehr die Wiederwahl, und nach einer erneuten (der sechsten) Verurteilung wegen Quacksalberei beschritt er andere Wege.

Es bestand eine Gesetzeslücke. Die Ärzte konnten die Behörden über seine Praktiken informieren und die Gerichte ihn verurteilen, aber keine Macht konnte ihn davon abhalten, sein eigener Arzt zu sein, und niemand vermochte ihn daran zu hindern – oder ihn deshalb vor Gericht zu ziehen –, ein Buch über homöopathische Heilmethoden herauszubringen. Genau das tat er.[33] Zwischen 1860 und 1881 erschien dieses Buch in sechs Auflagen, wodurch es ihm gelang, homöopathische Kenntnisse in der Bevölkerung zu verbreiten und gleichzeitig ein Lehrer für andere Homöopathen – vor allem Laienpraktiker – zu sein, denn sein Buch wurde auch als Lehrbuch verwendet.

Den Verkauf homöopathischer Arzneimittel konnten die Behörden allerdings verbieten. Hass selbst bestellte die Arzneimittel zu seinem eigenen Gebrauch und für seine Praxis aus dem Ausland. Außerdem konnte er einen kleinen Vertrieb aufbauen, und in der zweiten Auflage seines Buches (1861) erschien eine Liste. Er selbst überwachte den Verkauf beim Buchbinder J. A. Lindstrøm in Nibe, wo die Behörden schließlich eingriffen, nachdem der Justizminister eine quantitative chemische Analyse von 15 der 70 hier verkauften Arzneimittel angeordnet hatte. Das Gesundheitsministerium übertrug die Aufgabe dem analytischen Chemiker Christen T. Barfoed (1815–1889). Sein Ergebnis: in einer Drachme Medikamentengewicht konnte die wirksame Substanz weder gemessen noch gewogen oder auf eine andere Weise nachgewiesen werden. Die Flaschen enthielten keine erkennbaren Mengen der auf den

Etiketten angegebenen Substanzen. Vor den wissenschaftlichen Analysemethoden hatte die Homöopathie erneut versagt.

Im Zusammenhang mit den Anschuldigungen gegen Hass und Lindstrøm geschah folgendes. Da die Apotheker gar nicht in der Lage waren, homöopathische Arzneimittel herzustellen, hatten sich die Angeklagten nicht der Verletzung der Apothekerlizenz schuldig gemacht. Folglich wurden sie vom Punkt des Verkaufs von Arzneimitteln freigesprochen. Da die chemische Analyse zweitens zu dem Schluß gekommen war, daß die homöopathischen Medikamente nur in sehr geringem Maße Gift enthielten, waren die Angeklagten nicht schuldig, das Apothekermonopol des Verkaufs von Giften mißachtet zu haben, und wurden so von dem Vorwurf freigesprochen, die Privilegien von Apothekern verletzt zu haben. Da schließlich keiner der Angeklagten eine Handelslizenz für den Verkauf von Arzneimitteln besaß, waren sie der Verletzung des Handelsrechts schuldig, weshalb alle zu einer Strafe von 5 Rigsdaler verurteilt wurden und zusammen die Kosten des Verfahrens aufbringen mußten, darunter 35 Rigsdaler für die chemische Analyse.[34] In den nächsten Monaten wurden auch die anderen Händler (zwei in Kopenhagen und einer in Nyborg) wegen illegalen Verkaufs von Medikamenten verurteilt.

Wir wissen nicht, ob und wie Hass nach all dem schließlich weiter praktizierte. In der dritten Ausgabe seines Buches von 1868 bezieht er sich auf «Die Homöopathische Central-Apotheke» in Leipzig, die jedermann auf dänisch anschreiben könne, um dort Medikamente zu bestellen. Er fährt fort: «Medikamente zum eigenen Gebrauch aus dem Ausland zu ordern oder jemanden zu bitten – als einen Gefallen –, sie zu bestellen, ist natürlich völlig rechtens und kann niemals verboten werden ... Reisende und Seeleute können diese Medikamente nach Hause bringen; in beinahe jeder einigermaßen großen Stadt in Europa und Amerika gibt es Verkaufsstellen für diese Medizin. So wird es für viele Leute ein leichtes sein, sie aus Hamburg, Hull, Leith, London, Newcastle etc. zu bekommen.» Später im 19. Jahrhundert eröffneten einige dänische Apotheken besondere Abteilungen für die Herstellung und den Verkauf homöopathischer Arzneien.

Hass war nur einer von mehreren homöopathischen Laienpraktikern. Wir wissen nicht, wie viele es gab, sondern kennen nur diejenigen, die mit den Behörden in Konflikt gerieten und wegen Quacksalberei oder illegalen Arzneimittelhandels verurteilt wurden. Doch die Tatsache, daß die Apotheken besondere homöopathische Abteilungen einrichteten, zeigt an, daß die Herstellung homöopathischer Medikamente sich rentierte und es einen Markt dafür gab: Es muß also genügend Homöopathen und Patienten gegeben haben, die diese Produkte auch kauften. Die Apotheker ihrerseits waren nicht gewillt, diesen profitablen Markt ausländischen Herstellern zu überlassen.

Als 1920 Teile von Schleswig nach einer Volksabstimmung an Dänemark fielen, erhielt eine kleine Zahl homöopathischer Laienpraktiker durch die Regierungsverordnung über die Laienpraxis in Nordschleswig vom 12. September 1922 die Erlaubnis, auch weiterhin zu praktizieren.[35] Nach deutschem Recht war ihr Beruf gesetzlich verankert, und die Regierungsverordnung stellte eine vernünftige, faire Übergangsregelung dar.

Wie zuvor bereits erwähnt, wissen wir nicht, wie viele homöopathische Laienpraktiker es gab. Bekannt ist dagegen die Zahl der Homöopathen mit ärztlicher Ausbildung, die in der folgenden Tabelle dargestellt ist. Sie zeigt, daß sie proportional zu den allopathischen Ärzten auftraten. Die Zahl ist niedrig, und von 1860 bis 1884 verschiebt sich das Verhältnis noch zugunsten der Allopathen. Geographisch waren die Homöopathen in Kopenhagen konzentriert.

Allgemeinärzte in Dänemark: Allopathen und Homöopathen[36]

	1837 Allop./Homöop.		1860 Allop./Homöop.		1884 Allop./Homöop.	
Kopenhagen:	71	4	ca. 80	7	160	8
Seeland:	31		113	1	180	
Bornholm:	3		9		10	
Lolland-Falster:	5		22		28	
Fünen:	20		50		69	
Jütland:	33		122	1	237	1

Darüber hinaus praktizierten zwischen 1860 und 1864 zwei weitere Homöopathen in Kopenhagen.

Keiner der homöopathischen Ärzte besaß in der medizinischen Welt Dänemarks einen hohen beruflichen Status oder eine einflußreiche Position; keiner war Professor, Chefarzt oder Gesundheitsbeamter – Positionen, die sowohl für den Einfluß auf die Gesetzgebung wie auch für die Verdienstmöglichkeiten entscheidend waren. Doch es gab noch einen anderen Weg: den wissenschaftlichen. 1867 reichte der Arzt Henrik Lund zur Erlangung der Doktorwürde an der Universität Kopenhagen eine Dissertation über Arnika ein. Die medizinische Fakultät lehnte die Arbeit mit der Begründung ab, daß die Wirkungen auf Annahmen basierten, die die Fakultät als unwissenschaftlich betrachte. Die berufliche Anerkennung der Homöopathie scheiterte also auch auf diesem Weg.

1854 wurde die Homöopathische Gesellschaft gegründet. 1884 gehörten ihr etwa 100 Mitglieder an, doch zehn Jahre später halbierte sich ihre Zahl. Trotz dieser geringen Mitgliederzahl brachte die Gesellschaft

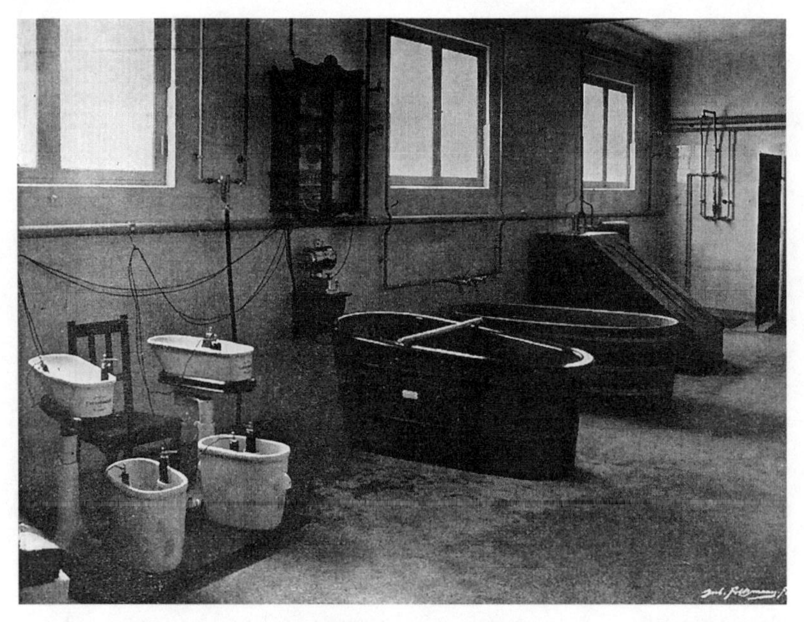

19 Innenansicht des Homöopathischen Krankenhauses in Kopenhagen (ca. 1914). Bäder

von 1860 bis 1864 eine Zeitschrift heraus, die von 1874 an – wenngleich mehrmals umorganisiert und unter neuem Namen – wieder regelmäßig erschien.[37] Eine inhaltliche Analyse der Hefte würde den Rahmen dieses Beitrags sprengen, aber in einem Punkt unterscheiden sie sich grundlegend von H. C. Lunds Zeitschrift aus dem Jahr 1833: Sie enthalten viel mehr dänisches Material und eine Reihe von Krankengeschichten, wie auch ihr Aufbau und Layout sich an den medizinischen Zeitschriften orientierte.

Neben dieser Zeitschrift und anderen Publikationen sammelte die Gesellschaft 1869 Spenden für die Gründung eines homöopathischen Krankenhauses in Kopenhagen. Die treibende Kraft war Erik Feveile (1819–1873), und der Auslöser war, daß der Stadtrat von Kopenhagen 1862 die Einrichtung einer homöopathischen Abteilung im neuen Städtischen Krankenhaus abgelehnt hatte. 1884 erwarb die Homöopathische Gesellschaft zu diesem Zweck ein bebautes Grundstück. Das Gebäude mußte jedoch komplett neu errichtet werden, weshalb das Krankenhaus erst 1913 eröffnet werden konnte. Es enthielt medizinische, chirurgisch-physiotherapeutische wie auch elektromedizinische Abteilungen und Bäder. Es gab insgesamt 52 Betten, die in Stationen mit einem oder zwei Betten sowie in allgemeine Stationen mit sechs Betten aufgeteilt waren.

Im Krankenhaus wurden mit Ausnahme von Seuchen, anderen ansteckenden Krankheiten, Geschlechtskrankheiten und Lungentuberkulose alle akuten und chronischen Leiden behandelt. Der Betrieb des Krankenhauses währte nicht lange. Bereits drei Jahre nach der Eröffnung, 1916, wurde es an die Stadt Kopenhagen verkauft und zu einem Kinderkrankenhaus umgewandelt.

Nach diesem ernsten Rückschlag verschwand die Homöopathie weitgehend in der Versenkung, und im gesamten 20. Jahrhundert gehörten die homöopathischen Ärzte und ihre Patienten zu den «stillen Existenzen» unter den nichtapprobierten Praktikern. Auf dänisch sind nur sehr wenige Publikationen erschienen, und eine so wichtige und beliebte Informationsquelle wie die Wochenzeitungen finden keine homöopathischen Autoren für ihre Gesundheitsseiten. Die Aufklärungsarbeit gilt vielmehr Ernährungsratgebern, der Reflexzonentherapie und der Akupunktur. Nie sieht man, daß Homöopathen – wie andere nichtapprobierte Personen – hier inserieren würden. Es gab noch immer eine Dänische Gesellschaft für Klassische Homöopathie, deren Vorsitzender regelmäßig aufeinander aufbauende Schulungskurse abhielt, aber keiner dieser Kurse wurde etwa in Zeitungen angekündigt. Die Ausbildung bestand aus zwei unabhängigen Einheiten. Zunächst erfolgte ein homöopathischer Grundkurs (8 Wochenenden mit 88 Lektionen), der mit einer Prüfung abgeschlossen wurde. Das Zeugnis sollte den Absolventen in die Lage versetzen, nachweisbar seine Praxis zu eröffnen. Zulassungsvoraussetzung war die persönliche Eignung; der Preis betrug umgerechnet 2600 DM. Die zweite Einheit war eine Ausbildung in Klassischer Homöopathie (18 zwei- oder dreitägige Seminare mit 270 Lektionen), die mit einer Prüfung und einem Diplom abgeschlossen wurde. Zulassungsvoraussetzung war hier der erfolgreiche Abschluß des Grundkurses; die Kursgebühr belief sich auf umgerechnet 3070 DM.[37] Keiner der beiden Kurse war vom Bildungsministerium anerkannt, und wer praktiziert, ohne gleichzeitig an einer der Universitäten seinen Abschluß als Arzt gemacht zu haben, der ist ein Kurpfuscher und kann – unabhängig vom Abschluß der Schule für Klassische Homöopathie – nach dem Gesetz angeklagt, verurteilt und bestraft werden.

Der dänische Fall

Die Besonderheit der Homöopathie in Dänemark liegt nicht darin, wie die Patienten behandelt wurden – man hielt sich genau an die Vorgaben Hahnemanns, und auf dänischem Gebiet fanden keine weiterführenden Experimente statt. Dazu benötigt man eine große Zahl von Patienten, Krankenhauseinrichtungen und bereitwillige, sehr engagierte Probanden. Die Homöopathen in Dänemark besaßen nur zwei Jahre lang klinische Einrichtungen (1913–1915), weshalb sich die Patienten auf private Praxen verteilten. Dazu kommt, daß die Dänen nie in größerem Umfang bereitwillige Probanden waren oder sein wollten.

Die Besonderheit des dänischen Falls läßt sich vielleicht in der Fähigkeit der etablierten Schulmedizin suchen, die Homöopathen von allen wichtigen Positionen des dänischen Gesundheitssystems fernzuhalten, durch ihre eindrucksvollen Organe – wie die Königliche Medizinische Gesellschaft und das Gesundheitsministerium – Einfluß auf die Gesetzgebung zu nehmen und schließlich überzeugend für die eigenen wissenschaftlichen Paradigmen zu argumentieren. In jener Zeit hatte die Medizin als Wissenschaft bereits eine berufliche und soziale Position in der Gesellschaft erlangt, durch die der Gegenvorwurf «Mißgunst gegen unliebsame Kollegen» für die Behörden nicht mehr stichhaltig war. Die Ärzte, Beamten und einflußreichen staatlichen und städtischen Angestellten in den Ministerien, Abteilungen und Verwaltungen genossen ihre Ausbildung alle an derselben Universität und wuchsen in zahlenmäßig sehr kleinen Zirkeln mit demselben soziokulturellen städtischen Hintergrund auf. Sie kannten sich aus verschiedenen Lebensbereichen: aus der Kindheit, aus dem Studium, geschäftlich und privat. Gegenwärtig lassen sich diese Lobbykanäle nicht dokumentieren, aber bei einer Analyse ihrer Handlungen, Unterlassungen und Texte schimmern sie dennoch durch. Schließlich besaßen die führenden Persönlichkeiten der dänischen Medizin die Kraft und die Fähigkeit, innerhalb ihres eigenen Berufsstandes «Ordnung zu halten».

1814 wurde das dänische Staatsgebiet halbiert und das Land zu einem europäischen Kleinstaat reduziert. Ein Kleinstaat ist offen für neue Ideen, die normalerweise entsprechend spezifischer kultureller und sozialer Normen und Traditionen transformiert werden. In einer kleinen Gemeinschaft gibt es einen gewissen Spielraum, innerhalb dessen ein Abweichler riskiert, sich hoffnungslos lächerlich zu machen, was bereits eine ernste Angelegenheit darstellt. Werden diese unsichtbaren Grenzen aber überschritten, so wird der Abweichler isoliert – und das ist noch viel gravierender. Die Homöopathen überschritten diese Grenze, als sie das moderne, internationale wissenschaftliche Paradigma ablehnten, das die dänische Medizin übernommen hatte und nicht mehr aufgeben wollte. Das Ergebnis war, daß alle Geschütze gegen die Homöopathen aufgefahren wurden. Sie wurden von den Ärzten restlos der Lächerlichkeit preisgegeben und von ihren Kollegen isoliert; in einem Kleinstaat ist es nun einmal viel einfacher, Abweichler zu isolieren, als in einer «Supermacht». Mit einem Homöopathen Umgang zu pflegen bedeutete, sich beruflich und sozial zu degradieren; Homöopathen wurden mit Kurpfuschern gleichgesetzt.

Dazu kommt noch, daß sich im ersten Jahrzehnt der Homöopathie in

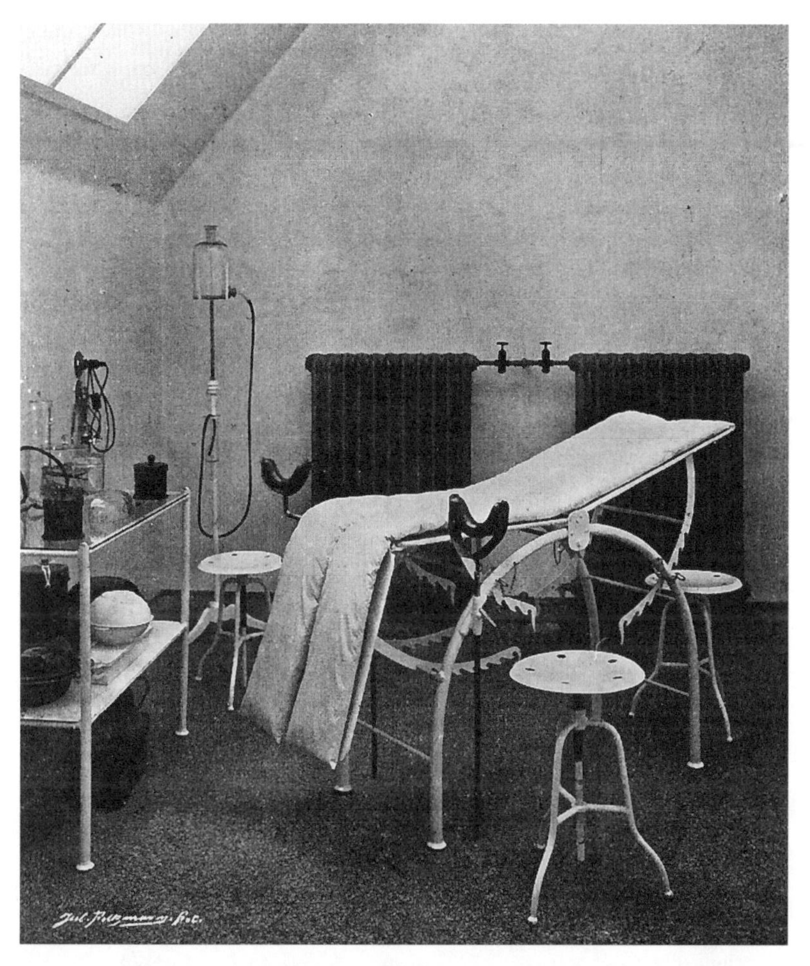

20 Innenansicht des Homöopathischen Krankenhauses in Kopenhagen (ca. 1914). Operationssaal

Dänemark eine neue Generation von Ärzten durchsetzte. Reisen ins Ausland nach der Approbation hatten bei jungen, hoffnungsvollen und ehrgeizigen Ärzten schon immer dazugehört. Was diese Mediziner dann von ihren Reisen mitbrachten, war eine neue Forschungsmethode: nach wissenschaftlichen Prinzipien aufgestellte Statistiken. Voller Enthusiasmus setzten sie diese Methode ein, um die Homöopathie durch das Aufstellen wissenschaftlicher Forderungen auszuschließen, die die Homöopathen nicht erfüllen konnten. Zwei Welten und zwei Einstellungen gerieten heftig aneinander. In Dänemark sorgte dieser Kampf dafür, daß die dänischen Ärzte als Berufsstand wie als soziale Schicht die Homöopathie ablehnten, die vor allem und bis heute zu einer Laienbewegung wurde.

Anmerkungen

1 Ole Højrup (Hg.): Indsamling af planger og bær. Nationalmuseets Etnologiske Undersøgelser (NEU). Spørgeliste nr. 20. 1955. Anna-Elisabeth Brade: Behandlersystemet i Danmark ca. 1860–ca. 1920. In: Dansk medicinhistorisk Årbog (1992), S. 91–119.

2 Anna-Elisabeth Brade: Kloge folk, lærde folk og familierne. Husmoderens indsamling og brug af lægeplanter og familien som behandlergruppe ca. 1860–ca. 1920. Diss. Phil. Kopenhagen 1992 (Neuaufl. 1995). Dies.: Træk af den danske folkemedicin. Bisselæger, kloge folk og lærd medicin. In: Dansk medicinhistorisk Årbog (1984), S. 11–45.

3 Homoeopathy in Europe. Rotterdam 1994, S. 9.

4 NEU 18. 851.

5 C. P. N. Petersen: Den danske Medicinal-Lovgivning. Bd. 1. Kopenhagen 1833, S. 1–10; Frederik Wulf: Det kjøbenhavnske Barberlavs Historie. Kopenhagen 1906.

6 Petersen (wie Anm. 5), S. 307–308. F. A. Uldahl: Den civile Medicinallovgivning i Kongeriget Danmark med nordlige Bilande og Colonier. 2. Band. Kopenhagen 1863, S. 42.

7 Hans Chr. Johansen: En samfundsorganisation i opbrud 1700–1870. Dansk social historie. Bd. 4. Kopenhagen 1979, S. 200.

Einkommen und Steuern verschiedener Berufe in Rigsdaler:

	Einkommen	Steuern
Vikar	368	18,38
Bauer	9	41,00
Kleinbauer	9	41,00
Wirt	77	3,82
Müller	97	4,83
Schmied	20	1,02
Faßbinder	13	0,60
Schuhmacher	10	0,46
Weber	12	0,59

* Die Werte richteten sich nicht nach Geld, sondern nach Land, Getreideproduktion, Viehhaltung und Werkzeugen, weshalb diese sozialen Gruppen nicht Einkommensteuer, sondern eine Kapitalsteuer zahlten.

8 Oscar Hansen: Homøopatiens Historie i Danmark. In: Maanedsskrift for Homøopathi (1884), S. 74–82, auch zum folgenden.

9 Kr. Carøe: Homøopatpræsten i Hals. In: Fra Himmerland og Kjær Herreder. Aarbøger. Veröffentl. v. Historisk Samfund for Aalborg Amt. Bd. 3 (1918–1920), S. 259–260.

10 Die Übersetzungen von Hans Christian Lund sind: Den homøopathiske Helbredelses = Læres Aand, efter Dr. S. Hahnemann. Kopenhagen 1822, 41 Seiten; Kate-

chismus i Homøopathien eller kort og fattelig Fremstilling af den homøopathiske Lægemaades Grundsætninger for Læger og Ikkelæger. Kopenhagen 1827, 158 Seiten; Letfattelig, uomstødeligt Beviis for Sandheden af den paa Naturens Love grundede homøopathiske Lægemethode. Efter Prof. Dr. Bigel. Oversat efter Dr. Caspari. Kopenhagen 1828, 68 Seiten; Den homøopathiske Huus = og Reiselæge eller uundværlig Hjelpebog fol alle Huusfædre paa Landet. Af Dr. Caspari. Kopenhagen 1828, 119 Seiten; Æskulap paa Vægtskaalen. Efter Hofraad Dr. Hahnemann. Kopenhagen 1830, 79 Seiten; Homøopathien contra Allopathien eller Sandhedens og Fornuftens Stemme imod Homøopathikens Fienders Angreb og Skingrunde. Efter Hartlaub og Trinks. Kopenhagen 1830, 32 Seiten; Alløopathien. Et Ord til Advarsel for ethvert Slags Syge. Af S. Hahnemann. Kopenhagen 1831, 28 Seiten; Et Ord om Homøopathien af Hr. von Mordwinoff. Oversat efter Dr. Ekkenstein. Kopenhagen 1832, 26 Seiten; Grundlag til en tilfredsstillende Theorie for den homøopathiske Lægemethode eller denne Methodes Værd fremstillet paa den theoretiske Vei. Et philosophisk Forsøg af Julius Hamberger. Kopenhagen 1832, 52 Seiten; Den homøopatiske Lægemethodes Historie og Betydning i Korthed fremstillet af Dr. Gottlieb Ludwig Rau. Kopenhagen 1833, 26 Seiten; Om den homøopathiske Lægemethode og dens Udøvelse, af Dr. Carl Sundheim. Kopenhagen 1833, 29 Seiten.

11 Homøopathiken eller Den reformerte Lægekunst, et Ugeblad for Sundheds = og Sandhedsyndere. Januar – Juli 1833.

12 Johansen (wie Anm. 7).

13 Kr. Carøe: Jyske Benbrudslæger. In: Samlinger til jysk Historie og Topografi (1920).

14 Gustav Ludvig Baden: Opfordring til Danmarks videnskabelige Læger, at meddele Publikum Deres paa egen Erfaring grundede Dom om Homøopathien. Kopenhagen 1828.

15 Carl Otto: Oversigt af de i Aaret 1828 i Tugt = Rasp = og Forbedringshuset behandlede Syge; med Bemærkninger om deres Behandlingsmaade. In: Bibliotek for Læger (1829), S. 246–252.

16 Ebendort, S. 247.

17 Ebendort, S. 249.

18 Ebendort, S. 249.

19 Ebendort, S. 251.

20 Samuel Hahnemann: Reine Arzneimittellehre. Bd. 1–6. Leipzig 1811–1821. 2. Aufl. 1823.

21 H. Hahn: Afhandling om Homøopathien. In: Bibliotek for Læger (1835), S. 426–437.

22 Carl Kayser: Critisk Anmeldelse af Herr Divisions-Chirurg Hahn's Afhandling: «Om Homøopathien». In: Journal for Medicin og Chirurgie (1835), S. 388–400.

23 Ebendort, S. 399.

24 Anna-Elisabeth Brade: Carl Emil Fenger og den numeriske metodes indførelse i Danmark. In: Bibliotek for Læger (1972), S. 39–54.

25 Holger J. Fangel: Homøopathiske Forsøg ved Sygesengen. Kopenhagen 1835. Fredericia (auf Jütland), wo Fangel praktizierte, war damals eine wichtige Festungs- und Garnisonsstadt sowie ein Verkehrszentrum mit Fährverbindungen zu den anderen dänischen Inseln.

26 Ebendort, Vorwort S. XIII.

27 Fr. Wilh. Mansa & Michael Djørup: Recension af Dr. H. Fangel: Homøopathiske Forsøg ved Sygesengen. In: Maanedsskrift for Litteratur. Bd. XIII (1835). Carl Otto:

Svar paa recensionerne over «Homøopathiske Forsøg ved Sygesengen» af H. Fangel, M. D., Stadtfysikus i Fredericia. In: Bibliotek for Læger (1836).

28 Forderungen in: Mansa & Djørup (wie Anm. 27); Antworten in: Holger J. Fangel: Svar paa Recensionerne over «Homøopathiske Forsøg ved Sygesengen». Kopenhagen 1838.

29 Djørup (wie Anm. 27), S. 522.

30 Danske Kancelli, I 48. 2. departement 1800–1848. Brevbog 1832, No. 3364.

31 Kr. Carøe: Jyske Benbrudslæger (wie Anm. 13).

32 Kr. Carøe: Homøopatpræsten i Hals (wie Anm. 9).

33 Ludvig Daniel Hass: Kortfattet Homøopathisk Lægebog. Kopenhagen 1960.

34 Zum Wert des Rigsdalers siehe oben, Anm. 7.

35 Bekendtgørelse 405 af 12. Sept. 1922 om Udøvelse af Virksomhed som Lægpraktikant i de sønderjyske Landsdele.

36 Det Kongelige Sundheds = Collegium (Hg.): Fortegnelse over de i Danmark autoriserde Læger. Kopenhagen 1837; C. Bentzien: Den danske Lægestand. 3. Aufl. Kopenhagen 1860; F. L.E. Smith & M. C.F. Curtius Bladt: Den danske Lægestand. 5. Aufl. Kopenhagen 1885; V. Meyer (Hg.): Homöopathischer Führer für Deutschland und das gesammte Ausland. Leipzig 1860; Alexander Villers (Hg.): Internationales Homoeopathisches Jahrbuch. Bd. I, Leipzig 1891 & Bd. II, Dresden 1894.

37 Populær Homøopathisk Tidende. Rendsborg 1860–Juli 1861. Kopenhagen Okt. 1861–1864, 1866–1874; Folkeligt Maanedsskrift, helliget Homøopathien. Kopenhagen 1874; Dansk Maanedsskrift for Homøopathi. Kopenhagen 1875–1876; Maanedsskrift for Homøopathi. Kopenhagen 1877–1897; Homøopatisk Tidsskrift. Aarhus 1896.

38 Skolen for Klassik Homeopati. Uddannelsesprogram 93/94.

2. Homöopathie in den Niederlanden und Belgien: divergierende Entwicklungen

Von Marijke Gijswijt-Hofstra

Als Hahnemanns Heilmethode in den 1820er Jahren in den Niederlanden und Belgien eingeführt wurde, waren diese Länder politisch noch im Königreich der Vereinigten Niederlande zusammengeschlossen; eine Union, die auf das Jahr 1815 zurückging. Bald darauf führte der Belgische Aufstand von 1830 jedoch zum Ende dieser politischen Einheit zwischen dem Norden und dem Süden. Die Niederlande blieben ein Königreich unter Wilhelm I. von Oranien, während Belgien 1831 zu einem eigenen Königreich wurde: hier bestieg Leopold von Sachsen-Coburg den Thron.

Trotz der politischen Teilung war beiden Ländern gemeinsam, daß ihre Könige, wie viele andere Monarchen, mit der Homöopathie vertraut waren. Es ist durchaus möglich, daß Leopold als erster von ihnen mit der Homöopathie in Berührung kam, denn 1824 wurde Frederick Foster Hervey Quin (1799–1879), der später zum führenden Homöopathen in England werden sollte, von ihm zum Leibarzt bestellt. Laut Nicholls kam Quin in dieser Zeit mit der Homöopathie in Kontakt.[1] Ein Mitglied des Königlichen Hofs war krank geworden, und nachdem Quin den Patienten bereits aufgegeben hatte, gelang einem Homöopathen die Heilung. Dies beeindruckte Quin tief, und von da an studierte und praktizierte er selbst die Homöopathie. Laut Goetze hatte Quin bereits von der Homöopathie erfahren, bevor er von Leopold zum Arzt ernannt wurde.[2] Ganz gleich, welche Version nun zutreffen mag, ist Leopold bereits in diesem relativ frühen Stadium mit hoher Wahrscheinlichkeit von Quin homöopathisch behandelt worden. Das Wissen über den niederländischen König ist sogar noch spärlicher. Ich bin lediglich auf die kurze Notiz gestoßen, daß er mit Louis-Joseph Varlez (1792–1874) in Brüssel einen homöopathischen Leibarzt eingestellt hatte.[3]

Mit Ausnahme dieser frühen königlichen Sympathie für oder zumindest Vertrautheit mit der Heilmethode Hahnemanns zeigen beide Länder im Hinblick auf die Homöopathie recht divergierende Entwicklungen. Belgien erwies sich als viel empfänglicher für die Homöopathie als die Niederlande und hatte eine viel größere Zahl von homöopathischen Ärzten zu verzeichnen, die sich überdies viel früher als ihre niederländischen Kollegen organisierten. Ob dies auch eine größere Nachfrage nach homöopathischer Behandlung durch belgische Patienten spiegelt, läßt sich noch nicht entscheiden. Interessanterweise gibt es Hinweise darauf, daß eine ganze Reihe von niederländischen Patienten dem Beispiel von Wilhelm I. folgten und belgische Homöopathen aufsuchten. Darüber hinaus ist bekannt, daß niederländische Patienten auch deutsche Homöopathen konsultierten, so etwa Clemens Maria Franz von Bönninghausen (1785–1864) im grenznahen Münster.

Leider ist die Geschichte der Homöopathie in den Niederlanden und Belgien bislang kaum erforscht. Mit Ausnahme einer Dissertation und eines Aufsatzes von Wim van Praet sowie eines Aufsatzes von Karel Velle, die vor allem auf Büchern, Broschüren und Zeitschriften aus dem 19. und frühen 20. Jahrhundert basieren, ist die belgische Seite noch weitgehend unerschlossen.[4] Die niederländische Seite ist mit teilweise veröffentlichten Forschungen meinerseits über die Homöopathiedebatte im 19. Jahrhundert, die niederländischen Patienten von Clemens von Bönninghausen und die Bekehrungen zur homöopathischen Heilmethode in den Niederlanden und anderswo etwas besser vertreten.[5] Darüber hinaus bietet eine auf dem «Homoeopathisch Maandblad» (der 1886 begründeten Monatsschrift der Gesellschaft zur Förderung der Homöopathie in den Niederlanden) basierende Arbeit von zwei Studenten in Wageningen wertvolle Informationen über das 20. Jahrhundert.[6] Die Ergebnisse von Hein E. M. de Lange, der gerade an einer Dissertation über die Geschichte der Homöopathie in den Niederlanden schreibt, sind noch nicht zugänglich.

Bei diesem Forschungsstand wird der Schwerpunkt meines Beitrags zwangsläufig auf der niederländischen Rezeption der Homöopathie im 19. und frühen 20. Jahrhundert liegen. Zunächst soll jedoch ein kurzer Überblick über die Entwicklung in Belgien gegeben werden.

Die Aufnahme der Homöopathie in Belgien

Offenbar befaßte sich die medizinische Fachpresse in Belgien erst 1824 mit der Homöopathie; wie die Autoren dieser neuen Heilmethode gegenüberstanden, bleibt allerdings unklar.[7] Im selben Jahr wurde die erste französische Übersetzung von Samuel Hahnemanns «Organon» in Dresden veröffentlicht.[8] Pierre Joseph de Moor (1778–1845), ein Chirurg am Krankenhaus von Aalst, war der erste belgische Homöopath und gilt als Nestor der belgischen Homöopathie.[9] 1827 befaßte er sich erstmals mit der Homöopathie und wurde Schüler von Dr. Léon Simon in Paris. Zwei Jahre später begann de Moor selbst, homöopathisch zu praktizieren.[10] Weitere frühe Anhänger Hahnemanns waren die Ärzte Jean-Baptiste Carlier (1797–1873) in Brüssel und der bereits erwähnte Louis-Joseph Varlez, der von 1830 an Leiter des Militärhospitals in Brüssel und später Gründungsmitglied der Belgischen Königlichen Akademie der Medizin (1841) war. Es wird berichtet, Varlez habe gute Kontakte zu Homöopathen im Elsaß gehabt und die Genesung seiner unheilbar kranken Frau durch homöopathische Medizin bewirkt. Auch in Lüttich haben Louis Malaise (1808–1851) und Olivier Brixhe (1795–1885) in den frühen 1830er Jahren damit begonnen, homöopathisch zu behandeln. Die Choleraepidemie von 1832 bot diesen frühen Homöopathen die Gelegenheit, ihr homöopathisches Wissen in die Praxis umzusetzen.

Im Jahre 1835 ließ sich Georg Heinrich Gottlieb Jahr (1800–1875) für ein Jahr in Lüttich nieder und wurde anschließend Mitarbeiter Hahnemanns in Paris.[11] Im November desselben Jahres gründete er die erste, wenngleich kurzlebige Gesellschaft für Homöopathie in Belgien, die Société homoeopathique liègoise, die aus höchstens zehn Homöopathen in sieben Städten bestand.[12] Einer von ihnen, Jean-François Dugniolle (1808–1892) aus Brüssel, propagierte die Homöopathie 1835 auf der ersten in Belgien abgehaltenen medizinischen Tagung. Bereits zwei Jahre später trafen sich fünfzehn Homöopathen in Brüssel, gründeten Jean-Baptiste Carlier, Louis-Joseph Varlez und Jean-François Dugniolle die Société homoeopathique belge und veröffentlichten sowohl Charles-Louis de Meester (1800–1855) aus Sint-Niklaas als auch Louis Malaise ein Lob der Homöopathie.[13] Bis zu dieser Zeit hatten sich auch in Gent und Ninove bereits homöopathische Praxen etabliert.[14]

Schon bald genoß die Homöopathie auch unter Apothekern großes Ansehen. Bereits 1832 eröffnete Pierre Sigisberg Dam, ein Apotheker und Revolutionär von 1830, in Brüssel die erste homöopathische Apotheke. Von 1855 an folgten weitere solcher Apotheken sowie Ambulatorien. 1834 wurde eine homöopathische Arzneimittelliste von H. J. van Hingsbergh veröffentlicht, und zehn Jahre später gründeten der Brüsseler Apotheker Emile Seutin und der Arzt Louis Martiny (1839–1902) die «Revue homoeopathique belge».[15]

Erst von 1849 an stieß die Homöopathie auf starken Widerstand. Innerhalb der Königlichen Akademie der Medizin, der sechs Homöopathen angehörten (sie sollten die einzigen bleiben),[16] wurde die homöopathische Behandlung der Cholera heftig diskutiert, was 1850 zur Ablehnung der Heilmethode Hahnemanns führte. 1860 erlebte die Akademie eine weitere Debatte über die vom Innenminister aufgeworfene Frage, ob die Homöopathie an Universitäten gelehrt werden sollte. Wiederum blieben die Gegner der Homöopathie siegreich und rieten von deren Anerkennung ab. Spätere Bemühungen von Homöopathen um eine Anerkennung blieben ebenfalls erfolglos.[17] 1881 kam erneut Unruhe auf, als ein Mitglied der Akademie vergeblich eine objektive Untersuchung der Homöopathie forderte, von der er sich eine teilweise Rehabilitierung dieser Heilmethode versprach. Im letzten Viertel des 19. Jahrhunderts wurde die Homöopathie auch von vielen anderen medizinischen Vereinigungen und Fakultäten abgelehnt.

Die Homöopathen ihrerseits hatten sich nach Kräften um die Verbreitung der Heilmethode Hahnemanns bemüht. Zwischen 1830 und 1880 veröffentlichten sie fünfzig Bücher zur Homöopathie, 46 davon nach 1850. Hahnemanns «Organon» erschien in Belgien zweimal, 1834 und 1837, beide Male auf französisch.[18] Darüber hinaus wurden zwischen 1858 und 1901 acht homöopathische Zeitschriften gegründet, von denen manche innerhalb weniger Jahre wieder eingestellt wurden.[19] Durch eine 1856 unter der Schirmherrschaft von Clemens von Bönninghausen, Antoine Pétroz (aus Paris) und Louis-Joseph Varlez in Brüssel abgehaltene internationale homöopathische Konferenz erlangte Belgien auch über die Landesgrenzen hinaus Bedeutung.[20]

Laut Velle strebten die belgischen Homöopathen zwar eine Reform der Medizin an, aber keine grundlegend andere Medizin.[21] Gleichwohl wurden sie von den Vertretern der Schulmedizin, die womöglich eine homöopathische Konkurrenz auf dem Markt fürchteten, zunehmend an den Rand gedrängt. Außerdem wurden zwischen 1849 und 1874 verschiedene homöopathische Ärzte und Apotheker wegen ungesetzlicher Herstellung homöopathischer Arzneimittel verklagt.[22]

Ungeachtet dieser Widerstände entwickelte sich die belgische Homöopathie in der zweiten Hälfte des 19. Jahrhunderts recht erfolgreich; danach verlor sie jedoch an Beliebtheit. Der Höhepunkt wurde 1874/1875 mit 55 bis 59 praktizierenden Homöopathen erreicht. Dann ging ihre Zahl auf 42 bis 43 im Jahre 1889 etwas zurück. Die 1890er Jahre brachten einen leichten Anstieg – 1894 gab es zwischen 47 und 51 Homöopathen – und eine anschließende Stabilisierung. Im 20. Jahrhundert setzte der Niedergang erneut und drastischer ein: 1904 gab es nur 34 bis 36 Homöopathen, und unmittelbar vor dem Ersten Weltkrieg gerade noch 29 bis 31.[23] Zwischen 1874 und 1914 waren etwa ein Drittel der homöopathischen Ärzte in Brüssel konzentriert, in Antwerpen und Gent zusammen lebten weitere 20 Prozent. Die Provinzen Brabant, Ostflandern und Antwerpen waren am stärksten repräsentiert, während der Süden dahinter zurückblieb. In den vier flämischen Provinzen lebten durchschnittlich 17,33 Homöopathen im Gegensatz zu 6,33 im Süden des Landes. Van Praet stellt fest, daß es ein umgekehrtes Verhältnis zwischen der Zahl der Homöopathen und der traditionellen Ärzte gab: im wallonischen Teil des Landes kamen 5,3 Schulmediziner auf 1000 Einwohner, in Flandern nur 4,3.[24]

Neben dem Anteil der Homöopathen geben auch die organisatorischen Aktivitäten einen Hinweis auf ihren Erfolg. Der eindrucksvollen Menge an Zeitschriften stehen beinahe ebenso viele homöopathische Gesellschaften gegenüber. Vier davon wurden in den 1870er Jahren gegründet, darunter die wichtigste, der noch heute existierende Cercle médical homoeopathique des Flandres (1871),[25] gefolgt von der Association centrale des homoeopathes belges (1879–1902).[26] Die relativ hohe Zahl von Zeitschriften und Vereinigungen spiegelt jedoch auch eine entscheidende Schwäche der belgischen Homöopathie wider: das gegenseitige Verständnis war ebenso schwach ausgeprägt wie das Interesse an einer Kooperation. So ist bemerkenswert, daß ein Versuch zur Gründung eines Verbands zum Schutz der Interessen aller Homöopathen 1891 fehlschlug. Die Gründe für dieses Scheitern – persönliche Konflikte, gegensätzliche Lehrmeinungen oder anderes – sind nicht bekannt.[27]

Die belgischen Homöopathen waren nicht nur zahlreich und in hohem Maße, wenn auch zersplittert, organisiert, sondern gründeten vor allem in den 1890er Jahren Ambulatorien und Polikliniken, in denen den Armen kostenlos homöopathische Hilfe zuteil wurde. Diese Hilfe wurde von wohlhabenden Förderern der Homöopathie finanziert. Die wichtigsten Ambulatorien waren das Hahnemann-Ambulatorium in Brüssel sowie die Ambulatorien des Bureel van Weldadigheid (das privat finanzierte Büro für Wohltätigkeit) in Antwerpen. Auch im flämischen Teil Belgiens wurden Ambulatorien eingerichtet. Das 1855 gegründete Hahnemann-Ambulatorium wurde auch zu Schulungszwekken genutzt;[28] dort praktizierten und lehrten Dr. Joseph Mouremans (1803–1874) und in geringerem Umfang auch Georg Heinrich Gottlieb Jahr (1800–1875), der 1870 bei Ausbruch des Deutsch-Französischen Krieges von Paris nach Brüssel geflohen war. Sie gelten als führende homöopathische Ärzte dieser Zeit. Ihr Tod Mitte der 1870er Jahre bedeutete einen schweren Rückschlag für die belgische Homöopathie, zumal die beiden unter Hahnemanns gespaltener Anhängerschaft eine vermittelnde Position eingenommen hatten.[29]

Gegen Ende des 19. Jahrhunderts wurde es zunehmend schwieriger, junge Ärzte zu finden, die Homöopathen werden wollten. Gab es in den 1880er Jahren noch zwölf und in den 1890er Jahren sogar 24 neue Homöopathen, so fiel ihre Zahl zwischen 1900 und 1914 auf sechs.[30] Es ist unklar, ob die Nachfrage nach homöopathischer Behandlung, insbesondere innerhalb der Oberschicht, in dieser Zeit ebenfalls zurückging. Jedenfalls gerieten die Ambulatorien von 1900 an in Schwierigkeiten oder verschwanden sogar ganz. Van Praet führt diese abnehmende Beliebtheit der Homöopathie in Belgien auf mangelnde Zusammenarbeit zwischen den homöopathischen Ärzten, das Fehlen von führenden Homöopathen, die negative Haltung der traditionellen medizinischen Organisationen und der Regierung sowie vor allem auf den wissenschaftlichen Fortschritt in der Schulmedizin zurück, der eine alternative Medizin viel weniger attraktiv machte.[31] In der Tat sollte man nach van Praet den allgemeinen Fortschritt in der Medizin als den entscheidenden Faktor für den Niedergang der Homöopathie zu Beginn des 20. Jahrhunderts betrachten, da sich dieser Niedergang in ganz Europa vollzog.[32] Mit Ausnahme der Niederlande, sollte ich ergänzen, denn dort hatte die Homöopathie gerade erst, wenn auch in bescheidenem Umfang, zu wachsen begonnen. Wie ich in meinem Aufsatz noch genauer ausführen werde, könnte der Niedergang der Homöopathie darüber hinaus auch von internen Konflikten herrühren. Eine andere Interpretation bietet Velle. Er schreibt die abnehmende Beliebtheit der Homöopathie unter den belgischen Ärzten der Sättigung des belgischen Marktes um die Jahrhundertwende zu.[33] Van Praet legt dagegen nahe, daß es sich vielleicht genau umgekehrt verhalten habe: eine bereits von 1850 an vorhandene starke Konkurrenz innerhalb der Ärzteschaft mag nach seiner Interpretation gerade einen Anreiz geschaffen haben, sich der Homöopathie zuzuwenden.[34]

Leider ist nur sehr wenig Material über die belgische Klientel von Homöopathen veröffentlicht. Ganz offensichtlich war die Unterstützung durch die Oberschicht zumindest im 19. Jahrhundert beträchtlich. So vergaß das niederländische «Homoeopathisch Maandblad» von 1891 nicht zu erwähnen, daß Dr. Martinys homöopathische Behandlung der Prinzessin Henriette von Flandern (1870–1948) die Genesung gebracht habe, während Prinz Baudouin (1859–1891) nach einer «allopathischen» Behandlung verstorben sei.[35] Überdies zogen die Ambulatorien viele Patienten aus der Unterschicht an. Es bleibt jedoch unklar, welche Förderung die Homöopathie aus der Mittelschicht genoß. Mit Ausnahme gelegentlicher Hinweise auf die finanzielle Unterstützung der Ambulatorien und das Schreiben von Petitionen zugunsten der Homöopathie ist ebensowenig bekannt, ob die homöopathisch behandelte Patientenschaft selbst diese Heilmethode aktiv propagiert und organisiert hat. Belgische homöopathische Gesellschaften rekrutierten sich durchweg aus Ärzten. Offensichtlich wurde das deutsche Vorbild der von Laien getragenen (oder gemischten) Gesellschaften im Belgien des 19. Jahrhunderts nicht übernommen.

Für das 20. Jahrhundert ist das Material über Belgien außerordentlich dürftig. Es wurde berichtet, daß Gent, wo der Cercle médical homoeopathique in den frühen 1870er Jahren gegründet worden war, bis etwa 1913 das organisatorische Zentrum der Homöopathie blieb. In diesem Jahr hielt der International Homoeopathic Council seine Jahresversammlung in Gent ab. 1920 erfolgte die Umwandlung des Cercle in die Société Belge d'Homoeopathie. Etwa um diese Zeit wurde ein von Jacob Nicolaas Voorhoeve (1882–1951), dem Direktor des homöopathischen Krankenhauses in Oudenrijn, überbrachtes Angebot der niederländischen Homöopathen zur Bildung eines gemeinsamen Verbandes von den belgischen Homöopathen abgelehnt.[36] Nach vielen Jahren des Niedergangs erlebt die belgische Homöopathie erst seit den späten 1960er und vor allem seit den 1970er Jahren eine zweite Phase steigender Beliebtheit. Heute sind die belgischen Homöopathen über Fragen der Lehre gespalten. Es gibt mindestens zehn verschiedene Organisationen für die homöopathische Aus- und Weiterbildung. Die aktivsten unter ihnen sind die Vlaamse Studievereniging voor Unitaire Homeopathie in Gent und die École Belge d'Homoeopathie in Brüssel. Trotz ihrer Meinungsverschiedenheiten beteiligen sich alle belgischen Gruppen seit 1986 an der Stichting Homeopathische Opleidingen, der Stiftung für die homöopathische Ausbildung von Ärzten in den Niederlanden.[37]

Die Aufnahme der Homöopathie in den 1820er und 1830er Jahren in den Niederlanden

Wie in Belgien und anderen europäischen Ländern fand Hahnemanns Heilmethode in den 1820er Jahren ihren Weg auch in die Niederlande.[38] Die ersten beiden niederländischen Veröffentlichungen gehen auf das Jahr 1827 zurück. Bei der einen handelt es sich um die Übersetzung von Hahnemanns «Organon»,[39] die andere ist eine Abhandlung über die Vorzüge und Mängel der Homöopathie, geschrieben von einem jungen Doktor der Medizin in Leiden, dem späteren Professor Gerard Conrad Bernard Suringar (1802–1874).[40] In dieser bis 1836 dauernden ersten Phase der niederländischen Debatte über die Homöopathie wurden acht originär niederländische Titel veröffentlicht, von denen drei ausgesprochen negativ und nur zwei positiv ausfielen. Die übrigen drei waren mehr oder weniger neutral, verwiesen dabei aber auf positive Aspekte des Systems wie etwa die homöopathische Beachtung der Ernährungslehre, die stark verdünnten Arzneimittel und, als Folge davon, den breiten Raum für die Heilkraft der Natur. Darüber hinaus sind sechs Übersetzungen von deutschen Publikationen zur Homöopathie und eine Übersetzung einer deutschen Kritik der Homöopathie veröffentlicht. Im Vergleich zur belgischen Produktion während dieser frühen Phase schnitt die niederländische bestimmt nicht schlecht ab.

Suringars Abhandlung über die Heilmethode Hahnemanns kam zu dem Schluß, daß das Grundprinzip der Homöopathie, das *similia similibus curentur*, sowohl den Regeln der Kunst als auch dem gesunden Menschenverstand widerspreche und die meisten Annahmen nicht haltbar seien. Nur die homöopathische Diätetik und stark verdünnte Arzneimittel sollten als hilfreich angesehen werden – allzu oft verschrieben Ärzte zu viele Medikamente, wo doch die Heilkraft der Natur für den Patienten hilfreicher sei. In jener Zeit war der junge Suringar der einzige, der in den Niederlanden über die Homöopathie publizierte. Anders als Belgien und andere Länder besaßen die Niederlande keinen aktiven, einflußreichen und charismatischen Mediziner, der die Einführung und Förderung des Heilverfahrens nach Hahnemann betrieb und die Oberschicht für die Unterstützung der Homöopathie mobilisierte.

1831 wurde eine weitere Übersetzung von Hahnemanns Werk veröffentlicht, seine «Sicherste Heilung und Ausrottung der asiatischen Cholera».[41] Eine zweite, leicht kritische Abhandlung der Homöopathie erschien 1833 anonym in Den Haag.[42] Der Autor plädiert darin für eine gründliche, vorurteilsfreie Untersuchung des Nutzens oder der Nutzlosigkeit der Homöopathie. Doch wie schon bei Suringar gab es von seiten der Homöopathie auch hier keinerlei Reaktionen. Im selben Jahr schrieb die Hollandsche Maatschappij der Wetenschappen (die Holländische Gesellschaft der Wissenschaften) einen Essay-Wettbewerb zum Thema «Homöopathie» aus. Der einzige niederländische Beitrag – es gingen auch sechs deutsche Beiträge ein – gewann 1835 zwar, wurde aber nie publiziert. Der Autor war Salomo Pieter Scheltema (1801–1873), ein Arzt aus Arnheim. Er gestand der Homöopathie zwar gewisse Verdienste zu, wandte sich aber gleichzeitig gegen die Preisgabe älterer Methoden zugunsten der Heilmethode Hahnemanns.

Der erste niederländische Anhänger der Homöopathie, der ernsthaft versuchte, seine Kollegen und die Öffentlichkeit von der Richtigkeit und Nützlichkeit der Hahnemannschen Prinzipien zu überzeugen, war Johann Frederik Petrus Schönfeld (1792–1861), ein in Winschoten – in der Provinz Groningen im Nordosten der Niederlande – praktizierender Arzt. 1834 übersetzte er Hahnemanns «Geist der Homöopathischen Heillehre»[43], ein Jahr später ein Lob der Homöopathie von Carl Gottlob Caspari.[44] 1836 begann Schönfeld zusammen mit seinem jüngeren Kollegen Salomon Abraham Bleekrode (1814–1862), der im Jahre 1835 seine Doktorarbeit über Homöopathie an der Universität Groningen verteidigt hatte, eine Reihe von Aufsätzen über Homöopathie zusammenzustellen.[45] Diese Publikation wurde nach Erscheinen der ersten Ausgabe jedoch abrupt eingestellt, vielleicht bedingt durch Bleekrodes Übersiedelung in eine andere Region.

Schönfelds Plädoyer für die Homöopathie traf auf den Widerstand von drei seiner Kollegen in Groningen.[46] Einer von ihnen setzte Homöopathie mit Quacksalberei gleich und versuchte sogar, seinen Freund Schönfeld mit folgender Begründung von der Homöopathie abzubringen: «Heute wirst Du ob mancher sogenannter Wunderheilungen noch verehrt, aber morgen vielleicht schon mißverstanden, verflucht und auf dieselbe Stufe gestellt wie die Quacksalber früherer und späterer Zeiten.»[47] Vielleicht aufgrund dieser Attacken oder wegen des allgemein ausbleibenden Echos publizierte Schönfeld fortan nicht mehr über die Homöopathie, sondern beschränkte sich nach 1836 darauf, Hahne-

GEEST

DER

HOMÖOPATHISCHE

GENEES-LEER

VAN

DR. SAMUEL HAHNEMANN.

UIT HET HOOGDUITSCH VERTAALD

DOOR

J. F. P. SCHÖNFELD.

M. D.

Te Winschoten, bij
H. V. HUISINGH.
1834.

21 Titelseite der holländischen Übersetzung von Hahnemanns «Geist der homöopathischen Heil-Lehre» von Johann Frederik Petrus Schönfeld, Winschoten 1834.

manns Ideen in die Praxis umzusetzen. Bis in den 1850er Jahren eine zweite Reihe von Publikationen erschien, wurden in den Niederlanden keine weiteren Flugschriften oder Bücher mehr publiziert.

Diese frühen niederländischen Beiträge zur Homöopathie wurden vor dem Siegeszug der naturwissenschaftlichen Medizin veröffentlicht, zu einer Zeit, da niederländische Ärzte mehr zu Eklektizismus und einer praktischen Ausrichtung neigten als zu Romantik und Naturphilosophie.[48] Auf welche Weise Schönfeld, Bleekrode und ihre Kollegen genau mit der Homöopathie in Berührung kamen, ist bislang nicht bekannt. Abgesehen von der Publikation der Schriften Hahnemanns und anderer homöopathischer Literatur mögen zunächst persönliche Kontakte zwischen deutschen Homöopathen und niederländischen Ärzten bei der Propagierung der Homöopathie hilfreich gewesen sein. Sobald ein positives Interesse an der Homöopathie geweckt war, blieb es dem jeweiligen Arzt vorbehalten, die Möglichkeiten dieser Heilmethode selbst auszuloten und vielleicht, wie Schönfeld dies tat, mit dem Meister direkt zu korrespondieren.[49]

Schönfeld und Bleekrode scheinen bis in die Mitte der 1850er Jahre hinein die einzigen homöopathischen Ärzte in den Niederlanden gewesen zu sein; damals wurden mehrere deutsche Homöopathen eingeladen, in Utrecht und Rotterdam zu praktizieren. Unterdessen waren auch aus der nächsten Generation der Familie Schönfeld homöopathische Ärzte hervorgegangen, von denen drei im selben Teil der Niederlande praktizierten wie Schönfeld senior.[50] Die Zahl der Homöopathieanhänger unter anderen Kategorien von qualifizierten Ärzten sowie unter unqualifizierten, nicht anerkannten Heilern, die sich nachweislich zum Teil als Homöopathen anpriesen, bleibt noch zu untersuchen.

Die geringe Begeisterung für die Homöopathie seitens der niederländischen Ärzteschaft verlangt eine Erklärung. Es läßt sich die folgende Interpretation anbieten. Das Medizingesetz von 1818 – das auch in Belgien Gültigkeit hatte – war für die Einführung der Homöopathie kein Hindernis: qualifizierte Ärzte konnten ihre eigenen Medikamente herstellen und verkaufen sowie die Heilmethode wählen, die sie für die geeignetste hielten. Das intellektuelle Klima an den niederländischen Universitäten war für die Homöopathie jedoch weniger günstig, und wenn Ärzte die neue Heilmethode kennenlernen wollten, mußten sie selbst die Initiative ergreifen oder, was damals nicht ungewöhnlich war, Kontakt zu deutschen Ärzten aufnehmen. Schönfeld entwickelte sich nicht zu einem inspirierenden Führer, und außerhalb der Familie scheiterte seine Überzeugungsarbeit bei einer Vielzahl von Kollegen. Der von den 1830er Jahren an vermutete Überschuß an qualifizierten Ärzten könnte verschiedene Wirkungen gehabt haben. Entweder hat er Ärzte davon abgeschreckt, neue Wege zu beschreiten und dadurch den Zorn der Kollegen zu riskieren, oder er hat, wie van Praet für Belgien behauptet,[51] genau dazu einen Impuls gegeben, vor allem wenn eine Nachfrage nach homöopathischer Behandlung absehbar war.

Genau an diesem Punkt sind Untersuchungen am nötigsten. Zu wenig ist über die Vertrautheit der Patienten mit und ihre Nachfrage nach Homöopathie bekannt. Auch zeitgenössische Publikationen geben darüber wenig Aufschluß, sondern bieten nur ein paar allgemeine Informationen über die Nachfrage nach homöopathischer Behandlung. Nach einem anonymen Autor aus Den Haag waren es nicht die Ungebildeten, die sich normalerweise vom Wunderbaren und Neuen angezogen fühlten, sondern die «beschaafden» (die Kultivierten), die sich für Homöopathie interessierten. Ein anderer, extrem ablehnender anonymer Autor glaubte, die Anhängerschaft rekrutiere sich aus der «überzivilisierten, verhätschelten und verweichlichten Schicht».[52]

Anhand solcher Bemerkungen läßt sich spekulieren, daß die Unterstützung der Homöopathie in den Niederlanden, wie auch in Belgien und in anderen Ländern, zunächst vor allem in der Oberschicht zu finden war. Allerdings dürfte diese Hilfestellung viel geringer ausgefallen sein als in anderen Ländern, wenn nicht in relativen Zahlen, so an politischem Einfluß. Während königliche oder adelige Kreise innerhalb der Klientel der Homöopathie in Deutschland, Italien, England, Frankreich, Belgien, Spanien und Rußland eine hervorgehobene Position einnahmen, galt dies für die Niederlande in viel geringerem Maße. Hier fehlte der Homöopathie die Förderung durch einen prominenten Arzt und das Vorbild einer Unterstützung durch die Oberschicht. Wer sich von der Homöopathie angesprochen fühlte, wird meist einen ausländischen Arzt aufgesucht haben. Dies tat auch König Wilhelm I. (1772–1843), als er Varlez zu seinem Leibarzt machte. Erst von den 1850er Jahren an entschlossen sich einige Angehörige des Adels zur Förderung der Homöopathie. Im Moment läßt sich nur vorsichtig folgern, daß in den 1820er und 1830er wie auch noch in den 1840er Jahren die Nachfrage nach homöopathischer Behandlung relativ gering war und man kaum erwarten konnte, daß sich die Ärzte aus wirtschaftlichen Motiven heraus der Homöopathie verschrieben.

Der «Draht» nach Deutschland: Homöopathie in den Niederlanden zwischen den 1840er und den 1860er Jahren

Nach 1836 kam die Veröffentlichung von Pamphleten und Büchern beinahe zwanzig Jahre lang zum Erliegen, und auch sonst hatte die Homöopathie in dieser Zeit keine besonderen Leistungen vorzuweisen. Während die neue Therapie in anderen Ländern durch den Zusammenschluß ihrer Anhänger weiter an Boden gewann – in Belgien, Deutschland, Frankreich, den Vereinigten Staaten und England wurden in den 1830er und 1840er Jahren homöopathische Vereine gegründet –, hinkten die Niederlande hinterher. Erst in den 1850er Jahren wurde das Schweigen gebrochen, und dann waren es vor allem Homöopathen, darunter auch Laien, die ihre Stimme erhoben. Das Zentrum der Homöopathie hatte sich von der Provinz Groningen nach Rotterdam verlagert. 1857 wurde in Rotterdam die Vereeniging van Voorstanders der Homoeopathie (Gesellschaft der Verfechter der Homöopathie) gegründet, die ursprünglich ein Zusammenschluß von Laien war.[53] Die Gesellschaft machte sich für die Sache der Homöopathie stark, indem sie drei Homöopathen in die Industrie- und Hafenstadt lockte – 1857 zwei Deutsche und 1859 einen niederländischen Arzt – und Ambulatorien einrichtete, in denen die Armen kostenlos homöopathisch behandelt wurden. Daneben gab es aktive Unterstützer der Homöopathie in Utrecht, die durch ihren Widerstand gegen die neuen Gesetze zum Gesundheitswesen und zur Herstellung von Arzneien in den späten 1850er Jahren aufgefallen waren. Zudem hatte 1856 der deutsche Homöopath C. G. Kallenbach auf Anfrage von «vielen hochgestellten Persönlichkeiten» in Utrecht eine Praxis eröffnet.[54]

Die niederländische Unterstützung der Homöopathie war ganz offensichtlich im Wachsen begriffen. Mit Ausnahme von Rotterdam ist allerdings noch immer nicht geklärt, wann, wo, in welchen Kreisen, in welchem Umfang und warum dies geschah. Es gibt Hinweise darauf, daß die frühen 1850er Jahre einen Wendepunkt darstellen. Ein 1857 in Utrecht veröffentlichtes anonymes Pamphlet teilt uns mit, daß die Homöopathie in den Niederlanden im zurückliegenden Jahrzehnt an Beliebtheit gewonnen habe und nun in den meisten Provinzen auf «lebhaftestes Interesse» stoße.[55] Die Gesellschaft der Verfechter der Homöopathie in Rotterdam zeichnete dagegen ein weniger rosiges Bild und berichtete, die Homöopathie werde noch immer kaum praktiziert.[56]

Recht hilfreich sind in diesem Zusammenhang die Krankenjournale von Hahnemanns Lieblingsschüler Clemens von Bönninghausen (1785–1864), der in den Niederlanden aufgewachsen war und unweit der Grenze in Münster praktizierte. Diese Journale zeigen von 1851 an einen bemerkenswerten Anstieg von Patienten aus Rotterdam und in geringerem Maße auch aus anderen niederländischen Städten. Zuvor, von 1835 an, hatte es ein ständiges «Rinnsal» von neuen Patienten aus den Niederlanden gegeben; mit Ausnahme von acht Patienten im Jahre 1841 waren es höchstens fünf im Jahr. Ihre Zahl stieg 1851 auf über zwanzig, 1852 auf über dreißig und 1853 schließlich auf beinahe achtzig, fiel 1854 dann wieder auf unter dreißig, stieg 1855 erneut auf vierzig, worauf der endgültige Fall einsetzte: 1856 kamen siebzehn neue Patienten, 1857 acht und von da an bis zum Tode Bönninghausens im Jahre 1864 konsultierten ihn höchstens sechs neue Patienten pro Jahr aus den Niederlanden.[57]

Rotterdam war im Hinblick auf die Homöopathie und den homöopathischen Arzt Bönninghausen ganz offensichtlich ein Sonderfall. Beinahe zwei Drittel von Bönninghausens 288 niederländischen Patienten, nämlich 181, lebten in Rotterdam. Amsterdam folgte mit nur 18 Patienten an zweiter Stelle. Meine Untersuchungen über Bönninghausens Rotterdamer Klientel haben gezeigt, daß es sich, im Gegensatz zu meinen ursprünglichen Erwartungen, nicht in erster Linie um deutsche Einwanderer oder Personen mit deutschen Verwandten handelte, die sich als erste der Homöopathie zuwandten. Dies schließt jedoch die Möglichkeit nicht aus, daß Handelskontakte mit Deutschland, insbesondere über den Schiffsverkehr auf dem Rhein, bei der Verbreitung der Homöopathie hilfreich waren.

Bönninghausens erster Patient aus Rotterdam, ein durchaus wohlhabender Bäcker, erfuhr ganz zufällig von ihm. Anfang 1843 lernte dieser Bäcker einen Landarzt in Overschie kennen, der ihm, als er von dessen Lungenkrankheit hörte, einen Besuch bei Bönninghausen empfahl. Der Bäcker, der im Jahre 1857 dann zum Ausschußsekretär der neugegründeten Gesellschaft der Verfechter der Homöopathie wurde, mag nun seinerseits die Kunde von seiner erfolgreichen Heilung verbreitet haben. Interessanterweise war im Jahre 1850 Bönninghausens elfter Patient aus Rotterdam ein Kommissionär für Getreide, der den Bäcker sehr wohl gekannt haben könnte und dies zu einem späteren Zeitpunkt mit Sicherheit tat, denn 1857 wurde er Vorsitzender des Ausschusses! Warum aber gerade Rotterdam in den Einflußbereich von Bönninghausen und der Homöopathie geriet, ist schwer zu sagen. Sicherlich spielte der Zufall eine Rolle, daß zunächst der Bäcker den Landarzt aus Overschie kennenlernte und die anderen Patienten folgten, von denen viele auf ihrem Gebiet Einfluß besaßen. Familiäre, nachbarschaftliche und berufliche Bindungen wirkten zusammen, daß Bönninghausen und die Homöopathie in Rotterdam recht beliebt wurden.

Bönninghausens Rotterdamer Patienten gehörten in den meisten Fällen zur Mittel- und Oberschicht. Unter ihnen finden wir Handwerker, Büroangestellte, Ladenbesitzer, Bäcker, Geschäftsleute, Lehrer, Beamte, Schiffskapitäne, Ärzte, Rechtsanwälte, einen Verleger und Herausgeber einer Zeitung, den Polizeipräsidenten, Kommissionäre und Reeder. In konfessioneller Hinsicht bildeten sie einen repräsentativen Querschnitt der Rotterdamer Gesamtbevölkerung; mehr als die Hälfte gehörten der niederländisch-reformierten und etwa ein Viertel der römisch-katholischen Kirche an. Die Mehrzahl war männlich (106 Männer gegenüber 75 Frauen) und älter als 20 Jahre (insgesamt vier Fünftel). Etwa zwei Drittel der Männer und fast alle Frauen waren verheiratet oder verwitwet. Die Hälfte der Rotterdamer Patienten waren in irgendeiner Weise mit einer oder mehreren Personen aus der Gruppe verwandt; erwartungsgemäß vor allem als Ehegatten oder als Eltern und Kinder.

Diese Patienten suchten Bönninghausen entweder persönlich in Münster (manchmal auch anderswo) auf oder schrieben ihm, insbesondere nach einem ersten persönlichen Besuch. 1851 bereiste Bönninghausen die Niederlande, darunter auch Rotterdam, wo er von mehreren Patienten konsultiert wurde. Dies dürfte jedoch Bönninghausens einzige Konsultationsreise gewesen sein, denn 1852 und 1853 warb er im «Nieuwe Rotterdamsche Courant» damit, daß er sich einen oder zwei Tage lang in Emmerich (am Rhein, nahe der deutsch-niederländischen Grenze) aufhalten würde und dort von seinen Patienten aus den Niederlanden konsultiert werden könne. Offensichtlich hatte man Bönninghausen mitgeteilt, daß es ihm ohne Ausnahmegenehmigung nicht gestattet sei, in den Niederlanden zu praktizieren. Einige seiner Rotterdamer Förderer bemühten sich 1854 um eine solche Genehmigung, jedoch ohne Erfolg.

Bönninghausens Rotterdamer Klientel mußte daher einen weiteren Versuch unternehmen, der Homöopathie einen beständigeren Platz zu verschaffen. Auch hier erwies sich der «Draht» nach Deutschland wieder als nützlich: das Vorbild der in Deutschland von Laien gegründeten Gesellschaften zur Förderung der Homöopathie sollte Schule machen.[58] Darüber hinaus tat Bönninghausen viel, um der Rotterdamer Gesellschaft der Verfechter der Homöopathie bei ihrer Suche nach einem homöopathischen Arzt zu helfen. Im ersten Jahr sollte ein Einkommen von mindestens 2000 niederländischen Gulden garantiert werden. Der Ausschuß der Rotterdamer Gesellschaft konnte mit Friedrich Wilhelm Oswald Kallenbach (1829–1917), dem Sohn des homöopathischen Arztes aus Utrecht, einen jungen deutschen Arzt gewinnen, nachdem vorangegangene Versuche, einen der jungen Schönfelds zu werben, gescheitert waren.[59] Noch vor Jahresende stieß mit Adolph Julius Gruber (1820–1896) ein weiterer homöopathischer Arzt aus Deutschland zu Kallenbach. Diese Berliner Ärzte erhielten die Lizenz, in den Niederlanden zu praktizieren, nachdem sie an der Universität Utrecht einen weiteren medizinischen Abschluß erworben hatten. 1859 eröffnete auch der niederländische Homöopath Stephanus Jacobus van Roijen (1828–1909) eine Praxis in Rotterdam, aber aus Mangel an Patienten zog er nur zwei Jahre später nach Groningen.

Nach seiner Ankunft in Rotterdam hatte van Roijen eine kurze Abhandlung veröffentlicht, in der er seinen nichthomöopathischen Kollegen erklärte, warum er zum Homöopathen geworden war.[60] 1859 hatten er und seine deutschen Kollegen auch damit begonnen, eine zugleich an Laien und Ärzte gerichtete Reihe über die Homöopathie zu publizieren.[61] In ihrem Vorwort riefen sie alle Anhänger der Homöopathie dazu auf, die Geschichte ihrer Hinwendung zur Homöopathie zu schildern; ein Aufruf, der große Resonanz fand, auch wenn die Reihe van Roijens Weggang von Rotterdam nicht überlebte und 1861 eingestellt wurde.

Insgesamt wurden in dieser Phase etwa sechs originär niederländische Flugschriften und Bücher von Homöopathen veröffentlicht, die sich zumeist an Laien wendeten. Wie schon zuvor wurde gerühmt, daß die homöopathische Wahrheit im gesunden Menschenverstand und in der Natur gründe. Etwa um diese Zeit kam auch eine neue Art von Büchern auf, die Ratschläge zur Selbstdiagnose und in gewissem Maße auch zur Selbstbehandlung gaben. 1853 wurde eine niederländische Übersetzung von Bönninghausens «Homöopathischem Hausarzt» publiziert, während ein entsprechendes Buch von van Roijen 1861 herauskam.[62] Forderungen nach einem freien Verkauf homöopathischer Arzneimittel durch homöopathische Ärzte blieben allerdings vergeblich, da dies im Medizinalgesetz von 1865 untersagt wurde.

Verglichen mit der früheren Phase und den Entwicklungen in Belgien in den 1850er und 1860er Jahren verlief diese zweite Phase zumindest unter den Gegnern der Homöopathie relativ ruhig. Es erschien nur ein extrem ablehnendes Pamphlet, in dem die Homöopathie als eine Sekte und ihre Anhänger als Scharlatane verunglimpft wurden.[63] Überraschenderweise scheint van Roijens Ablehnung der Schulmedizin zugunsten der Homöopathie keine Proteste hervorgebracht zu haben. Im Gegenteil: unter den «allopathischen» Ärzten war das Interesse geringer als zuvor. Die Homöopathie war nicht mehr neu, die Konkurrenz durch Homöopathen noch immer zu vernachlässigen, und die Schulmedizin gewann an Boden. 1849 haben sich niederländische Ärzte in der Nederlandsche Maatschappij ter bevordering der Geneeskunst (Niederländische Gesellschaft zur Förderung der Medizin) organisiert, doch ihre seit 1857 erscheinende Zeitschrift verlor bis in die 1880er Jahre hinein kein Wort über die Homöopathie. Die Mitglieder sorgten dafür, daß ihre Standesinteressen durch das Medizinalgesetz gewahrt blieben, das nach vielen Jahren der Diskussion 1865 schließlich verabschiedet wurde.

Die 1850er und 1860er Jahre waren auf mancherlei Weise von einer zunehmenden Unterstützung der Homöopathie gekennzeichnet. Die Nachfrage nach homöopathischer Behandlung stieg, die Verfechter der Homöopathie hatten sich in Rotterdam zusammengeschlossen und verfügten mit Henricus Nijgh sogar über ihren eigenen Verleger, und die homöopathische Selbstmedikation wurde vom neuen Genre des «homöopathischen Hausarztes» angeregt. Der «Draht» nach Deutschland war prägend und von entscheidender Bedeutung. Bönninghausen entwickelte sich zum Spiritus rector der niederländischen Homöopathie; zudem lud man weitere deutsche Homöopathen ein, sich in Holland niederzulassen. Daneben dürfte ein Teil der niederländischen Klientel (nach wie vor) belgische Homöopathen aufgesucht haben, aber der Beweis dafür steht noch aus.

Auf der anderen Seite gab es ohne Zweifel einen Mangel an niederländischen Homöopathen; es ist gut möglich, daß die jungen Schönfelds und van Roijen die einzigen waren. Als studierter Physiker hatte sich van Roijen der Homöopathie zugewandt, nachdem sein lebensgefährlich erkrankter Bruder von einem deutschen Homöopathen geheilt worden war. Er machte sein Medizinexamen an der Universität Leiden und studierte daraufhin in Leipzig Homöopathie.[64] Dies sollte der typische Werdegang für Homöopathen werden. Zunächst erwarb man einen Abschluß in Medizin an einer niederländischen Universität,[65] gefolgt von einer homöopathischen Ausbildung in Deutschland, Prag[66] oder, von den 1870er Jahren an, in Budapest bei Professor Theodor von Bakody (1825–1911), dem Sohn des Begründers der Homöopathie in Ungarn, Joseph von Bakody (1795–1845).[67] An niederländischen Universitäten gab es keinen Lehrstuhl für Homöopathie,[68] und das erste homöopathische Krankenhaus wurde erst 1914 eröffnet. Solange in den Niederlanden keine homöopathische Ausbildung möglich war und die Schulmedizin in den Universitäten an Boden gewann, konnte man kaum erwarten, daß Medizinstudenten große Anstrengungen unternehmen würden, um homöopathische Ärzte und damit zugleich Außenseiter im Medizinbetrieb zu werden.

Der Durchbruch der niederländischen Homöopathie in den 1880er und 1890er Jahren

Die steigende Nachfrage nach homöopathischer Behandlung in den 1850er Jahren dürfte sich kaum bis in die 1860er und 1870er Jahre hinein erstreckt haben, denn es wurden nur sehr wenige Bücher und Abhandlungen über die Homöopathie veröffentlicht, und die Gründung der Vereeniging tot Bevordering van de Homoeopathie in Nederland (Gesellschaft zur Förderung der Homöopathie in den Niederlanden) ließ bis 1886 auf sich warten. Selbst zu diesem Zeitpunkt gab es in den Niederlanden erst vier homöopathische Ärzte.

Sobald sich die niederländische Homöopathie organisiert hatte, ritten Cornelis Adrianus Pekelharing (1848–1922), Professor für Pathologie in Utrecht, und das 1881 erstmals erschienene Monatsheft der 1880 gegründeten Anti-Quacksalberei-Gesellschaft eine gemeinsame Attacke.[69] Beide kritisierten die Homöopathie, aber keine Partei ging so weit, sie als Kurpfuscherei anzuprangern.[70] Das Monatsheft der Anti-Quacksalberei Gesellschaft bezeichnete die Homöopathie als schweren Irrtum der Wissenschaft; eine Meinung, die Pekelharing teilte. Diesem Angriff traten der Lehrer und Fürsprecher der Homöopathie H. Merckens sowie der Arzt und Homöopath Nicolaas Anthony Johannes Voorhoeve (1855–1922) aus Den Haag, der Vorsitzende der neugegründeten Gesellschaft zur Förderung der Homöopathie in den Niederlanden, entgegen. Merckens berichtete, daß die Homöopathie in den Niederlanden mittlerweile von Tausenden von Menschen aus allen sozialen Schichten unterstützt werde, zu ihrer Ausübung aber immer noch viele Barrieren zu überwinden seien. Er erwähnte auch, daß König Wilhelm III. (1817–1890) mit Professor Pierre Florent Joseph Everhard (1795–1868) einen homöopathischen Leibarzt eingestellt habe.[71] Voorhoeve betonte die wissenschaftliche Grundlage der Homöopathie und forderte deren Anerkennung.[72]

Diese Verteidigung der Homöopathie rief bei dem ebenfalls in Den Haag lebenden Arzt Hielke Hendrik Prins Wielandt (1841–1898) eine äußerst ablehnende Reaktion hervor. Die Homöopathie, behauptete er, sei ein schwerer wissenschaftlicher Irrtum und eine Form von Quacksalberei.[73] Der Amsterdamer Medizinprofessor Barend Joseph Stokvis (1834–1902) war in seiner Kritik gemäßigter, wenn auch er die Homöopathie als Irrtum der Wissenschaft ablehnte.[74] Tatsächlich, schrieb er, hätten auch die Homöopathen dieser Zeit das Licht der naturwissenschaftlichen Medizin erblickt, und sie unterschieden sich von ihren «allopathischen» Kollegen nur in dem Augenblick, da sie am Krankenbett Arznei verschrieben. Das Simile-Prinzip sei jedoch nicht zuverlässig, und die Wirksamkeit der endlos verdünnten Arzneimittel müsse erst noch bewiesen werden. In Wirklichkeit, behauptete Stokvis, nehme der Homöopath eine passive Haltung ein, außer daß er eine besondere Kost verschreibe und dem Patienten Vertrauen und den Glauben an seine Heilung einflöße.

Diese Kritik wurde von drei homöopathischen Ärzten zurückgewiesen, Kallenbach junior, van Roijen und, drei Jahre später, Dirk Karel Munting (1862–1932) aus Amsterdam.[75] Kallenbach ging so weit zu behaupten, daß die Homöopathie zur Allgemeinmedizin gehöre und die neue Generation von Ärzten mit allen Therapieformen vertraut sein solle. Er räumte sogar ein, daß der wissenschaftliche Beweis für die Richtigkeit des Simile-Prinzips noch nicht erbracht worden sei. Sowohl van Roijen als auch Munting neigten weniger zu solch versöhnlichen Gesten. Nach 1888 schwiegen die Gegner der Homöopathie eine Weile, während die Homöopathen stetig weiterpublizierten. 1890 gründete die Gesellschaft zur Förderung der Homöopathie ihre Monatszeitschrift, das «Homoeopathisch Maandblad». Ein Jahr später konnten die Herausgeber zufrieden vermerken, daß viele Menschen das «Maandblad» abonnierten und die öffentliche Meinung sich zugunsten der Homöopathie wendete.

Die Anzahl der homöopathischen Ärzte stieg nun an; 1890 gab es fünf, 1898 zehn und 1900 vierzehn Homöopathen. Im Jahre 1898 gründete diese Gruppe die Vereeniging van Homoeopathische Geneesheren in Nederland (Gesellschaft homöopathischer Ärzte in den Niederlanden), und von 1900 an veröffentlichten sie ihren Tätigkeitsbericht («Handelingen»). Da an den niederländischen Universitäten keine homöopathische Ausbildung angeboten wurde – die Gesellschaft zur Förderung der Homöopathie in den Niederlanden hatte unterdessen damit begonnen, die homöopathische Ausbildung junger niederländischer Ärzte, etwa sieben im Jahre 1896, im Ausland zu fördern (bei Professor von Bakody in Budapest) –, hielt man die Einrichtung eines Lehrstuhls für Homöopathie für unbedingt erforderlich. Sowohl die Gesellschaft als auch Abgeordnete der Anti-Revolutionaire Partij (orthodoxe Kalvinisten, die die Grundsätze der Französischen Revolution ablehnten) starteten in den 1890er Jahren zu diesem Zweck eine Kampagne, doch selbst Abraham Kuyper, ein anti-revolutionärer Abgeordneter und Gründer der Kalvinistischen Freien Universität, mußte miterleben, wie sein Antrag auf einen Lehrstuhl für Homöopathie 1896 abgewiesen wurde.

Im selben Jahr brach ein heftiger Konflikt zwischen Anhängern und Gegnern der Homöopathie aus. Ausgetragen wurde er in Rotterdam, wo Jan Isaäc Anton Berend van Roijen (1870–1925), der Sohn S. J. van Roijens, sich mit finanzieller Hilfe der kurz zuvor gegründeten Rotterdamer Sektion der Gesellschaft zur Förderung der Homöopathie niederließ. Die Mitgliedschaft des jungen van Roijen in der Niederländischen Gesellschaft zur Förderung der Medizin führte in der Rotterdamer Sektion zu einem Antrag, in dem die Homöopathie als irrationale Heilmethode verurteilt wurde. Der Antrag wurde von einer großen Mehrheit angenommen. Zuvor hatte man über den Ausschluß van Roijens diskutiert, was aber abgelehnt wurde. Van Roijen junior trat daraufhin mit einem offenen Brief zurück.[76] Die Rotterdamer Sektion war damit noch nicht zufrieden, denn 1897 drängte sie die Hauptversammlung der Niederländischen Gesellschaft zur Förderung der Medizin, Homöopathen die Mitgliedschaft zu verweigern. Die Hauptversammlung lehnte einen solchen Ausschluß jedoch ab. Die Herausgeber des «Homoeopathisch Maandblad» zeigten sich mit dieser Entscheidung zufrieden. Sie schrieben, die niederländischen Ärzte hätten kaum einen stärkeren Beweis für ihre Intoleranz erbringen können, wenn sie dem Antrag aus Rotterdam gefolgt wären.[77]

1899 wurde weitere, wenngleich mildere Kritik an der Homöopathie veröffentlicht. Pieter Hendrik van Eden (1862–1933), ein Arzt aus Leeuwarden, berichtete, die Homöopathie und die Allopathie hätten sich seit den Zeiten Hahnemanns gewandelt und besäßen mittlerweile viele Gemeinsamkeiten.[78] Er fügte hinzu, die Öffentlichkeit mache inzwischen reichlich Gebrauch von der homöopathischen Heilmethode und es gebe insbesondere unter den Orthodoxen (Kalvinisten) viele Laien mit einem homöopathischen «Hausarzt» und einer entsprechenden Hausapotheke.

Als die Unterstützung der Homöopathie zunahm und die Homöopathen sich organisierten, öffentlich zu Wort meldeten und vor allem wissenschaftliche und rechtliche Anerkennung forderten, wurde auch die Kritik von seiten der «Allopathen» heftiger. Ein ausgewogenes Urteil über die Argumente der Gegner war auf beiden Seiten kaum zu finden. Die homöopathischen Ärzte glaubten, sie alleine seien im Besitz der

Wahrheit, und taten dies auch häufig kund, was zu Irritationen unter ihren nichthomöopathischen Kollegen führte, die oft nicht weniger davon überzeugt waren, von wissenschaftlicher Wahrheit gestützt im Recht zu sein. In der Tat wurde «wissenschaftlich» für beide Seiten zum legitimierenden Wort. Beide Gruppen bemühten sich mehrfach um einen Ausgleich, doch häufiger wurden homöopathische Ärzte intolerant als Außenseiter behandelt, wofür die Affäre in Rotterdam das extremste Beispiel bot.

Auch wenn die Nachfrage nach homöopathischer Behandlung in den 1880er und 1890er Jahren weiter zunahm, wechselten relativ wenige Ärzte in das Lager der Homöopathen. Erst nach der Jahrhundertwende stieg ihre Zahl deutlicher an. Die wachsende Zahl von Homöopathen war teilweise selbsterzeugt – etwa bei den van Roijens und den Voorhoevens – und finanziell von der Gesellschaft zur Förderung der Homöopathie unterstützt. Die Tatsache, daß es noch in den 1880er und 1890er Jahren nur wenige homöopathische Ärzte gab, läßt sich nicht mehr auf die große Konkurrenz unter den niederländischen Medizinern zurückführen. Im Gegenteil: bis dahin war das Angebot an qualifizierten Ärzten im Verhältnis zur Bevölkerungszahl drastisch zurückgegangen,[79] während, dem «Homoeopathisch Maandblad» zufolge, der Bedarf an homöopathischen Ärzten zunahm. Eine Erklärung sollte vielmehr in der überwiegend naturwissenschaftlichen Ausrichtung der medizinischen Fakultäten und im Fehlen einer homöopathischen Ausbildung in den Niederlanden gesucht werden. Das Medizinalgesetz von 1865 baute eine weitere Barriere auf; es erschwerte weniger die Möglichkeit, homöopathischer Arzt zu werden, denn als solcher zu praktizieren, da die Arzneien nicht mehr frei vertrieben werden durften. Ein Ausweg aus dieser Situation bestand darin, Apotheker dafür zu gewinnen, in Deutschland gekaufte Arzneien anzubieten. Bis 1890 hatte man dies in ein paar niederländischen Städten organisiert; die entsprechenden Arzneimittel wurden von dem Leipziger Apotheker Willmar Schwabe geliefert. Ein weiterer Grund, weshalb die Zahl der homöopathischen Ärzte nicht mit der steigenden Nachfrage Schritt hielt, mag darin liegen, daß zumindest die bessergestellten Patienten einen relativ einfachen Ausweg aus dieser Lage hatten: sie konnten auch auswärtige Homöopathen in Belgien, Deutschland und sogar den Niederlanden konsultieren. Doch wie bereits erwähnt, stieg die Zahl der niederländischen Homöopathen nach der Jahrhundertwende rasch.

Die Gründe für die Unterstützung der Homöopathie durch Laien in den letzten Jahrzehnten des 19. Jahrhunderts bleiben wie bereits in den Jahrzehnten zuvor im dunkeln. Im Unterschied zu den Patienten Bönninghausens in den 1850er Jahren, die sich vor allem aus der Mittel- und Oberschicht rekrutierten, müssen wir im Hinblick auf die letzten

Jahrzehnte des 19. Jahrhunderts auf relativ vage Hinweise zurückgreifen. Manche Autoren sprechen davon, die Unterstützung der Homöopathie sei vor allem in «kultivierten», wenn nicht führenden Kreisen zu finden gewesen. Pieter Hendrik van Eden verwies auch auf das Interesse an der Homöopathie in religiös orthodoxen Kreisen. Ein Beispiel dafür ist Abraham Kuyper. Wahrscheinlich wurden die Anhänger der Homöopathie von der homöopathischen Heilmethode ebenso beeinflußt wie durch die Art und Weise, wie homöopathische Ärzte mit ihren Patienten umgingen. Selbst wenn das Simile-Prinzip und das übrige System Hahnemanns nicht immer ganz verstanden wurden, dürfte man die Homöopathie trotzdem als eine willkommene Alternative zur Schulmedizin betrachtet haben, wohl nicht zuletzt aufgrund der vorsichtigen Verwendung von Arzneimitteln. Dieses Merkmal galt damals nicht mehr ausschließlich für die Homöopathie – die Naturheilkunde etwa gewann zu dieser Zeit ebenfalls an Beliebtheit. Die Frage, was die Homöopathie für ihre Anhänger interessant machte, ließe sich daher zu der Frage erweitern, was «alternative» Bewegungen gemeinsam hatten und warum sie damals so beliebt wurden. In manchen Fällen, beispielsweise bei den religiös Orthodoxen, mag diese Beliebtheit durchaus mit ihrer Abneigung gegen den «Intellektualismus» und ihrer Vorstellung von einer gottgegebenen und als solcher respektierten Natur zusammenhängen. Allgemeiner läßt sich die Beliebtheit dieser «Alternativbewegungen» als Ablehnung der Autorität der konventionellen Medizin und damit als romantische Gegenbewegung interpretieren.

Was die Homöopathie ebenfalls für viele Patienten attraktiv machte, war das Auftreten des homöopathischen Arztes: Er behandelte seine Patienten als verantwortungsbewußte Menschen und ermutigte sie zur Selbstmedikation. Zudem wurden viele Anhänger der Homöopathie aktiv, gründeten in den 1850er Jahren die örtliche homöopathische Gesellschaft in Rotterdam und etwa dreißig Jahre später die Gesellschaft zur Förderung der Homöopathie, was zu einer engen Zusammenarbeit mit den führenden homöopathischen Ärzten N. A. J. Voorhoeve, S. J. van Roijen und F. W. O. Kallenbach, den Vätern der niederländischen Homöopathie, führte. Es war vor allem den Bemühungen der medizinischen Laien zu verdanken, daß diese Vereine funktionieren konnten und die Homöopathie weiter an Boden gewann.

Der Wandel der niederländischen Homöopathie im 20. Jahrhundert

Nach 1900 trocknete die Flut an homöopathischen Publikationen keineswegs aus. Viele davon wurden bei La Rivière und Voorhoeve in Zwolle veröffentlicht, seit 1890 dem führenden niederländischen Verlagshaus für Homöopathie. Erst 1906 tauchten erneut ablehnende Bücher und Flugschriften auf, worauf die Kritiker der Homöopathie erst einmal wieder verstummten.[80] Die nächste schwere Attacke, eine Dissertation, erschien 1943.[81]

Da die Entwicklung der niederländischen Homöopathie im 20. Jahrhundert noch weitgehend unerforscht ist, werde ich mich auf die Wiedergabe einiger wichtiger Daten beschränken. Die Anzahl homöopathischer Ärzte stieg von 14 im Jahre 1900 auf 31 im Jahre 1914 und erreichte dadurch den Stand von Belgien. In den frühen 1920er Jahren gab es etwa 35, und nach 1928 war ein stetiger Zuwachs bis 1942 zu verzeichnen, als einschließlich der Flüchtlinge aus Deutschland die Zahl 51 erreicht wurde. Danach fiel ihre Zahl wieder auf etwa 40 in den 1950er und 1960er Jahren. Die meisten homöopathischen Ärzte hatten sich in den Provinzen Nordholland, Südholland, Utrecht und Gelderland niedergelassen. Die südlichen Provinzen Brabant und Limburg bekamen ihren ersten homöopathischen Arzt erst in den 1940er Jahren. In den späten 1970er Jahren wendete sich das Blatt, und so gab es in den Niederlanden bis 1993 schließlich etwa 450 homöopathische Ärzte.[82]

Die Zahl unqualifizierter, nicht anerkannter homöopathischer Heiler ist für das 20. Jahrhundert, zumindest bis in die 1970er Jahre hinein, ebensowenig bekannt wie für das Jahrhundert zuvor. Von da an organisierten sie sich in drei verschiedenen Gesellschaften mit eigenen Ausbildungsprogrammen und Zulassungen.[83] Die jüngste und zugleich größte Gesellschaft zählte 1993 etwa 510 Mitglieder. Seit kurzem arbeiten diese Gesellschaften auch in der Nederlandse Vereniging voor Klassieke Homeopathie (Niederländische Gesellschaft für Klassische Homöopathie) zusammen. Sie beanspruchen für ihre Mitglieder den Status von klassischen Homöopathen, die streng nach Hahnemanns «Organon» arbeiten, im Gegensatz zu dem, was die meisten qualifizierten homöopathischen Ärzte offenbar tun.

Als vom Ende des 19. Jahrhunderts an die Zahl qualifizierter homöopathischer Ärzte stieg, wuchs auch deren Ablehnung gegenüber den nichtärztlichen Kollegen; dieses Anliegen verband sie sogar mit der Anti-Quacksalberei-Gesellschaft. Genausowenig waren sie gewillt nachzugeben, als die Gesellschaft zur Förderung der Homöopathie in den Niederlanden von 1979 an versuchte, sie zu einem gemäßigteren Standpunkt zu bewegen. Ebenso bleiben die Beziehungen zwischen homöopathischen und konventionellen Ärzten gespannt, auch wenn die vergangenen beiden Jahrzehnte ein gewisses gegenseitiges Verständnis und Bemühungen um einen Ausgleich gebracht haben.

Mit Sicherheit der größte Erfolg homöopathischer Bemühungen im frühen 20. Jahrhundert war die Eröffnung des homöopathischen Krankenhauses in Oudenrijn im Jahre 1914. Bereits von 1888 an sammelte die Gesellschaft zur Förderung der Homöopathie in den Niederlanden

Spenden für dieses Projekt. Unterdessen wurden mit finanzieller Unterstützung der Gesellschaft Polikliniken in Utrecht (1900) und Amsterdam (1902) gegründet, und im Diaconessenhuis in Utrecht eröffnete man 1907 eine homöopathische Station für 25 Patienten. Beinahe von Anfang an hatte das homöopathische Krankenhaus mit großen finanziellen Schwierigkeiten zu kämpfen, und 1942 folgte die Beschlagnahmung durch die Deutsche Wehrmacht. Nach dem Krieg wurde das Gebäude erneut als homöopathisches Krankenhaus genutzt. Doch nachdem man eine steigende Zahl konventioneller Spezialisten einstellen mußte, wurden immer mehr Patienten «allopathisch» behandelt. Die Einweihung eines neuen Gebäudes in Utrecht bedeutete 1969 das definitive Ende des homöopathischen Krankenhauses, da eine homöopathische Behandlung insgesamt verboten wurde.[84]

Weitere Versuche, einen Lehrstuhl für Homöopathie an einer niederländischen Universität einzurichten, blieben erfolglos. Während die praktische homöopathische Ausbildung am homöopathischen Krankenhaus in Oudenrijn erfolgte, mußte man für die theoretische Ausbildung nach wie vor auf ausländische Institutionen zurückgreifen. Der Zweite Weltkrieg und seine Folgen machten dies so gut wie unmöglich. Die Gesellschaft zur Förderung der Homöopathie, die Gesellschaft Homöopathischer Ärzte und der Verwaltungsrat des homöopathischen Krankenhauses entschlossen sich deshalb dazu, selbst einen Kurs für Ärzte anzubieten. Der erste wurde 1951 durchgeführt. 1960 wurde ein Antrag der Gesellschaft zur Förderung der Homöopathie bei der Freien (reformierten) Universität Amsterdam auf Einrichtung einer von der Gesellschaft finanzierten «privaat-docentschap» (eines unbezahlten Lehrauftrags) für homöopathische Pharmakologie bewilligt. Von 1961 bis 1983 hatte A. van't Riet diesen Lehrauftrag inne, anschließend H. P. J. A. Maas und seit 1993 H. G. Bodde. Seit 1982 ist eine Stiftung (Stichting Homeopathische Opleidingen) für die homöopathische Ausbildung verantwortlich, die seit 1986 mit den belgischen Homöopathen kooperiert.[85]

Homöopathische Ärzte aus den Niederlanden waren zudem auf internationaler Ebene aktiv. E. C. Tuinzing (1880–1959), der die Niederlande auch im 1911 gegründeten Internationalen Rat für Homöopathie vertrat, war 1925 in Rotterdam einer der Gründer der Liga Homoeopatica Internationalis Medicorum. 1934, 1952, 1961 und 1975 wurden internationale Konferenzen der Liga in den Niederlanden abgehalten.[86]

Die Verteilung und Herstellung homöopathischer Arzneimittel war ebenfalls ein Anliegen. Zu Beginn des 20. Jahrhunderts wurden die meisten Arzneimittel immer noch bei der Arzneimittelfabrik Willmar Schwabe in Leipzig geordert. Einige niederländische Apotheker erklärten sich zu deren Verkauf bereit, während einer von ihnen, F. van Dijk in Zaandam, ein großes Lager einrichtete. Darüber hinaus eröffnete Carl Theodor Voorhoeve, der Sohn des homöopathischen Arztes N. A. J. Voorhoeve, die erste rein homöopathische Apotheke in Den Haag. Diese beiden Betriebe schlossen sich später unter dem Namen VSM homeopathische geneesmiddelen BV zusammen. Auf Anfrage der Gesellschaft Homöopathischer Ärzte setzte die Zweite Kammer des Parlaments 1904 ein Komitee mit der Aufgabe ein, die amtliche niederländische Arzneimittelliste durch einen Abschnitt über homöopathische Arzneimittel zu vervollständigen. Als das Komitee seine Arbeit nach sechs Jahren abgeschlossen hatte, wurden die vorgeschlagenen Änderungen vom Centrale Gezondheidsraad, dem medizinischen Beirat der niederländischen Regierung, jedoch abgelehnt. Interne Kontroversen unter Homöopathen über bestimmte Verdünnungen könnten durchaus zu diesem Scheitern beigetragen haben.[87]

Laut dem «Homoeopathisch Maandblad» stieg der Bedarf an homöopathischer Behandlung nach der Jahrhundertwende weiter an. Die Gesellschaft zur Förderung der Homöopathie in den Niederlanden mußte jedoch einen Rückgang ihrer Mitgliedschaft von etwa 400 im Jahre 1900 auf etwa 300 im Jahre 1910 verzeichnen. Dieser Verlust wurde zum Teil durch eine wachsende Zahl von Förderern ausgeglichen. Zudem zählte das «Homoeopathisch Maandblad» im Jahre 1913 730 «sporadische» Abonnenten. In den 1920er Jahren lag die Mitgliedschaft bei etwa 225, dann nahm sie etwas ab, bis sie 1935 wieder anstieg. 1961 zählte die Gesellschaft etwa 1000 Mitglieder; 1988 wurde mit 13 000 Mitgliedern der Höhepunkt erreicht. Im Juli 1993 nahm ihre Zahl dann bis auf gut 11 000 Mitglieder ab.[88]

Weitere Informationen über die holländische Klientel der Homöopathie sind rar. 1926 wurde spekuliert, die meisten von ihnen seien orthodoxe Protestanten insbesondere aus dem Kleinbürgertum, protestantische Lehrer, Pfarrer und Angehörige der Oberschicht.[89] Außerdem gab es Berichte, daß die homöopathischen Ärzte J. T. Wouters in Arnheim und A. de Groot in Utrecht von großen Teilen des Adels in den Provinzen Gelderland und Utrecht aufgesucht würden.[90] Wie in Belgien erhielt die Sache der Homöopathie aus der Oberschicht große finanzielle und politische Unterstützung.

Wie sich die rasch anwachsende homöopathische Klientel in jüngerer Zeit zusammensetzt, läßt sich teilweise aus einer Untersuchung von 1980 ablesen. Etwa 2,3 Prozent eines repräsentativen Querschnitts der erwachsenen Bevölkerung in den Niederlanden haben schon einmal einen Homöopathen (Arzt oder Laien) konsultiert, darunter etwas mehr Frauen als Männer. Diese Gruppe war etwas jünger, hatte eine höhere Schulbildung und war ein wenig besser situiert als die Patienten traditioneller Ärzte. Unter den Patienten von Homöopathen waren darüber hinaus die orthodoxen Protestanten etwas über- und die Einwohner aus den südlichen Provinzen deutlich unterrepräsentiert.[91]

Die Aufnahme der Homöopathie in Belgien und den Niederlanden im Vergleich

Beim derzeitigen Forschungsstand empfiehlt es sich nicht, die Aufnahme der Homöopathie in Belgien und den Niederlanden zu vergleichen, geschweige denn zu versuchen, die divergierenden Entwicklungen der Homöopathie in beiden Ländern zu erklären. Ein paar Bemerkungen sollten aber dennoch nützlich sein.[92] Die Einführung der Homöopathie in Belgien und den Niederlanden verlief ganz am Anfang ähnlich, wenngleich in den Niederlanden etwas mehr Bücher und Abhandlungen publiziert wurden und, wichtiger noch, nur Belgien aktive, einflußreiche und charismatische homöopathische Ärzte wie de Moor hervorbrachte. Das Fehlen einer solchen Führungspersönlichkeit kann unter anderem erklären, weshalb die niederländische Unterstützung der Homöopathie zunächst hinter Belgien zurückblieb. Wenn Schönfeld in der Lage gewesen wäre, Kollegen von seiner Sache zu überzeugen und eine gutsituierte Klientel zu werben, hätte die Homöopathie in den Niederlanden einen anderen Weg nehmen können, denn rechtliche Beschränkungen bestanden nicht. So kam es, daß die niederländische Nachfrage nach homöopathischer Behandlung leicht von deutschen oder belgischen Ärzten befriedigt werden konnte.

Während in Belgien die Zahl der homöopathischen Ärzte rapide anstieg und in den 1870er Jahren einen Höhepunkt erreichte sowie darüber hinaus verschiedene homöopathische Gesellschaften gegründet, homöopathische Zeitschriften ins Leben gerufen und homöopathische Apotheken und Ambulatorien eröffnet wurden, hinkten die Niederlande hinterher. Auch wenn in den 1850er Jahren eine verstärkte Nachfrage nach homöopathischer Behandlung zu verzeichnen war, führte dies nur zu lokalen Initiativen wie etwa in Rotterdam und Utrecht. Die holländischen Homöopathen schlossen sich erst 1886 landesweit zusammen, und erst von diesem Zeitpunkt an nahm die Unterstützung der Homöopathie auch in den Niederlanden deutlich zu. Die Niederländer sollten jedoch nicht den belgischen Spitzenwert von 55 bis 59 Homöopathen erreichen. Als die Niederländer und die Belgier 1914 endlich die gleiche Zahl von homöopathischen Ärzten erreichten, nämlich um die 30, war dies ebenso das Ergebnis von steigenden holländischen wie von sinkenden belgischen Zahlen.

Für die abnehmende Beliebtheit der Homöopathie – in Deutschland nach 1850, in England und Frankreich nach 1870 und in den Vereinigten Staaten gegen Ende des 19. Jahrhunderts – sind verschiedene Erklärungen vorgebracht worden. Sie basieren vor allem auf zwei Elementen. Erstens die internen Konflikte zwischen «reinen» und liberaleren Homöopathen und zweitens Entwicklungen, die die Schulmedizin von der «heroischen» Medizin abhob und so die Unterschiede zwischen herkömmlichen und homöopathischen Heilmethoden verringerten. Die Verbindung dieser Elemente, so wurde argumentiert, habe gegen die Homöopathie gearbeitet.[93] Dies mag auch in Belgien der Fall gewesen sein.

In den Niederlanden zeigt sich ein anderes Muster. Sobald sich die niederländischen Homöopathen organisiert hatten, versuchten sie, sich mit der Schulmedizin zu arrangieren. Manche von ihnen propagierten die Homöopathie als Teil einer konventionellen, naturwissenschaftlichen Medizin. Zudem gab es unter Kollegen vielleicht weniger Konflikte über die homöopathische Lehre als anderswo. Dies mag auch erklären, warum die niederländischen Homöopathen selbst Anfang des 20. Jahrhunderts in der Werbung neuer Anhänger recht erfolgreich waren. Darüber hinaus war die Gesellschaft zur Förderung der Homöopathie in den Niederlanden auf vielen Gebieten aktiv; sie sammelte Geld für die homöopathische Ausbildung im Ausland, für ein homöopathisches Krankenhaus und auf lokaler Ebene für das Einkommen eines homöopathischen Arztes. Sie brachte Apotheker dazu, homöopathische Arzneimittel zu verkaufen, und publizierte über die Homöopathie. Doch wie in Belgien scheiterte sie mit dem Versuch, einen Lehrstuhl für Homöopathie einzurichten, was sowohl vom Parlament als auch von den medizinischen Fakultäten abgelehnt wurde.

Die jeweilige Bedeutung der Bemühungen von Laien und Ärzten bleibt in beiden Ländern unklar. Die Gesellschaft zur Förderung der Homöopathie in den Niederlanden war großenteils auf die Initiative und Unterstützung von Laien angewiesen. Ob die Unterstützung durch Laien in Belgien eine ebenso große Rolle gespielt hat, bleibt zu untersuchen. Mein Eindruck ist, daß sie geringer war als in den Niederlanden. Auf der anderen Seite ist deutlich geworden, daß die belgischen Ambulatorien und Polikliniken durch die Spenden von Laien unter den Anhängern Hahnemanns betrieben werden konnten.

Sowohl in Belgien als auch in den Niederlanden wurde die Homöopathie am heftigsten bekämpft, als sie zunehmend Unterstützung fand und sich organisierte. In Belgien setzte dieser Widerstand um 1850 ein, in den Niederlanden erst mit Beginn der 1880er Jahre und auch dann relativ gemäßigt. Schließlich könnte die Schwäche der niederländischen Homöopathie darin gelegen haben, daß sie sich niemals als klare Alternative abhob. Dies mag mindestens zum Teil das schwache Echo erklären, das sie sowohl unter ihren praktizierenden Anhängern als auch unter ihren potentiellen Patienten fand. Sie löste sich nie vollständig von der traditionellen Medizin – und bemühte sich sogar um Zugang zu den Universitäten und Heilmethoden der «Allopathen». Die holländische Homöopathie war weder «radikal», eine echte Alternative, die Selbsthilfe und Widerspruchsgeist gegen die alte medizinische Ordnung beinhaltete, noch wurde sie richtig chic, um somit die wohlhabenden Schichten anzusprechen.

Die divergierenden Entwicklungen in den Niederlanden auf der einen und in Belgien auf der anderen Seite scheinen seit den späten 1970er Jahren parallel zu verlaufen, denn damals entstand eine neue und viel größere Welle des Interesses an alternativen Heilmethoden, darunter auch der Homöopathie. Dieses zunehmende Interesse an alternativen Heilmethoden verlangt nach weiterer Forschung und Erklärung. Besonders faszinierend wäre eine Untersuchung darüber, in welchem Maße verschiedene Heilmethoden und Lebensstile sich gegenseitig beeinflußt haben. Was unterscheidet beispielsweise Anthroposophen von Homöopathen, und welche Ideen haben Steiners Anhänger von Hahnemann übernommen oder umgekehrt? Natürlich könnte man auch erforschen, in welchem Maße die Schulmedizin von der Alternativmedizin beeinflußt worden ist und was, wenn überhaupt, Alternativmethoden in den Augen von Ärzten und Patienten immer noch kennzeichnet.

Anmerkungen

1 Phillip A. Nicholls: Homoeopathy and the medical profession. London 1988, S. 108.
2 O. E. A. Goetze: Geschiedenis van de homeopathie. In: H. G. Bodde [u. a.] (Hg.): Leerboek homeopathie. Utrecht 1988, S. 3–28, hier S. 19–20.
3 Karel H. Velle: De homeopathie in België in de 19de eeuw. In: Geschiedenis der geneeskunde (augustus 1994), S. 18–27, hier S. 19. Während Velle schreibt, daß Varlez 1830 zum Leiter des Militärhospitals im Brüssel wurde, erwähnt Goetze (vgl. Anm. 2), daß Varlez von 1834 an in Brüssel als homöopathischer Arzt praktizierte.
4 Wim van Praet: De receptie van de homeopathie in België 1874–1914. Unveröffentlichte Diss. phil., Gent 1986–1987. Wim van Praet: De receptie van homeopathie in België: 1874–1914. Belgisch tijdschrift voor nieuwste geschiedenis 20 (1989), S. 107–139. Alle weiteren Verweise auf Anmerkung 4 beziehen sich auf diesen Aufsatz van Praets, nicht auf seine Dissertation. Velle (wie Anm. 3). Goetzes Aufsatz enthält auch Informationen über die Homöopathie in Belgien, siehe Anm. 2.
5 Meine Veröffentlichungen sind: Marijke Gijswijt-Hofstra: Homeopathie in de negentiende eeuw: het Nederlandse debat. In: Willem de Blécourt, Willem Frijhoff u. Marijke Gijswijt-Hofstra (Hg.): Grenzen van genezing. Gezondheid, ziekte en genezen in Nederland, zestiende tot begin twintigste eeuw. Hilversum 1993, S. 273–310. Dies.: Compromise, not Conflict. The nineteenth century. In: Tractrix. Yearbook for the history of science, medicine, technology and mathematics 5

(1993), S. 121–138. Dies.: Vroege veroveringen van de homeopathie in Nederland: de Rotterdamse patiënten van Clemens von Bönninghausen halverwege de negentiende eeuw. In: Tijdschrift voor sociale geschiedenis 21 (1995), S. 406–428. Dies.: De rationaliteit van medische deviatie. Bekeringen tot de homeopathie in de negentiende eeuw. In: Dies. (Hg.): Op zoek naar genezing. Medische geschiedenis van Nederland vanaf de zestiende eeuw. Amsterdam 1995, S. 47–66.

6 Christy Duijvelaar u. Elke Wisseborn: De geschiedenis van de homeopathie in Nederland. Wageningen 1993.

7 Vgl. Velle (wie Anm. 3), S. 19.

8 Vgl. zur Geschichte des Organon: Jacques Baur: Un livre sans frontières: histoire et métamorphoses de l'Organon de Hahnemann. Lyon 1991.

9 Vgl. Velle (wie Anm. 3), S. 20. Goetze (vgl. Anm. 2) bezeichnete Varlez als den «Nestor der belgischen Homöopathie».

10 Vgl. van Praet (wie Anm. 4), S. 109.

11 Vgl. Maurice Garden: L'Histoire de l'homéopathie en France, 1830–1940. In: Olivier Faure (Hg.): Praticiens, patients et militants de l'homéopathie aux XIXe et XXe siècles (1800–1940). Lyon 1992, S. 59–82, hier S. 65–66.

12 Vgl. Velle (wie Anm. 3), S. 20. Goetze (wie Anm. 2), S. 27 erwähnt, daß Jahr zusammen mit Brixhe und Malaise eine lokale homöopathische Gesellschaft in Lüttich gründete. Van Praet (wie Anm. 4), S. 109, schreibt, daß diese Gesellschaft den Namen Société homoeopathique liègoise trug, und ergänzt, daß 1837 in Brüssel die Société homoeopathique belge gegründet wurde.

13 Vgl. Velle (wie Anm. 3), S. 20. Ebenso Goetze (wie Anm. 2), S. 27.

14 Vgl. Goetze (wie Anm. 2), S. 27.

15 Vgl. Velle (wie Anm. 3), S. 20.

16 Van Praet (wie Anm. 4), S. 122. Diese Homöopathen waren: der Tierarzt F. Gaudy, die Ärzte Jean-Baptiste Carlier, Louis-Joseph Varlez, Jean-François Dugniolle, F. Brasseur und der van Praet ansonsten nicht bekannte Homöopath Everard. Es könnte sich um jenen «Professor Everhard» handeln, der von König Wilhelm III. zum Leibarzt ernannt wurde. Vgl. H. Merckens: Hahnemann en de homoeopathie. Den Haag 1887, S. 34.

17 Vgl. Velle (wie Anm. 3), S. 24–25 und van Praet (wie Anm. 4), S. 123, 125–126. Zwischen 1874 und 1914 schickten belgische Homöopathen Petitionen an Regierung und Parlament und riefen außerdem den Senat an. Ihr Hauptziel war die Verankerung der homöopathischen Lehre an den Universitäten von Gent und Lüttich und die Einbeziehung homöopathischer Medikamente in das belgische Arzneimittelbuch.

18 Vgl. Goetze (wie Anm. 2), S. 28.

19 Vgl. Velle (wie Anm. 3), S. 26 und van Praet (wie Anm. 4), S. 116. Die wichtigsten waren: Revue homoeopathique belge (1874–1899), Journal belge d'homoeopathie (1894–1914), L'Homoeopathie militante (1878–1882) sowie L'Union homoeopathique (1886–1892).

20 Vgl. Goetze (wie Anm. 2), S. 27.

21 Velle (wie Anm. 3), S. 22.

22 Vgl. Velle (wie Anm. 3), S. 22–24.

23 Vgl. van Praet (wie Anm. 4), S. 124–125.

24 Van Praet (wie Anm. 4), S. 109–110.

25 Vgl. Goetze (wie Anm. 2), S. 28. Der Cercle wurde in Gent gegründet. 1919 (oder, nach Velle, S. 20, im Januar 1920) wurde der Cercle in Société Belge d'Homoeopathie umbenannt und repräsentiert heute, nach Goetze, alle belgischen Homöopathen.

26 Vgl. van Praet (wie Anm. 4), S. 112–113.
27 Vgl. van Praet (wie Anm. 4), S. 113–114.
28 Van Praet (wie Anm. 4), S. 115 nennt 1855 als das Gründungsjahr des Hahnemann-Ambulatoriums. Velle (wie Anm. 3), S. 24 datiert die Gründung auf das Jahr 1856.
29 Vgl. van Praet (wie Anm. 4), S. 114–116, 130.
30 Vgl. van Praet (wie Anm. 4), S. 129, Anm. 69.
31 Van Praet (wie Anm. 4), S. 131.
32 Van Praet (wie Anm. 4), S. 129.
33 Velle (wie Anm. 3), S. 26.
34 Van Praet (wie Anm. 4), S. 127.
35 Homoeopathisch Maandblad 2 (1891), S. 15.
36 Vgl. Velle (wie Anm. 3), S. 25.
37 Vgl. Goetze (wie Anm. 2), S. 28.
38 Das für diesen Teil meines Aufsatzes verwendete Quellenmaterial besteht vor allem aus Flugschriften, Büchern und anderen Publikationen über die Homöopathie, die zumeist von Ärzten für ihre Kollegen oder die breite Öffentlichkeit geschrieben wurden. Vgl. auch Anm. 5.
39 Samuel Hahnemann: Organon der geneeskunst. Amsterdam 1827. Es handelte sich um eine Übersetzung der dritten Auflage (1824) von Hahnemanns Organon.
40 Gerard Conrad Bernard Suringar: Bijdrage tot de kennis en de beoordeling van het homöopathische leerstelsel van Samuel Hahnemann. Delft 1827.
41 Samuel Hahnemann: Zekerste geneeswijze en uitroeijing der Asiatische Cholera. Amsterdam 1831.
42 Anon.: De homoeopathie, of Dr. Samuel Hahnemann's geneeswijze. Dordrecht 1833.
43 Samuel Hahnemann: Geest der homöopathische genees-leer. Winschoten 1834.
44 Carl Gottlob Caspari: De waarheid en voortreffelijkheid der homöopathische genees-leer. Winschoten 1835.
45 S. Bleekrode und Johann Frederik Petrus Schönfeld: Bijdragen tot de homoeopathie, 1. Band. Groningen 1836.
46 A. Smith: Bedenkingen tegen de homöopathie, beneevens eene beknopte schets dier leer. Winschoten 1834; B. Eekma: De rationeel-empirische geneeswijze in de geneeskunst verdedigd tegen Dr. J. F. P. Schönfeld en De geest der homöopathische geneesleer van Dr. S. Hahnemann, getoetst naar rede en ervaring. Groningen 1836; und Friedrich Alexander Simon: De geest der homoeopathie. Een woord van waarschuwing aan ieder, die op gezondheid en leven prijs stelt. Übers. J. Bosman Tresling. Groningen 1836.
47 Eekma (wie Anm. 46), S. 14.
48 Vgl. J. K. van der Korst: Om lijf & leven. Gezondheidszorg en geneeskunst in Nederland circa 1200–1960. Utrecht 1988.
49 Das Homöopathie-Archiv des Instituts für Geschichte der Medizin der Robert Bosch Stiftung, Stuttgart, bewahrt einen Brief Schönfelds an Hahnemann (A 367) vom 27. September 1832 auf.
50 Homoeopathisch maandblad 37 (1962) bijblad 15–1, II–III; 15–2, VI. Es handelte sich um die beiden Söhne Schönfelds, J. F. P. Schönfeld in Leek und K. D. Schönfeld in Bellingwolde, sowie um die Söhne seines Bruders, S. Schönfeld in Bentheim und J. C. Schönfeld in Finsterwolde.
51 Vgl. Anm. 34.
52 Anon.: Anti-homoeopathisch nieskruid bevattende: twee Aschdagpredikatiën van het gezond verstand en homoeopathisch allerlei. Amsterdam 1835.

53 Vgl. ihre Broschüre: Vereeniging van Voorstanders der Homoeopathie, De homoeopathische geneeskunst. Populaire schets voor het niet geneeskundig publiek. Rotterdam 1858.
54 De homoeopathie in de Nederlanden, en de nieuwe wetsontwerpen, regelende de uitoefening der geneeskunst en der artseneibereidkunst. Utrecht 1857.
55 De homoeopathie (wie Anm. 54).
56 De homoeopathische geneeskunst (wie Anm. 53).
57 Vgl. die Krankenjournale von Clemens von Bönninghausen, P 1–P 116 (1835–1864), Institut für Geschichte der Medizin der Robert Bosch Stiftung, Stuttgart. Vgl. Gijswijt-Hofstra: Vroege veroveringen (wie Anm. 5). Vgl. auch: Friedrich Kottwitz: Bönninghausens Leben. Hahnemanns Lieblingsschüler. Berg am Starnberger See 1985.
58 Vgl. Eberhard Wolff: Le rôle du mouvement des non-médecins dans le développement de l'homéopathie en Allemagne. In: Faure (wie Anm. 11), S. 197–230.
59 Vgl. Anm. 50.
60 Stephanus Jacobus van Roijen: Waarom ben ik homoiopaath geworden. Rotterdam 1858.
61 Adolph Julius Gruber, Friedrich Wilhelm Oswald Kallenbach und Stephanus Jacobus van Roijen: De homoiopathische geneeswijze. Mededeelingen tot verspreiding van de kennis dezer methode. Rotterdam 1859–1861.
62 Stephanus Jacobus van Roijen: Handboek voor den beschaafden stand en voor gezagvoerders van schepen tot behandeling der meest voorkomende ziekten volgens de homoiopathische geneeswijze. Rotterdam 1861.
63 D. Soeterik: Iets over de homoöpathie en hare uitoefenaren, voor niet geneeskundigen. Dordrecht 1858.
64 Van Roijen erwähnt nicht, bei wem er in Leipzig Homöopathie studiert hat.
65 Vor dem Medizinalgesetz von 1865 der Doktortitel in Medizin, danach die Prüfung zum Allgemeinmediziner.
66 Ich bin auf die Namen Leipzig, Berlin, Stuttgart und Prag gestoßen, allerdings ohne Erwähnung weiterer Einzelheiten.
67 Vgl. Melitta Schmideberg: Geschichte der homöopathischen Bewegung in Ungarn. Leipzig 1929.
68 Wie im Abschnitt über das 20. Jahrhundert noch erwähnt wird, wurde 1961 an der Freien Universität Amsterdam ein unbezahlter Lehrauftrag für homöopathische Pharmakologie eingerichtet.
69 Vgl. Gerrit van Vegchel: Medici contra kwakzalvers. De strijd tegen niet-orthodoxe geneeswijzen in Nederland in de 19e en 20e eeuw. Amsterdam 1991.
70 Cornelis Adrianus Pekelharing: Homoeopathie. In: Vragen des Tijds 1 (1885), S. 145–178; Homoeopathie. In: Maandblad tegen de Kwakzalverij 5/2 (1885), S. [1–2].
71 H. Merckens: Hahnemann en de homoeopathie. ‚s-Gravenhage 1887, S. 34.
72 Nicolaas Anthony Johannes Voorhoeve: Is de homoeopathie kwakzalverij? 's-Gravenhage 1887.
73 Hielke Hendrik Prins Wielandt: De homoeopathie is wetenschappelijke dwaling en kwakzalverij. ‚s-Gravenhage 1888.
74 Barend Joseph Stokvis: Voordrachten over homoeopathie, gehouden aan de Amsterdamsche universiteit. Haarlem 1888.
75 Friedrich Wilhelm Oswald Kallenbach: De aanval afgeslagen. Antwoord op de door H. H. Prins Wielandt en Dr. B. J. Stokvis tegen de homoeopathie gerichte brochures. 's-Gravenhage 1888; [S. J. van Roijen]: Prof. B. J. Stokvis' voordrachten

over homoeopathie beoordeeld. 's-Gravenhage 1888; Dirk Karel Munting Jr.: De vertegenwoordiging der homoeopathie in de Medische Faculteit te Budapest, en de «Voordrachten Homoeopathie» van Professor Stokvis. Zwolle 1891.

76 Jan Isaäc Anton Berend van Roijen: Waarom ik bedankt heb voor het Lidmaatschap van de Nederlandsche Maatschappij tot Bevordering der Geneeskunst. Rotterdam 1897.

77 Een verblijdende beslissing. In: Homoeopathisch Maandblad 8 (1897), S. 153–154.

78 Pieter Hendrik van Eden: Homoeopathie en praktijk. Groningen 1899.

79 Im Jahre 1849 kamen auf einen qualifizierten Arzt 1256 Einwohner, im Jahre 1892 war diese Zahl auf 2429 gestiegen. Vgl. van der Korst (wie Anm. 48), S. 281.

80 P. M. van der Haer: De homoiopathie. Eene historisch-kritische beschouwing. Leiden 1906; A. C. A. Hoffman und H. Pinkhof: Homoeopathie. Baarn 1906.

81 D. K. de Jongh: Critische beschouwingen over de homoeopathie. Ontstaan, ontwikkeling en wezen van dit therapeutische stelsel. Amsterdam 1943.

82 Vgl. Duijvelaar u. Wisseborn (wie Anm. 6), S. 61–67, 103.

83 Es handelt sich um die Nederlandse Werkgroep van Praktizijns in de natuurlijke geneeskunst (1948 gegründet), die Vereniging Natuurgeneeskundig Therapeuten (1981 gegründet) und die Beroepsvereniging voor Klassieke Homoeopathie (1987 gegründet). Vgl. Duijvelaar u. Wisseborn (wie Anm. 6), S. 123–128.

84 Vgl. Duijvelaar u. Wisseborn (wie Anm. 6), S. 68–73.

85 Vgl. Duijvelaar u. Wisseborn (wie Anm. 6), S. 108–113; und Goetze (wie Anm. 2), S. 26.

86 Vgl. Goetze (wie Anm. 2), S. 26.

87 Vgl. R. A. B. Oosterhuis: Die Entwicklung und der Einfluß der Homöopathie in den Niederlanden. In: Heilkunst 68 (1955), S. 130–135, hier S. 130.

88 Vgl. Duijvelaar u. Wisseborn (wie Anm. 6), S. 81–86, 118–121.

89 Vgl. Everard E. Gewin: De kring van aanhang der homoeopathie. In: Stemmen des tijds (1926), S. 341–351, hier S. 340.

90 Vgl. Oosterhuis (wie Anm. 87), S. 130.

91 Vgl. Duijvelaar u. Wisseborn (wie Anm. 6), S. 120.

92 Vgl. auch Gijswijt-Hofstra: Compromise (wie Anm. 5), S. 135–137.

93 Vgl. z. B. Nicholls (wie Anm. 1), S. 165–192; Garden (wie Anm. 11), S. 74–77.

3. Laienpraktiker und häretische Mediziner: Großbritannien

Von Phillip A. Nicholls und Peter Morrell

Die Geschichte der Homöopathie in Großbritannien beginnt damit, daß bestimmte Ärzte sie im zweiten Viertel des 19. Jahrhunderts als bevorzugte Therapieform einsetzten. Dies jedenfalls wird vom verfügbaren Quellenmaterial nahegelegt. Sicher ist aber auch, daß es von einem frühen Zeitpunkt an daneben auch medizinische Laien gab, die ihren Lebensunterhalt ganz oder teilweise als homöopathische Praktiker verdienten. Leider ist jedoch viel von dieser Geschichte verlorengegangen. Den Laien-Homöopathen fehlte die organisatorische und institutionelle Basis ihrer ärztlichen Konkurrenten, weshalb das Archivmaterial über ihr Wirken und ihre Zahl heute einseitig und bruchstückhaft ist. Dies ist ein Indiz für das erfolgreiche Bemühen der Repräsentanten der ärztlichen Homöopathie, der British Homoeopathic Society und ihrer Nachfolgerin, der Faculty of Homoeopathy, die Laien vom Praktizieren abzuhalten – ein Bestreben, das jedoch niemals ganz erfolgreich war und nicht einmal von allen organisierten Ärzten konsequent unterstützt wurde.

Die Homöopathie der Laienpraktiker hat also sehr wohl eine eigene Geschichte, doch ist sie heute vor allem deshalb schwer zu fassen, weil das Wissen aus dem 20. Jahrhundert zum großen Teil nur auf der Basis bruchstückhafter und vergänglicher mündlicher Überlieferung erhalten ist. Dennoch haben die Forschungen auf diesem Gebiet eingesetzt, und es sind Fortschritte beim Aufspüren des Materials zu verzeichnen. Im zweiten Teil des Aufsatzes sollen einige der bislang zentralen Themen und Persönlichkeiten untersucht werden. Zuvor ist es jedoch notwendig, einen Überblick über die Entwicklung der Homöopathie innerhalb der Ärzteschaft selbst zu geben. Dies ist nicht nur an sich wichtig, sondern auch deshalb, weil die Geschichte der beiden Flügel der homöopathischen Bewegung – der Laienpraktiker und der Ärzte – nur vor dem Hintergrund ihrer wechselseitigen Gegnerschaft ganz zu verstehen ist.

Narren oder Schurken? Homöopathie und Ärzte von 1830 bis 1995 – Themen und Streitpunkte

Eine detaillierte Schilderung der Ereignisse während des größten Teils dieses langen Zeitraums findet sich in «Homoeopathy and the Medical Profession».[1] An dieser Stelle lassen sich nur einige der wichtigeren Entwicklungen hervorheben. Dazu ist es sinnvoll, die Geschichte der Homöopathie in vier Phasen zu unterscheiden – Anfang, Verbreitung, Niedergang und Wiederaufleben.

Jede dieser Phasen rief unter den Schulmedizinern eine typische Reaktion hervor. Am Anfang wurde die Homöopathie mit Neugier und Belustigung aufgenommen. Daraus wurde bald, während der Phase der Verbreitung, Zorn und entschlossener Widerstand. Die lange Phase des Niedergangs, in der die Homöopathie einfach von der gesundheitspolitischen Tagesordnung verschwand, führte dazu, daß die Ärzte wenig bis nichts darüber wußten. In einer Zeit des offensichtlichen Triumphs der «naturwissenschaftlich orientierten Medizin» erschien die Homöopathie, wenn überhaupt, als Relikt einer vergangenen Epoche der Ignoranz und des Aberglaubens. Als die Grenzen der Schulmedizin jedoch immer deutlicher zutage traten – eine Situation, die Ivan Illich in seiner berühmten Studie als «Nemesis der Medizin»[2] charakterisiert hat –, keimte zunächst unter Patienten, dann unter Ärzten erneut Interesse an einer «natürlicheren» oder «ganzheitlichen» Medizin auf. Dieser Prozeß setzte in den 1970er Jahren ein, beschleunigte sich in den 1980er Jahren und ist in den 1990er Jahren ungebrochen. Für Homöopathen bedeutet dies beispielsweise, daß Ausbildungskurse, die früher von der Schulmedizin gemieden wurden, heute, um einen Ausdruck aus einer Verbandszeitschrift zu benutzen, «... aus allen Nähten platzen».[3] Neben dem sich wandelnden Echo von seiten der Schulmedizin haben die verschiedenen Phasen der Homöopathiegeschichte auch gewisse interne Spaltungen mit sich gebracht. Der Anfang war beispielsweise von einer bewußten Distanzierung der Ärzte von den Laienpraktikern gekennzeichnet, was sich in einer Besorgnis um die Wahrung der ärztlichen Standards und in der Entwicklung bestimmter Beziehungen zwischen Ärzten und Förderern ausdrückte. Für die Phase der Verbreitung charakteristisch war eine eklektische, materialistische Niedrigpotenz-Version der Homöopathie, die vom Beginn des Niedergangs der Bewegung an durch eine damit einhergehende Akzentuierung und Radikalisierung der Hahnemannschen Prinzipien in Frage gestellt wurde. Das Wiederaufleben schließlich war geprägt von einer steigenden Zahl von Laienpraktikern sowie von allgemeinen Erwägungen, wie diese Entwicklung gesteuert und (wenn überhaupt) innerhalb der bestehenden medizinischen Arbeitsteilung lokalisiert werden sollte.[4]

Anfang und Verbreitung

Am Abend des 24. September 1826 lenkte der Vorsitzende der London Medical Society die Aufmerksamkeit seiner Zuhörer besonders auf ein Thema:

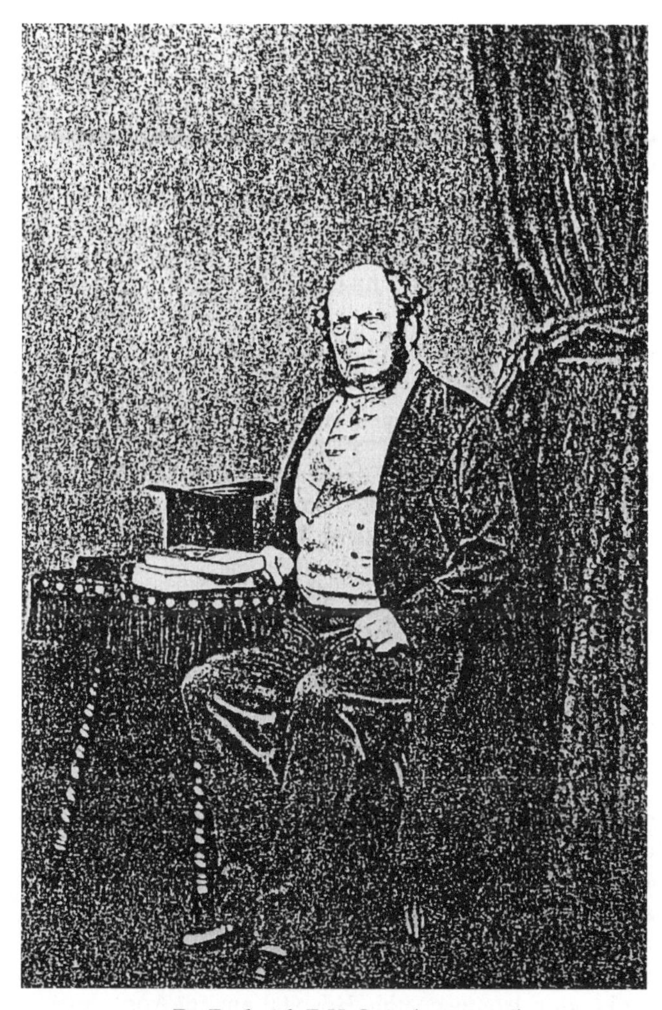

22 Dr. Frederick F. H. Quin (1799–1878).

«... das unter den Mitgliedern ohne Zweifel großes Interesse wecken würde; es war der Bericht über eine neue medizinische Lehre, die an den deutschen Universitäten entstanden und in Deutschland und einigen Nachbarstaaten anscheinend weit verbreitet war.»[5]

Die betreffende «neue medizinische Lehre» war, natürlich, die Homöopathie. Interessanterweise bezieht sich der in «The Lancet» abgedruckte Bericht über die zitierte Rede auf Samuel Hahnemann (1755–1843) als «Dr. Halnemann». Der Fehler sollte sich als bezeichnend erweisen: er signalisierte eine Zukunft, in der die Homöopathie von ihren ärztlichen Kritikern oft absichtlich falsch dargestellt wurde, da diese bestrebt waren, ihr die beunruhigende Fähigkeit zu nehmen, unter Patienten Anklang zu finden und Berufskollegen in ihren Bann zu ziehen. 1826 lagen solchen Reaktionen noch in der Zukunft – einer Zukunft, die bald von Dr. Frederick F. H. Quin (1799–1878) eingeläutet werden sollte.

Quin, ein Absolvent der Universität Edinburgh, hatte sein Interesse an der Homöopathie auf Reisen durch Europa als Leibarzt des späteren Königs von Belgien entwickelt. Anschließend studierte er beinahe zwei Jahre lang bei Hahnemann selbst. 1831 war Quin in der Lage, die Homöopathie mit offensichtlichem Erfolg bei einem Ausbruch der Cholera in Mähren einzusetzen. Im Jahr darauf kehrte er nach London zurück, ließ sich in der King Street (St. James's) nieder und war damit der erste dauerhaft in Großbritannien lebende homöopathische Arzt.

Quins Fähigkeiten waren wie geschaffen für die Einrichtung des organisatorischen und institutionellen Apparats, den eine florierende Homöopathie brauchte. Tatsächlich ist es diese Tätigkeit, wegen derer Quin vor allem in Erinnerung bleibt, und nicht seine Schriften und Forschungen, die bei der Länge seiner Karriere erstaunlich dürftig sind.

Bereits von 1834 an dachte er über die Gründung einer homöopathischen Gesellschaft nach. Ein früher Versuch, dieses Ziel zu erreichen, blieb 1837 erfolglos. Ein paar Jahre später trug seine Arbeit aber Früchte: 1844 wurde die «British Homoeopathic Society» an Hahnemanns Geburtstag (10. April) im Anschluß an ein Treffen von gleichgesinnten Ärzten in Quins Haus in der Arlington Street förmlich gegründet. Quin wurde als erster Vorsitzender eingesetzt; ein Posten, den er bis zu seinem Tod bekleidete. Der erste Band der Zeitschrift der Gesellschaft, das «British Journal of Homoeopathy», erschien bald darauf (1843), und die erste Jahresversammlung fand im August 1846 statt.

Quins zweites Hauptziel wurde im Oktober 1849 endlich erreicht, als nach einer großangelegten Spendenaktion das am 32 Golden Square gelegene London Homoeopathic Hospital am 10. April des folgenden Jahres seine Pforten öffnete. 1859 erfolgte der Umzug auf ein neues Gelände in der Great Ormond Street. Der Erfolg dieser Initiativen war nicht zuletzt der von führenden Kreisen und dem Adel getragenen Unterstützung zu verdanken, die die Homöopathie bis auf den heutigen Tag genießt und die Quin außerordentlich geschickt mobilisierte.

Zur selben Zeit, als Quin den Aufbau einer homöopathischen Standesorganisation betrieb, tauchten langsam auch Laien auf, die von dem neuen Heilverfahren begeistert waren. Dies erwies sich rasch als Quelle von Ärger und Spannungen. Quin hatte absolut nichts gegen die Unterstützung durch Laien, sofern sich diese auf Spenden und Arztgebühren beschränkte; was er hingegen nicht ermutigen wollte, waren

Praktiker und Bekehrer unter den Laien – wie etwa Reverend Thomas Rapoul Everest (1801–1855) – oder jede Form der Beteiligung medizinischer Laien, die die Glaubwürdigkeit des Berufsstands untergraben könnte.

Leider trat genau dies ein. Die Entwicklungen begannen 1835. In diesem Jahr hatte William Leaf (?1804–1874), ein wohlhabender Seidenhändler und begeister Anhänger der Homöopathie, den bekannten französischen Homöopathen Dr. Paul Curie (1799–1853) nach Großbritannien eingeladen. Gemeinsam unterstützten sie die Gründung der «Homoeopathic Association» (oder, wie sie in der Folgezeit offenbar genannt wurde, der «English Association of Homoeopathy»), eine Gruppe von Freunden und Förderern der Homöopathie, die 1842 schließlich genügend Spenden für die Errichtung eines neuen Krankenhauses am Hanover Square aufgetrieben hatten. Chefarzt wurde Dr. Curie. In Quins Augen war Leaf aber ein übereifriger Mäzen und Curie in seinem beruflichen Urteil arg unbedarft: Ersterer hatte an öffentlichen Ausstellungen über dankbare Patienten, die allem Anschein nach durch eine homöopathische Behandlung geheilt wurden, mitgewirkt, und letzterer vor einem Publikum von Laien Vorträge über die Homöopathie gehalten.

Quin wollte, daß sich seine Kollegen – die Mitglieder der British Homoeopathic Society – von solch unprofessionellem Verhalten distanzierten. Seine Argumente spalteten die English Association of Homoeopathy, was zur Gründung einer neuen Gruppe, der British Homoeopathic Association, führte. Quin wollte diese neue Gruppe unterstützen, sofern sie den Vorrang der British Homoeopathic Society anerkannte, angemessenen Grenzen für die Tätigkeit und Unterstützung von Laien zustimmte und jeglichem Kontakt zu Aktivitäten und Personen wie etwa Leaf oder Curie abschwor, die die Homöopathie in Mißkredit gebracht hatten. Sicherlich, gab Quin zu verstehen, «... könne kein Grund Mitglieder der British Homoeopathic Society dazu verleiten, ihren Namen in irgendeinen Zusammenhang mit der homöopathischen Einrichtung am Hanover Square zu bringen», und entsprechend würden sie «... unter keinen Umständen einwilligen, in öffentlicher Funktion mit Dr. Curie zu verkehren».[6] Das Verhältnis zwischen der British Homoeopathic Society und der British Homoeopathic Association hing fortan also von der Respektierung dieser Kernpunkte beruflicher Integrität ab. Mit Quins Unterstützung stürzte sich die British Homoeopathic Association in das Sammeln von Spenden für den Bau des London Homoeopathic Hospital. Nachdem dieses Ziel erreicht war, löste sich die British Homoeopathic Association am 22. Mai 1849 auf. Doch Leaf, Curie und die English Association of Homoeopathy waren damit nicht verschwunden. Zwar wurde das Krankenhaus am Hanover Square geschlossen, doch trat am 16. Oktober 1850 das Hahnemann Hospital in 39 Bloomsbury Square (London) die Nachfolge an. Leaf gehörte dem Vorstand an, und auch Curie war erneut dort beschäftigt. Die Spannung zwischen der neuen Einrichtung und dem London Homoeopathic Hospital einerseits sowie zwischen den Organisationen der Laien und der Ärzte andererseits bestanden anscheinend fort.

Neben diesen institutionellen Entwicklungen und anfänglichen Bemühungen um das Setzen angemessener Berufsstandards erlebten die frühen 1840er Jahre einen allmählichen Anstieg der Zahl homöopathischer Ambulatorien, Gesellschaften und Ärzte sowie der Menge an veröffentlichten Büchern, Flugblättern, Traktaten und Zeitschriften.

Bis 1846 wurden weitere Ambulatorien in Chelsea, North London, East London, Islington und Pentonville eingerichtet, darüber hinaus auch in Bristol, Manchester, Liverpool, Glastonbury, Northumberland, Newcastle, Brighton, Leeds, Cheltenham, Leicester, Edinburgh und Dublin. In dieser Zeit entstanden auch zwei regionale Gesellschaften, eine in Cheltenham sowie eine für den Norden Englands. Diese Veränderungen resultierten teilweise aus der gestiegenen Zahl homöopathischer Ärzte. Das British Journal of Homoeopathy merkte dazu an: «Bei einer allgemeinen Betrachtung dieses Landes erkennen wir die größte Veränderung in der Zahl homöopathischer Ärzte und ihrer Anhänger. England ist jetzt von ihnen übersät.»[7] Damals dürfte dies eine Übertreibung gewesen sein, doch wie die steigende Zahl homöopathischer Publikationen anzeigt, waren die Dinge mit Sicherheit in Bewegung. Ausgehend von einem Rinnsal in den 1830er Jahren hatte die britische Homöopathie bis 1853 insgesamt 241 Texte hervorgebracht, die sich an die Öffentlichkeit, die traditionelle Ärzteschaft oder gleichgesinnte Ärzte richteten.[8]

Als schließlich dieser Ausstoß erreicht wurde, wappnete sich die Ärzteschaft zu einem gemeinsamen Vorgehen gegen die steigende Zahl von Homöopathen in ihren eigenen Reihen. Doch zunächst, in den 1830er und 1840er Jahren, glaubten die Schulmediziner immer noch, der Homöopathie mit einer gewissen Nachsicht begegnen zu können. Da das System a priori absurd sein mußte, sollte man Homöopathen mit einer Portion Humor begegnen, um ihnen lachend «ihren Dünkel auszutreiben»; sollte dies aber scheitern, so blieb wohl nichts anderes übrig, als sie «gütig ins Irrenhaus zu sperren».[9] Andere in den Reihen der Schulmediziner wollten die Homöopathie etwas ernsthafter untersuchen, um zu sehen, ob sie, von ihren frevelhafteren Elementen befreit, irgendwelche wertvollen Erkenntnisse enthielt. Damals gab es noch immer genügend politischen Spielraum, um dies einzuräumen. Selbst die Zeitschrift «Lancet» ließ sich zu der Erklärung hinreißen: «Schon heute ist unendliches Unheil dadurch angerichtet worden, daß in chronischen Fällen über lange Zeit starke Dosen verabreicht wurden, während vielen, ganz im Gegenteil, der Verzicht auf ein medizinisches Eingreifen gut bekommen wäre, oder aber, was auf dasselbe hinausläuft, eine homöopathische Behandlung.»[10]

Dieser Kommentar der Herausgeber aus dem Jahre 1843 enthielt eine unwiderstehliche Logik, die für die medizinische Praxis weitreichende Konsequenzen haben sollte. Die Dinge nahmen ihren Lauf, doch nicht in London, sondern in Schottland. Dort begann William Henderson (1810–1872), Professor für Medizin und Allgemeine Pathologie an der Universität Edinburgh, seine Experimente mit homöopathischen Arzneien an Krankenhauspatienten. Mit den Ergebnissen war er mehr als zufrieden und schloß: «Ich erkläre ohne Umschweife, daß das Ergebnis der Behandlung in diesen Fällen gegenüber allem, was ich in meiner bisherigen Praxis gesehen habe, insgesamt deutlich überlegen ist ...».[11]

Henderson veröffentlichte seine Ergebnisse 1845 als «An Inquiry into the Homoeopathic Practice of Medicine»,[12] ein Buch, das in der medizinischen Fachpresse damals mit unverhohlener Geringschätzung aufgenommen wurde. Doch Hendersons Arbeit ließ sich nicht so leicht abtun. Sir John Forbes (1787–1861) akzeptierte als erster die sich daraus ergebenden Schlußfolgerungen, die er in dem 1846 erschienenen «Homoeopathy, Allopathy and ‹Young Physic›» darlegte.[13] Dort argumentierte Forbes, daß homöopathische Arzneimittel erstens nichts anderes seien als das, was man heute ein Placebo nennt; daß zweitens nicht zu leugnen sei, daß Patienten während einer homöopathischen Behandlung gesund würden und, drittens, die aggressive Quecksilberbehandlung, der Aderlaß, das Zugpflaster und drastische Abführmittel unnötig seien. Wie Henderson selbst dargelegt habe, konnte es keine andere Schlußfolgerung geben, sobald die erste Voraussetzung bewiesen und die zweite anerkannt sei.

Für Forbes war dies kein Argument, um die Schulmediziner zur Homöopathie zu bekehren, aber er sah es als schlüssigen Beweis dafür an, daß die traditionellen Ärzte bei der Heilung von Krankheiten der «Natur» viel größeren Raum lassen sollten. Die Behandlungsweise könne nur verbessert werden, argumentierte er, «... wenn alle Arzneien, zumindest alle aktiven Arzneien und insbesondere Drogen, aufgegeben würden».[14] Dies war die «Young Physic», von der Forbes hoffte, daß sie sich innerhalb der Ärzteschaft durchsetzen würde.

Forbes erhielt natürlich kein freundliches Echo. Er wurde der Sympathie für die Homöopathie, des Verrats seiner Kollegen und therapeutischer Inkompetenz bezichtigt: schließlich, so unterstellte man, würde nur jemand, der nicht ordentlich verschreiben könne, den Glauben an die heroische Medizin verlieren.[15] Die Ärzte waren in der Tat sehr aufgebracht. Aus Protest kündigten 1400 von ihnen die von Forbes herausgegebene Zeitschrift «British and Foreign Medical Review», die daraufhin eingestellt werden mußte.

Doch unabhängig vom «Schall und Rauch» der Schulmedizin gehörte die Zukunft tatsächlich der «Young Physic». Forbes' Argumente waren unanfechtbar, und darüber hinaus war die Homöopathie inzwischen auf dem Vormarsch, gewann zunehmend an Beliebtheit und entzog den Schulmedizinern Patienten. Die Logik und die Ökonomie des Marktes wirkten zusammen, um der heroischen Medizin den Garaus zu machen. Die Ärzte waren aber nicht geneigt, diese Entwicklung hin zur Homöopathie zu respektieren, und sie waren nicht zu dem Zugeständnis bereit, daß homöopathische Kollegen etwas anderes seien als radikale Anhänger Hahnemanns – eine Behauptung, die sehr weit daneben lag, da Henderson von Anfang an verkündet hatte, er wolle bevorzugt eine Mischform praktizieren. Doch all dies war wahrscheinlich absehbar: es gehörte zu der Propaganda, die für eine Kampagne zum Ausschluß unerwünschter Konkurrenten aus dem Berufsstand ins Spiel gebracht wurde.

In den 1850er Jahren war die Unruhe über die wachsende Beliebtheit der Homöopathie, die für das aggressive Echo auf Forbes' «Homoeopathy, Allopathy and ‹Young Physic›» mitverantwortlich war, deutlich zu spüren. Bis 1853 hatten sich 178 Ärzte und sechs Tierärzte in Großbritannien und Irland öffentlich zur neuen Schule bekannt; darüber hinaus wurden 57 Ambulatorien und drei Krankenhäuser sowie neun Gesellschaften gegründet. Bis 1852 zählte man bereits mehr als 150000 stationär und ambulant behandelte Patienten in Krankenhäusern und Ambulatorien.[16] Vierzehn Jahre später, im Jahre 1867, war die Zahl der selbsternannten homöopathischen Ärzte auf 251, der Tierärzte auf zwölf, der Krankenhäuser auf fünf und der Ambulatorien auf 59 angewachsen. Die Leserschaft der homöopathischen Literatur reichte aus, um zwei Vierteljahres- und drei Monatsschriften am Leben zu erhalten, und Ärzte konnten sich zwischen vier größeren Verbänden entscheiden. Aus dieser Zeit sind 198 Bücher sowie 192 Traktate und Flugschriften erhalten geblieben.[17] Bis Ende 1866 hatte alleine das London Homoeopathic Hospital 59138 Patienten stationär und ambulant behandelt.[18]

Diese Zahlen geben die damalige Beliebtheit der Homöopathie sicherlich nicht angemessen wieder; hierfür gibt es drei Gründe. Erstens ist nicht bekannt, wie viele Ärzte homöopathische Arzneimittel einsetzten, ohne sich «Homöopathen» zu nennen. Zweitens ist es heute nicht mehr möglich, die Zahl nichtapprobierter Homöopathen zu bestimmen. Drittens ist unklar, wie viele Personen, vermutlich vor allem Frauen, sich und ihre Familien selbst behandelten. Es läßt sich zumindest sagen, daß eine solche häusliche Behandlung beliebt war. Das «Homoeopathic

Directory» von 1867 listet beispielsweise 25 Publikationen auf, die sich an diesen Leserkreis richten und zumeist mehr als eine Auflage hatten.[19]

Bei dieser Verbreitung war es kein Wunder, daß der Herausgeber der «London Medical Review» sich zu der Bemerkung genötigt sah, daß «... es kaum einen Arzt im Königreich gibt, der den Einfluß dieses ‹Irrglaubens› auf sein berufliches Einkommen nicht spürt».[20] Hier wurde die Kraft benannt, die den Widerstand der Schulmediziner gegen die Homöopathie letztlich motivierte: wenn die Homöopathen wirklich die Fähigkeit der traditionellen Ärzte untergruben, ihre eigenen Angelegenheiten selbst zu regeln, insbesondere die Wahl angemessener Behandlungsmethoden und die Aufrechterhaltung von Einkommen, die mit dem beruflichen Status im Einklang stehen, sollten sie geächtet werden. Und wenn das nicht genügte, um sicherzustellen, daß die Homöopathen sich zurückzogen und widerriefen, würde das Vortäuschen einer reformierten Heilmethode helfen, der Homöopathie ihre Attraktivität zu nehmen.

Die Kampagne zum Ausschluß der Homöopathen aus der Ärzteschaft begann 1851. Auf ihrer Jahreshauptversammlung erließ die Provincial Medical and Surgical Association, die Vorläuferin der heutigen British Medical Association, eine Reihe von Resolutionen zur Homöopathie. Die erste lautete, sie sei absurd; die zweite, Homöopathen hätten sich eines massiven Mißbrauchs des ärztlichen Standes schuldig gemacht; die dritte, kein Mitglied der Provincial Medical and Surgical Association sollte beruflich mit Homöopathen verkehren, und die vierte, alle Homöopathen sowie all jene, die diese konsultierten, sollten dem Verband in Zukunft nicht mehr angehören. Die Statuten, die diese Maßnahmen in Kraft setzten, wurden formuliert und im Jahr darauf von der Versammlung verabschiedet.

Von diesem Punkt an erschienen in der medizinischen Fachpresse regelmäßig «Konsultationsdebatten», mit Briefen, in denen Kollegen bloßgestellt wurden, die angeblich das Verbot mißachtet hatten, mit Leitartikeln, in denen gefordert wurde, der Gerechtigkeit Genüge zu tun, mit Schriften zur Verteidigung und mit dem Austausch von Beleidigungen. Auf einer Linie mit diesem Konsultationsverbot, das in Schottland ebenso enthusiastisch unterstützt wurde wie in England, wurden auch einige Ärzte ihrer Ämter enthoben, anderen wurden Ehrentitel verweigert, man behinderte die Graduierung von Studenten, die sich mit der Homöopathie eingelassen hatten, und es gab Vorstöße im Parlament, den Homöopathen die Ausübung ihrer Tätigkeit überhaupt zu verbieten und Informationen über die Ergebnisse ihrer Behandlung zu unterdrücken. Zu diesem letzten Punkt – der unter britischen Homöopathen heute schon Legende ist – gehörte der Versuch, nach der Choleraepidemie von 1855 Statistiken des Unterhauses zurückzuhalten, die Aufschluß über die Genesungsrate von Patienten gaben, die sich mit der Krankheit angesteckt hatten und am Royal London Homoeopathic Hospital behandelt wurden.

Das Vorgehen beim Ausschluß bekannter Homöopathen aus der British Medical Association und aus lokalen Ärzteverbänden war unberechenbarer; manche Verbände weigerten sich, «Gewissenserforschung zu betreiben», während andere auf dem Buchstaben des Gesetzes bestanden. In Wahrheit gab es in den 1870er Jahren schließlich aber so wenig grundlegende Unterschiede zwischen Homöopathen und ihren traditionellen Kollegen, daß, wie einige Hauptredner 1882 auf der Jahresversammlung der British Medical Association darlegten, der Ruf nach Ausschluß aufgrund von Unterschieden in der Therapie eigentlich nicht zu rechtfertigen war. Eine Weile waren die radikaleren Flügel immer noch geneigt, Personen mit einer derartigen Überzeugung fast der Häresie anzuklagen, aber nachdem der Ratsvorsitzende der British Medical Association die Meinung aller Gliederungen eingeholt hatte, wurde deutlich, daß die meisten Ortsgruppen nicht mehr gewillt waren, an diesem Punkt entschlossen durchzugreifen. Homöopathen mochte vielleicht die Aufnahme verweigert werden, aber alte Mitglieder, die Homöopathen waren, sollte man nicht ausschließen.

Auch wenn die Versuche, die Homöopathen beruflich zu ächten, nicht in allen Fällen bis zum bitteren Ende durchgezogen wurden, sorgten sie unter ihren Anhängern doch mit Sicherheit für ein Gefühl der Isoliertheit, der Wut und der Verwirrung. Tatsächlich war die allmähliche Entwicklung des institutionellen Rahmens der Homöopathie ebensosehr das Ergebnis dieser Ächtung wie deren Ursache. Der Widerstand der Ärzteschaft beschränkte sich allerdings nicht auf Konsultationsverbote und dergleichen; Homöopathen wurden auch persönlich lächerlich gemacht – häufig als «Narren» (wenn sie praktizierten, was sie predigten) oder als «Schurken» (wenn nicht, d. h., wenn sie Elemente der Schulmedizin mit der Homöopathie verbanden). Wenn Homöopathen überhaupt etwas heilten, so nach dieser Logik entweder, weil der Patient gar nicht krank war, weil er unter dem Einfluß der Natur genesen sei oder in Wirklichkeit mit herkömmlicher Medizin behandelt wurde. Waren Patienten aber ernstlich erkrankt und wurden homöopathisch behandelt, so mußte sich ihr Zustand natürlich zwangsläufig verschlimmern: Fälle, die dies angeblich belegten, wurden zudem mit großem Eifer weitergegeben. Ein interessantes Beispiel hierfür bot die Tiermedizin, als die Homöopathie ihre Wirksamkeit gegen die 1865 nach Großbritannien eingeschleppte Rinderpest erproben mußte. Das British Medical Journal freute sich festzuhalten, daß alle Tiere gestorben waren.[21] Um die Offensivstrategie der Ärzteschaft zu vervollständigen, wurde auch weiterhin die theoretische Unmöglichkeit der Homöopathie unterstrichen. Die führende Rolle spielte hier eine recht illustre Persönlichkeit der Medizin des 19. Jahrhunderts, Professor James Simpson (1811–1870), der eine angeblich endgültige Widerlegung schrieb: «Homoeopathy, its Tenets and Tendencies, Theoretical, Theological and Therapeutical».[22] Henderson, einer von Simpsons Kollegen in Edinburgh, blieb die Antwort auf diese Attacke nicht schuldig.[23]

Niedergang und Wiederaufleben

Solange Homöopathen profitable Praxen aufzubauen vermochten, konnte man diese Opposition, so irritierend sie sein mochte, letztlich doch weitgehend ignorieren. Im Lauf des Jahrhunderts gelang dies jedoch immer weniger Ärzten, so daß sich die Zunahme an homöopathischen Ärzten verlangsamte und schließlich umkehrte. Dies war darauf zurückzuführen, daß die Homöopathie den Grundstein zu ihrer eigenen Zerstörung gelegt hatte: ihre Beliebtheit lag vor allem darin begründet, daß sie eine attraktive Alternative zur heroischen Medizin darstellte; zudem hatte sie deren Nutzlosigkeit bloßgestellt. Traditionelle Ärzte würden die Dinge in Zukunft anders anpacken müssen, wenn sie überleben wollten. In den 1850er Jahren war die Abkehr von aggressiven Behandlungsmethoden voll im Gange.

Nirgends manifestierte sich dieser Wandel deutlicher als in der gewandelten Rezeption des Werks Sir John Forbes'. 1846 wurden seine Ausführungen über die Notwendigkeit einer «Young Physic» noch feindselig aufgenommen. Elf Jahre später, als Forbes diese Gedanken in seinem «Of Nature and Art in the Cure of Disease» weiterentwickelte, stimmten die Rezensenten sogar zu. So bemerkte das «Edinburgh Medical Journal» etwa: «Dieses Buch verleiht der Ablehnung gewaltsamer und ängstigender Praktiken, die in den letzten 25 Jahren innerhalb der Ärzteschaft in Schwang kam und jetzt als fest etabliert gelten kann, deutlichen und schlüssigen Ausdruck.»[24]

Die meisten Ärzte weigerten sich, diesen Wandel den Homöopathen zuzuschreiben und suchten bevorzugt andere Erklärungen. Sir Thomas Watson (1792–1882) argumentierte etwa, die Natur der Krankheit selbst habe sich verändert und erfordere neue Behandlungsmethoden;[25] andere meinten, die Bevölkerung sei durch die Abwanderung ihrer robusteren Teile ebenso geschwächt worden wie durch ein Sinken der Kindersterblichkeit, was zur Folge habe, daß mehr «zarte» Babys überlebten.[26]

Die übliche Behandlung konzentrierte sich immer mehr auf unterstützende und stärkende Heilmethoden, und wo die Gabe von Arzneimitteln notwendig war, sollten diese «vor allem nicht schaden». Einerseits begrüßten die Homöopathen diese Entwicklungen, doch andererseits waren sie aufgebracht, denn viele der führenden Autoritäten auf dem Gebiet der «materia medica» und der Therapielehre empfahlen nun kleine Dosen, verschrieben bereits existierende Heilmittel nach homöopathischer Indikation und führten neue Arzneien ein, die ursprünglich Homöopathen entwickelt hatten. Kaum überraschend erfolgte all dies, ohne den Anteil der Homöopathen zu würdigen. Schön dargestellt sind diese Entwicklungen in den Arbeiten von Sydney Ringer (1835–1910), einem Professor für Therapeutik am University College London, dessen «A Handbook of Therapeutics» 1888 die zwölfte Auflage erreichte,[27] von Charles Douglas Fergusson Phillips (1830–1904), einem Dozenten für «materia medica» und Therapeutik an der Westminster Hospital Medical School («Materia Medica and Therapeutics – Vegetable Kingdom» v. 1874 und «... – Inorganic Substances»[28]) sowie von Sir Thomas Lauder Brunton (1844–1916), einem Arzt in St. Bartholomews und Prüfer für Therapeutik am Royal College of Physicians («A Textbook of Pharmacology, Therapeutics and Materia Medica»[29]). John Harley (1833–1921), ein Mitglied des Royal College of Physicians und Assistenzarzt am London Fever Hospital wurde – wie an seinen Forschungen zu «The Old Vegetable Neurotics»[30] abzulesen war – ebenfalls eindeutig vom homöopathischen Gedanken der «Prüfung» zur Feststellung der Arzneimittelwirkung beeinflußt.

Es war eine ausgemachte Heuchelei: Homöopathen hatte man als «Schurken» gebrandmarkt, wenn sie die Homöopathie mit Elementen der herkömmlichen Heilmethoden kombinierten – aber wenn Schulmediziner sich bei der Homöopathie bedienten, sagte man nichts. Solange man die Homöopathie gleichzeitig beschimpfte, konnte man ruhig von ihr stibitzen. Robert Ellis Dudgeon (1820–1904), ein führender Londoner Homöopath seiner Zeit, fing die Stimmung gut ein. Die Spalten allopathischer Journale, schrieb er, «... wimmeln von Fällen, die mit homöopathischen Arzneien behandelt wurden», und führende allopathische Autoritäten «... empfehlen Elemente der homöopathischen Behandlungsweise, ohne das verhaßte Wort zu erwähnen». Gleichviel: Solange diese «Bekehrten» in den «eigenen Reihen» blieben, wurden sie «... mit Professuren und dem Applaus konservativer Zeitschriften belohnt».[31] Jedes öffentliche Bekenntnis zur Homöopathie bedeutete ironischerweise aber noch immer das sichere Ende der Karriere.

Doch genau wie ökonomische Erwägungen die Schulmedizin veränderten, wirkten sie sich auf die Homöopathie aus. Die reine Hahnemannsche Lehre war intellektuell fordernd, mühsam zu erlernen und noch schwieriger zu beherrschen. Es war bequemer für das Gehirn und besser für den Geldbeutel, pathologisch zu denken, die Diagnose anhand der Nosologie zu erstellen, tröpfchenweise Muttertinkturen oder die niedrigeren Verdünnungen zu verwenden oder, wenn alles andere fehlschlug, vor allem bei Schmerzpatienten auf lindernde Methoden zurückzugreifen. Außerdem wäre es selbstmörderisch gewesen, die Fortschritte der Schulmedizin auf dem Gebiet der Technik, der Anästhesie, der Prophylaxe und der Hygiene zu ignorieren. Von Anfang an – Henderson war ein gutes Beispiel – wurde die Homöopathie mit einem gewissen Eklektizismus betrieben, aber seit den 1860er Jahren gaben führende Homöopathen – etwa Dudgeon, William Bayes (1823–1900), Alfred Drysdale (?1820–?1890) und Richard Hughes (1836–1902), dessen «A Manual of Therapeutics»[32] die Verschreibung niedriger Dosen unter Ergänzung anderer Methoden wirkungsvoll und scharf verteidigte – zunehmend zu verstehen, daß sich die Homöopathie, zumindest in der tatsächlichen ärztlichen Praxis, der Schulmedizin annäherte.

Diese Veränderungen hatten zur Folge, daß die Homöopathie immer weniger von der Schulmedizin zu unterscheiden war. Der verbale Krieg zwischen ihnen hatte den therapeutischen Warenaustausch nicht verhindert; der beiden gemeinsame Zwang zum Überleben auf dem Markt sorgte dafür, daß der Austausch florierte, was eine Annäherung der Heilmethoden mit sich brachte. Dies bedeutete in erster Linie, daß die Patienten immer weniger Anreiz zu einer homöopathischen Behandlung hatten und Ärzte immer weniger einsahen, warum sie die beruflichen Nachteile einer erklärten Präferenz der Homöopathie in Kauf nehmen sollten. Von diesem Punkt an war der Niedergang unvermeidlich. 1888 listete das Homoeopathic Directory (Homöopathisches Verzeichnis)[33] 278 Ärzte auf; 1909 waren es nur noch 196.[34] Zeichen des Verfalls waren überall zu sehen. Das «British Homoeopathic Journal» räumte 1882 ein: «Wir können kaum unsere Zahl halten, und nur selten gelingt es, einen Mann von Bedeutung oder Gewicht zu bekehren.»[35] 1884 wurde die Zeitschrift selbst eingestellt. In dieser Zeit nahm auch die Teilnahme an Versammlungen der British Homoeopathic Society langsam ab, und die London School of Homoeopathy, die Dr. Bayes 1876 eingerichtet hatte, geriet zunehmend in Schwierigkeiten. Bereits ihre Gründung war von einer Atmosphäre der Zwietracht und der Spaltung unter Homöopathen gekennzeichnet, da einige Mitglieder der British Homoeopathic Society argumentierten, die Absicht der Schule, erfolgreichen Absolventen den Titel «Licentiate in Homoeopathy» zu verleihen, widerspreche dem Medizinalgesetz von 1858 und wäre ein Affront gegen das Royal College of Physicians. Zu diesem Zeitpunkt schien der Streit aber fast belanglos, denn niemand schrieb sich in die Kurse der Schule ein. 1883 hatte sich nur ein Bewerber gemeldet, im Jahr darauf gar keiner. 1885 fusionierte die Schule mit dem London Homoeopathic Hospital, wo man Vorkehrungen traf, gegebenenfalls später eine Fortbildung für Ärzte anzubieten.

Während die eklektische, undogmatische Form der Homöopathie zunächst deren Verbreitung förderte, begünstigte der wirtschaftliche Niedergang die Restauration einer reineren, fundamentalistischeren Version der Homöopathie, die von einer Vorliebe für das Verschreiben von Hochpotenzen gekennzeichnet war. Für die neuen «reinen Hahnemannianer» war die Arbeit von Personen wie Hughes eine Korruption der homöopathischen Wahrheit: nicht weniger als die Rettung der Bewegung hing davon ab, die Homöopathie von allen Konzessionen an oder Kompromissen mit der Schulmedizin zu reinigen. Dieser Flügelstreit innerhalb der britischen Homöopathie zwischen den Tief- und den Hochpotenzlern wurde durch einige scharfe Dispute zwischen Hughes selbst und John Henry Clarke (1853–1931), dem Autor des «Dictionary of Practical Materia Medica»[36], auf einem homöopathischen Kongreß 1900 in Paris auf klassische Weise ausgetragen.

Bald darauf starb Hughes. Sein Tod kennzeichnete das Ende einer Epoche – bis zum Ende des Ersten Weltkriegs setzten sich zunehmend die Ansichten von Leuten wie Clarke durch. Die Anregung dazu kam von außen, vermittelt durch die Homöopathie von Dr. James Tyler Kent (1849–1916), aus dessen Begeisterung für die Lehre Swedenborgs (1688–1772) eine leidenschaftliche, religiöse und metaphysische Neuinterpretation der Homöopathie erwuchs. Die Lehre von der Psora wurde reaktiviert, der Vitalismus neu betont, die Bedeutung psychischer und geistiger Symptome für die Arzneiwahl unterstrichen und die Verwendung von sehr hohen Potenzen befürwortet. Sir Henry Tyler (1827–1908), einer der reicheren Mäzene der Homöopathie, der außerdem ein Treuhandvermögen bereitgestellt hatte, um junge Ärzte nach Chicago zu schicken, tat viel, um für die Verbreitung von Kents Gedanken unter britischen Homöopathen zu sorgen. Sir Henrys Tochter, Dr. Margaret Tyler (1857–1943), war eine der führenden Verfechterinnen dieser neuen Richtung. Sir John Weir (1879–1971) und Dr. Robert Gibson Miller (1862–1919), die ihren Abschluß ebenfalls in Chicago erworben hatten, waren weitere prominente Vorkämpfer.

Der Aufstieg des Kentianismus zur vorherrschenden Richtung innerhalb der Homöopathie läßt sich kaum durch seine therapeutische Überlegenheit erklären. Um in diesem neuen Klima überhaupt bestehen zu können, mußte die Homöopathie sich deutlich abheben, und dafür sorgte Kent, indem er die geistigen und mystischen Elemente im Werk Hahnemanns wieder stärker herausstrich. Dadurch wurden gerade genug Ärzte angezogen, um die Bewegung am Leben zu halten, aber der Preis des Überlebens war eine introvertierte, doktrinäre und sektiererische Isolation. Aus diesem Grund haben die homöopathischen Ärzte in Großbritannien fast das ganze 20. Jahrhundert lang mehr untereinander geredet als mit ihren traditioneller orientierten Kollegen. Während die Schulmedizin vom späten 19. Jahrhundert an ständig innovativ und experimentierfreudig blieb, neigten die Homöopathen zum Großteil dazu, auf ihren fundamentalistischen Überzeugungen zu beharren. Als Reaktion auf Neuerungen innerhalb der Schulmedizin, die oft das Ergebnis der revolutionär verbesserten medizinischen Labors waren, behaupteten Homöopathen häufig, sie hätten die Methode in Wirklichkeit zuerst entdeckt (so wurde unterstellt, homöopathische «Nosoden» wie «Tuberkulinum» seien der Erzeugung des «Tuberkulins» im Jahre 1890 vorausgegangen), oder die Neuerungen bestätigten, wie im Falle der Röntgenstrahlen, der Impfstofftherapie und sogar der antibakteriellen Wirkstoffe, im Grunde homöopathische Prinzipien.

Auch wenn die Geschichte der Homöopathie in dieser Phase, die sich bis in die 1970er Jahre hinein erstreckte, weitgehend ruhig verlaufen ist, verdienen zwei Ereignisse doch Beachtung. Das erste ist die heftige Kampagne der British Homoeopathic Society (oder der Faculty of Homoeopathy, zu der sie 1943 wurde) zum Schutz der Stellung der Homöopathie innerhalb der Pläne zur Errichtung eines staatlich finanzierten National Health Service (NHS). Hierin war die Faculty erfolgreich. Zudem erließ das Parlament 1950 den Faculty of Homoeopathy Act, der das Recht der Faculty bestätigte, am London Homoeopathic Hospital zu lehren und zu forschen sowie Ärzten eine Zusatzqualifikation zu verleihen. Doch anders als bei anderen Ergänzungskursen mußte jeder Arzt, der eine homöopathische Ausbildung anstrebte, die Kosten dafür selbst aufbringen – eine Anomalie, die die fehlende Anerkennung der Homöopathie in der etablierten Medizin aufzeigte und sich erst in jüngster Zeit zu ändern scheint.

Das zweite Ereignis hat mit der andauernden Spannung zwischen den beiden «Gesichtern» der Homöopathie zu tun, von denen das eine der wissenschaftlichen Forschung und dem empirischen Beweis zugewandt ist, das andere dagegen den älteren Traditionen der Alchimie, der Magie und der Mystik. Die erste dieser beiden Strömungen ist beispielhaft durch die Pionierarbeit von Dr. William Ernest Boyd (1891–1955) in Glasgow repräsentiert, mit der er demonstrieren wollte, daß Substanzen in homöopathischen Verdünnungen auf Stoffwechselprozesse einwirken können. Boyds Forschungen erstreckten sich über gut 15 Jahre und kamen 1954 zu dem Schluß, daß Quecksilberchlorid in Verdünnungen der Ordnung $10^{(-6)}$ «... einen hochgradig signifikanten Unterschied in der Hydrolysegeschwindigkeit [von Stärke durch Diastase] zwischen Kontrollen und Tests ergab, wobei die Mikrodosen den Vorgang anregten».[37]

Seit Boyd hat sich das Interesse an der Erforschung des Potenzierens gehalten und mit Beginn der 1980er Jahre international verstärkt.[38] Glasgow ist nach wie vor ein führendes Zentrum sowie Standort eines auf zwölf Jahre angelegten Forschungsprogramms, das beweisen will, daß homöopathische Arzneien mehr als bloße Placebos sind. Jüngst, im Dezember 1994, wurden die Ergebnisse eines dritten klinischen Doppelblindversuchs veröffentlicht, in dem die Wirksamkeit der homöopathischen Behandlung zur Linderung von Heuschnupfen bestätigt wurde.[39]

Das wachsende Interesse an wissenschaftlicher Forschung wurde jedoch stets von einer Romanze mit den metaphysischen Aspekten der Homöopathie begleitet. Im Gefolge des über die Arbeit Kents vermittelten Eindringens der Lehre Swedenborgs in die britische Homöopathie kam der Einfluß der Anthroposophie und Rudolf Steiners (1861–1925). Dies verlieh den homöopathischen Arzneien eine höchst symbolhafte Bedeutung, was vor allem in den 1960er und 1970er Jahren im «British Homoeopathic Journal» hervorstach. Die Lektüre der Zeitschrift aus dieser Phase ist eine surreale Erfahrung – der Patient wird eine Art metaphysischer Puppe in der Puppe, in dem das Reich der Mineralien, Pflanzen und Tiere vertreten ist, in dem Heilmittel gemäß Paracelsus' Idee der Konkordanz begriffen werden und in dem die Welt ein Ort magischer, astrologischer und symbolischer Macht ist. Außerdem gibt es Hinweise darauf, daß diese Form der Homöopathie, in der sie zu einem Element einer radikal neu interpretierten Weltsicht wird, in der Vergangenheit vor allem unter Laien von großer Bedeutung war.

Nach einer langen Phase sektiererischer Isolation und Introvertiertheit erlebte die Homöopathie gemeinsam mit anderen Komplementärmethoden in den 1970er Jahren bei Patienten, Ärzten und Laienpraktikern eine Phase wachsender Aufmerksamkeit und Beliebtheit. Die entsprechenden Daten sind gut abgesichert.[40] Besonders interessant ist jedoch, warum diese Entwicklung in Gang gekommen ist. Die einfache und beliebte Ablehnung der unpersönlichen, technischen und iatrogenen Aspekte der Schulmedizin sind wohl nur ein Teil der Erklärung.

Eine Ergründung dieses Themas würde den Rahmen dieses Beitrages leider sprengen, aber vor dem nächsten Schritt soll doch zumindest versucht werden, einige der möglicherweise relevanten Faktoren wenigstens anzureißen. Zu diesen gehören: die Entwicklung eines ökologischen Bewußtseins, (ironischerweise) der Individualismus der herrschenden Politik der «Neuen Rechten» und zwei Aspekte der Postmoderne – der allgemein verlorengegangene Glaube an «Metaerzählungen», darunter die von der wissenschaftlichen Rationalität der Medizin, und eine Identitätskrise der Zeitgenossen, die sich in einer obsessiven Beschäftigung mit «dem Körper» äußert.[41]

Doch welche Gründe auch immer zutreffen mögen, hat die gestiegene Beliebtheit der Homöopathie und komplementärer Heilmethoden im allgemeinen sowie die wachsende Zahl von Laienpraktikern in diesen Bereichen für die alte Arbeitsteilung innerhalb der Medizin neue Probleme geschaffen. Die British Medical Association war gezwungen, sich dem zu stellen. Ihr jüngster Bericht zum Thema[42] konstatiert, daß Laienpraktiker mittlerweile ein fester und beachtlicher Bestandteil des britischen Gesundheitssystems sind, möchte aber eindeutig die medizinische Verantwortung für Patienten und die medizinische Kontrolle über alle Besuche bei komplementären Therapeuten behalten. Entsprechend qualifizierte und ausgebildete Laienpraktiker, die künftig zunehmend die Möglichkeit haben werden, innerhalb des marktorientierten National Health System zu arbeiten, mögen von der Ärzteschaft als rechtmäßige Heiler anerkannt werden – allerdings um den Preis des Verlusts ihrer Autonomie und der Institutionalisierung ihres untergeordneten Status.

Diese allgemeine Spannung zwischen medizinisch und nichtmedizinisch qualifizierten Heilern spiegelt die Feindseligkeit, die es auch zwischen homöopathischen Ärzten und Laienpraktikern immer gegeben hat und die sich vor allem in der bewußten Distanzierung der Faculty of Homoeopathy von jenen manifestierte, die ohne eine komplette medizinische Ausbildung praktizierten. Eines der Probleme, mit denen die Geschichte der Homöopathie begann, ist damit ironischerweise wieder aufgetaucht, nachdem die Ausübung durch Laien im letzten Viertel des 20. Jahrhunderts stark zugenommen hat. Diesem Strang der homöopathischen Bewegung wollen wir uns jetzt zuwenden.

Helden oder Schurken? Homöopathie und Laienpraktiker von 1830 bis 1995

Homöopathische Laienpraktiker begannen erst in den 1970er Jahren, sich institutionell zu organisieren. Aus diesem Grund fehlen Berichte über die Zahl von Laienpraktikern, Namen und Aktivitäten für einen Großteil des untersuchten Zeitraums. Es ist daher unvermeidlich, daß jeder Versuch einer Geschichte der Laien-Homöopathie vielen Lücken, Zwischenspielen und Diskontinuitäten Raum bieten muß. Ein paar Persönlichkeiten stechen jedoch hervor. Die Konzentration auf sie sowie die Verdeutlichung ihrer Leistungen, Freundschaften und Beziehungen erlauben es, einige der Hauptlinien innerhalb der Laien-Homöopathie herauszuarbeiten.

Interessanterweise – und im Gegensatz zu Quins ursprünglicher Absicht – gehen viele dieser Einflüsse auf Ärzte zurück, und diese Kontakte scheinen in der Phase des Niedergangs besonders wichtig geworden zu sein: wenn die Homöopathie innerhalb der medizinischen Praxis zu verkümmern drohte, mochten Laien die Tradition am Leben erhalten, bis eine günstigere Zeit und ein aufnahmebereiteres Publikum kam. Dies jedenfalls scheint, angefangen mit Clarke, die Schlußfolgerung einer ganzen Reihe von Ärzten zu sein.

Wer waren die Laien-Homöopathen des 19. Jahrhunderts? Wir wissen es nicht mehr. Wir kennen lediglich die Namen, die sich hie und da in die medizinische Fachpresse eingeschlichen haben[43] – und zwar in der Regel dann, wenn die betreffende Person mit dem Gesetz in Konflikt geriet. Dazu kam es allerdings nicht, weil es ungesetzlich gewesen wäre, ohne Approbation homöopathisch zu praktizieren. Das Medizinalgesetz von 1858 ging nur so weit, von allen medizinisch qualifizierten Personen zu verlangen, sich in ein Arztregister eintragen zu lassen, das der Öffentlichkeit Gelegenheit geben sollte, falls gewünscht, die berufliche Qualifikation eines Mannes zu überprüfen. Wenn ein Homöopath sich aber an die Arbeit eines Allgemeinarztes wagte – etwa Hämorrhoiden in den Griff bekommen wollte – und der Patient starb, konnte dies ein Gerichtsverfahren nach sich ziehen. In solchen Fällen sind Anklagen wegen Totschlags durchaus bekannt.[44]

Abgesehen von derartigen Vorkommnissen bleibt die Geschichte der Laien-Homöopathie im 19. Jahrhundert aber weitgehend im dunkeln. Wir wissen von den frühen Aktivitäten des wohlhabenden Unternehmers William Leaf, von seiner Bekanntschaft mit Dr. Paul Curie und von Quins Bestreben, die Berufsehre seiner Kollegen vor deren weniger akzeptablen Schwärmerei zu schützen. Darüber hinaus wissen wir von Reverend Thomas Everests Tätigkeit als Laienpraktiker und engagiertem Streiter für die Homöopathie.[45] All diese Personen verkehrten miteinander und waren mehr oder weniger gut mit Hahnemann selbst bekannt. Nach dieser kurzzeitig regen Aktivität verblaßt das Bild jedoch. Erst zu Beginn des 20. Jahrhunderts tauchen, angetrieben von Dr. Clarke, langsam weitere Indizien auf.[46]

Clarke war zusammen mit Dr. Edward William Berridge (1846?–1910?) und später mit anderen Mitgliedern des einflußreichen «Cooper Club» – einem informellen Freundeskreis, dem auch Thomas Skinner (1825–1906), James Compton Burnett (1840–1901) und Robert Cooper (1841–1901) angehörten – dafür verantwortlich, daß von den 1870er Jahren an allmählich zunehmend Hochpotenzen verschrieben wurden. Auch wenn Clarke selbst nicht ausschließlich hohe Verdünnungen verwendete, war er sicherlich reiner Hahnemannianer genug, um sich von jenen loszusagen, die eine eklektische Niedrigpotenzversion der Homöopathie befürwortet hatten. Diese Ansichten wurden in beißender Form von der «Homoeopathic World» verbreitet, einer Zeitschrift, deren Herausgeber Clarke von 1885 bis 1898 und dann wieder von 1923 bis zu seinem Tod im Jahre 1931 war.

Clarke vertrat seine besondere Lesart der Homöopathie tatsächlich mit einer solchen Überzeugung, daß er allen mißtraute, die davon abwichen oder nur ein gewisses Maß an freundschaftlichen Beziehungen mit ihren traditionellen Kollegen aufrechterhalten wollten. So wurde er schließlich selbst innerhalb der kleinen Welt der Homöopathie weitgehend isoliert. 1900 verließ er die British Homoeopathic Society und trat nie wieder ein, was ihn jedoch nicht daran hinderte, ein einflußreiches Vermächtnis zu hinterlassen. Dies rührte vor allem von seinem Bemühen her, homöopathische Fähigkeiten unter jenen zu fördern, die keine abgeschlossene medizinische Ausbildung besaßen. Clarke ließ keinen Zweifel daran, daß es ihn nicht weiter kümmerte, ob jemand richtig ausgebildet war oder nicht, wenn er homöopathisch praktizierte: viele seiner Bücher richteten sich mit Sicherheit an den Patienten und den einfachen Arbeiter. Ganz gleich, wer verschreiben mochte: Je mehr Heilkraft von der Homöopathie entfaltet wurde, so glaubte er, desto stärker würden die Schulmediziner gezwungen, diesen Nutzen anzuerkennen. Auf diese Weise half Clarke, eine bestimmte Schule von Laienpraktikern zu begründen. Seine ersten «Schüler» waren J. Ellis Barker, (1868–1948), Noel Glendower Puddephatt (1899–1978?) und Kanonikus Roland Upcher (1849–1929).

Upcher, den Clarke als «mein guter Freund» titulierte,[47] lebte als Pfarrer von Stradbroke in der Nähe von Eye (Suffolk). Der Mann aus adeligem Hause erhielt in den 1880er Jahren von Clarke seine homöopathische Ausbildung und praktizierte Anfang des 20. Jahrhunderts mit Sicherheit aktiv. Leider ist jedoch kein Material über seine homöopathischen Aktivitäten in Stradbroke erhalten geblieben, und die Familie selbst ist heute beinahe ausgestorben.[48] Sheringham Hall, der Familiensitz der Upchers, gehört seither zum Besitz des National Trust. Upcher war auch ein Sportler; als Student am Trinity College von Cambridge hielt er von 1870 bis 1872 den Weltrekord über 400 Meter.[49]

Mehr ist dagegen über Ellis Barker bekannt. Der in den 1920er Jahren aus Deutschland gekommene Immigrant wurde Herausgeber der «Homoeopathic World», nachdem sein Mentor von diesem Posten zurückgetreten war. Er benannte die Zeitschrift in «Heal Thyself» (Heile dich selbst) um, blieb bis 1948 dafür verantwortlich und erweiterte das Spektrum für das Laienpublikum durch die Aufnahme von Beiträgen zu allgemeineren Gesundheitsfragen.

Seltsamerweise – sein homöopathischer Tutor war schließlich Clarke – wurde Barker ein eklektischer Niedrigpotenz-Homöopath und Naturheilkundler. Trotzdem war er in den 1930er und 1940er Jahren eine wichtige Persönlichkeit in der Laien-Homöopathie. Der umfassend interessierte Mann – er veröffentlichte darüber hinaus auch Bücher über die Politik in Deutschland und England – lehrte und förderte die Homöopathie, ermutigte andere Laienpraktiker stark und schrieb ausgiebig und umfangreich über die homöopathische Medizin im allgemeinen.[50]

Barker erbte jedoch Clarkes Antipathie gegen die allopathische Praxis und gegen das, was er als apathische Haltung der homöopathischen

Ärzte gegen den niedrigen Status ihres Standes innerhalb der britischen Medizin betrachtete. Er verachtete die British Homoeopathic Society und die reformierte British Homoeopathic Association, die in seinen Augen nur eine Quatschbude reicher Männer waren.[51] Auch wenn er Kontakt zu einigen Mitgliedern wie etwa Dr. Percival Quinton (1894?–1953) hielt, waren diese Organisationen nach seinem Dafürhalten selbstzufrieden geworden und nicht mehr bereit, sich in politischen Kämpfen und Kampagnen für die Sache der Homöopathie zu engagieren. Außerdem beklagte er ihre Unfähigkeit, sich unter Arbeitern zu etablieren. Dies war in seinen Augen für die Zukunft der Homöopathie entscheidend und stellte eher das «natürliche» Terrain des Laien dar als des Arztes.

Ein drittes Produkt von Clarkes Bemühen, die Homöopathie unter Laien zu fördern, war Noel Glendower Puddephatt. Der gebürtige Inder kam als Kind mehrmals nach England, um sich während verschiedener schwerer Krankheiten von Clarke behandeln zu lassen. Der Erfolg von Clarkes Verabreichungen weckte das Interesse seines Patienten an der Homöopathie, und als Clarke starb, praktizierte Puddephatt bereits als Laie in Camberley (Surrey). 1946 zog er mit seiner Praxis nach 6 Devonshire Street in London.[52]

In den 1950er und 1960er Jahren veranstaltete er eine Reihe von Fernkursen über die Homöopathie und publizierte einige kurze Texte.[53] 1963 emigrierte er nach Südafrika, wo er in den späten 1970er Jahren offenbar an Krebs gestorben ist.

Puddephatts Bedeutung liegt darin, daß er durch seine Lehrtätigkeit das Weiterleben von Clarkes Vermächtnis unter anderen Praktikern erreichte. Er unterrichtete Schlüsselfiguren wie Phyllis M. Rowntree (1910?–), die Puddephatts Arbeit weiterführte, nachdem dieser Großbritannien verlassen hatte, Sheilagh Creasey (1935?–), die heute am College of Classical Homoeopathy in London unterrichtet, und, vielleicht am bedeutendsten, George Vithoulkas (1918?–), dessen griechische Seminare in der Ausbildung britischer Homöopathen in den 1980er Jahren eine hervorragende Stellung einnahmen.[54] Somit läßt sich eine direkte Verbindungslinie zwischen Clarke und der mittlerweile unter «Athener Schule der Homöopathie» firmierenden Strömung ziehen.

Auch wenn Clarke einen Großteil seiner späteren Karriere abgeschieden von seinen Kollegen verfolgte, war es ihm doch gelungen, sein Vermächtnis an die Laienpraktiker weiterzugeben. Eine andere Verbindungslinie führt jedoch zur British Homoeopathic Society selbst. Hier ist vor allem Dr. Otto Leeser (1900–1965) zu nennen, der in den frühen 1930er Jahren von der Gesellschaft eingeladen wurde, nach Großbritannien zu kommen. In High Wycombe lebend, baute er die Arzneimittelfabrik London Homoeopathic Laboratories auf und gründete die Hippocratic Publishing Company,[55] die bis 1974 betrieben wurde.[56] Nach dem Krieg wurde ihm die Leitung des neuen homöopathischen Robert-Bosch-Krankenhauses in Stuttgart übertragen.

Leeser ist aus zwei Gründen von Bedeutung. Zum einen, weil er, zusammen mit anderen Mitgliedern der British Homoeopathic Society, Laienpraktiker unterrichtete; zum anderen aber aufgrund seines Engagements für die London Homoeopathic Laboratories, was den Anteil der Hersteller und Verteiler der Arzneien – der Apotheker – an der Aufrechterhaltung der homöopathischen Tradition deutlich macht. Es lohnt sich innezuhalten und den zweiten Punkt zu erörtern, bevor wir zum ersten zurückkehren.

Wer, wie Leeser, Arzneien hergestellt und/oder verkauft hat, spielte in der Laienpraktikerbewegung stets eine wichtige Rolle. Abgesehen davon, daß die Apotheker die Arzneien selbst zubereiteten und abgaben, boten sie dem interessierten Laien oder Patienten vom 19. Jahrhundert an auch Rat, Information und Literatur und verkauften die beliebten Erste-Hilfe- und Hausmedizin-Kästen. Manche Apotheker, wie etwa Reverend Harold Edgar Tyrwitt (1890?–1960), scheinen tatsächlich einen Teil ihrer Zeit als Praktiker gearbeitet zu haben.

Die ersten Apotheken machten in London auf: Epps Thatcher wurde 1830 gegründet, gefolgt von Nelson's (1860), Keene and Ashwell (1862) und Butcher Curnow (1870). Viele weitere folgten in anderen Regionen, wie etwa Thompson and Capper (1870) im Norden Englands, als die Zahl homöopathischer Ärzte wie auch die Nachfrage nach Arzneien stieg.

In den 1990er Jahren sind die wichtigsten britischen Produzenten Weleda in Alfreton (Derbyshire), Nelson's in Wimbledon und Ainsworth's in der New Cavendish Street in London. Ihre Produkte sind in den meisten Drogerien frei erhältlich und werden auch von der landesweit größten Drogeriemarktkette (Boots) geführt.

Leeser gründete nicht nur die London Homoeopathic Laboratories, sondern war anscheinend auch bereit,[57] zusammen mit anderen Mitgliedern der British Homoeopathic Society wie etwa Quinton sein homöopathisches Wissen an andere Laienpraktiker weiterzugeben. Ein Ergebnis dieser Bemühungen war Edwin Tomkins (1916–1992), der sich an dem ersten Versuch beteiligte, einen richtigen institutionellen Rahmen für die Laien-Homöopathie aufzubauen.[58]

Tomkins scheint über die Familie seiner Frau, die in den 1920er Jahren in der Great Ormond Street gegenüber dem London Homoeopathic Hospital lebte, in die Homöopathie eingeführt worden zu sein. Später, mit sechzehn Jahren, wurde Tomkins dort wegen eines Hüftleidens von Quinton behandelt. In den 1940er Jahren baute er in seinem Haus an der North Circular Road eine Praxis auf, in der er vor allem niedrigere

Potenzen verwendete. Tomkins stand nicht nur mit vielen der anderen damals in London lebenden bedeutenden Laienpraktiker auf gutem Fuße, sondern unterhielt auch enge Beziehungen zu vielen Ärzten der Faculty.

Tomkins, der stets ein engagierter Förderer der Homöopathie war, gründete am 7. Dezember 1946 mit Hilfe von sechs weiteren Personen (deren Namen nicht mehr überliefert sind) das Incorporated Institute of Homoeopaths. Das Hauptziel des Instituts war die Erstellung eines Verzeichnisses von Praktikern sowie eines Lehrplans für die Ausbildung neuer Mitglieder. Obwohl das 1947 anberaumte Treffen in Caxton Hall zur Bekanntmachung des Instituts hervorragend besucht war – Tomkins sprach vor einem Publikum, das in die Hunderte ging[59] –, schaffte es die Organisation nicht, länger als ein paar Jahre zu überleben. Tomkins und andere waren danach trotzdem noch in der Lage, die Laienpraktik auf individueller Basis am Leben zu erhalten – er selbst arbeitete bis Januar 1991–, aber die Bedingungen waren einem allgemeineren Wiederaufleben des homöopathischen Glücks offensichtlich noch nicht gewogen. Darauf mußte man mindestens noch weitere zwanzig Jahre warten. Tomkins glaubte, der National Health Service Act (1946) habe dazu beigetragen, die Laien-Homöopathie durch die seit 1948 kostenlose medizinische Versorgung «umzubringen». Die homöopathische Behandlung, die von Laienpraktikern nur gegen Gebühr erhältlich war, verlor infolgedessen an Attraktivität und verschwand weiter in der Versenkung.

Auch wenn die Homoeopathic Educational Association for the Layman (HEAL), die im November 1953 in 33 Moreton Street (London) gegründet wurde, weder ein Verzeichnis noch einen Lehrplan erstellte wie das Institute, trug sie doch dazu bei, die Bewegung am Leben zu erhalten. Ihr Hauptzweck war die Förderung und Erweiterung des homöopathischen Wissens, das insbesondere auf die Bedürfnisse der praktischen und häuslichen Behandlung sowie der Ersten-Hilfe zugeschnitten war. Zu den Vergünstigungen für Mitglieder gehörten der Bezug der Verbandszeitschrift, Gruppentreffen, Bibliotheksbenutzung, ein Beratungsdienst, Konferenzen und soziale Funktionen.[60] Im Gegensatz zur Meinung vieler, bei HEAL handle es sich um eine engstirnige und unangenehme British Homoeopathic Association, bezeichnete sich der Verband selbst als «... die erste und einzige landesweite homöopathische Organisation mit einem ausschließlich aus LAIEN bestehenden Beirat und Vorstand. Es ist daher die EINZIGE Organisation, die wirklich von sich behaupten kann, für den Laien zu sprechen.»[61] Weitere Kontakte zeigen sich unter jenen, die an diesem Projekt beteiligt waren. Einer der Autoren der Verbandszeitschrift war Noel Puddephatt. Seine Schülerin Phyllis M. Rowntree heiratete 1952 Leslie Speight (1905?–). Speight hatte die an verschiedenen Adressen ansässige Londoner Homoeopathic

Publishing Company seit den 1930er Jahren geleitet[62] und half Tomkins darüber hinaus beim Aufbau des Incorporated Institute of Homoeopaths.[63] In ihrem Hochzeitsjahr wurde Phyllis Speight Herausgeberin von «Heal Thyself», und später, 1964, übernahm sie Puddephatts Praxis in der Devonshire Street.[64] In ihrer Karriere veröffentlichte sie eine große Zahl von Heften über die Homöopathie[65] und hob 1953 zusammen mit ihrem Mann die zunächst in Devon und später in Sussex beheimatete Health Science Press aus der Taufe. In ihrer Blütezeit (1960–1980) war die Health Science Press praktisch der einzige britische Verlag, der Werke über die Homöopathie herausbrachte, darunter viele Nachdrucke von Klassikern des 19. Jahrhunderts wie etwa Clarkes «The Prescriber».[66] Über diesem Vorhaben scheint ein Schatten zu liegen, da die Speights möglicherweise Spendengelder an Tomkins' Incorporated Institute für den Aufbau ihres Verlags verwendet haben. Der Verdacht war stark genug, daß eine Reihe der älteren Homöopathen die Speights in der Folgezeit mieden – aber über die Richtigkeit dieser Behauptungen läßt sich bis heute nichts Definitives sagen.[67] Das Ehepaar Speight hat sich mittlerweile zur Ruhe gesetzt und lebt heute in Stoke Gabriel in der Nähe von Dartmouth.[68]

In den 1970er Jahren erlebte die Homöopathie einen neuen Aufschwung. Die Gründe dafür sind, wie im letzten Abschnitt bereits angedeutet, wahrscheinlich recht komplex. Ein entscheidender Faktor dürfte gleichwohl das Medizinalgesetz von 1968 gewesen sein, das damals als ernste Bedrohung für die Verfügbarkeit homöopathischer Arzneien betrachtet wurde.[69] Am Ende kam dies nicht zum Tragen, aber es hat wohl Homöopathen und andere Naturheilkundler dazu veranlaßt, Institutionen aufzubauen, die als Ausbildungs-, Prüfungs- und politisches Organisationszentrum dienten.

Überdies tauchten Mitte der 1960er Jahre zwei Persönlichkeiten auf, die großen Einfluß auf die britische Homöopathie haben sollten – John Da Monte (1916–1975) und Thomas Lackenby Maughan (1901–1976). Zusammen mit Edwin Tomkins und anderen gründeten sie 1970 die erste Society of Homoeopaths. Maughan wurde Vorsitzender und Da Monte Ehrensekretär. Beide hatten viel von ihren homöopathischen Kenntnissen Dr. Donald Foubister (1902–1988) und Dr. William Rourke (1890?–1948?) zu verdanken, und beide bauten enge Beziehungen zu anderen wichtigen Persönlichkeiten am Royal London Homoeopathic Hospital und an der Faculty auf, wo sie oft arbeiteten oder bei Vorträgen zugegen waren.[70] Dies wurde jedoch nicht von allen Mitgliedern der Faculty begrüßt, und die förmliche Anerkennung blieb Laienpraktikern in dieser Zeit weiterhin vorenthalten.

Typischerweise vermischten Maughan und Da Monte ihre homöopathische Verschreibepraxis, ihre Kenntnisse und ihre Lehre mit älteren

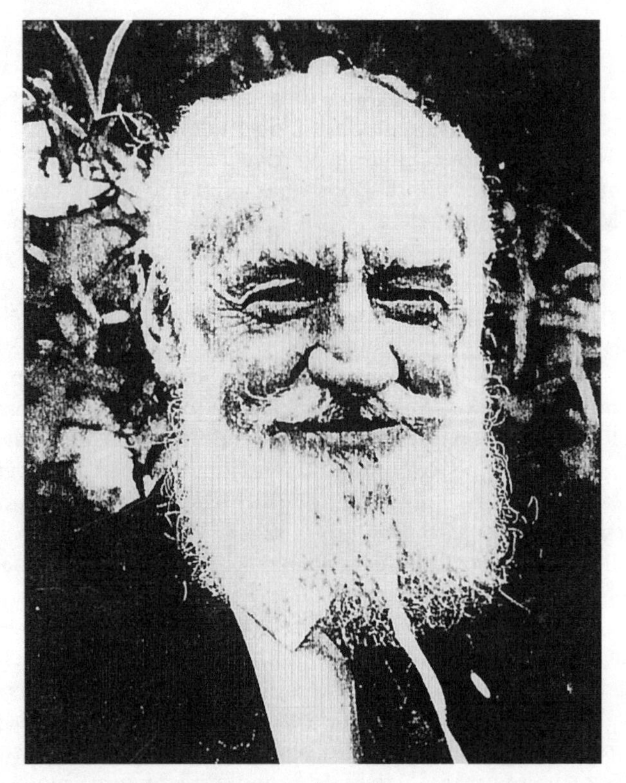

23 Thomas Lackenby Maughan (1901–1976).

magischen und mystischen Glaubensrichtungen und trugen so dazu bei, die metaphysischen und spirituellen Facetten der homöopathischen Philosophie innerhalb der Laienbewegung wieder aufleben zu lassen. Beide waren Druiden. Da Monte interessierte sich auch für Scientology, Radionik, östliche Philosophie und Jungsche Analyse; Maughan für Psychotherapie, Buddhismus, Hinduismus, Spiritualität, Theosophie und Anthroposophie. Sie sahen diese Glaubensrichtungen als integrale Aspekte der Homöopathie und die Homöopathie selbst als ein umfassenderes System der Heilung.[71]

Obwohl Maughan und Da Monte enge Freunde waren, hielten sie die unter dem Schirm der Society of Homoeopaths organisierten Zusammenkünfte der Studiengruppe separat ab. Beide waren charismatische Lehrer, die aber ganz unterschiedliche Unterrichtsstile pflegten – während Da Monte viel Wärme und Humor ausstrahlte,[72] neigte Maughan dazu, mit konzentrierter Disziplin und Autorität vorzugehen.[73] Viele

Mitglieder der Studiengruppe waren entweder Patienten von Maughan und Da Monte oder Mitglieder des Druidenordens, den die beiden leiteten.[74]

Da Montes Gruppe traf sich bis zu seinem Tod im Jahre 1975, führte anschließend seinen Unterricht fort und sammelte seine Vorlesungsunterlagen.[75] Ein paar Mitglieder wechselten zu Maughan,[76] doch nach weiteren sechs Monaten starb auch er. An diesem Punkt setzte in den beiden Gruppen eine Diskussion darüber ein, ob man sich fortan gemeinsam treffen und die Society of Homoeopaths noch förmlicher etablieren sollte. Dies erfolgte 1977. Im folgenden Jahr wurden eine Zeitschrift, ein ethischer Kodex und ein Verzeichnis von Praktikern erstellt. In diese Zeit fiel auch die Eröffnung des London College of Homoeopathy in Lewisham.[77] Die Nachfrage nach den dort angebotenen Kursen erwies sich als so stark, daß bald weitere Ausbildungszentren gegründet wurden. Unter den Leitern und Dozenten, die an dieser Expansion der Lehreinrichtungen beteiligt waren, fanden sich auch Personen, viele von ihnen Druiden, die Maughan und Da Monte unterrichtet hatten.[78]

Heute gibt es in Großbritannien etwa zwanzig über das ganze Land verteilte Schulen für Homöopathie, von denen viele wiederum von Absolventen des ersten College in Lewisham gegründet wurden. Die Zahl der Studenten, Absolventen und ordentlichen sowie außerordentlichen Mitgliedern der Society of Homoeopaths ist deutlich angestiegen und hat Ende der 1980er Jahre insgesamt 2000 erreicht.[79] Die Zahl der Vollmitglieder der Gesellschaft wächst weiter an. Die Zahl der registrierten Homöopathen hat sich von 1990 bis 1994 mehr als verdoppelt (von 163 auf 346).[80]

Schluß

Die Laienbewegung, die aus der Beschäftigung von ein paar Eigenbrötlern hervorging, gewinnt nun langsam an Professionalität. In gewisser Weise hätte dies Dr. Clarke gefreut, auf den sich ein Gutteil dieser Entwicklung letztlich zurückführen läßt. Die Tatsache aber, daß das Wachstum mit einer Professionalisierung einherging und diese beiden Faktoren in steigendem Maße auch Umgang und Zusammenarbeit mit Ärzten bedeuteten – und zwar unter Bedingungen, die vor allem von letzteren diktiert wurden –, hätte er wahrscheinlich nicht mit derselben Freude aufgenommen.

Trotzdem wurde der Dialog zwischen Ärzten und Komplementärtherapeuten aufgenommen und scheint bislang anzudauern. Wie bereits angedeutet, dürfte es in Zukunft vor allem darum gehen, unter welchen Bedingungen diese neue Partnerschaft gepflegt wird. Wenngleich das Prestige und das Machtpotential der englischen Ärzteschaft von einer

Mixtur aus der konservativen Regierung und dem herrschenden postmodernen Mißtrauen gegenüber den «Experten» untergraben wurde, sind die Ärzte immer noch ein gewichtiger Faktor und werden ohne Zweifel versuchen, die medizinische Arbeitsteilung auch weiterhin so zu definieren, daß soviel wie möglich von ihrer traditionellen Vorherrschaft erhalten bleibt. Es ist nicht zu erwarten, daß dies zu einer ärztlichen Monopolstellung bei komplementären Heilverfahren führen wird. Wahrscheinlicher wird es zu einer Eingliederung von Praktikern in die Medizin auf einer mehr oder weniger untergeordneten Basis kommen. Wie «mehr oder weniger» wird davon abhängen, wie attraktiv die ökonomische Belohnung und Sicherheit zu werden verspricht, die eine solche Kooperation den Komplementärtherapeuten bieten könnte, und wie stark die Macht der Berufsverbände und die politische Unterstützung ist, mit denen sie Druck auf die Verhandlungen ausüben können. Laien-Homöopathen werden mit anderen Therapeuten zusammenarbeiten müssen, um hier das optimale Ergebnis zu erreichen. Es sieht also so aus, als würde der Kampf um die Anerkennung, der die Geschichte der Homöopathie in England so lange bestimmt hat, weitergehen, auch wenn viele der Beteiligten heute wahrscheinlich mehr Grund zur Zuversicht haben dürften als zu jeder anderen Zeit seit der Mitte des vorigen Jahrhunderts.

Anmerkungen

1 Phillip A. Nicholls: Homoeopathy and the Medical Profession. London 1988. Der Leser findet besonders in Teil III sowie in Teil IV, Kap. 13–15 eine tiefergehende Behandlung der hier aufgeworfenen Themen sowie Hinweise auf das relevante Quellenmaterial.

2 Ivan Illich: Die Nemesis der Medizin. Die Kritik der Medikalisierung des Lebens. 4. Aufl. München 1995.

3 Graham Clarke: Homoeopathy and the New National Health Service. In: Homoeopathy 44 (1994), S. 138–140, hier S. 138.

4 Vgl. British Medical Association: Complementary Medicine. New Approaches to Good Practice. London 1993.

5 Anon.: Report of the Meeting of the London Medical Society. In: The Lancet IX (1826–1827), S. 55.

6 Anon.: Report of the Proceedings of the Second Annual Assembly of the British Homoeopathic Society. London 1847, vgl. S. 27.

7 Anon.: Vorwort des Herausgebers. In: The British Journal of Homoeopathy IV (1846), S 11.

8 George Atkin (Hg.): The British and Foreign Homoeopathic Medical Directory and Record. London 1853, vgl. S. 36.

9 Anon.: Besprechung von Broakes' «Practical Observations on Homoeopathy». In: The Athenaeum Journal of Literature, Science and Fine Arts. London 1833, vgl. S. 646.

10 Anon.: Leitartikel. In: The Lancet II (1842–1843), S. 316–317.
11 William Henderson: An Inquiry into the Homoeopathic Practice of Medicine. New York 1846, vgl. S. 32.
12 Henderson (wie Anm. 11).
13 Sir John Forbes: Homoeopathy, Allopathy and Young Physic. New York 1846.
14 Forbes (wie Anm. 13), S. 47.
15 Vgl. J. H.: The Forbes Heresy. In: The Lancet I (1847), S. 23. Die Identität von «J. H.» ist nicht bekannt, da der Autor nur seine Initialen und nicht den Namen preisgeben wollte.
16 Zu Einzelheiten vgl. Atkin (Hg.) (wie Anm. 8).
17 Zu Einzelheiten vgl. Anon.: The Homoeopathic Directory of Great Britain and Ireland. London 1867.
18 Anon.: London Homoeopathic Hospital. In: Annals and Transactions of the British Homoeopathic Society and of the London Homoeopathic Hospital V (o. J.), S. 272.
19 Anon. (wie Anm. 17).
20 Zit. v. W. Bayes: Medical Terrorism in 1862. London 1862, vgl. S. 12.
21 Vgl. Anon.: Homoeopathy in Norfolk. In: The British Medical Journal I (1866), S. 31.
22 James Y. Simpson: Homoeopathy. Its Tenets and Tendencies, Theoretical, Theological and Therapeutical. Edinburgh 1853.
23 Vgl. William Henderson: Homoeopathy Fairly Represented in Reply to Dr Simpson's «Homoeopathy Mispreprresented». Edinburgh 1853.
24 Das Zitat wurde eingefügt vom Herausgeber der zweiten Auflage von Sir John Forbes: Of Nature and Art in the Cure of Disease. London 1858.
25 Vgl. die Bemerkungen von Robert Ellis Dudgeon: Hahnemann, The Founder of Scientific Therapeutics. London 1882, S. 88.
26 Vgl. die Kommentare von Thomas Laycock: Contributions to a New Chapter in the Physiology and Pathology of the Nervous System. In: The British Medical Journal I (1868), S. 188.
27 Sydney Ringer: A Handbook of Therapeutics. London 1989.
28 Charles Douglas Fergusson Phillips: Materia Medica and Therapeutics, Vegetable Kingdom. London 1874. – Inorganic Substances. London 1882.
29 T. Lauder Brunton: A Textbook of Pharmacology, Therapeutics and Materia Medica. London 1885.
30 John Harley: The Old Vegetable Neurotics: Hemlock (...). London 1869.
31 Robert Ellis Dudgeon: The Influence of Homoeopathy on General Medicine Since the Death of Hahnemann. London 1874, S. 20.
32 Richard Hughes: A Manual of Therapeutics. London 1877–1878.
33 Vgl. John Henry Clarke (Hg.): Odium Medicum and Homoeopathy: The Times Correspondence. London 1888, S. 102.
34 J. Roberson Day (Hg.): International Homoeopathic Medical Directory. London 1909, S. 11–48.
35 Anon.: The Transactions of the International Homoeopathic Convention of 1881. In: The British Journal of Homoeopathy XL (1882), S. 33. Für weitere Einzelheiten zur Gründung und zum Niedergang der London School of Homoeopathy vgl. Nicholls (wie Anm. 1), S. 183.
36 John Henry Clarke: A Dictionary of Practical Materia Medica, 2 Bde. London 1900.
37 William Ernest Boyd: Biochemical and Biological Evidence of the Activity of High Potencies. In: The British Homoeopathic Journal XLIV (1954), S. 7.

38 Vgl. z. B. die von J. Kleijnen [u. a.] durchgeführte Untersuchung: Clinical Trials of Homoeopathy. In: The British Medical Journal 302 (1991), S. 316–323.
39 David T. Reilly [u. a.]: Is Evidence for Homoeopathy Reproducible? In: The Lancet 344 (1944), S. 1601–1606.
40 Vgl. z. B. Magic or Medicine? In: Which (Oktober 1986), S. 443–447, sowie Alternative Medicine. In: Which (November 1992), S. 45–49.
41 Vgl. z. B. die Erörterung bei Anthony Giddens: Modernity and Self-Identity. Cambridge 1991.
42 British Medical Association (wie Anm. 4).
43 John Gordon: A Layman's Experience of Homoeopathy. Aberdeen 1868.
44 Anon.: Verdict of Manslaughter against a Homoeopath. In: The Lancet II (1859), S. 100.
45 Vgl. Richard Haehl: Samuel Hahnemann, Sein Leben und Schaffen. Leipzig 1922, Bd. 2, S. 520–524.
46 Sir John Weir [u. a.]: John Henry Clarke, Obituary and Appreciation. In: The British Homoeopathic Journal 22 (1932), S. 116–125, und J. Ellis Barkers Kommentare in: Heal Thyself (Juni 1932), S. 221–224; (Juli 1932), S. 267–290; (September 1932), S. 367–376 und 394–398.
47 Zu Clarkes Verhältnis zu Upcher vgl. John Henry Clarke: The Prescriber. London 1924, S. 55–58.
48 Brief vom derzeitigen Pfarrer von Stradbroke, Rev. David Streeter, vom 20. 10. 1993.
49 Anon.: Obituary. In: Eastern Daily Press v. 28. 10. 1929.
50 Z. B. J. Ellis Barker: Miracles of Healing and How they are Done. London 1939; New Lives for Old or How to Cure the Incurable. London 1934.
51 Vgl. seine Kommentare, z. B. in: Heal Thyself (Juni 1932), S. 221–224; (Juli 1932), S. 267–268, 279, 290; (September 1932), S. 367, 371–372, 394–398.
52 Vgl. die Telefonbücher im Archiv der British Telecom, Millbank, London.
53 Z. B. Noel Puddephatt: How to Find the Correct Remedy. London 1944; Puddephatt's Primers. London 1948.
54 Das jüngste Beispiel ist das Seminar, das 1994 von der Society of Homoeopaths an der Universität Keele in Staffordshire (GB) abgehalten wurde.
55 Diese Angaben stammen aus einem am 20. 07. 1990 mit Edwin Tomkins geführten Gespräch. Dieses und die unten erwähnten Gespräche gehören zur Privatsammlung Peter Morrells.
56 Archiv der British Telecom (wie Anm. 52).
57 Darauf weist John Pert in Briefen vom 05. 08. 1992 und 14. 04. 1992 hin. Zu weiteren Einzelheiten über die Geschichte der homöopathischen Arzneimittelindustrie und den Einzelhandel vgl. Peter Morrell: Lay Homoeopathy in Britain. Magisterarbeit in Vorbereitung an der Universität Staffordshire, 1995.
58 Mit Ausnahme von Anm. 59 stammen alle Angaben über Tomkins aus einem Gespräch mit ihm (wie Anm. 55).
59 Aus einem Gespräch mit Jerome Whitney vom 18. 06. 1990.
60 Ein Flugblatt mit diesen Informationen war dem HEAL magazine 6 (Januar/Februar 1955) beigefügt.
61 (Wie Anm. 60). Hervorhebung im Original.
62 Archiv der British Telecom (wie Anm. 52).
63 Gespräche (wie Anm. 55 u. 59).
64 Archiv der British Telecom (wie Anm. 52).
65 Z. B. Phyllis Spaight: Before Calling the Doctor. Saint Albans 1976; dies.: Homoeopathy, A Practical Guide. Saint Albans 1979.

66 Clarke (wie Anm. 47).
67 Gespräch (wie Anm. 55).
68 Celia McConnell: Women in Homoeopathy. Unveröffentlichte Seminararbeit. London 1992.
69 Brief von John Wilcox vom 15. 05. 1990 und Gespräch (wie Anm. 55).
70 Aus einem Gespräch mit Elizabeth Danciger vom 26. 05. 1990.
71 Vgl. Martin Miles: Homoeopathy and Human Evolution. London 1992. Darauf verweisen auch Danciger (wie Anm. 70), Whitney (wie Anm. 59) sowie Kay Samuels in einem Gespräch, das sie in einem Brief vom 20. 05. 1990 bestätigt.
72 Samuels (wie Anm. 71) und Danciger (wie Anm. 70).
73 Whitney (wie Anm. 59); Danciger (wie Anm. 70) sowie aus Gesprächen mit Robert Withers vom 20. 08. 1991 und Patrick Derham vom 18. 08. 1990.
74 Aus einem Gespräch mit Jerome Whitney vom 19. 11. 1994 wie auch aus dem aufgezeichneten Material von Anm. 73. Druiden bildeten die Priesterklasse der alten Kelten. Die frühesten Zeugnisse druidischer Aktivität in Britannien stammen aus dem 3. Jahrhundert v. Chr. und zeigen, daß sie sich auch als Lehrer und Richter betätigten. Zentral für das Druidentum war der Glaube an die Unsterblichkeit der Seele: einige Wissenschaftler gehen sogar davon aus, daß der hinduistische Brahmane im Osten und der keltische Druide im Westen Überlebende einer alten indoeuropäischen Priesterschaft waren. In Britannien wurde das Druidentum schließlich durch die Herrschaft der Römer unterdrückt, aber im 17. Jahrhundert erweckten Mitglieder aus dem weiten Netz der damals florierenden mystischen Gemeinschaften den Orden zu neuem Leben. Die sichtbarsten Demonstrationen der ungebrochenen Vitalität des modernen Druidentums sind die Feiern des Frühlingsäquinoktiums (in Tower Hill, London), des Herbstäquinoktiums (in Primrose Hill, ebenfalls London) und, vor allem, der Sommersonnenwende am alten Steinkreis («Stonehenge») in der Nähe von Salisbury.
75 Samuels (wie Anm. 71).
76 Danciger (wie Anm. 70).
77 Danciger (wie Anm. 70). Vgl. auch die Briefe von Peter Chappell vom 15. 07. 1990 und Martin Miles vom 10. 08. 1990 sowie Karen Ludwinski: Thomas Lackenby Maughan, His Life and Teachings. Unveröffentlichte Seminararbeit. London 1992.
78 Zu weiteren Einzelheiten über die entsprechenden Personen vgl. Morrell (wie Anm. 57).
79 The Society of Homoeopaths: Mitgliederverzeichnis. Northampton 1981 bis 1994.
80 The Society of Homoeopaths: Mitgliederverzeichnis. Northampton 1991 bis 1994.

III. Süd- und Südosteuropa

1. Homöopathie in zwei Hauptstädten: Spanien

Von Maria Teresa Alfonso Galán

Die historische Forschung zur Homöopathie im Spanien des 20. Jahrhunderts ist, vor allem im Hinblick auf Barcelona, noch immer unvollständig.[1] Der Beitrag behandelt zunächst die Anfänge der Homöopathie in Spanien, die frühesten auf spanisch publizierten Bücher und die ersten Ärzte und Apotheker, die der Verbreitung der Homöopathie förderlich waren. 1878 gab es in Madrid einflußreiche Patienten sowie ein Homöopathisches Institut und Krankenhaus. Dargestellt werden herausragende homöopathische Ärzte in Madrid und Katalonien, ihre unterschiedlichen Ausrichtungen oder Schulen und ihr Verhältnis zur Politik, Wissenschaft und Spiritualität im Spanien dieser Epoche. Darüber hinaus werden sowohl die Faktoren erörtert, die der Entwicklung der Homöopathie in Spanien zuträglich waren, als auch die Ursachen für den zunehmenden Niedergang der Homöopathie gegen Ende des 19. Jahrhunderts und zu Beginn der 1930er Jahre. Im letzten Abschnitt wird es um das Wiederaufleben der spanischen Homöopathie in den 1980er Jahren bis in die Gegenwart (1995) gehen.

Homöopathie in Spanien: erste Augenblicke

Die Homöopathie wurde erstmals 1827 als neue, in den deutschen Einzelstaaten entwickelte Therapie erwähnt, aber das bedeutet nicht, daß spanische Ärzte die Homöopathie bereits akzeptiert oder angewandt hätten.[2]

Der erste Arzt, der in Spanien von der Homöopathie berichtete, war der Italiener Dr. Cosmo de Horatiis (1771–1850), der Leibarzt Franz' I., des Königs von Neapel (1777–1830). 1829 kam Horatius zur Hochzeit von dessen Tochter Christine (1806–1878) mit dem König von Spanien, Ferdinand VII. (1784–1833). Horatius hatte 1828 im «Ospedale della Trinità» in Neapel bereits homöopathisch praktiziert. Da er sich nur kurze Zeit in Spanien aufhielt, kann man nicht davon sprechen, er hätte die Homöopathie nach Spanien eingeführt, wenngleich die Königliche Akademie für Medizin auf diese Therapieform aufmerksam wurde. Etwa zur selben Zeit entschloß sich ein reicher Geschäftsmann aus der andalusischen Stadt Cádiz, Benito Iriarte, der in Köthen von Samuel

Hahnemann (1755–1843) und in Lyon von Comte Des Guidi (1769–1863) homöopathisch behandelt worden war, die Kunde von dieser neuen Heilmethode zu verbreiten, und machte Hahnemanns Bücher (auf französisch) in Spanien zugänglich. 1831 reiste der katalanische Arzt Dr. Francisco Folch (1799–1888) nach Deutschland, um sich über die Behandlung der Choleraepidemie zu informieren. Dort erlernte er die Homöopathie, die er nach seiner Rückkehr als Professor für Innere Medizin an der Medizinischen Fakultät von Barcelona zwar in mehreren Fällen anwandte, aber nicht unter seinen Kollegen propagierte.

Die ersten Publikationen und die ersten Anhänger der Homöopathie unter spanischen Ärzten und Apothekern

Dr. Prudencio Querol (1774–1859), ein Arzt aus Badajoz, war der erste spanische Homöopath. Dr. Querol erfuhr von dem neuen Heilverfahren aus einem einzigen Artikel über die Homöopathie im «Edinburgh Journal», der 1832 in spanischer Übersetzung in den «Anales de Ciencias, Literatura y Artes» (Jahrbücher für Wissenschaft, Literatur und Kunst) erschien.[3] Er entschloß sich, die Homöopathie in Spanien zu studieren, zu praktizieren und zu verbreiten, und steuerte seine eigenen Forschungen bei. Querol übersetzte die erste Fassung des «Organon» aus dem Französischen ins Spanische.

Kurz darauf praktizierte er zusammen mit Dr. Pedro Rino (1809–1882) die Homöopathie. Eine der ersten homöopathischen Zeitschriften war das von 1840–1842 in Badajoz erscheinende und von Pedro Rino herausgegebene «Archivos de Medicina Homeopática». Don Juan Manuel Rubiales (1788 – nach 1860), ein Apotheker aus Bajadoz und leidenschaftlicher Homöopath, stellte die notwendigen Arzneimittel her. 1835 schickte Rino eine Denkschrift über die Prinzipien der homöopathischen Praxis an die Medizinisch-Chirurgischen Gesellschaften von Sevilla, Córdoba und Extremadura. Außerdem führte er die Homöopathie in Madrid ein.

1838 gründete Dr. José Sebastian Coll (1777–1849) eine homöopathische Ambulanz innerhalb des Krankenhauses von Toro (in der nordspanischen Provinz Zamora). Unterstützung erhielt er dabei von dem Apotheker Dr. Alejandro Rodriguez Tejedor (um 1812 – vor 1878). 1843 veröffentlichte Coll das Buch «Examen crítico filosófico de las Doctrinas médicas Homeopática y Alopática comparadas entre sí (Philosophisch-kritische vergleichende Studie der homöopathischen und allopathischen Heillehre).[4] 1845 wurde er Herausgeber von «La Gaceta Homeopática», der ersten bedeutenden homöopathischen Zeitschrift in Madrid. Sein homöopathisches Wirken konzentrierte sich zuletzt auf die Provinzen Málaga (Südspanien) und La Coruña (Nordwestspanien).

Die Rolle besonderer Patientengruppen

Die Patienten der spanischen Homöopathie entstammten ganz unterschiedlichen sozialen Schichten; zu ihnen gehörten auch Mitglieder des Adels, darunter sogar Isabella II. von Bourbon (1830–1904), die von 1833 bis 1868 spanische Königin war. Homöopathische Polikliniken und Krankenhäuser behandelten auch Patienten, die von der Fürsorge lebten. Durch die Fürsprache des Adels und von Königin Isabella II. wurden 1850 und 1865 zwei Königliche Verordnungen erlassen, die die Gründung von Zentren für die klinische Behandlung und Lehre der Homöopathie «ohne akademischen Charakter und als wissenschaftliches Experiment, über das die Regierung das Recht der Oberaufsicht besitzt», autorisierten. Finanziert werden sollten sie aus dem allgemeinen Wohlfahrtsetat («Beneficencia»), doch infolge des Geldmangels in den zuständigen Ministerien sowie aufgrund des Widerstands der Schulmedizin und der mangelnden Einigkeit unter den homöopathischen Ärzten wurde die Gesetzgebung viele Jahre lang nicht umgesetzt.

Diese Königlichen Verordnungen regelten allerdings nicht die Herstellung und den Vertrieb homöopathischer Produkte, und so kam es zu einer Kontroverse zwischen jenen, die der Ansicht waren, diese Aspekte seien bereits durch die bestehende Gesetzgebung abgedeckt, die Apothekern das Monopol der Herstellung und des Verkaufs von Arzneimitteln gab, und einer anderen Gruppe, die meinte, für homöopathische Arzneimittel sollten besondere Normen erlassen werden. Erst 1932 wurde die Situation durch eine Königliche Verordnung des – für das Gesundheitswesen sowie für die medizinische und pharmazeutische Versorgung zuständigen – Innenministeriums geklärt, die homöopathischen Ärzten untersagte, den Patienten eigene Arzneimittel zu verabreichen. In dieser Zeit war der Niedergang der Homöopathie in Spanien aber bereits offensichtlich.

Homöopathisches Institut und Krankenhaus San José

Auf Grundlage der Königlichen Verordnungen von 1850 und 1865 wurde 1878 das erste Homöopathische Institut und Krankenhaus in Madrid eingeweiht. Viele approbierte Ärzte erhielten dort eine homöopathische Zusatzausbildung. Die in diesem Jahr von den homöopathischen Ärzten über die Arbeit des Krankenhauses gemachten Angaben zeigen, daß sowohl das Krankenhaus als auch die Poliklinik sehr erfolgreich waren; die Gesamtzahl der Patienten in der Ambulanz machte pro Jahr angeblich 15 Prozent der Bevölkerung von Madrid aus. Das Homöopathische Institut und Krankenhaus erhielt in den ersten Jahren seines Bestehens eine bescheidene staatliche Unterstützung, die später eingestellt wurde.

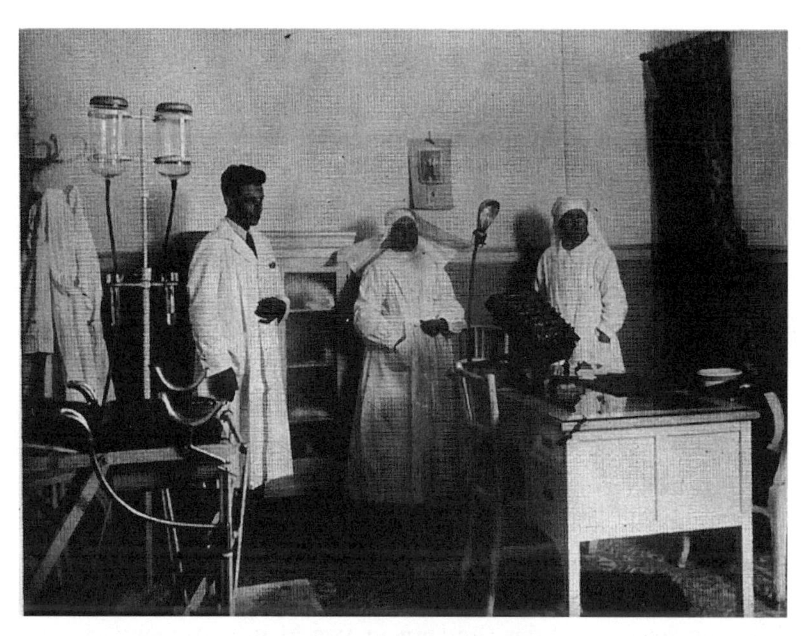

24 Behandlungsraum der homöopathischen Ambulanz des Hospitals San José, Madrid (Dezember 1928)

Der Tod von Dr. José Nuñez (1805–1879) löste unter den Homöopathen eine Kontroverse über die Eigentumsverhältnisse am Krankenhaus San José aus. Nuñez' Testament erwähnte die Sociedad Hahnemanniana Matritense (Madrilenische Hahnemann-Gesellschaft) als Gründerin und Eigentümerin des Krankenhauses und Instituts nicht, sondern hinterließ die Einrichtung der Familie mit der Auflage, die homöopathische Tradition des Instituts in Übereinstimmung mit der Hahnemann-Gesellschaft fortzuführen. Nuñez hatte die Gesellschaft deshalb nicht als Gründerin des Krankenhauses und des Instituts genannt, weil er künftige Veränderungen innerhalb der Gesellschaft fürchtete, doch seine Entscheidung spaltete die Homöopathie.

1924 schrieben homöopathische Ärzte: «Es schmerzt, sich die derzeit mangelnde Vitalität der Hahnemann-Gesellschaft vor Augen zu halten, noch mehr schmerzt aber der Blick auf das großartige und praktisch nutzlose Homöopathische Institut und Krankenhaus ... Zu sehen, daß der Zweck dieses Instituts – die Lehre der Homöopathie – sowie der klinische Beweis für diese Lehre im Krankenhaus gescheitert ist und in Madrid zu einer lächerlich geringen Zahl von neu ausgebildeten Homöopathen geführt hat, wirft einen dunklen Schatten auf eine gar nicht so ferne Zukunft ... Die Homöopathen selbst sind mit ihren endlosen Querelen dafür verantwortlich.»[5]

Die wenigen aus den 1930er Jahren verfügbaren Informationen über die Homöopathie in Madrid sowie über das Homöopathische Institut und Krankenhaus sind widersprüchlich und erfordern eine eingehendere Untersuchung, da die für die ambulante homöopathische Behandlung überlieferte Zahl – etwa 40000 pro Jahr in Madrid – zu hoch gegriffen erscheint. Es kam zu Beschwerden von seiten des Personals, auch unter leitenden Angestellten. Der Direktor des Homöopathischen Instituts und Krankenhauses San José kritisiert in seinem Bericht an das Wohlfahrtsamt der Provinz im Juni 1936, einen Monat vor Ausbruch des Spanischen Bürgerkriegs, Unregelmäßigkeiten, Mängel und das Scheitern homöopathischer Ziele. Weiterhin beklagt er, das Krankenhaus sei «eine für die Patienten bezahlte Pflegestätte ohne Lehrcharakter, in der, unter dem Anschein einer sogenannten homöopathischen Behandlung, wenige Personen ohne wissenschaftliche Ausbildung und/oder mildtätige Prinzipien Geld verdienten».

Während des Bürgerkriegs wurde das Institut mehrmals von den Truppen beider Kriegsparteien besetzt. In den Archiven erhaltene Dokumente zeigen, daß der Gouverneur von Madrid Aufnahmeanträge nicht für das «Homöopathische Krankenhaus», sondern für das «Behindertenheim St. José» erhielt, was die gewandelte Funktion des Krankenhauses deutlich macht.[6]

Nach dem Krieg tauchte ein neuer Faktor auf, der den allgemeinen Niedergang der Homöopathie in Spanien erklärt, für den die Arbeit des Homöopathischen Instituts und Krankenhauses immer einer der wichtigsten Indikatoren war: Arme Patienten – eine Gruppe, die stets von der Poliklinik des Homöopathischen Krankenhauses betreut wurde – versorgte nun, wenngleich auf eine andere Weise, der Staat. Das Gesundheitswesen, zu dem auch die Armenfürsorge gehörte, änderte sich 1942, als der SOE (Seguro Obligatorio de Enfermedad; gesetzliche Krankenversicherung) eingeführt wurde, um all den ökonomisch unterprivilegierten Arbeitern und ihren Familien eine medizinische Versorgung zukommen zu lassen. Zunächst war ein Viertel der spanischen Gesamtbevölkerung darin erfaßt, später mehr. Dennoch gibt es Aussagen, daß die ambulante Sprechstunde am Homöopathischen Krankenhaus auch in dieser Zeit fortbestand. Das Zentrum diente bis kurz vor Ende der 1950er Jahre als Institut und Krankenhaus; danach wurde es ein Pflegeheim für Arme. Heute, 1995, dient ein Teil des Gebäudes als Altenheim, das Ordensschwestern als gemeinnützige Einrichtung betreiben. Es kam zur Gründung einer homöopathischen Gesellschaft mit etwa 20 Mitgliedern; das kostenlose Ambulatorium für Einwanderer und Arme wurde wiedereröffnet, und in periodischen Abständen findet eine ho-

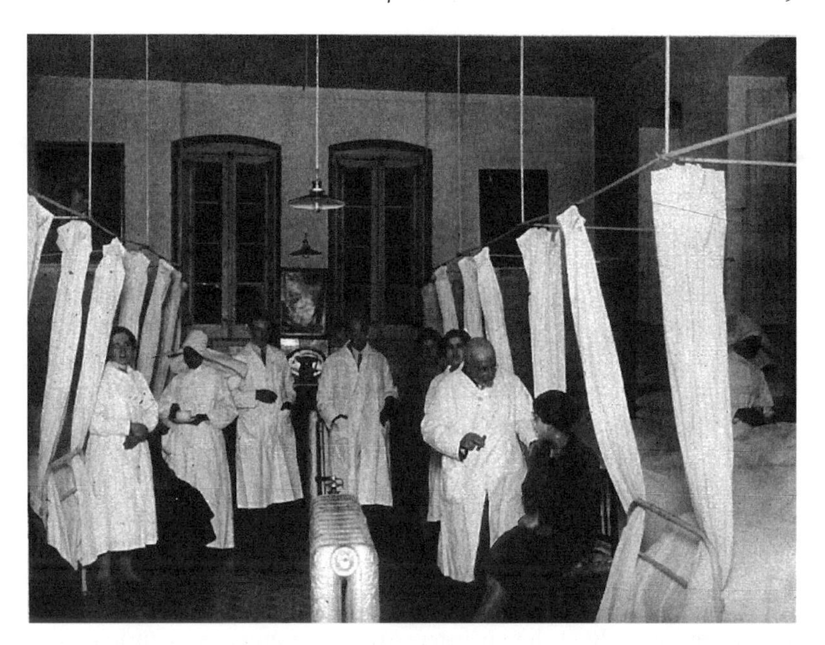

25 Krankensaal «Nuestra Senora de las Mercedes» im Hospital San José, Madrid (Dezember 1928).

möopathische Ausbildung statt. Die Gesellschaft fördert die Erforschung der Geschichte einer Institution, die seit den Anfängen unter ihrem Gründer Nuñez, einem der wichtigsten und charismatischsten Figuren der spanischen Homöopathie, über viele Konflikte hinweg stets dieser Therapierichtung gewidmet blieb.

Wichtige homöopathische Ärzte

Die Homöopathie wurde beinahe ausnahmslos von Ärzten praktiziert.[7] In Spanien gab es zwei Hauptzentren dieser Heilmethode: Madrid und Barcelona. Die glanzvollste Phase der Homöopathie setzte in Madrid um die Mitte des 19. Jahrhunderts ein, erlebte ihren Höhepunkt in den 1880er Jahren und kam danach durch den Tod ihrer bedeutendsten Praktiker allmählich zum Erliegen. In Katalonien erreichte die Homöopathie ihren Höhepunkt um das Ende des 19. und den Beginn des 20. Jahrhunderts. Die Fachliteratur nennt 70 homöopathische Ärzte im Jahre 1850, 192 im Jahre 1863 und 400 im Jahre 1866 (70 in Madrid und etwa dieselbe Zahl in Barcelona). 1901 gab es in Spanien etwa 20000 Ärzte insgesamt. Die Zahl homöopathischer Ärzte belief sich auf etwa 300, also 1,5 Prozent davon. 1912 gab es 177 und 1931 133 homöopathische Ärzte (davon 53 in Barcelona und Umgebung). Dieser Stand wurde erst 1986 wieder erreicht, aber im Verhältnis zur Gesamtzahl von insgesamt 131080 approbierten Ärzten ist sie beinahe irrelevant, nämlich gerade ein Promille.[8]

Seit der 1878 erfolgten Gründung des Homöopathischen Instituts und Krankenhauses in Madrid konnten Ärzte nur dort eine homöopathische Ausbildung erhalten. Zu den im Hinblick auf ihre Qualität und ihre Rolle bei der Gründung von «Schulen» repräsentativsten spanischen Homöopathen gehören die folgenden Ärzte in Madrid: Dr. José Nuñez (1805–1879), Dr. Joaquín de Hysern (1804–1883) und Dr. Anastasio García López (1821–1897). Dr. José Nuñez: Nuñez gründete 1845 die «Sociedad Hahnemanniana Matritense» (Madrilenische Hahnemann-Gesellschaft) und war bis 1879 ihr Präsident. Nuñez ist aufgrund seiner persönlichen und beruflichen Qualitäten und seiner hervorragenden Verbindungen zu führenden Kreisen und Mitgliedern der Regierung einer der wichtigsten homöopathischen Ärzte Spaniens. Er behandelte Königin Isabella II. (1830–1904) als einer ihrer Leibärzte. 1865 erhielt er den Titel eines Marquis (Marqués de Nuñez) und wurde Senator des Königreichs. Dank seiner beruflichen Erfolge erwarb er sich ein großes Vermögen und erhielt die höchsten Auszeichnungen; so wurde er von Kaiser Napoleon III. (1808–1873) in die französische Ehrenlegion (Legion d'honneur) aufgenommen. Nuñez war ein strenger «Unizist» (er wählte bei einer Krankheit des Patienten immer nur eine einzige Arznei aus, die er dann extrem stark verdünnte) und folgte den Prinzipien und Regeln Hahnemanns; er forschte selbst und entwickelte ein neues Arzneimittelbild zur Spinne «Tarántula hispánica».[9] Der Madrilenischen Hahnemann-Gesellschaft unter Nuñez wurde in der Frühzeit ihres Bestehens von anderen homöopathischen Ärzten vorgeworfen, eine geschlossene und elitäre Vereinigung zu sein, der weder Allopathen noch «nicht reine» Homöopathen angehören dürften. Man hat Nuñez' Verhalten in seinen letzten Lebensjahren kritisiert, da er für sich beanspruchte, der Gründer und alleinige Eigentümer des Homöopathischen Krankenhauses San José in Madrid zu sein, das er zwar tatsächlich weitgehend alleine, aber mit den Spenden der vielen Anhänger der Homöopathie aufbaute. Durch sein Testament, in dem er das Krankenhaus seinen Erben vermachte, trug er weiter zur Entzweiung der spanischen Homöopathen bei und beschleunigte so den Niedergang der Homöopathie vor allem in Madrid. Es steht außer Frage, daß sein Testament scharf kritisiert wurde, aber vielleicht läßt ihm die Zeit Gerechtigkeit widerfahren, da der Besitz des Krankenhauses niemals vollständig von dessen homöopathischen Aufgaben getrennt wurde, die heute, in den 1990er Jahren, und zwar auf der Basis dieses Testaments, eine Renaissance erleben.

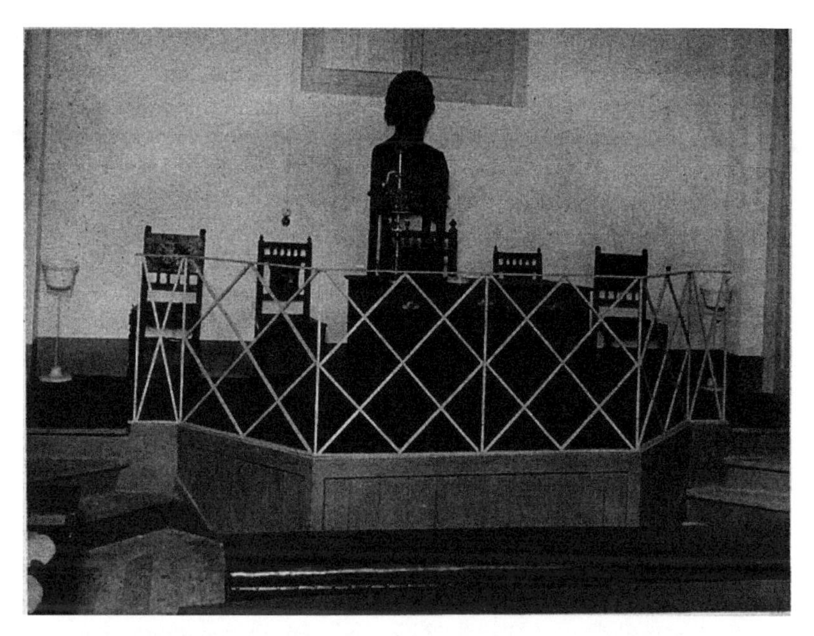

26 Unterrichtsraum im Hospital San José, Madrid (Dezember 1928).

Dr. Joaquín de Hysern war Chirurg und Chef der Anatomie und Physiologie der Medizinischen Fakultät in Madrid. Im Königlichen Rat für das Bildungswesen war er für die Medizinischen Fakultäten verantwortlich; darüber hinaus erhielt er zu Lebzeiten viele Auszeichnungen von Spaniens Königlichen Instituten für Medizin und Chirurgie. Von 1839 bis 1840 war er Leibarzt seiner Königlichen Hoheit des Infanten D. Francisco (1794–1865) und hielt sich in dessen Begleitung zwei Jahre lang in Paris auf, wo er die Homöopathie erlernte. Zurück in Spanien, besetzte er wieder seinen Lehrstuhl an der Universität und wurde von Königin Isabella II. zum Ehrenarzt des Königlichen Hofs ernannt.

Hysern wurde von den Homöopathen der Gruppe um Nuñez des Eklektizismus beschuldigt, und er war tatsächlich ein Eklektiker. Er war kein Unizist, wandte sich gegen die Verwendung hoher Verdünnungen und «Dynamisierungen» und war viele Jahre lang ein erklärter Gegner von Nuñez und seiner Gruppe. Madrid war somit die Heimat zweier konkurrierender homöopathischer Schulen mit jeweils eigenen Zeitschriften. Allerdings war Hyserns Einstellung gegenüber Apothekern viel offener als die von Nuñez, da Hysern ihnen die Herstellung und den Verkauf der homöopathischen Produkte übertragen wollte.

Dr. Anastasio García López war ein sehr kreativer, individueller, kluger und umstrittener homöopathischer Praktiker im Spanien des 19. Jahrhunderts. Zum besseren Verständnis seiner Verdienste um die Homöopathie in Spanien muß man wissen, daß er der Vorsitzende der Spanischen Spiritistischen Gesellschaft war, die 1868 nach dem Sturz von Königin Isabella II. und der Ausrufung der Ersten Republik (1868–1874) gegründet wurde. In diesen Jahren, in denen mehrere kurzlebige Freie Universitäten entstanden, wurde er Chef der Physiologie in der Medizinischen Fakultät von Salamanca, wo er 1871/72 den einzigen je in einer spanischen Universität abgehaltenen Kurs in Homöopathie gab.[10] Zudem hielt er Vorlesungen für Fortgeschrittene über medizinische Hydrologie und veröffentlichte die damals beste Abhandlung zu diesem Thema.

1860 trat er der Hahnemann-Gesellschaft bei, deren Präsident er kurz vor Nuñez' Tod wurde. Während der Kontroverse über das Eigentumsrecht am Homöopathischen Krankenhaus San José, die die Homöopathen entzweite, gab er diese Position aber rasch wieder auf. Als Chef des im Krankenhaus angesiedelten Homöopathischen Instituts war er ein glühender Verfechter dieser Heilmethode und versuchte, sie aus der Perspektive der neuesten Erkenntnisse in Wissenschaft und Parawissenschaft verständlich und akzeptabel zu machen. Er postulierte eine Verbindung zwischen der Homöopathie und seinen eigenen politischen Überzeugungen als demokratischer, republikanischer und utopischer Sozialist. Man kann allerdings nicht annehmen, daß sein wissenschaftlicher Standpunkt, seine ungewöhnliche religiöse Einstellung oder seine politischen Überzeugungen von einer Mehrheit der spanischen Homöopathen geteilt wurden. Die spanischen Homöopathen waren über ihre Ideologie stark gespalten.

Was das Verhältnis zwischen der Homöopathie und der Naturwissenschaft anging, so glaubte García López, die zeitgenössischen Entdeckungen stützten die Homöopathie. Die Theorien von Pasteur und seinen Impfstoffen schienen homöopathische und isopathische Theorien zu untermauern. Die Entdeckung der Mikroben widersprach den homöopathischen Vorstellungen von den Krankheitsursachen ebenfalls nicht, da die Mikroben nur in einem bereits anfälligen Körper eine Krankheit auslösen konnten. Auch Virchows Theorien der Zellpathologie entwerteten das homöopathische Denken keineswegs, im Gegenteil: Sie erinnerten an die Theorien der miasmatischen Infektionen[11] und sogar an das Simile-Prinzip, da die verdünnten und dynamisierten toxischen Zellsubstanzen zur Heilung der angegriffenen Zellen beitragen sollten.[12]

Bei García López erkennt man auch eine Verbindung zwischen Homöopathie und Spiritualismus. Er versuchte, die von Hahnemann erwähnte «Lebenskraft» zu objektivieren und zu materialisieren, und betonte, daß diese Kraft dem «umfassenden Geist» der Spiritualisten entspreche. Als Spiritualist sowie auf Grundlage der Experimente William Crookes' (1832–1919) über den vierten Zustand der Materie glaubte er, die «Lebenskraft» entspreche einem vierten Zustand der Materie oder einem angenommenen «Strahlungszustand». Seiner Meinung nach waren alle Zellen in unserem Körper von einer Atmosphäre strahlender Materie umschlossen, und er glaubte, die Heilkraft einer Arznei bestehe ebenfalls aus strahlender Materie; der Einfluß dynamisierter Arzneien gründe daher auf ihrer Wirkung auf die Strahlungsmaterie des Körpers.[13]

Wenn man bei einem homöopathischen Arzt die revolutionäre, demokratische, progressive und republikanische Dimension der Homöopathie erkennen kann, so bei García López, einem Verfechter des utopischen Sozialismus Charles Fouriers (1771–1837).[14] In den Augen García Lopez' war die Homöopathie für die Medizin, was die Demokratie für die moderne Gesellschaft war; sie setzte medizinischen Rationalismus voraus und war auf einer Linie mit den moralischen, geistigen und materiellen Fortschritten der Menschheit.

Seine Persönlichkeit war nicht frei von Widersprüchen und führte zu heftigen Kontroversen, und seine Position in der Auseinandersetzung mit den Apothekern läßt sich eindeutig als übertrieben ablehnend beurteilen, aber mit seinem Tod am Ende des 19. Jahrhunderts waren praktisch alle charismatischen Persönlichkeiten der madrilenischen Homöopathie verschwunden. All diese Ärzte hatten eine starke Persönlichkeit und waren zutiefst kultiviert.

Madrid war im 19. Jahrhundert das erste große homöopathische Zentrum Spaniens und über viele Jahre Sitz zweier homöopathischer Gesellschaften: der Madrilenischen Hahnemann-Gesellschaft und der Spanischen Homöopathischen Gesellschaft. Ebenfalls in Madrid wurde das erste Homöopathische Institut und Krankenhaus Spaniens gegründet, und es gab viele Fachzeitschriften, darunter die «Gaceta Homeopática» von 1845 bis 1848, die von 1846 bis 1847 «La Homeopatía» genannt wurde, das «Boletín de la Sociedad Hahnemanniana Matritense» von 1846 bis 1850, die «Anales de la Medicina Homeopática» von 1851 bis 1857 und «El Propagador» im Jahre 1850. Hysern gab «La Reforma Médica» heraus, die von 1865 bis 1870 die offizielle Publikation der Spanischen Homöopathischen Akademie war. Bis 1878 leitete Dr. José Nuñez das von 1860 bis 1888 veröffentlichte «El Criterio Médico», die Verbandszeitschrift der Madrilenischen Hahnemann-Gesellschaft. Darüber hinaus erschienen von 1881 bis 1883 das «Boletín Clínico del Instituto Homeopático de Madrid» und von 1884 bis 1886 die «Revista Hahnemanniana», das offizielle Heft des Spanischen Homöopathischen Instituts und Krankenhauses San José.

Die ersten homöopathischen Journale wurden als Reaktion auf An-

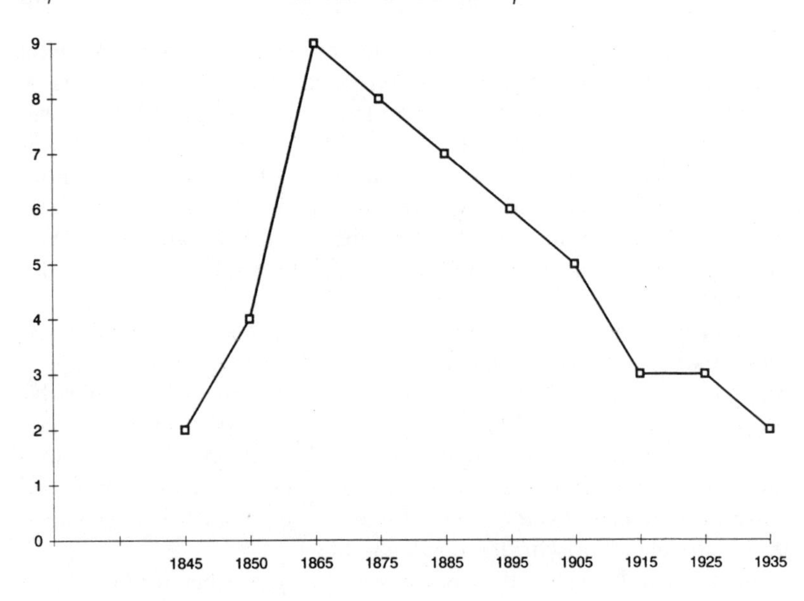

27 Apotheker, die zwischen 1845 und 1935 homöopathische Arzneien in Madrid herstellten.

griffe von seiten der Schulmedizin gegründet. Die Madrilenische Hahnemann-Gesellschaft existierte bis 1920, aber später behaupteten einige Homöopathen: «Die Gesellschaft ist nur ein Schatten ihres alten Selbst und sehr lethargisch.»[15]

Die Zahl der Apotheken, die homöopathische Arzneien herstellten, ist ein weiteres Indiz für die Verbreitung der Homöopathie in Madrid. Die Daten spiegeln den lange vor dem Bürgerkrieg von 1936 sich allmählich beschleunigenden Niedergang. Das erste und letzte Treffen spanischer Homöopathen fand aus Anlaß des Ersten Spanischen Kongresses für homöopathische Medizin 1929 in Madrid statt. Von dieser Versammlung sind filmische und schriftliche Berichte und Dokumente erhalten, die sich im Archiv des Homöopathischen Instituts und Krankenhauses San José befinden.

In den 1940er und 1950er Jahren kursierten in Madrid Berichte über mehrere Ärzte, die im Hospital San José und privat homöopathisch behandelten. Damals gab es in Madrid nur eine einzige Apotheke, die homöopathische Arzneien herstellte. Abgesehen von einzelnen Ärzten gab es in Madrid bis zum Ende der 1980er Jahre keine homöopathischen Gesellschaften, Schulen oder Lehreinrichtungen.

Gegen Ende des 19. Jahrhunderts war Katalonien das wichtigste Zentrum der Homöopathie in Spanien geworden, doch eine gründliche Erforschung steht noch aus. Eine solche Forschung wäre interessant, weil viele katalanische Ärzte im 19. und 20. Jahrhundert aus verschiedenen Gründen nach Mittel- und Südamerika auswanderten und ihr Einfluß auf die Entwicklung der Homöopathie in Mittel- und Südamerika deutlich sichtbar ist. Es emigrierten jedoch nicht nur katalanische Homöopathen, sondern auch andalusische Ärzte gingen nach Südamerika, und Dr. José Passamann (1788–1865) aus dem Baskenland propagierte die Homöopathie in Chile, Peru und Bolivien.[16]

Erwähnt sei hier nur Cayetano Cruxent (1802–1863). Er wurde 1827 nach Puerto Rico ausgewiesen, wo er als Arzt tätig war. Später wanderte er nach Kuba aus und widmete sich der homöopathischen Praxis. 1844 ging er nach Paris und eröffnete dort eine homöopathische Ambulanz. Mehr als zehn Jahre lang praktizierte er abwechselnd auf den Westindischen Inseln (Karibik) und in Europa. Er starb in Spanien, wo er ebenfalls tätig gewesen war.[17] In Mexiko setzte die Homöopathie 1850 ein, als der katalanische Arzt Dr. Ramón Comellas eine Gelbfieberepidemie mit sehr guten Erfolgen behandelte.

Einige katalanische Homöopathen wurden von ihren Kollegen in ganz Spanien sehr geschätzt, darunter Dr. Joan Sanllehy Metges (1821–1900), ein enger Freund von Nuñez, der von 1845/46 an homöopathisch praktizierte und sich sogar dazu entschloß, seine Position als stellvertretender Leiter der Anatomie aufzugeben, um sich ganz seinen Patienten zu widmen, die er ausschließlich homöopathisch behandelte. 1890 gründete er die Medizinisch-Homöopathische Akademie in Barcelona. Die Fachzeitschriften in Madrid hielten ihn für einen großen Homöopathen – und für sehr teuer (die Gebühren der Homöopathen lagen im allgemeinen höher als die der anderen Ärzte, aber man sollte darüber nicht vergessen, daß die meisten Homöopathen nicht nur wohlhabende Patienten hatten, sondern auch eine kostenlose Ambulanz für die Armen unterhielten).

In Barcelona wurde 1894 die erste homöopathische Ambulanz für behinderte Arbeiter gegründet, und das an der See gelegene Lungensanatorium San José für tuberkulosekranke Kinder öffnete gegen Ende des Jahrhunderts seine Pforten. 1903 gab es ein kleines homöopathisches Krankenhaus mit 30 Betten auf dem Gelände des zuvor allopathischen Krankenhauses «El Niño Jesús» (Vom Kinde Jesu), das von Dr. Josep Giró Savall (1863–1937), einem Anhänger Dr. Sanllehys, geleitet wurde.

1924 wurde in Barcelona die Internationale Homöopathische Versammlung abgehalten. Auf dieser Tagung wurde ein Bericht über die Homöopathie in Spanien vorgelegt,[18] der zwar viele Informationen über homöopathische Ärzte in Spanien von den Anfängen dieser Heilmethode im 19. Jahrhundert an enthielt, gleichwohl aber weder erschöpfend noch stets wahrheitsgemäß war. Der Autor hatte nämlich alle homöopathischen Spezialisten Spaniens aufgefordert, «sämtliche Kollegen zu nennen, von denen sie einmal gehört hatten».

In Katalonien erschienen auch einige Zeitschriften: von 1877 bis 1882 das von Rino in Barcelona herausgegebene «Archivos de la Medicina Homeopática», das nach seinem Tod von der «Revista Homeopática Catalana» abgelöst wurde. Diese erschien durchgängig bis 1913, als sie mit der 1908 gegründeten Zeitschrift «La homeopatía práctica» vereinigt wurde. Unter dem neuen Titel «Revista de Homeopatía Práctica» wurde sie bis 1929 publiziert. Ein weiteres Heft war das von 1887 bis 1890 in Barcelona herausgegebene «El Consultor homeopática». Diese Zeitschriften waren unverzichtbar für die Verteidigung der Homöopathie und bildeten darüber hinaus ein starkes Bindeglied unter den spanischsprachigen Homöopathen; so hatten die Publikationen auch einen starken Einfluß in Lateinamerika, wo sie sehr beliebt waren. Es bestanden Verbindungen mit allen ausländischen homöopathischen Zeitschriften, und die interessantesten Artikel aus dem Englischen, Französischen oder Italienischen wurden ins Spanische übersetzt.

Wie Madrid war auch Barcelona einige Jahre Sitz zweier homöopathischer Gesellschaften: der Homöopathischen Akademie und des Homöopathischen Instituts, die jeweils eine eigene Zeitschrift herausgaben und sich schließlich, wiederum wie in Madrid, zu einer einzigen Gesellschaft mit einer einzigen Publikation zusammenschlossen.

Die Historiker stimmen darin überein, daß Barcelona durch seine homöopathischen Zeitschriften, Ambulanzen und Berufsverbände bis 1931 *das* Zentrum der Homöopathie in Spanien und nach Paris, Berlin und London das viertgrößte Zentrum in Europa wurde. Diese Bedeutung ist vor dem Hintergrund der anschließend einsetzenden Abnahme der Zahl homöopathischer Ärzte zu sehen. Der Bürgerkrieg bedeutete den Niedergang der Homöopathie in Barcelona, auch wenn sie nie ganz verschwand und von ein paar Ärzten nach wie vor praktiziert wurde. Die Medizinisch-Homöopathische Akademie von Barcelona wurde 1952 unter dem Vorsitz von Dr. Enric Peiró y Randó wiederbegründet. Als 1963 der Zweite Spanische Kongreß für Homöopathische Medizin stattfand, praktizierten nur noch wenige spanische Ärzte die Homöopathie, die meisten davon in Barcelona.

Positive Faktoren für die Entwicklung der Homöopathie in Spanien

Die Homöopathie war im 19. Jahrhundert für eine große Zahl spanischer Ärzte attraktiv, und nicht minder attraktiv war sie für sehr reiche und hochgestellte Persönlichkeiten, an ihrer Spitze Königin Isabella II., zu deren ärztlichen Ratgebern auch Homöopathen zählten. Unter den

Armen, die von der kargen staatlichen Fürsorge lebten, erfreute sie sich ebenfalls großer Beliebtheit.

Die Homöopathie war mit den verschiedensten religiösen, politischen oder wissenschaftlichen Einstellungen zu vereinbaren. Da die Homöopathen stets Ärzte waren, stand ihre Qualifikation und ihre Wertschätzung in der Öffentlichkeit außer Frage. Ihre wirtschaftliche Situation war im allgemeinen gut, im Durchschnitt sogar besser als die anderer Ärzte. Das Wesen der Homöopathie bietet jedem Praktiker ein großes Maß an Unabhängigkeit, eine Bandbreite von Kriterien und Raum für subjektive Spekulation sowie, vor allem, einen guten Kontakt zu den Patienten aufgrund der detaillierten Analyse aller physischen und psychischen Symptome beim Kranken.

Einige Medizinhistoriker haben betont, daß die Homöopathie im 19. Jahrhundert im Vergleich zur aggressiven und heroischen Schulmedizin eine «ästhetische» und eine «ethische» Perspektive besessen habe. Ästhetisch, weil sie Reinheit und Schönheit im Einklang mit der Natur erforderte, und ethisch, weil ihre Handlungen niemals für den Patienten schädlich sein sollten.[19] Die hippokratische Medizin beruhte auf dem Gedanken der «Physis» oder Natur mit den Attributen Ordnung, Schönheit und Harmonie. Gesundheit wurde nach dieser Vorstellung mit «Schönheit» assoziiert, im Gegensatz zur Unordnung und Häßlichkeit der Krankheit. Die Aufgabe des Arztes bestand nun darin, mit seiner Kunst und Technik die Heilkraft der Natur zu unterstützen. Diese therapeutische Kunst und Technik war, im Gegensatz zu den hippokratischen Prinzipien, über die Jahrhunderte und die Entwicklung der medizinischen Theorien hinweg (Humoralpathologie, Theorie des chemischen Ungleichgewichts, der mikrobischen Aggression etc.) immer antiästhetisch, aggressiv, gefährlich und wirkungslos geblieben. Hahnemann kritisierte die austreibende Therapie ebenso wie die Verwendung hoher Dosen von Medikamenten und behauptete, man könne das ästhetische Ideal des Hippokrates durch den Verzicht auf hohe Arzneimittelgaben erreichen. Dadurch implizierte die Homöopathie die Ersetzung einer nichtästhetischen Medizin durch eine andere Behandlungsweise, die zumindest unschädlich war und von einigen Homöopathen als «Therapie mit Samthandschuhen» betrachtet wurde. Aus der Sicht des Hippokratischen Eides bedeutete Ethik: «Diätetische Maßnahmen werde ich treffen zu Nutz und Frommen der Kranken nach meinem Vermögen und Verständnis, drohen ihnen aber Fährnis und Schaden, so werde ich sie davor zu bewahren suchen.» Dieses Prinzip wurde von Schulmedizinern häufig nicht ernst genommen. Verschiedene Medizinhistoriker haben darauf hingewiesen, daß die Homöopathie in der damaligen Zeit (in der ersten Hälfte des 19. Jahrhunderts), als die Heilmittel schmerzhaft, gefährlich, abstoßend und oft wirkungslos waren, einen «Segen für die Patienten» darstellte. Außerdem wurde bemerkt, es wäre «unfair zu vergessen, daß die Homöopathie betont hat, es gelte, die Verschiedenheit der Patienten zu berücksichtigen und die persönliche Einstellung zu ihrer Krankheit genau zu beachten – Dinge, die noch heute vernachlässigt werden».[20]

Die Feindseligkeit der herkömmlichen Medizin, die während der Anfänge der Homöopathie in Spanien um die Mitte des 19. Jahrhunderts am stärksten war, führte zur Bildung homöopathischer Organisationen, die – in legitimer Verteidigung – Bücher, Bulletins und Zeitschriften publizierten. Dic zweite Phase, Ende des 19. und Anfang des 20. Jahrhunderts, als die Homöopathie von der Schulmedizin toleriert wurde, war eine Zeit, in der die Zahl der Praktiker allmählich abnahm, die homöopathischen Vereinigungen (besonders in Madrid) an Einfluß verloren und die Homöopathen langsam isoliert wurden.

Faktoren für den Niedergang der Homöopathie in Spanien

Die Homöopathie war in den 1930er Jahren, vor dem Spanischen Bürgerkrieg (1936–1939), allgemein im Niedergang begriffen. Dieser Verfall zeichnete sich bereits 1887 in Madrid und selbst in Barcelona ab. Die Homöopathen übten in einer in Madrid erschienenen Zeitschrift Selbstkritik, als sie das Verschwinden einer weiteren homöopathischen Zeitschrift in Bilbao kritisierten und den mangelnden Zusammenhalt als Hauptgrund für ihren Niedergang bezeichneten: «In Barcelona ist der fehlende Zusammenhalt unter den Homöopathen schmerzlich. Gemeinsam bildeten sie eine Kraft, die fähig wäre, die allopathische Medizin ernsthaft herauszufordern. Der fehlende Zusammenhalt ist unter anderem dadurch begründet, daß sich jeder zu Hause einschließt, nur seine Patienten zu vermehren sucht und jenen ins Gesicht lacht, die das System verbreiten wollen. Sie kommen sehr selten zusammen, und auch dann nur, um anschließend noch gespaltener zu sein.»[21] Dr. R. Pinilla verwies auf verschiedene Strömungen innerhalb der homöopathischen Philosophie als einen weiteren negativen Faktor. In seinen Augen hätten die Anhänger des Hippokrates (Allopathen) dessen Lehre degenerieren lassen, und dasselbe geschehe nun in den verschiedenen homöopathischen Schulen. Er meinte, er wolle nicht über seine Homöopathen-Kollegen urteilen, klassifizierte sie aber als: «... 1. Jene, die das Geistige an der Homöopathie lieben, deshalb nichts Neues akzeptieren können und bereit sind, mit diesem Banner in der Hand zu sterben. 2. Die Modernisten, die, nach eigener Aussage, das Gute übernehmen, wo immer sie es finden. 3. Jene, die die ansprechendsten Gedanken der homöopathischen Lehre zu ihrem eigenen Nutzen verwenden und sie mit Vorstellungen vermischen, die die Homöopathie stets kategorisch abgelehnt hat.»[22]

Im Hinblick auf die Forschung, fuhr der Arzt traurig fort, hätten die Homöopathen das zerstört, was sie eigentlich verteidigen sollten: die Homöopathie. Er glaubte, daß jene, die in Zukunft für Hahnemanns Ruhm sorgen würden, dazu am wenigsten geeignet waren: die Allopathen. Dazu bekräftigte er, 85 Prozent der allopathischen Medikamente seien in Wirklichkeit «homöopathische Arzneien»: «... Und wir? Was tun wir, um die neue wissenschaftliche und ernsthafte Forschung zu begreifen? Nichts. Die neuen Medikamente und Wirkstoffe werden den Patienten von Allopathen nach im Grunde homöopathischen Kriterien verabreicht, die aber nicht von uns gelernt werden, sondern durch die natürliche Entwicklung der Wissenschaft zum Licht der Wahrheit hin ...»[23]

Er fügte hinzu, daß Allopathen unter Mißachtung des grundlegenden philosophischen Prinzips der Homöopathie dieses Heilverfahren mit Abwandlungen praktizierten, die von der Naturwissenschaft gelehrt würden, während die Homöopathen dies nicht täten: «... Und wir, Verteidiger einer wissenschaftlichen Gruppe, werden zusammen mit unseren Veröffentlichungen das Schicksal jener erleiden, die uns vorausgingen und die uns folgen werden. Als eine solche Gruppe werden wir sterben, nie aber unsere Wahrheit. Man wird uns eine Reform aufzwingen ... Doch da wir es nicht in unserem eigenen Interesse tun, werden wir erleben, wie die Wahrheit der Homöopathie von ihren Anhängern auf den alten Stamm der Schulmedizin gepfropft wird ... Die Zeit wird, wie stets, das Urteil fällen ...»[24]

Im Spanien des 19. Jahrhunderts standen sowohl die homöopathischen als auch die allopathischen Ärzte vor vielen Fällen ernsthafter Infektionen und Mangelkrankheiten, und zwar insbesondere in den großen Städten mit Einsetzen der Industrialisierung. Diese Krankheiten waren vor allem das Resultat von fehlender Erziehung, ungesunden Wohnungen, schlechten sanitären Verhältnissen und dem Fehlen geeigneter Nahrung, was für jede Form der Medizin eine unüberwindliche Herausforderung darstellte.[25] Die Zeitschriften des 19. Jahrhunderts bestätigen die Überfüllung der Krankenhäuser, und sie kritisierten, daß hochgradig ansteckende Patienten in «öffentlichen Transportfahrzeugen» gefahren wurden.[26] Krankenhäuser galten als «ständige Krankheitsherde». Homöopathische Ärzte betrieben stets kostenlose Ambulanzen für arme Patienten. Es ist bekannt, daß sie während mehrerer Seuchen praktizierten, so etwa bei der Choleraepidemie.[27] Durchgängig pochten sie auf ihre Erfolge im Vergleich zur herkömmlichen Medizin. Von seiten der Schulmedizin wurde der Erfolg der Homöopathie immer zusammen mit den Statistiken angezweifelt, auf denen diese Behauptungen fußten. Begründet war all dies im Fehlen einer kontrollierten klinischen Forschung sowie im mangelnden gegenseitigen Respekt zwischen den beiden Seiten, der anerkannten und der homöopathischen Medizin. Spanische homöopathische Ärzte hegten beinahe religiöse Gefühle und waren sehr dogmatisch und elitär. Das Verhältnis zwischen homöopathischen Ärzten und ihren allopathischen Kollegen war im allgemeinen entweder schlecht, angespannt, feindselig oder nicht existent. Es kam zu allen möglichen ironischen, sarkastischen, beleidigenden und lächerlich machenden Kommentaren und Zeichnungen gegen die Homöopathie. Die Lehrstuhlinhaber beinahe aller medizinischer Fakultäten Spaniens erklärten offen ihre Ablehnung der Homöopathie und ihrer Methoden.

Zur Ablehnung der Homöopathie durch die Schulmedizin sollte ergänzt werden, daß die spanischen Homöopathen Hahnemanns Kritik am Gesundheitswesen teilten und besonders die herkömmlichen Heilmethoden ablehnten, die sie allopathisch nannten. Diese Kritikpunkte wurden immer wieder genannt, wie sich an der medizinischen, pharmazeutischen, naturwissenschaftlichen und homöopathischen Literatur der Zeit ablesen läßt. Heute kann man den Widerstand gegen die homöopathischen Prinzipien und Verfahren zur Verschreibung, Herstellung und Verteilung homöopathischer Arzneimittel nachzeichnen. So verweigerten viele Ärzte, die der Lehre Hahnemanns anhingen, die Zusammenarbeit mit Apothekern, und zwar sogar mit Anhängern der Homöopathie, die sich in der Herstellung dieser Erzeugnisse auskannten.

Spanische Ärzte schrieben keine an die Allgemeinheit gerichteten Ratgeber zur Selbstbehandlung, von denen auch nur wenige veröffentlicht wurden.[28] Sie wollten die Kontrolle über die Diagnose, Herstellung und sogar den Markt behalten. In der zweiten Hälfte des 19. Jahrhunderts schrieben verschiedene Apotheker derartige Ratgeber für die Familie. Einer von ihnen wurde in Madrid wegen Förderung der Selbstmedikation von beinahe allen homöopathischen Ärzten heftig kritisiert.[29]

In Spanien hat es nie eine nationale homöopathische Industrie gegeben, die aus der Produktion der Labors fachkundiger homöopathischer Apotheker in Madrid und Barcelona hätte entstehen können. In Madrid war der bedeutendste von ihnen der Apotheker Dr. Cesáreo Martín Somolinos (1827–1878), ein begeisterter Anhänger Hahnemanns, Autor homöopathischer Bücher und Erfinder von Instrumenten, die die Herstellung homöopathischer Arzneimittel erleichterten. In Barcelona vertrieb Dr. Victor Mª de Grau y Ala (1819–1893) in seiner Apotheke ausschließlich homöopathische Mittel. Im Madrid des 19. Jahrhunderts gab es 248 Apotheken, von denen etwa 3,6 Prozent homöopathische Arzneimittel herstellten. Ihre Zahl ging in diesem Zeitraum jedoch zurück, auch weil viele homöopathische Ärzte ihre eigenen Arzneimittel herstellten und den Apothekern kaum Aufträge verschafften.[30]

Die negativen Faktoren bei der Entwicklung der Homöopathie waren zunächst der fehlende Zusammenhalt unter den Homöopathen, Querelen, Isoliertheit, die fehlende Forschung und/oder Veröffentlichung der Ergebnisse; weiter der Mangel an verbindenden charismatischen Persönlichkeiten vom späten 19. Jahrhundert an; dann die Konfrontation selbst mit homöopathisch ausgerichteten Apothekern, der verhinderte Aufbau einer nationalen homöopathischen Industrie und schließlich das Fehlen einer entsprechenden Gesetzgebung.

Als weiteren Faktor muß man ernste gesundheitliche Probleme und Krankheiten nennen, bei denen die Homöopathie keinen Nutzen bringt. Es ist wahr, daß die Homöopathie erfolgreich zur Bekämpfung der Cholera eingesetzt wurde, aber das galt nicht für andere verbreitete Krankheiten, die für viele Todesfälle verantwortlich waren, etwa für Tuberkulose, Kindbettfieber, Geschlechtskrankheiten, Wundstarrkrampf, Malaria, Grippe, Skorbut, Diabetes und viele andere.

Was läßt sich weiterhin über die ernsten Gesundheitsprobleme in den Großstädten wie Madrid und Barcelona sagen?[31] Was konnte die Homöopathie gegen das schreckliche Ausmaß der Armut und der mangelnden Hygiene in breiten Schichten der Bevölkerung ausrichten? Schließlich ist auch der Geldmangel in den homöopathischen Krankenhäusern und das Fehlen einer öffentlichen Finanzierung der homöopathischen Zeitschriften zu nennen.

Für all diese Faktoren ist die Homöopathie in Spanien selbst verantwortlich, aber auch die stetigen Fortschritte in der Schulmedizin waren ihrem Einfluß abträglich. Zu Beginn des 20. Jahrhunderts hatte die spanische Homöopathie weltbekannte Persönlichkeiten wie Santiago Ramón y Cajal (1852–1934), der 1906 den Nobelpreis für Medizin verliehen bekam (und bis zu seinem Tod in Madrid arbeitete, wo er einen Lehrstuhl für Histologie innehatte), aber die großen Figuren, die gegen Ende des 19. Jahrhunderts die Verbreitung der Homöopathie gefördert hatten, waren verschwunden, und es ist nicht überraschend, daß die jungen spanischen Ärzte sich viel eher der Schulmedizin zuwandten als der Homöopathie. Außerdem ist zu sagen, daß die Schulmedizin von der Lehre Galens zur naturwissenschaftlichen Forschung überging, während sich die Homöopathie von der innovativen Forschung Hahnemanns in Dogmatismus verwandelte.

1924, zeitgleich mit der Internationalen Homöopathischen Versammlung in Barcelona, gab es einen Versuch, eine neue Ära der spanischen Homöopathie einzuläuten – eine Ära der Propaganda. Zum ersten Mal wurden Personen in die Homöopathischen Gesellschaften aufgenommen, die zwar homöopathisch behandelt und geheilt wurden, selbst aber keine Ärzte waren. Die Bedeutung der Propaganda und der Integration des spanischsprachigen Amerika wurde allgemein anerkannt.

Man gründete eine neue Zeitschrift mit dem Titel «El Sol de Meissen» (Die Sonne Meißens), aber nur wenige Ausgaben gingen in Druck.

Der Niedergang der Homöopathie in Spanien war nicht nur die Folge der Ablehnung durch die Schulmedizin oder auf den Bürgerkrieg oder das diktatorische Regime zurückzuführen, das nach dem Krieg folgte (wenngleich all diese Faktoren ihr Verschwinden beschleunigten). Der Fortschritt der herkömmlichen Medizin war offensichtlich, während man die Homöopathie lange ignoriert hatte. Neue Arzneimittel wie die Antibiotika standen hoch im Kurs, und im Gesundheitswesen wurde die Armenfürsorge abgeschafft, als deren Ersatz 1942 der Seguro Obligatorio de Enfermedad (gesetzliche Krankenversicherung) eingerichtet wurde.

Das Franco-Regime zwang Tausende von Spaniern zur Flucht, darunter auch einige homöopathische Ärzte. Viele Ärzte – und nicht nur Homöopathen – flohen, weil sie Republikaner oder Freimaurer waren. Auch wenn behauptet wird, die spanische Homöopathie sei verschwunden, weil die Homöopathen gezwungen waren, ihre Praxis aufzugeben oder gar Spanien zu verlassen, gibt es dafür keinen Beweis; es ist nur eine simple Ausrede, um sich nicht den internen beruflichen, wissenschaftlichen, rechtlichen und ethischen Problemen stellen zu müssen, denen die homöopathische Heilmethode stets ausgesetzt war.

Das Wiederaufleben: die spanische Homöopathie heute

Gegen Ende der 1970er Jahre erklärten sich einige homöopathische Ärzte in Barcelona bereit, selbst Kollegen auszubilden. Damals entstehende Zeitschriften für Ökologie, Gesundheit und natürliche Lebensweisen verbreiteten allmählich das Wissen über alternative Heilmethoden, darunter auch die Homöopathie. Manche dieser Zeitschriften erscheinen bis heute monatlich.[32] In den 1980er Jahren tauchte eine neue Generation homöopathischer Ärzte auf, die sich aus Spaniern und ausgewanderten Lateinamerikanern rekrutierte. Dr. Enric Peiró y Randó schrieb verschiedene ausländische Homöopathen an und lud sie nach Spanien ein, um homöopathische Ärzte (Unizisten) auszubilden, während andere sich selbst im Ausland homöopathisch weiterbildeten. Die ersten Lehrer für junge Ärzte waren Dr. Francisco Javier Eyzayaga und Dr. Proceso Sanchez Ortega in Barcelona.

In den letzten zehn Jahren hat die Akademie von Barcelona erneut Fortbildungskurse für Ärzte angeboten. Der wichtigste Faktor für die aktuelle Zunahme homöopathischer Ärzte war jedoch der Einfluß der pharmazeutischen Industrie.

Die in den 1980er Jahren erlebte Wiedergeburt der Homöopathie in Spanien ist vor allem auf die in Madrid angesiedelten französischen und deutschen homöopathischen Arzneimittelfirmen zurückzuführen. Jene Firmen veranstalteten an Mediziner gerichtete Kurse für «homöopathische Heilkunde». Kritik daran kam unter anderem von vielen unizistischen homöopathischen Ärzten, die vor der drohenden Gefahr warnten, daß die Prinzipien der Homöopathie den wirtschaftlichen Interessen dieser homöopathischen Labors untergeordnet und verdreht würden.

Vom rechtlichen Standpunkt aus ist zu sagen, daß als Folge einer Beanstandung (ein Arzneimittelprüfer hatte in Zaragoza reklamiert) im Sommer 1986 alle homöopathischen Arzneien in Spanien aus dem Verkehr gezogen wurden.[33] Die in Apotheken verkauften Produkte hatten französische Etiketten und Packungsbeilagen. Von da an und um dieses Problem in Ermangelung einer entsprechenden Gesetzgebung in Spanien zu lösen, wurden homöopathische Produkte als «magistrale Rezepte» (in Apotheken hergestellte Arzneien) klassifiziert. Aus den wenigen wirklich homöopathischen Produkten, auch wenn sie nicht in Apotheken zubereitet wurden, sind heute 12 000 als homöopathisch eingestufte Produkte geworden, von denen die meisten hochgradig komplex sind und nicht den traditionellen homöopathischen Behandlungsmethoden entsprechen. In der Praxis greifen nur eine Gruppe unizistischer Homöopathen in der Provinz Asturias (Nordspanien) und einige Homöopathen aus dem Baskenland bei der Herstellung magistraler Rezepte homöopathischer Arzneien auf Apotheker zurück.

Es muß betont werden, daß sich die spanischen Homöopathen, die sich vor allem aus Ärzten rekrutieren, in ihrer Lehre stark unterscheiden. Das Gebiet ist äußerst komplex, vom Unizismus (eine Arznei für einen Patienten) über den Pluralismus (mehrere Arzneien für einen Patienten) und den Komplexismus (eine Arznei aus verschiedenen Stoffen; für Krankheiten) bis hin zu anderen Seitenzweigen wie der sogenannten Homotoxikologie (Giftstoffe aus Schweinen vermischt mit chemischen Substanzen und/oder in der Homöopathie verwendeten Pflanzen; in kleinen Dosen und bisweilen in homöopathischen Verdünnungen). Die erst in jüngster Zeit, zu Beginn der 1990er Jahre, nach Spanien eingeführte Anthroposophie ist hier ebenfalls zu nennen. Zum Zwecke der Gesetzgebung für die Registrierung homöopathischer Produkte hat die EWG-Direktive 92/73 die Anthroposophie als Teil der Homöopathie klassifiziert.[34]

Die Entzweiung unter den spanischen Homöopathen dauert an, selbst innerhalb bestimmter Schulen. Dieser Zwist kennzeichnet die Geschichte der spanischen Homöopathie von ihren Anfängen im ersten Viertel des 19. Jahrhunderts bis heute. So ziehen Ärzte der verschiedenen homöopathischen Schulen Spaniens die Wirksamkeit der Behandlungsmethoden der jeweils anderen Schulen in Zweifel.

Die Strategie der homöopathischen Industrie besteht nach wie vor darin, Lehraufträge in den verschiedenen Zweigen der Homöopathie zu fördern, um dadurch vor allem Ärzte und, in geringerem Umfang, Apotheker anzusprechen. Aus diesem Grund haben sich die meisten spanischen Ärzte dem pluralistischen, komplexistischen oder homotoxikologischen Zweig angeschlossen. Manche Labors berichten, sie würden landesweit nicht weniger als 500 Ärzte im Jahr ausbilden, da diese Kurse in Dutzenden von spanischen Städten angeboten werden.

Die Ärzte der unizistischen Schule sind eindeutig in der Minderheit; in ganz Spanien gibt es nur etwas mehr als 200, im Gegensatz zu 6000 Absolventen der Labors, von denen allerdings nicht alle homöopathisch praktizieren. Die Zahl der registrierten homöopathischen Ärzte belief sich im Jahre 1995 auf 601. Die Unizisten sind in der Federación Española de Médicos Homeopatas (Spanischer Bund homöopathischer Ärzte) zusammengeschlossen, die alle 17 Autonomen Regionen Spaniens umfaßt. Diese Ärzte, die sich von 1983 an organisiert haben, ließen sich zunächst an unizistischen Schulen in Argentinien und Mexiko ausbilden. Seit 1992 finden in Spanien im Dreijahreszyklus jeweils neun Kurse mit insgesamt 288 Unterrichtsstunden statt. Für diese Kurse werden regelmäßig Lehrer aus den mittel- und südamerikanischen Schulen nach Spanien geholt.

Im Oktober 1994 wurde an der Universität Valladolid zum ersten Mal unter der Schirmherrschaft einer Medizinischen Fakultät ein Homöopathiekurs gegeben, der 290 Stunden umfaßte, sich über zwei Jahre erstreckte und vor allem an Absolventen der Medizin und der Pharmazie gerichtet war. Es wird der Titel eines «Universitätsspezialisten für Homöopathie» verliehen. Die klinische Praxis erfolgt am Royal London Homoeopathic Hospital, gemäß einem Abkommen zwischen der Universität Vallodolid und dieser Einrichtung. Daneben werden die Kurse stark von eingeladenen Lehrbeauftragten des Pariser Zentrums für Homöopathische Studien und Dokumentation geprägt, das Ärzten und Apothekern in Spanien zehn Jahre lang inoffizielle Abschlüsse verliehen hat. Veranstalter dieser Kurse war das «Institut Boiron», das vom gleichnamigen französischen Hersteller gefördert wurde. Die homöopathische Forschung erhält dagegen keine Unterstützung. In Spanien gibt es bis heute kaum experimentelle oder andere Forschung zur Analyse der klinischen Wirksamkeit homöopathischer Behandlungsweisen.[35]

Heute sind in Spanien viele Produkte auf dem Markt, die als «homöopathisch» verkauft werden und oft beinahe absurd, betrügerisch und sogar potentiell gefährlich sind; in der irreführenden Werbung wird behauptet, man würde durch das Produkt abnehmen, wachsen, nicht mehr schnarchen oder das Rauchen aufgeben. Der Jahresumsatz der homöopathischen Produkte in Spanien beläuft sich nach Angaben des dortigen Verbands Homöopathischer Labors aus dem Jahre 1994 auf umgerechnet ca. 37 Millionen DM. (Der Gesamtumfang des Arzneimittelmarkts beziffert sich auf ca. 11,1 Milliarden DM.) Spanien hat nur einen Anteil von 4 Prozent am Europäischen Markt für homöopathische Erzeugnisse, deutlich hinter Frankreich und Deutschland. Das entspricht etwa der Hälfte des Verbrauchs in Großbritannien (7 Prozent). Die Tendenz zeigt jedoch nach oben. Es gibt etwa zwölf homöopathische Labors, von denen manche sehr klein und einfach ausgestattet sind. Einige der in Spanien angesiedelten ausländischen homöopathischen Labors streiten vor Gericht, um ihre jeweiligen Warenzeichen einzuklagen. Im Mai 1995 ist jedoch noch kein homöopathisches Produkt als solches eingetragen worden. Die jüngste Königliche Verordnung zur Regelung der industriellen Herstellung homöopathischer Arzneien zum menschlichen Gebrauch wird in diesem Bereich Klarheit schaffen.[36] Die Analyse, Einteilung und Registrierung dieser Erzeugnisse stellt sowohl die homöopathischen Labors als auch die spanische Regierung in den nächsten Monaten vor eine schwierige Aufgabe. Die Umsetzung der Königlichen Verordnung wird unter anderem zur Verdrängung und zum Verschwinden einiger Labors und einiger derzeit auf dem spanischen Markt befindlicher «homöopathischer Erzeugnisse» führen. Nach Ansicht von Experten dürfte die Alternativmedizin (darunter die Homöopathie) ihren Anteil am Gesundheitswesen erhöhen. Die Zahl älterer Menschen nimmt zu; damit erhöht sich entsprechend auch die Häufigkeit chronischer Erkrankungen. Durch das gestiegene Einkommen wird es möglich sein, diese Dienste auch in Anspruch zu nehmen, was den Trend zu den genannten Behandlungsweisen weiter verstärken dürfte.[37]

Resümee

Die Homöopathie wurde in Spanien in den 1830er Jahren eingeführt und konnte beinahe in allen Provinzen Fuß fassen. Homöopathische Gesellschaften und Zeitschriften entstanden als Reaktion auf die Attacken der Schulmedizin. Sie verbreiteten die Grundlagen der Homöopathie, übersetzten ausländische Artikel und veröffentlichten die Ergebnisse der homöopathischen Behandlungsweise für mehrere Krankheiten. Sie wurde fast ausnahmslos von Ärzten praktiziert, die in der Sichtweise und Interpretation der Homöopathie fast immer geteilter Meinung waren. Viele homöopathische Ärzte stellten ihre eigenen Arzneien her, was Konflikte mit den Apothekern heraufbeschwor. Die beiden wichtigsten Zentren der Homöopathie in Spanien sind Madrid und Barcelona. Die glanzvollste Phase der Homöopathie in Madrid begann um die Mitte des 19. Jahrhunderts; in den 1880er Jahren kam es zu einer Blütezeit, auf die ein stetiger Niedergang folgte, was mit dem Tod der bedeutendsten Persönlichkeiten des Faches zusammenfiel. In Katalonien setzte die glanzvollste Phase erst gegen Ende des 19. und zu Beginn des 20. Jahrhunderts ein. Der spanische Bürgerkrieg (1936–1939) mit seinen Folgen beschleunigte den Niedergang, der allerdings schon früher begonnen hatte. Der gewandelte Lebensstil, das Aufkommen des ökologischen Bewußtseins und das allgemeine Interesse an alternativen Heilmethoden führte gemeinsam mit den Kursen ausländischer Labors in den 1980er Jahren zur Renaissance der Homöopathie in Spanien.

Anmerkungen und Bibliographie

1 Die Quelle dieser Arbeit ist meine Dissertation, die einen Überblick über die wichtigsten homöopathischen Zeitschriften Spaniens im 19. Jahrhundert enthält: Maria Teresa Alfonso Galán: Contribución al estudio histórico de la Homeopatía en España a través de los médicos y farmacéuticos homéopatas más significativos. Unveröffentlichte Diss. phil., Alcalá 1987. Die Dissertation behandelt die mit der Homöopathie befaßten Apotheker in Spanien unabhängig davon, ob sie selbst Homöopathen waren, sowie die homöopathischen Ärzte. Unter den letzteren gab es drei, die wichtige Strömungen begründeten: Dr. José Nuñez; Dr. Joaquín de Hysern und Dr. Anastasio García López in Madrid. Nur Hysern wurde 1985 im Rahmen einer Lizentiatsarbeit eingehend untersucht: Agustín Albarracín Serra: Joaquín de Hysern y Molleras, cirujano, fisiólogo y homéopata dee siglo XIX. Madrid 1985 (unveröffentlicht). In meiner Dissertation untersuchte ich eingehend Anastasio García López und überprüfte die Hypothese einer möglichen Verbindung zwischen der spanischen Homöopathie und östlichen Philosophien, um die «Lebenskraft» und die «Dynamisierung» homöopathischer Arzneimittel zu erklären. Dieser bedeutende Homöopath war mehrere Jahre lang Vorsitzender der Spanischen Spiritistischen Gesellschaft. Er war auch Gegenstand einer Lizentiatsarbeit: Christina Albarracín Serra: Homeopatía y espritismo: la obra del Dr. Anastasio García López. Madrid 1988 (unveröffentlicht).
Weitere (ebenfalls unveröffentlichte) Lizentiatsarbeiten und Dissertation sind: Maria José Fernandez Alcalá: El auge de la Homeopatía en España (1845–1857) a través de las publicaciones de la Sociedad Hahnemanniana Matritense. Lizentiatsarbeit, Madrid 1986; Maria Encarnación Lorente Miñarro: Historia de la Sociedad Hahnemanniana Matritense a través de sus órganos de expresión. Lizentiatsarbeit, Madrid 1987. Inmaculada Gonzalez Carvajal: Corrientes ideológicas de la Homeopatía española en el siglo XIX. Diss. phil., Oviedo 1990.
2 Diario General de Ciencias Médicas. Barcelona 1827.
3 Anales de Ciencias, Literatura y Artes. Madrid 1832.
4 José Sebastián Coll: Examen crítico filosófico de las Doctrinas médicas Homeopática y Alopática comparadas entre sí. Madrid 1843.
5 Augusto Vinyals: La Homeopatía en España. Notas históricas y estado actual. Barcelona 1924, S. 378.
6 Staatliches Regierungsarchiv (Alcalá de Henares); Archiv des Homöopathischen Krankenhauses San José (Madrid).

7 Die Ausnahmem wurden von den homöopathischen Ärzten als Anekdoten betrachtet. Sie registrierten selbst – Vinyals (wie Anm. 5) – aktuelle und frühere Einzelfälle von Laienpraktikern. Insbesondere: «Die Zahl homöopathischer Praktiker auf Mallorca ist beinahe übertrieben angestiegen. Sie praktizieren die Homöopathie als ihr Privatvergnügen; manche kennen unsere Methoden ziemlich gut und hatten bemerkenswerte Erfolge» (wie Anm. 5, S. 444). Der katalanische Priester Mariano Ferrer (1811–1900) war ein anderes Beispiel. Vinyals berichtet, daß er in seiner Jugend homöopathisch geheilt wurde, sich deshalb zum Studium der Homöopathie entschloß und «ein solch gründliches Wissen [erwarb], daß es von keinem der bedeutendsten homöopathischen Ärzte, die in Spanien praktizierten, übertroffen werden konnte» (wie Anm. 5, S. 547). Auch der Sohn des homöopathischen Arztes Cayetano Cruxent war 1854 während der Choleraepidemie erfolgreich tätig und wurde vom Volk in Mataró (Barcelona) beglückwünscht, aber da er selbst kein Arzt war, praktizierte er später nie wieder (wie Anm. 5, S. 464). In Navarro wurde die Homöopathie bis 1914 als Kurpfuscherei betrachtet und wurde von ein paar Priestern und Laien praktiziert (von denen manche über sehr gute Kenntnisse verfügten). Von 1924 an praktizierten drei bis vier Ärzte dort homöopathisch (wie Anm. 5, S. 393). Zwei Priester übten die Homöopathie in Huesca (und der übrigen Region Aragon), im Baskenland und in Galizien aus.

8 OECD: The reform of health care. A comparative analysis of seven OECD countries. Paris 1992.

9 José Nuñez: Estudio médico del Veneno de la Tarántula, según el método de Hahnemann, precedido de un resumen histórico del tarantulismo y tarantismo, segudio de algunnas indicaciones terapéuticas y clínicas. Madrid 1864.

10 Anastasio García López: Lecciones de Medicina Homeopática. Madrid 1872.

11 Anastasio García López: La patología celular bajo el punto de vista de la doctrina hahnemanniana. In: El Criterio Médico 13 (1873), S. 49–56, 54.

12 Anastasio García López: Uso externo de los medicamentos homeopáticos. In: El Criterio Médico 19 (1879), S. 462–466.

13 Maria Teresa Alfonso Galán: The XIX Century spanish homeopathist's concept of medicines, scientific and technological innovations. International Congress for the History of Pharmacy. Oslo 1987.

14 S. dazu den Beitrag von Faure in diesem Band.

15 Vinyals (wie Anm. 5), S. 353.

16 Vinyals (wie Anm. 5), S. 389.

17 Jacint Corbella u. E. Domenech: Las etapas de la emigración de médicos catalanes a América. In: Proceedings of the XXXIIIrd International Congress on the History of Medicine. Grananda-Seville 1992. Sevilla 1994, S. 127–146. Jose Maria Calbet Camarasa: Notas biográficas sobre el Dr. Don Cayetano Cruxent. In: Libre d'actes, Band II,I. Congrés Internacional d'Historia de la Medicina Catalana. Barcelona-Montpellier 1970, S. 64–70.

18 Vinyals (wie Anm. 5).

19 Augustín Albarracíon Teulón: Estética, ética y política en la Homeopatía española del siglo XIX. In: Boletín de la Academia de Homeopatía de Asturias 1 (1990), S. 4–34.

20 Francisco Guerra: Las Medicinas Marginales. Madrid 1993.

21 R. Pinilla: El Criterio Médico (1887), S. 375–379.

22 R. Pinilla (wie Anm. 21), S. 376.

23 R. Pinilla (wie Anm. 21), S. 377.

24 R. Pinilla (wie Anm. 21), S. 378.

25 Joseph Fontana: Cambios económicos y actitudes políticas en la España del siglo XIX. Barcelona 1983.

26 Im meiner Dissertation habe ich einige Zeitungen aus Madrid durchgesehen: «La Nueva Prensa», «El Tiempo» und «La Epoca» von Oktober 1875 bis Oktober 1876. Es erschienen viele Artikel über die schlechten hygienischen und gesundheitlichen Verhältnisse in Madrid. Homöopathische Ärzte prangerten diese Zustände in ihren Zeitungen ebenfalls an, so in «El Criterio Médico».

27 R. Torres Villanueva u. P. Fernández Espeso: Tratamiento homeopático teórico-práctico del Cólera Asiático, con documentos justificativos que pruban la grande superioridad de la Homeoptía sobre los diferentes métodos empleados por la escuela antigua. Madrid 1848. Sociedad Hahnemanniana Matritense: Memoria sobre el cólera Morbo Asiático. Madrid 1848. C. Sirarol: Del Cólera Morbo epidémico; de su preservación y curación por el tratamiento homeopático al alcance de todos. Barcelona 1855. T. Pellicer: Instrucción metódica al alcance de toda clase de personas acera del uso de los remedios homeopáticos preservativos y curativos del cólera epidémico. Madrid 1860. Robledo González: Cólera morbo asiático. Barcelona 1902.

28 Juan Mañá: La Salud del Niño. Manual de la Higiene de los niños y tratamiento homeopático de las enfermedades de los mismos, para uso de las familias. Valencia 1876. Pedro M. Brun: Manual de la Madre de Familia (Afecciones propias de la mujer embarazada y medios de remediarlas con arreglo al Sistema Homeopático). Consejos a las madres. Exposición de las enfermedades de los niños de pecho y su tratamiento por el mismo sistema. Barcelona 1876. Juan Maña: La Salud de las Madres. Manual de la Higiene de las mujeres y tratamiento homeopático de las enfermedades de las mismas durante la maternidad. Para uso de las familias. Valencia 1877.

29 Cesareo Martín Somolinos. La Salud. Manual de Homeopatía para uso de las familias. 4. korr. u. verb. Aufl. Madrid 1876.

30 Alfonso Galán; Diss. phil. (wie Anm. 1).

31 Jacint Corbella [u. a.]: El problema de la vivienda del obrero en la medicina catalana del siglo XIX. In: Proceedings of the XXXIIIrd International Congress on the History of Medicine. Granada-Seville 1992. Sevilla 1994, S. 523–536.

32 Unter anderem: Ecología, salud y Vida Natural. Barcelona. Erscheint monatlich seit 1978.

33 Maria Teresa Alfonso Galán: Aspectos legales de la Homeopatía en España. In: El Farmacéutico (1993), S. 76–84.

34 EWG-Direktive 92/73 der Ratssitzung vom 22. September 1992 zu homöopathischen Arzneimitteln (DOCE L 297/8 v. 13. 10. 92).

35 Einige Medizinische und Pharmazeutische Institute sollen erwähnt werden: In der Universität Zaragoza wurde 1991 unter der Leitung von Dr. Bartolomé, eines Professors für Pharmakologie, eine Dissertation über «Reine Homöopathische Experimente mit Myrobalanum chebula» (einer tibetanischen Pflanze) eingereicht. Verfasser der Arbeit ist Enrique Gonzalez Peirona, Präsident des Spanischen Bundes homöopathischer Ärzte. Dr. Cludio Faulí, Professor für galenische Pharmazie, betreute 1986 an der Pharmazeutischen Fakultät der Universität Sevilla und 1992 an der Universität Barcelona eine Dissertation und eine Lizentiatsarbeit. Beide Arbeiten befaßten sich mit Tieren, die zunächst mit Gift injiziert und anschließend mit verdünnten Arzneien behandelt wurden.

36 Real Decreto 2208/1994, Königliche Verordnung zur Regelung der industriellen

Herstellung homöopathischer Arzneien zum menschlichen Gebrauch. (Boletín Oficial del Estado BOE 284, 28. November 1994).

37 A Marrón [u. a.]: El Sistema Nacional de Salud en la década del 200. Los escenarios finales de la reforma sanitaria. Barcelona 1994, S. 130–131.

2. Vom polyzentrischen Beginn zur Einheit: Italien

Von Emanuela Rizza

Italien vor der Vereinigung – Neapel und das Königreich beider Sizilien

Um die Einführung der Homöopathie nach Italien und den Verlauf der Entwicklung und des Niedergangs dieser Heilmethode im 19. Jahrhundert nachvollziehen zu können, ist es notwendig, die politische Aufteilung der italienischen Halbinsel zu kennen. Bis 1870, als Italien unter der Herrschaft des Hauses Savoyen geeint wurde, hatten die verschiedenen politischen, militärischen und kulturellen Einflüsse in den italienischen Staaten jeweils eine starke Wirkung auf das Schicksal der Lehre Hahnemanns.

Die ersten Informationen über die Heilmethode Hahnemanns sickerten durch das Wirken der Militärärzte im Gefolge der österreichischen Truppen nach Italien ein. Die Armee war von Ferdinand I. nach Neapel gerufen worden, um den Aufstand von 1821 niederzuschlagen. Die Homöopathie erfreute sich in der österreichischen Armee großer Beliebtheit und wurde auch vom Oberkommando gefördert, in dem mit Matthias Marenzeller (1765–1854) ein Anhänger der Homöopathie Leiter des Sanitätskorps der österreichischen Armee war.

Laut Rapou[1] war Neapel für die Homöopathie in Italien das, was Leipzig für Deutschland war. Es war die erste italienische Stadt, in der diese medizinische Methode Einzug hielt, in der sie eine solide Grundlage aufbaute und von der aus sie sich über die Halbinsel ausbreitete. Die Suche nach einer Verständigungsbasis zwischen den Österreichern und dem neapolitanischen Adel ging mit einem Kulturaustausch einher, zu dem auch die neue medizinische Lehre gehörte. Einer der österreichischen Generäle hatte als seinen Beitrag dazu die «Materia Medica Pura» von Hahnemann der Bourbonischen Akademie geschenkt, so daß sie dort übersetzt werden konnte. 1822 beauftragte die Königliche Akademie von Neapel Jörgen Jahn Albrecht von Schönberg (1782–1841), einen österreichischen Militärarzt und Mitglied der Akademie, sich zum Wohnsitz Hahnemanns nach Köthen zu begeben, um die Grundlagen der homöopathischen Lehre zu erlernen. Nach Schönbergs Rückkehr an die Akademie von Neapel verfaßte er eine kurze Schrift, in der er die Ergebnisse seiner Forschungen darlegte.[2]

Der böhmische Arzt Georg Necher aus Melnik, der in seiner Eigenschaft als Leibarzt des Generals im Gefolge der österreichischen Truppen kam, entschloß sich, in Neapel zu bleiben und ein homöopathisches

Ambulatorium zu gründen. Sein Vorteil war es, daß er nicht unmittelbar den österreichischen Truppen angehörte und die italienische Sprache beherrschte. Er genoß bald in der ganzen Stadt einen guten Ruf, und viele neapolitanische Ärzte wandten sich an ihn, zunächst Francesco Romani (1785–1852), dann Giuseppe Mauro (?–1854 oder 1857) und Cosmo Maria de Horatiis (1771–1850).

Das Interesse an dieser neuen Heillehre zeigte sich auch an der ersten italienischen Übersetzung von Hahnemanns «Organon» im Jahre 1824, nur zwei Jahre nachdem die Österreicher die Homöopathie erstmals nach Italien gebracht hatten.

Die politische Geschichte trug zur Verbreitung der Homöopathie bei, als Franz I. (1777–1830) den Thron des Königreichs beider Sizilien bestieg. Sein Leibarzt war Cosmo Maria de Horatiis, der später die Leitung der Chirurgischen Klinik der Universität Neapel übernahm. De Horatiis, der die Homöopathie bereits überzeugt praktizierte, bat den Herrscher, die Verbreitung dieser Lehre zu fördern. Nach historischer Überlieferung gelang ihm das dadurch, daß er die Königin von einer schweren Krankheit und den König selbst von einer Angina heilte,[3] worauf sich dieser zum Förderer der Homöopathie und der Homöopathen erklärte.

De Horatiis bemühte sich um eine Anerkennung durch das lokale medizinische Milieu von Neapel; zu diesem Zweck hielt er im April 1826 an der dortigen Medizinisch-Chirurgischen Akademie einen Vortrag, in dem er die Vorteile der neuen und die Nachteile der alten Medizin definierte und die Ärzte einlud, selbst damit zu experimentieren. Giacomo Tommasini (1768–1846)[4], der dabei anwesend war, sprach nach seiner Rückkehr nach Bologna im Jahre 1827 vor der Medizinischen Fakultät und kündigte an, er wolle die Ergebnisse der weiteren Experimente in aller Ruhe prüfen, um die Gültigkeit der Lehre Hahnemanns zu demonstrieren. Tommasini zeigte damit, daß er dieser neuen Idee aufgeschlossen und vorurteilsfrei gegenüberstand; er wollte mehr über die Homöopathie erfahren, und zwar nicht nur wegen der positiven Ergebnisse, sondern auch aufgrund des Ansehens einiger Anhänger und der Harmlosigkeit der experimentellen Untersuchungen.

Da er seine Argumente auf harte Tatsachen gründete, die nicht einmal von den skeptischsten Allopathen zu leugnen waren, gewann de Horatiis den König dazu, Versuche mit der homöopathischen Heilmethode zu erlauben. Im März 1828 begann daher am Militärhospital Dreifaltigkeit in Neapel ein Experiment mit homöopathischen Arzneimitteln. Ermutigt durch die dabei erzielten Erfolge und unterstützt durch die Popularität seines Buches[5] schlug de Horatiis dem König ein neues Experiment vor, das diesmal unter der strengen Kontrolle eines medizinischen Instituts durchgeführt werden sollte. Am 31. Januar 1829

IL SISTEMA MEDICO

DEL DOTTOR SAMUELE HAHNEMANN,

ESPOSTO

ALLA REALE ACCADEMIA DELLE SCIENZE

DI NAPOLI

DAL D' J. J. ALBERTO DE SCHOENBERG,

CAVALIERE DI DIVERSI ORDINI E MEMBRO DI MOLTE ACCADEMIE E SOCIETA' LETTERARIE.

NAPOLI,

DALLA STAMPERIA REALE.

1822.

28 Titelseite der ersten italienischen Darstellung der Homöopathie: «Il sistema medico» von 1822.

billigte Seine Majestät Franz I. die Vereinbarung, wiederum am Dreifaltigkeitskrankenhaus von Neapel ein zweites Experiment durchführen zu lassen, das der Staatsrat am 23. Januar beschlossen hatte. Nach 40 Tagen, am 23. Mai 1829, war das klinische Experiment abgeschlossen und blieb damit in dem Zeitrahmen, den die Allopathen im Ausschuß erwartet hatten. Der Medizinausschuß trat zusammen, erstellte einen Bericht über die Ergebnisse und die Durchführung des homöopathischen Experiments und schickte ihn an das Innenministerium sowie an König Franz I. Die heftigen Dispute, die den Betrieb des homöopathischen Krankenhauses in Neapel begleiteten, lösten eine Debatte zwischen der herkömmlichen und der homöopathischen Medizin aus, die in einer Atmosphäre skrupellosen Wettbewerbs und einiger recht massiver Auseinandersetzungen und Anschuldigungen stattfand. Dies konnte jedoch nichts an der entscheidenden Bedeutung ändern, die diesem ersten offiziellen homöopathischen Experiment zukommt. Das Wissen über die Homöopathie begann sich auszubreiten, und die Lehre wurde unter Ärzten wie Patienten immer bekannter, was einen unvoreingenommeneren Vergleich notwendig machte. Ebenfalls 1829, am 30. Juli, erschienen die «Effemeridi di Medicina Omiopatica», ein von der Medizinischen Gesellschaft unter der Leitung de Horatiis' zusammengestelltes Journal und zugleich die erste homöopathische Zeitschrift in italienischer Sprache. Doch wieder einmal war es nicht die Presse, sondern das Militär, das die Gelegenheit zur Verbreitung der Homöopathie bot. 1832 versetzte der König beider Sizilien, Ferdinand II. (1810–1859), Marschall Carafa dei Duchi di Noja in die Garnisonsstadt Messina. Carafa hatte bereits einige Zeit homöopathische Arzneimittel genommen und war mit den bedeutendsten homöopathischen Ärzten Neapels befreundet. Dadurch erhielt die neue Heilmethode eine enorme Publizität und kam unter den vornehmen Sizilianern sehr schnell in Mode. Zuvor war Giuseppe Tranchina (1797–1837) nicht so erfolgreich gewesen, als er die Homöopathie von Neapel, wo er sie seit 1821 ohne Vermögen, Ansehen oder Unterstützung durch die Regierenden praktiziert hatte, nach Sizilien brachte. Doch diesmal gewann die Homöopathie in Sizilien allmählich neue Anhänger. 1831 erschien dort eine neue homöopathische Publikation, die «Annali di Medicina Omiopatica per la Sicilia» von Antonino De Blasi (1802?–1854). Die Ehre, der sizilianischen homöopathischen Bewegung einen Schub verliehen zu haben, gebührt jedoch eigentlich dem in Lyon als Sohn italienischer Eltern geborenen Franzosen Benoît Mure (1809–1858). Nachdem man 1831 bei seinem Eintreffen in Palermo Schwindsucht diagnostiziert hatte, wurde er von Marschall Carafa geheilt und zur Homöopathie bekehrt. In Lyon erlernte er dann bei dem bereits berühmten Grafen Sebastien Des Guidi (1769–1863), der ihn vollständig geheilt hatte, den Beruf des homöopathischen Arztes. 1836 eröffnete Mure in Palermo ein homöopathisches Ambulatorium.[6]

Die wichtigste Gelegenheit zur Ausbreitung der Homöopathie im Volk ergab sich jedoch mit der Ankündigung einer raschen Verbreitung der asiatischen Cholera in Europa. Es war eine Zeit, in der die Öffentlichkeit begierig auf eine neue Heilmethode wartete, die jene Krankheit besiegen würde, die noch vor dem ersten Opfer in Italien bereits Angst und Schrecken verbreitete. Auch wenn in der zweiten Jahrhunderthälfte auf dem Gebiet der Krankheitsvorbeugung entscheidende Fortschritte zu verzeichnen waren und der ärztliche Rat sowohl im Hinblick auf die persönliche wie auch auf die öffentliche Hygiene effektiv und sinnvoll wurde, gab es auf dem Gebiet der Heilung nur sehr allmählich Fortschritte. Das Eingeständnis der Hilflosigkeit der medizinischen Wissenschaft sowie diagnostische und therapeutische Unterschiede zwischen den verschiedenen Ärzten bewirkten zusammen ein Klima der Mißgunst, der Verdächtigungen und des Unbehagens unter den Menschen. Es herrschte ein ausgesprochenes Mißtrauen gegenüber der Medizin, und das in einer Zeit, da die Begeisterung für die «positive Wissenschaft» von der Bevölkerung noch nicht geteilt wurde. Die Patienten mußten für jede Art von Krankheit einen Arzt aufsuchen; sie taten dies fast immer mit großem Widerwillen und erst, nachdem sie schon andere Methoden ausprobiert hatten. Für die meisten Menschen stellte der Arzt nur die letzte Hoffnung dar. In der Rückschau wird die Cholera damit zum Katalysator, der die moderne westliche Gesellschaft im Hinblick auf die öffentliche und private Hygiene sowie die Gesundheitserziehung radikal verändert hat. Das Fortbestehen von Hausmitteln und die Tatsache, daß alternative Heilmethoden wie die Homöopathie ihre Wurzeln in der «Schulmedizin» haben, erklärt sich auch und vor allem aus dem, was der Arzt repräsentiert. Er ist die Institution, die Macht, das Gesetz, eingebunden im institutionellen Rahmen von Gesundheitsfürsorge und Krankenhaus. Seine Aufgabe bestand vornehmlich nicht darin, den Cholerapatienten eine Behandlung zukommen zu lassen, deren Wirkung zweifelhaft war, sondern den Rest der Bevölkerung durch eine Isolierung der Infizierten zu schützen. Homöopathische Ärzte argumentierten anders: Giuseppe Belluomini (1776–1854) streicht im Vorwort zur ersten Ausgabe seiner italienischen Übersetzung von Hahnemanns Arbeit zur Cholera[7] heraus, daß eine Zwangseinweisung ins Krankenhaus bei einer Epidemie eines der Haupthindernisse auf dem Weg zur Genesung sei. Die Cholerainfektion ist so heftig, daß innerhalb weniger Stunden der Tod eintritt, wenn dem Patienten nicht bei den ersten Anzeichen der Symptome geholfen wird.

Während der erbarmungslosen Choleraepidemie von 1854/55 übernahm Rocco Rubini (1800–1888) die medizinische Leitung des Armenhospitals in Neapel, wo er seine Ergebnisse veröffentlichte.[8] Seine positiven Beobachtungen homöopathischer Behandlungen wiederholten sich in einer Vielzahl von Fällen während drei verschiedener Epidemien zwischen 1854 und 1865. Die Hauptverwaltung des Armenhospitals gab bekannt, daß Rubini zwischen dem 27. Juli und dem 11. September 1854 200 Cholerafälle geheilt habe, was einer Sterblichkeitsrate von nur 6 Prozent (gegenüber 50–70 Prozent bei der allopathischen Medizin) entsprach.

Ähnliche Versuche, während der folgenden Epidemien homöopathische Abteilungen in Krankenhäusern einzurichten, beschränkten sich auf freiwillige Förderer der Homöopathie. Vor allem aufgrund der fehlenden Unterstützung durch den Adel, auf den die Homöopathie nach 1860 durch den Fall der Bourbonen nicht mehr bauen konnte, war es nicht möglich, sie in die Praxis umzusetzen. Die Entwicklung der Homöopathie im Königreich beider Sizilien war eng mit dem Schicksal der bourbonischen Herrschaft verknüpft: Die neue Heilmethode wurde von den österreichischen Eroberern eingeführt, etablierte sich als Heilkunde der Elite und erlebte mit Unterstützung des Adels, der sich an den Bourbonen orientierte, eine Phase des Aufschwungs und des Erfolgs. Nach der Vereinigung des Königreichs Italien (1861) mußte sie als «reaktionäre» Medizin zwangsläufig an Boden verlieren, da sie durch ihre Verbindung zur alten Regierung diskreditiert war. Dazu kam, daß die Verlegung der Hauptstadt von Neapel nach Rom (nominell 1861, tatsächlich 1871) Neapel in eine schwere Wirtschaftskrise stürzte; in dieser neuen Situation war es der homöopathischen Bewegung nicht einmal gegeben, Erbschaften oder Spenden von Anhängern anzunehmen, die der Homöopathie ein Überleben oder die Entwicklung in anderen, wirtschaftlich besser gestellten Städten Italiens ermöglicht hätten.

Der Vatikanstaat

Es war der Tätigkeit der direkten oder indirekten Schüler der beiden Neapolitaner Romani und de Horatiis zu verdanken, daß sich in der ersten Hälfte des 19. Jahrhunderts in Rom eine aufstrebende Gruppe aktiver homöopathischer Ärzte zusammenschloß. Auch in dieser Stadt bot eine Choleraepidemie der Homöopathie die Gelegenheit, sich selbst zu testen, und es ist das Thema, auf das sich die öffentliche Diskussion damals konzentrierte.[9] Während der Epidemie von 1837 wurde die erste homöopathische Apotheke Roms innerhalb der bereits bestehenden Apotheke im Krankenhaus «Fate Bene Fratelli» auf der Tiber-Insel eingerichtet. Doch der wohltätige Einsatz einiger homöopathischer Ärzte in der Cholerazeit konnte keine große Zahl von Patienten anlocken; die Klientel bestand nur aus der hohen Geistlichkeit, dem Adel und der Oberschicht.

Aufgrund der wirtschaftlichen Interessen, die auch die Medizin und die Pharmazie berührten und prägten, sahen sich die Päpste dieser Zeit oft sowohl dem Druck der allopathischen Ärzte und Apotheker als auch den Petitionen der Homöopathen ausgesetzt, so daß sie unentschlossen waren, ob sie die Homöopathie offen unterstützen sollten oder nicht. Diese Situation schadete der Homöopathie aber nicht, denn es lassen sich keine Gesetze finden, die ihre Anwendung im Kirchenstaat eingeschränkt hätten. 1842 erlaubte Gregor XVI. (1765–1846) dem Klerus, in ganz dringenden Fällen und beim Fehlen eines Arztes homöopathische Arzneimittel zu verabreichen. 1848 berief Pius IX. (1792–1878) den homöopathischen Arzt Giovanni Ettore Mengozzi (?–1882) auf den Lehrstuhl für Naturphilosophie an der Universität Rom und 1869 Francesco

Ladelci (1816–1889) auf den Lehrstuhl für Botanik an der Universität Macerata. In beiden Fällen wurde zwar keine Homöopathie gelehrt, aber die Berufungen sind sicherlich ein Zeichen für die Freiheit und die Ruhe, mit der sich die Homöopathie im Kirchenstaat entwickeln konnte. In der zweiten Hälfte des Jahrhunderts gibt es Hinweise auf die Existenz ausschließlich homöopathischer Apotheken in verschiedenen Städten des Staates, von Rom bis zu weiter am Rand gelegenen Orten wie Ascoli und Foligno. Im Anschluß daran anerkannte der Kirchenstaat – indem er die Ernennung homöopathischer Ärzte durch offizielle Kreiskrankenhäuser bestätigte – indirekt die Homöopathie. 1869 wurde das erste homöopathische Kreiskrankenhaus im umbrischen Bevagna eingerichtet und blieb bis zum Tode Vincenzo Massimos, eines unbekannten homöopathischen Arztes, der es übernommen hatte, in Betrieb.

Das Großherzogtum Toskana

Es war der Herzog von Lucca, Karl Ludwig von Bourbon (1799–1883), der zwischen 1824 und 1825 die Homöopathie in der Toskana einführte, nachdem er bei einem Aufenthalt in Neapel selbst von Necher geheilt worden war. Zwei Jahre später, 1827, veröffentlichte Giuseppe Belluomini mit dem «Archivio della Medicina Omeopatica» in Lucca die erste homöopathische Zeitschrift, die er aus dem Deutschen übersetzte und Karl Ludwig von Bourbon widmete.[10]

Um die Zeit des homöopathischen Experiments am Dreifaltigkeitskrankenhaus von Neapel wurde in Lucca mit dem Bau eines homöopathischen Krankenhauses begonnen.[11] Ein Jahr später (1830), bei einem Besuch Francesco Romanis in Lucca, berichtete dieser, daß er ein gut organisiertes und gut ausgestattetes Krankenhaus gesehen habe, das aber vollständig leer und unbenutzt war: es fehlten nur die Patienten, und er wußte nicht, warum sie ausblieben. Das Krankenhaus wurde nie eröffnet und nahm nie seine Arbeit auf.[12] Eine Erklärung dafür könnte die negative Berichterstattung sein, die nach dem Scheitern des homöopathischen Experiments in Neapel einsetzte. Die hohen Wellen der Schmähungen und Streitigkeiten, die von der italienischen Presse verfolgt wurden, hatten Karl Ludwig dazu bewogen, keine unnötige Aufmerksamkeit und mögliche Kritik auf sich zu lenken, die seinem politisch ohnehin schon angekratzten Image weiter geschadet hätten.

Doch es scheint, als habe sich die Homöopathie bis zur Jahrhundertmitte etabliert, denn es gibt Belege für die Gründung einer ausschließlich homöopathischen Apotheke. In Florenz wurde 1855 gemeinsam mit dem «Dispensatorio Omeopatico Italiano» eine homöopathische Apotheke eingeweiht, worauf die Eröffnung eines «Dispensatorio Omeopatico Francese» und eines «Dispensatorio Omeopatico Toscano» folgten, die alle zur selben Zeit in verschiedenen Stadtteilen tätig waren.

Das Königreich Lombardo-Venetien

Im Königreich Lombardo-Venetien, das von Österreich beherrscht wurde, waren die Anfänge der Homöopathie mühsam und schwierig. Die patriotische Haltung eines großen Teils der lombardischen Intellektuellen führte dazu, alles, was vom Besetzer kam, mit einer tiefsitzenden Aversion abzulehnen. Man muß sich also höheren Ebenen der politischen Macht zuwenden, um auf homöopathische Ärzte zu stoßen. Unter deren Patienten war der bekannteste sicherlich Feldmarschall Graf J. J. Franz Karl Radetzky (1766–1858). Radetzky, eine der meistgehaßten Personen des italienischen «Risorgimento», wurde 1841 von Christoph Hartung (1779–1853) geheilt, der die Homöopathie vielleicht als erster in die Lombardei eingeführt hat. Der Ruhm der Genesung Radetzkys ist zwar ein wichtiges Kapitel in der Geschichte der Homöopathie, reichte aber nicht aus, um eine breitere Öffentlichkeit mit dieser Heilmethode vertraut zu machen.

Der Kaiserliche Kommandant erlaubte 1846 den homöopathischen Ärzten die Gründung einer Gesellschaft und erließ im selben Jahr Bestimmungen, die das Praktizieren der Homöopathie betrafen und die Herstellung und den Verkauf homöopathischer Arzneimittel regelten. Doch obwohl sich die Nachfrage nicht erhöhte und es in Mailand und anderen Städten nur wenige homöopathische Apotheken gab, überwanden Ärzte im Lauf der Jahre ihre anfänglich politisch motivierte Abneigung und wandten sich der Homöopathie zu. Einer von ihnen war Paolo Brentano (1830–1865), der die jährlich erscheinende Zeitschrift «L'Omiopatia in Italia» gründete und herausgab, von der aber nur zwei Bände erschienen.[13] Dasselbe Schicksal ereilte die homöopathische Zeitschriftenproduktion in Venetien, wo die «Biblioteca Omeopatica», eine Sammlung aus dem Deutschen übersetzter Artikel,[14] 1856 das Licht der Welt erblickte.

Das Königreich Savoyen

Die Homöopathie erreichte Piemont und andere Gebiete des Königreichs Savoyen zwar nicht von den italienischen Staaten aus, aber etwa um 1835 kam sie von Südfrankreich, wo Graf Des Guidi seine homöopathischen Aktivitäten betrieb, die er in Neapel begonnen hatte. Aufgrund der steigenden Zahl homöopathischer Ärzte wurde es sehr wichtig, daß es eine rechtliche Anerkennung gab, die sich auf Ärzte und Patienten erstreckte. Karl Albert von Savoyen (1798–1849) erließ erstmals 1839 gesetzliche Maßnahmen und Verordnungen zum Verkauf homöopathischer Arzneien und sorgte auf diese Weise implizit für die rechtliche Anerkennung homöopathischer Ärzte und ihres Rechts auf Ausübung ihres Berufs. Faktisch schützten die Verordnungen die Apotheker vor der wirtschaftlichen Konkurrenz durch die homöopathischen Ärzte, die ihre Arzneien direkt an die Patienten ausgaben. Karl Alberts Erlaß erlaubte die Eröffnung einer homöopathischen Apotheke in Turin, die Eröffnung homöopathischer Abteilungen in den bereits bestehenden Apotheken und die Eröffnung besonderer homöopathischer Apotheken durch Apotheker, die bereits im Besitz einer Lizenz waren; dagegen verboten sie homöopathischen Ärzten, ihre Arzneien direkt an die Patienten auszugeben, sofern es eine homöopathische Apotheke gab. Später erließ Karl Albert mehrere Verordnungen, die die Tarife homöopathischer Arzneien festschrieben.[15]

Es gab ein paar kleinere private Initiativen, um Ambulatorien und homöopathische Abteilungen in bereits bestehenden Krankenhäusern in Turin zu eröffnen und zu etablieren. 1839 wurde eine homöopathische Ambulanz im Krankenhaus der «Suore Orsoline della Piccola Casa» (Ursulinen) eröffnet, was auf die Marquesa di Barolo zurückging. Dieselbe Marquesa gründete das Krankenhaus «Santa Filomena», um an Rachitis erkrankte Kinder zu heilen. 1849 wurden zwei Zimmer des Krankenhauses «Cottolengo» an eine homöopathische Ambulanz abgetreten. In Genua war der Auftrieb für die Homöopathie allerdings mit Benoît Mure verknüpft, der 1854 ein insbesondere während der Choleraepidemie von 1854/55 frequentiertes Ambulatorium eröffnete. Ein scharfer Briefwechsel begleitete die Arbeit Mures, dem man vorwarf, sich mit Studenten und Assistenten zu umgeben, die über keinen medizinischen Abschluß verfügten. Nach einem Verbot durch den Bürgermeister schloß Mure das Ambulatorium und eröffnete es erst wieder, als er freigesprochen wurde und man anerkannte, daß die beschuldigten Personen ihre Hilfe nur gewährt hatten, wenn die vom Wüten der Epidemie diktierten Umstände keinen Aufschub duldeten und kein Arzt mit einem medizinischen Abschluß erreichbar war. Mures Ziel war die Gründung einer Schule, deren Abschluß Laienpraktikern weiterhin ermöglichen sollte, homöopathisch zu arbeiten, aber dieser Plan hatte in Italien keinen Erfolg. In diesem Land war das Gesetz immer sehr streng gegenüber Heilern, die ohne Approbation den Arztberuf ausübten.

Die Homöopathie im geeinten Königreich Italien

Nach den ersten paar Jahren, in denen die Anhänger der Homöopathie trotz der schwierigen Entwicklung Anfangserfolge verbuchen konnten, waren doch auf der gesamten Apenninenhalbinsel gewisse Rückschläge zu verzeichnen. Die Zahl homöopathischer Ärzte sank Jahr um Jahr, und die wenigen, die blieben, schienen den Disputen und der Konkurrenz zu den traditionellen Ärzten aus dem Weg zu gehen. Die homöopathischen Gesellschaften verschwanden, und die Zeitschriften machten infolge des Geld- und Ideenmangels eine schwere Zeit durch. Sie veröffentlichten weiterhin Streitgespräche, denen es «an Substanz fehlt und die eine Wiederholung alter Vorstellungen und Programme kennzeichnet».[16]

Trotz all der Erfolge, die viele Anhänger beobachten konnten, wurde die Homöopathie nicht zu einer geeinten Bewegung, die in der Lage gewesen wäre, die Ärzte für ein gemeinsames Ziel zu organisieren. Als 1845 der VII. Wissenschaftskongreß in Neapel tagte, wurde eine homöopathische Sektion nicht zugelassen. Die Erlaubnis, auf diesem Kongreß Ergebnisse zu diskutieren, die von homöopathischen Ärzten vorgelegt wurden, hätte der Lehre eine offizielle Anerkennung und den Status der Wissenschaftlichkeit verschafft, die von den Homöopathen seit langem beansprucht wurden.

Zur Zeit der Entstehung der Homöopathie war die «Schulmedizin» noch immer von den Methoden Galens geprägt, nach denen es kaum Fortschritte gegeben hatte. Blutegel, Aderlässe und Abführmittel bildeten die Grundlage der Therapie. Zehn Jahre nach der Geburtsstunde der Homöopathie in Italien enthüllte Domenico Bruschi (1787–1863) ein beunruhigendes Chaos an Heilmethoden und Materialien, das aufgrund der großen Zahl von pathologischen Theorien herrschte. Bruschi erklärte: «Es ist sehr unethisch für die Medizin, sie dem Wandel der Mode anheimzugeben, wie dies bei Kleidern der Fall ist.»[17] Auch wenn die Begeisterung für John Brown (1735–1788) und Giovanni Rasori (1766–1837) nachließ, wurden die Auseinandersetzungen zwischen Anhängern und Gegnern in einem Klima der Verwirrung geführt. Als Giacomo Tommasini (1768–1846) im Norden Italiens die Geburt einer neuen «Italienischen Heillehre» verkündete, die eine Verbindung zwischen pathologischen Ideen und den verstreuten praktischen und therapeutischen Positionen darstellen sollte, wurde die klinische Medizin im übrigen Italien durch die Prinzipien des Experiments und der Beobachtung bestimmt.[18]

Neue wissenschaftliche Ideen konnten sich selbst in den Jahren der verschiedenen Wissenschaftskongresse (1839–1847) kaum in einem Italien verbreiten, das erst «geographisch» und noch nicht politisch und kulturell vereinigt war. Die Feindschaft zwischen den Herrschern behinderte den freien Austausch von Waren und Ideen und verbarg, bei der herrschenden Intoleranz gegenüber neuen Ideen, die Ablehnung jeder Form der Neuerung. Die auf den Kongressen zur Sprache kommenden Fragen waren breit gefächert und reichten von praktischen und organisatorischen bis zu inhaltlichen und methodischen Aspekten der Wissenschaft. Viele Probleme blieben ungelöst, wie die Frage der Phrenologie von Franz Joseph Gall (1758–1828), die manchmal als physiologische Wissenschaft des Gehirns und dann wieder als materialistische, profane Theorie der Seele angesehen wurde. Den Problemen epidemischer Krankheiten (Cholera, Pellagra, Malaria) begegnete man mit großer Energie, weil der Wissenschaft sehr an einer Verbesserung des Gesundheitswesens gelegen war. Doch ein Thema, das offenbar mit einer unglaublichen Einmütigkeit behandelt wurde, war die Homöopathie. Alle stimmten darin überein, daß sie nicht akzeptabel war. Das Prinzip «similia similibus curentur», das dem «contraria contrariis», auf dem die Heillehre seit Jahrhunderten basierte, fundamental widersprach, wurde so heftig abgelehnt, daß auf dem bereits erwähnten VII. Kongreß der Vortrag von Jenner über die Impfung zensiert wurde, weil er auf derselben Grundlage wie das «Ähnliches möge Ähnliches heilen» basierte.

Die politisch-territoriale Einheit des Landes stellte den Ausgangspunkt für eine neue kulturelle Bewegung in Italien sowie zwischen Italien und Europa dar. Die Wiederaufnahme eines «intranationalen und vor allem internationalen Austauschs wissenschaftlicher Ideen»[19] folgte der Einheit. In dieser Phase eines wachsenden Interesses an Begrifflichkeit und ihrer Anwendung auf revolutionäre Theorien und Methoden auf dem Gebiet der Wissenschaft gediehen medizinisch-biologische Untersuchungen. Im kulturellen Klima der Vereinigung und der Erneuerung wissenschaftlicher Ideen und gestützt durch eine neue Experimentierfreude, wurde als Element der Laienkultur eine positive Ideologie eingeführt. Die großen Themen im Zusammenhang mit der Physiologie in Deutschland, der Zellforschung und dem Darwinismus drangen in die italienische Kultur ein. Die Kategorisierung der Bakteriologie brachte neue therapeutische Triumphe mit sich: von der Anwendung der Immunisierung bis zur Hoffnung auf die Beseitigung von Krankheitsursachen durch die Bekämpfung des dafür verantwortlichen Elements. Es waren die Entdeckungen von Louis Pasteur (1822–1895) und Robert Koch (1843–1910), die – durch einen bakteriologischen Gedanken, der leicht von wissenschaftlichen Laien verstanden werden konnte – einen entscheidenden Schlag gegen die Lehre Hahnemanns bedeuteten. Die Krankheit war tatsächlich als lebender Fremdkörper faßbar, ein Aggressor gegen den menschlichen Körper, der potentiell mit Waffen zu besiegen war. Die Entwicklung in der Physiologie und der pathologischen Anatomie im Jahrhundert der wissenschaftlichen Experimente konnte weder eine Erklärung für die empirischen Beobachtungen Hahnemanns liefern noch sie als Dogma akzeptieren.

Eine der Konsequenzen der Einigung Italiens nach 1870 war eine allgemeine Revision der gesamten Gesetzgebung. Auf der einen Seite blieb die von Karl Albert 1839 erlassene Verordnung in Kraft, die homöopathischen Ärzten erlaubte, ihren Beruf auszuüben und selbst hergestellte Arzneien auszugeben, was mit dem Mangel an homöopathischen Apotheken begründet wurde. Auf der anderen Seite galt die Aufmerksamkeit der Erneuerung und, auch im Hinblick auf das Gesundheitswesen, der Vereinheitlichung der Gesetzgebung. Am 6. Dezember 1870 wurde das «Progetto di Codice Sanitario per il Regno d'Italia» (Entwurf der Gesundheitsgesetze für das Königreich Italien) dem Senat zur Abstimmung vorgelegt. In diesem Entwurf kam die Homöopathie nicht einmal vor, und einige Artikel bedrohten indirekt das Recht von Homöopathen, zu praktizieren und zu verschreiben. Es war den Ärzten verboten, Arzneien direkt herzustellen und auszugeben (Art. 49), und es wurde eine einzige vereinheitlichte Arzneimittelliste erstellt (Art. 72). Im März 1873, während einer Debatte über das Gesetzesprojekt, wurden einige Worte eingefügt, die deutlich machten, daß der italienische Staat die Homöopathie klar marginalisierte: «In die Gesundheitsgesetzgebung des Königreichs schließen wir die homöopathische Medizin nicht ein, wir können sie nicht eingehender behandeln, weshalb die Praxis der Homöopathie zu überwachen ist.»[20] Eine Petition der italienischen homöopathischen Ärzte wurde dann in einen abschließenden Artikel des Gesundheitsgesetzes aufgenommen: «Durch Königliche Verordnung, in Übereinstimmung mit dem Obersten Gesundheitsrat, wird die Erstellung einer besonderen Arzneimittelliste für den Gebrauch der Homöopathie gewährt, und gleichfalls durch Königliche Verordnung und in Übereinstimmung mit besagtem Rat wird ein besonderes Gesetz zur Überwachung homöopathischer Apotheken erlassen. Der homöopathische Arzt darf homöopathische Arzneien verteilen, wo homöopathische Apotheken fehlen.»[21]

Die italienischen homöopathischen Ärzte versuchten trotz dieser Schwierigkeiten erfolgreich zu praktizieren, und der privilegierteste Ort für Aktivitäten im Zusammenhang mit der Homöopathie war die Stadt Rom. Da sie zur Hauptstadt des Königreichs geworden war, bildete sie das Zentrum homöopathischer Vereinigungen und Kongresse. 1872 entstand in Rom das «Istituto Omiopatico Italiano», das Vorbild für andere Organisationen wurde; es war praktisch die einzige Manifestation homöopathischen medizinischen Lebens, das in Italien noch existierte. 1883 wurde die «Società Hahnemanniana Italiana» gegründet, deren offizielles Organ die «Rivista Omiopatica Italiana» war. Dieser Organisation schlossen sich 1929 die Stiftung «Associazione Omiopatica Italiana» mit ihrem Sitz in Arezzo, 1932 das «Centro Omeopatico Romano» und 1938 die «Associazione Nazionale Omeopatica Italiana» an. Im sel-

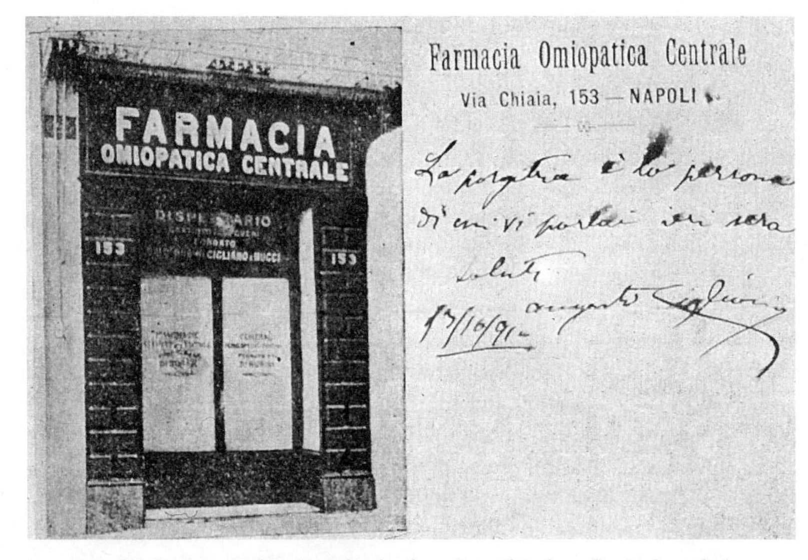

29 Postkarte mit der Ansicht der homöopathischen Zentralapotheke von Neapel.

ben Zeitraum entstand in Florenz die Zeitschrift «L'Omiopatia nel secolo XX», das offizielle Organ der «Società Medica Omiopatica Italiana».

Das neue politische Klima in Italien war nicht günstig für die Homöopathen, die ihre Hoffnungen schwinden sahen, eine offizielle akademische Anerkennung zu erhalten. Verschiedene Bemühungen und Gesetzesinitiativen, die Lehre der Homöopathie an Universitäten zuzulassen, wurden mit Ausnahme eines einzigen Teilerfolgs abgelehnt. 1895 gab es so etwas wie einen regulären Kurs in Homöopathie, als der Bildungsminister Guido Baccelli (1832–1916) Tommaso Cigliano (1842–1913) damit beauftragte, an der Universität Neapel Vorlesungen über die homöopathische Lehre zu halten. Am 24. März 1895 hielt er seine Antrittsrede «Il Metodo sperimentale e le dosi minimi» (Die experimentelle Methode und die minimalen Dosen), die allerdings nicht die positive Wirkung hatte, die man ein paar Jahrzehnte zuvor erhoffen konnte. Sie provozierte nicht einmal eine Reaktion von seiten der allopathischen Ärzte und blieb ein Einzelfall, der nicht wiederholt wurde.

Die Homöopathie heute

Da es leider beim gegenwärtigen Forschungsstand noch nicht möglich ist, die Zeit zwischen 1900 und 1970 genauer zu beschreiben, muß man hier direkt auf die Gegenwart eingehen. In den letzten zwanzig Jahren scheint die Homöopathie in Italien auf dem Weg zu einer Renaissance zu sein. Die Gründe für das erneute Interesse von seiten der Ärzte und Patienten lassen sich teilweise durch den aktuellen Trend zu einem allgemeineren Interesse an der Gesundheit verstehen. Auf der anderen Seite impliziert die Hinwendung zu einer medizinischen Methode, die als natürlich gilt, eine kritische Haltung gegenüber der Schulmedizin. Nach dieser Meinung hat sich die Schulmedizin in eine Technisierung hineinziehen lassen, die zur Spezialisierung führt und das menschliche Element, das auf einer umfassenden Kommunikation zwischen Arzt und Patient basiert, vernachlässigt.

Die Hauptgründe, weshalb Patienten sich der Homöopathie und der Alternativmedizin insgesamt zuwenden, liegen nach allgemeiner Einschätzung vor allem in den Mängeln der Schulmedizin und in einer übermäßigen Bürokratie des Gesundheitswesens begründet. Insbesondere der ärgerliche Mangel an Verständnis in der Beziehung zwischen Arzt und Patient drückt sich in einem wachsenden Unbehagen aus, das sich noch verstärkt, wenn der «menschliche» Aspekt der Heilung auf eine technisierte Wissenschaft reduziert wird.

Auch wenn Italien keine von Homöopathen gegründeten Schulen aufweisen kann, gibt es heute viele Vereinigungen zur Verbreitung homöopathischer Medizin. In manchen Fällen ist die Lehre der Homöopathie in übergreifende Kurse zur Alternativmedizin eingebettet und wird so gemeinsam mit Akupunktur und anderen «ganzheitlichen» Heilmethoden gelehrt.[22] Häufig wird die Verbreitung homöopathischer Prinzipien von größeren Vertriebsgesellschaften oder Herstellern homöopathischer Produkte durch Werbe- und Förderprogramme unterstützt.

Auch im heutigen Italien besteht noch Gesetzgebungsbedarf zur Regelung der Homöopathie. In jüngster Zeit aber, bis 1989, wurden mehrere Gesetzentwürfe zur Anerkennung der homöopathischen Medizin und ihrer Arzneimittel sowie zur gesetzmäßigen Ausbildung homöopathischer Ärzte vorgelegt und von Zeit zu Zeit von verschiedenen Parteien – den Radikalen, den Grünen, den Kommunisten, den Sozialisten und den Christdemokraten – unterstützt. Alle Entwürfe blieben aber in der Planungsphase stecken. Erst seit 1988 ist es erlaubt, die Kosten für Besuche bei homöopathischen Ärzten und den Kauf homöopathischer Arzneimittel auf der Steuererklärung anzugeben; sie werden gleich behandelt wie Arztbesuche allgemein, die in Italien steuerlich absetzbar sind.

Anmerkungen

1 Auguste Rapou: Histoire de la doctrine médicale homoeopathique. Paris 1847, S. 130. Andere Quellen für die Geschichte der Homöopathie in Italien sind: Rudolf Tischner: Geschichte der Homöopathie. Leipzig 1939; F. Zammarano: Medicina omeopatica dalle origini ad oggi. Bologna 1952; Alberto Lodispoto: Storia dell' omeopatia in Italia. Rom 1961; Siro Bertelli: Grandezza e miseria degli omeopatici italiani. Perugia 1933; Evelino Leonardi-Riccardo Galeazzi Lisi: Saggio di bibliografia della dottrina omeopatica. Rom 1937.
2 Albert J. J. von Schönberg: Il sistema medico del Dottor Samuele Hahnemann eposto alla Reale Accademia delle Scienze di Napoli. Neapel 1822.
3 Thomas Lindsley Bradford: Pioneers of Homoeopathy. Philadelphia 1897; Domenico Bruschi: Esposizione compendiosa del sistema medico omeopatico. Perugia 1838.
4 Giacomo Tommasini: Del viaggio fatto a Napoli. Bologna 1827; ders.: Discorso di prolusione e chiusura dei corsi di Clinica Medica. Bologna 1826.
5 Cosmo Maria de Horatiis: Saggio di Clinica omeopatica. Neapel 1828.
6 Lodispoto (wie Anm. 1).
7 Giuseppe Belluomini: Metodo pronto e sicuro di curare il Cholera asiatico del dottor Hahnemann e del dottor Schmitt. Neapel 1832.
8 Rocco Rubini: Statistica dei colerici curati colla sola canfora in Napoli nel Reale Albergo dei Poveri negli anni 1854–1855–1856. Neapel 1866.
9 Unter den vielen Arbeiten zur homöopathischen Behandlung der Cholera, die während der verschiedenen Epidemien veröffentlicht wurden, vgl. die folgenden: Francesco Ladelci: Metodo curativo il più sicuro, facile e pronto del Cholera Morbus. Velletri 1854; Innocenzo Liuzzi: Osservazioni del Cholera Morbus Indiano. Rom 1839; Vincenzo Massimi: Della Cura del Cholera. Teramo 1867; Francesco Talianini: Cura omiopatica del cholera asiatico. Ascoli 1836.
10 Giuseppe Belluomini: Archivo della medicina Omeopatica, pubblicato da una Società di Medici Tedeschi e tradotto in italiano. Lucca 1827.
11 Bollettino delle Leggi del Ducato Lucchese: Bd. XV, Decreto n° 39 v. 20. Oktober 1829.
12 Antonio E. Vitolo: Contributo alla Storia dell' Omeopatia: I decreti di istituzione dell'Ospedale Omeopatico del Ducato di Lucca. Pisa 1950.
13 L'Omiopatia in Italia: Rivista annuale di medicina omiopatica. Milano Bd. I (1864), Bd. II (1867).
14 Biblioteca Omiopatica: compilazione dal tedesco del Dottor Giulio Vianello. Venedig 1856.
15 Decreto Reale (Königliche Verordnung) 25/2/1839; Decreto 11/12/1840; Decreto 18/5/1846.
16 Lodispoto (wie Anm. 1), S. 32.
17 Domenico Bruschi: Istituzioni de Materia Medica. Mailand 1834, S. 24.
18 Giacomo Tommasini: Della nuova dottrina medica italiana (1816–1817). In: Opere Minori. Florenz 1835.
19 Giorgio Cosmacini: Problemi medico-biologici e concezione materialista. In: Storia d'Italia, Annali 3, Turin 1980, S. 816.
20 Ettore Mengozzi: Una deliberazione del Consiglio Superiore della Pubblica Istruzione del Regno d'Italia sul libero insegnamento della Medicina Omeopatica. Rom 1879.
21 Atti Ufficiale del Senato Italiano (Offizielle Akten des italienischen Senats), No. 379, S. 1467–1468.

22 Società Italiana medicina Omeopatica (SIMO) in Turin. Ambulatorio di Medicina Omeopatica (AMO), Centro Italiano Studi e Documentazione in Omeopatia (CISDO), Istituto Riza, Istituto di medicina Omeopatica (IMO), Centro Omeopatico Italiano (COI) in Mailand. Centro Internazionale degli Studi della Nuova medicina (NU. ME.) in Bologna. Istituto di Studi di Medicina Omeopatica, Società Hahnemann, Società Ambulatori di Medicina Omeopatica (SAMO) in Rom, Centro di Medicina Omeopatica (CE. M. O. N.), Associazione Medicina Omeopatica, Fondazione Omeopatica Italiana (FOI) in Neapel.

3. Von der Ethnohomöopathie zur postkommunistischen Vielfalt: Rumänien

Von Michael Neagu

In diesem Beitrag beschreibe ich zunächst uralte medizinische Praktiken der rumänischen Bauern, die auf eine intuitive Anwendung homöopathischer Heilmethoden schließen lassen, dann analysiere ich Hahnemanns Aufenthalt in Rumänien; im folgenden 19. Jahrhundert war die Homöopathie in Rumänien nur schwach vertreten. Im 20. Jahrhundert untersuche ich hauptsächlich die zwei wichtigsten Auswirkungen des Kommunismus: den Stalinismus und schließlich das Aufblühen der Homöopathie nach 1989 unter neuen Bedingungen.

Die Ethnohomöopathie in Rumänien

Mit dem Begriff «homöopathisch» werden in diesem Beitrag Heilpraktiken bezeichnet, die auf dem Ähnlichkeitsgesetz beruhen, wobei sehr geringe Wirkstoffmengen verabreicht werden. Die Krankheit wird behandelt, indem sehr geringe Mengen desjenigen Wirkstoffes verabreicht werden, der beim gesunden Menschen, in größeren Mengen eingenommen, die gleichen Symptome verursacht, wie sie für das Krankheitsbild des Patienten zu beobachten sind.

Schon vor Tausenden von Jahren haben die Volksheiler die isotherapeutische Wirkung verschiedener Kräuter gekannt und bei Vergiftungen mit bestimmten Kräutern sehr stark verdünnten Tee aus derselben Pflanze verabreicht. Bei gewissen frühen Kulturen wurden derartige Teezubereitungen sogar mit offensichtlich homöopathischer Zielsetzung angewendet, um Symptombilder, die den Vergiftungen mit den betreffenden Pflanzen glichen, zu behandeln, auch wenn die Ursache der Krankheit nicht in einer Vergiftung bestand. Die alten Chinesen kannten die antisklerotische Wirkung der Goldmoleküle für den Organismus.[1] Den Übergang von der Isopathie zur Homöopathie betrachte ich als das Ergebnis einer kreativen Verwechslung: es wurde jedesmal eine Vergiftung mit Atropa belladonna oder mit Hyosciamus niger festgestellt, wenn jemand Fleisch oder Milch von einem Tier zu sich nahm, welches kurz zuvor diese für das Tier selbst unschädlichen Pflanzen gefressen hatte. In solchen Fällen erleichterte ein sehr verdünnter Tee aus dem giftigen Kraut die Genesung. Es kam aber vor, daß nach der erfolgreichen Behandlung einer vermeintlichen Vergiftung festgestellt wurde, daß der Patient sich nicht vergiftet haben konnte. Die isopathische Behandlung hatte in homöopathischer Weise gewirkt. Es wurde also nicht Gleiches mit Gleichem, sondern mit Ähnlichem geheilt. Dies war also nicht Isopathie, sondern Volkshomöopathie, als man ungeachtet der Ursache nur nach dem Symptombild behandelte. In den drei Teilen meiner Studie «Die rumänische Ethnohomöopathie» habe ich 150 Pflanzen vorgestellt, die in der Zeit vor Hahnemann in einer Weise, die man als volkshomöopathisch betrachten kann, von den rumänischen Volksheilern angewendet wurden.[2]

Vor etwa 150 Jahren begann man, sich für die rumänische Folklore zu interessieren. Folkloresammler durchwanderten das ganze Land und schrieben alles auf, was ihnen von den Leuten als Brauchtum erzählt wurde. Ein großer Teil dieser Bräuche waren medizinische Praktiken, die von altersher überliefert waren. Die Forscher notierten dies und veröffentlichten es unverändert in Jahrbüchern und Kalendern. Die Folkloresammler wunderten sich oft, daß die betreffende Pflanze eigentlich die vom Volk angegebenen entgegengesetzten Zustände heilte. Sie glaubten, daß magische oder gar störende Elemente gewirkt hätten, daß etwa der Patient kälteempfindlich, geschwächt oder kurzatmig sei, wenn es eigentlich um eine Verdauungsstörung ging. In diesem Fall haben wir es statt dessen mit eindeutigen Elementen der Ethnohomöopathie zu tun.

Beim Studium dieser Kalender fand ich etwa 150 Pflanzen, deren medizinische Anwendung aus allopathischer Sicht geradezu falsch ist. Über Berberis, Chelidonium, Solidago erzählten die Volksheiler im vorigen Jahrhundert den Folkloresammlern, daß diese Kräuter wundersame Kräfte hätten, die viele Krankheiten heilten. Sie beschrieben komplexe Symptombilder, die gegeben sein müßten, damit diese Kräuter wirkten. All das wurde unverändert, aber auch unverstanden veröffentlicht. Ein Homöopath erkennt aber in diesen Beschreibungen komplexe, typisch homöopathische Symptombilder.

In den volkstümlichen Behandlungen finden sich die Grundelemente der Homöopathie selbstverständlich nicht systematisch geordnet. Diese sind vermischt mit Elementen der Aromatherapie, der Isopathie und der Phytotherapie. Die Homöopathen betrachten die Verwendung von Calendula für die schnellere Vernarbung von Wunden als ein Element der Allopathie, das sich in die Homöopathie eingeschlichen habe. Sie erläutern dabei, daß die Behandlung mit Calendula nur für Patienten geeignet sei, die «reizbar sind, empfindlich gegen Kälte und Lärm, mit Wunden, deren Heilung verspätet erfolgt».[3] Die rumänischen Sammler medizinischer Folklore wiesen auf die Anwendung von Bädern mit verdünntem Calendula-Aufguß zur Beruhigung von reizbaren Kindern hin, die unter Kälte leiden und beim geringsten Lärm zusammenzukken.[4]

Einige Sammler von Gebräuchen der Volksmedizin machten darauf aufmerksam, daß manche Pflanzen, in Abhängigkeit von der Konzentration, entgegengesetzte Wirkungen aufweisen. So zum Beispiel haben die Früchte von Prunus cerasifera (Marille) in frischem oder gedörrtem Zustand eine laxative (abführende) Wirkung, während ein verdünnter Fruchttee aus diesen Früchten den Durchfall bekämpft. Die Bauern in Siebenbürgen kennen die Anwendung dieser Früchte sowohl bei Verstopfung als auch bei Durchfall.[5]

Natürlich müssen wir stets den entsprechenden Unterschied zwischen der homöopathischen und der allopathischen Behandlung mit pflanzlichen Alkaloiden beachten, die häufig in Mengen unter 1 mg verabreicht werden, um eine heilende und nicht tödliche Wirkung zu haben. Diese Alkaloide zeigen jedoch bei gesunden wie auch bei kranken Menschen etwa dieselbe Wirkung. Allerdings ist bei ihrer Anwendung jede homöopathische Dimension ausgeschlossen. Andererseits benutzten die Folkloresammler in ihren Gesprächen mit den Volksheilern nicht die lateinischen Bezeichnungen der Pflanzen, sondern ihre volkstümlichen Namen, was manchmal zu Mißverständnissen führen kann. In verschiedenen Gegenden kann dieselbe Pflanze verschiedene Namen haben, andererseits kann sich derselbe Name auf verschiedene Pflanzen beziehen.

Für viele Kräuter der Flora Rumäniens habe ich Hunderte von homöopathischen Anwendungen bei akuten und chronischen Erkrankungen angetroffen, die prophylaktisch angewendet werden, ebenso auch in der Tiermedizin. Natürlich befinden sich manche davon an der Grenze zwischen Homöopathie und Allopathie. In anderen Fällen könnte die von uns beobachtete Wechselbeziehung das Ergebnis des Zufalls sein, also nicht die Absicht des Volksheilers. Eine beträchtliche Anzahl von Pflanzen wurde von den Volksheilern homöopathisch angewendet.

In Wirklichkeit ist das Problem aber noch vielfältiger. Wenn wir über traditionelle Medizin sprechen, vergegenwärtigen wir im Grunde therapeutische Techniken, die in ihrer Gesamtheit schwer nachvollziehbar sind. Der Heilpraktiker handelte intuitiv. Wir erklären alles und machen dabei manchmal Fehler; der Heilpraktiker selbst würde unsere heutigen Erklärungen nicht verstehen, da wir seinen Handlungen unsere, ihm fremde Mentalitäten zuordnen. Sogar die von uns verwendeten Begriffe Ethnohomöopathie, Isopathie usw. sind sehr modern und von der traditionellen Heilweise weit entfernt. Ich habe diese erste Etappe der Vorhomöopathie erwähnt, da sie eine Erklärung für das besondere «Gespür» der rumänischen Homöopathen gibt.

Hahnemann in Siebenbürgen

Bekanntlich war Samuel Hahnemann (1755–1843) nach Abschluß seiner medizinischen Studien im Jahre 1777 in Wien und bis zur Verteidigung seiner Dissertation «Conspectus ad fectum spasmodicorum aetiologicus et therapeuticus» 1779 in Erlangen als Hausarzt und Bibliothekar des Barons Brukenthal in Sibiu/Hermannstadt tätig. Während dieser kurzen Zeitspanne, die er in Rumänien verbrachte, machte Hahnemann zwei für seine spätere Entwicklung bedeutende Erfahrungen. Die Aufnahme in die Organisation der Freimaurer erfordert keinen besonderen Kommentar.[6] Die Inventur der Bibliothek des Barons eröffnete dem jungen Arzt, der auch sein Doktorat vorbereitete, ungeahnte theoretische Perspektiven. Denn der Baron – ein überaus erleuchteter Geist seiner Zeit – besaß viele seltene Bücher, insbesondere auf dem Gebiet der Medizin und der Esoterik (35 Wiegendrucke unter den 15 000 Bänden). Im Katalog der Bibliothek ist auch die berühmte Medicina Spagyrica von Rhumelius zu finden, in der dieser auf dem seltener angewendeten hippokratischen therapeutischen Prinzip beharrt: Similia similibus curantur.[7] Gewiß besteht zwischen den von Rhumelius präsentierten spagyrischen Heilmitteln und den ersten von Hahnemann probierten Heilmitteln keinerlei Verbindung. Hahnemann hat jedenfalls seinen Aufenthalt in Hermannstadt recht plötzlich und unzufrieden abgebrochen.[8]

Die rumänische Homöopathie im 19. Jahrhundert

Zwischen der deutschen, amerikanischen und französischen, gut entwickelten Homöopathie und der rumänischen bestand im 19. Jahrhundert ein großer Unterschied. Für diese Zeit haben wir nur auf zwei, eher vereinzelte Entwicklungen hinzuweisen. Es handelt sich in erster Reihe um auswärtige, meist deutsche Homöopathen, die für eine gewisse Zeit die Homöopathie in Gebieten des heutigen Rumäniens ausgeübt hatten. Außerdem gab es auch rumänische Ärzte, die im Ausland (in Frankreich oder in Deutschland) gelebt und sich dort auf dem Gebiet der Homöopathie weitergebildet und dann in der neuen Heimat diese Therapie ausgeübt haben.

Zur ersten Kategorie gehört Dr. Johann Martin Honigberger (1794–1869), der in Brasov/Kronstadt in Siebenbürgen geboren wurde.[9] Wie er in seiner ausführlichen Autobiographie erzählt, kam er im Alter von 20 Jahren als Apothekerlehrling nach Bukarest.[10] Von dort fuhr er nach über einem Jahr mit einem Schiff in die Türkei. 1834 kam er für kurze Zeit nach Brasov/Kronstadt zurück. Danach finden wir ihn in Jassy (Moldawien) wieder, wo er die Homöopathie praktizierte. Vermutlich zwang ihn das fehlende Medizinstudium, erneut in den Orient zu reisen, zunächst in die Türkei und dann nach Indien. Honigberger war vor 1834 einer der ersten Schüler Hahnemanns. Er wurde zum Ehrenmitglied der Asiatischen Gesellschaft in Paris sowie der Gesellschaft homöopathischer Ärzte in Leipzig gewählt. Trotz seiner bewegten Jugend und der späten Vollendung seiner medizinischen Studien haben ihm die Untersuchungen über in Afghanistan gefundene Pflanzen sowie die dort gemachten archäologischen Entdeckungen einen wohlverdienten Ruhm am Ende seines Lebens beschert. Der Nachruf auf ihn erschien in dem 1870 von R. Virchow herausgegebenen «Jahresbericht über die Leistungen und Fortschritte in der gesamten Medizin für das Jahr 1869». Wir erfahren hier, daß Honigberger am 18. Dezember 1869 in Brasov/Kronstadt verstorben ist, nachdem er mehrere Jahre hindurch der Leibarzt des Herrschers von Lahore war, wo er seine Laufbahn mit der Herstellung von Schießpulver für die Armee des Maharadscha begonnen hatte.[11] Honigberger wurde also in Siebenbürgen geboren und übte die Medizin in allen drei rumänischen Fürstentümern, Moldawien, der Walachei und Siebenbürgen, aus. Aus Moldawien wurde er um das Jahr 1840 infolge der vom russischen Protektorat eingeführten Verwaltungsregelungen vertrieben. Der Grund war möglicherweise, daß die Homöopathie nicht erwünscht war oder daß die Diplome und ärztlichen Zertifikate, die Honigberger bis zu jener Zeit vorlegen konnte, nicht ausreichten.

In der zweiten Hälfte des 19. Jahrhunderts wurde die Homöopathie in Siebenbürgen von einer ganzen Reihe deutscher Ärzte praktiziert, deren Tätigkeit mehrere Apotheken mit homöopathischen Abteilungen unterstützten. Diese deutschen Ärzte stammten nicht aus Siebenbürgen und beherrschten die rumänische Sprache nicht so gut wie Honigberger.

N. Vatamanu schreibt über Alois Drasch, einen Arzt, der unter der Bevölkerung als ‹Wunderheiler› galt.[12] G. Bratescu analysierte nachträglich die Erfolge dieses berühmten Arztes und seine Behandlungsmethoden.[13] Er kam zu der Schlußfolgerung, daß Drasch Homöopath gewesen sein mußte. Leider gibt es darüber wenig Quellen, und auch diese wurden nicht vollständig und systematisch studiert. Ein anderer rumänischer Arzt praktizierte vor einem Jahrhundert in Paris die Homöopathie. Es handelt sich um Dr. Bellio, einen Freund des Prinzen Bibescu. Jean Renoir erklärt in der seinem Vater gewidmeten Monographie, daß dieser den Maler in der Zeit nach dem Krieg von 1870 gepflegt habe.[14] In der Geschichte Rumäniens gibt es eine Familie Bellu (auf französisch Bellio), die den berühmten Friedhof «Bellu» in Bukarest gegründet hat. Ein Mitglied dieser Familie hat in Rumänien die ersten Fotografien gemacht. Ein anderer Bellu hat sich der Homöopathie gewidmet. Es ist zu erwarten, daß diese Person bald besser erforscht ist.

Die rumänische Homöopathie im 20. Jahrhundert

Obwohl es in Rumänien immer einzelne Homöopathen gab oder Ärzte, die auch Homöopathie praktizierten, versuchten die Homöopathen erstmals im Jahre 1947, sich zu organisieren. Die «Gesellschaft für Homöopathie Rumäniens» wurde von einer Gruppe bekannter Homöopathen gegründet: Dr. Nicolae Nicolicescu (1900–1958) (Internist), Dr. Tiberiu Ionescu (1910–1989), Dr. Constantin Barbulescu (1898–1974), Dr. Gheorghe Bungetzianu (geb. 1916) (Pneumologe), Viktor Iacobi (1904–1974) (Apotheker), Prof. Dr. Francisc Popescu (geb. 1902) (Tierarzt).[15] Der bedeutendste von diesen war der ausgezeichnete Arzt Nicolae Nicolicescu. Dieser junge Privatdozent für Innere Medizin und Homöopath hatte derart spektakuläre Erfolge, daß viele rumänische Homöopathen ihre Ausbildung in Homöopathie begannen. Sie waren überzeugt, daß diese die effizienteste Therapie sei, nachdem sie die Krankheitsfälle, die von Nicolicescu homöopathisch geheilt worden waren, selbst gesehen hatten. Anfänglich waren das keine Romantiker oder Träumer, sondern realistische und vorurteilsfreie Enthusiasten. Dr. Constantin Barbulescu hat in Frankfurt mit Paul Hirsch und in Genua mit Nicola Pende Medizin studiert; später, 1936 studierte er in Paris bei Léon Vannier (1880–1963) Homöopathie. Er hatte in Bukarest viel Erfolg und bezog seine Heilmittel mit der Luftpost aus Paris oder aber aus der Apotheke ‹Zum Engel› aus Hermannstadt/Sibiu (Eigentümer H. Binder) oder aus der Bukarester Apotheke ‹Zum Bären› (Eigentümer V. Jakobi). Andere bekannte Homöopathen aus der ersten Hälfte des 20. Jahrhunderts waren: Petre Georgescu (1889–1974), Costin Fulga (1900–1979), Ioan Bratu (1910–1963), der gleichzeitig auch Akupunktur praktizierte.

Eine Reihe von aus Rumänien stammenden jüdischen Ärzten wurden bedeutende Persönlichkeiten der französischen und amerikanischen Homöopathie, wie z. B. der berühmte R. Zissu, der Verfasser der Bände «Fiches de Matière médicale homéopathique», die ab 1973 im Pariser Verlag Doin gedruckt wurden.

Von den homöopathischen Publikationen dieser Zeit ist die Dissertation von Baruch Weinstock «Homöopathie und Medizin» (1938) zu erwähnen, deren Bibliographie 56 Titel umfaßt, darunter kein einziger von rumänischen Autoren.[16] Im Jahre 1946 veröffentlichte C. Barbulescu eine Monographie über Sulfur (Pathogenesis, Physiopathologie, Therapeutik)[17] und einen Abriß der homöopathischen Materia Medica, eine Einführung in die homöopathische Therapie, der die Beschreibung von 327 Heilmitteln folgte.[18]

Das Jahr 1947 war eines der schwierigen Jahre in der Geschichte Rumäniens und Europas. Sowjetrußland bemühte sich, den Kommunismus via Bulgarien und Rumänien auch in der Türkei zu verbreiten. Die Kommunisten versuchten, die Homöopathen als Wegbereiter und Erneuerer, als Kämpfer gegen das Alte und gegen die Reaktion für ihre Sache zu gewinnen, um sie jedoch nach kurzer Zeit wieder auszuschalten. So wurde also die Gründung der Gesellschaft für Homöopathie zugelassen. Als sie aber gewisse Grundlagen ihrer Doktrin geäußert hatte, wurde sie wegen ideologischer Verbrechen angeklagt. Die Homöopathie sei nicht tragbar, da ihre Grundlagen angeblich keine klaren wissenschaftlichen Erklärungen hätten und deshalb mit dem Materialismus nicht vereinbar wären. In dieser Situation flohen einige ins Ausland, besonders Mutige aber übten die Homöopathie illegal weiter aus, ohne jedweden Anspruch auf theoretische Begründung oder offizielle Anerkennung ihrer Therapie.

Nach 1948 gelang es einigen rumänischen Homöopathen, an einer Reihe von Zeitschriften mitzuarbeiten, vor allem an französischen Publikationen. Den Anfang machte Dr. Corneliu Aurian Blajeni (1902–1994) in «Cahiers d'homéopathie et de thérapeutique comparée» mit einem Artikel über biochemische Effekte sehr kleiner Wirkstoffmengen[19].

Offiziell waren in Rumänien die wissenschaftlichen Artikel der nicht offen als Homöopathen schreibenden Ärzte nicht bekannt, sondern nur die Stellungnahmen russischer Wissenschaftler, die ins Rumänische übersetzt und von denjenigen Politikern kommentiert worden waren, die als Vertreter der rumänischen medizinischen Wissenschaft galten. Ein Beispiel ist der Artikel unter dem Titel: «Die Pseudo-Weisheit der Homöopathie», der in der «Iswestia» Nr. 84 vom 8. April 1960 veröffentlicht wurde. Er war unterzeichnet von 14 Vollmitgliedern der Akademie der medizinischen Wissenschaften der UdSSR, von sechs korrespondierenden Mitgliedern und fünf Professoren. Er wurde sofort vollständig übersetzt und in der rumänischen Zeitschrift «Muncitorul Sanitar» («Der Sanitätsarbeiter») veröffentlicht. Dieser Artikel schrieb die Erfolge der Homöopathie einzig und allein psychotherapeutischen Wirkungen zu. Das Erscheinen dieses Artikels löste eine Kampagne gegen die Homöopathie aus.

Politisch führende russische Wissenschaftler meinten nach dem Tode Stalins jedoch, daß eine brauchbare Homöopathie erarbeitet werden könnte, wenn man von der Lehre Pawlows über die bedingten Reflexe ausginge. Auf diese Weise wurde die Veröffentlichung des Artikels «Die Homöopathie, eine jüngst in der Sportmedizin angewandte Methode» von Dr. N. Stanescu in der Zeitschrift «Fotbal» Nr. 4 aus dem Jahre 1958 möglich und später eine politisch-homöopathische Artikelserie von Dr. Tiberiu Ionescu. Dieser war ein guter Homöopath, er veröffentlichte regelmäßig in der westdeutschen und französischen Presse, wollte aber andere Homöopathen nicht neben sich dulden. Deshalb hatte er bei den Behörden seine Kollegen angezeigt: Sie übten eine morsche bourgeoise Homöopathie aus, er dagegen praktiziere aber die wissenschaftliche kommunistische Homöopathie.

Nach 1967 wurde die Homöopathie in Rumänien toleriert. Man wollte sie nicht mehr vernichten. Alte Professoren, die zu Beginn unseres Jahrhunderts ihre Ausbildung als Ärzte im Westen erhalten hatten, erinnerten sich an gewisse Kontakte mit der Homöopathie. Eine Bukarester Apotheke eröffnete sogar erstmals eine Abteilung für Homöopathie. Seit 1969 ist die Ausübung der Homöopathie in Rumänien offiziell zugelassen. 1979 erschien das erste rumänische Handbuch für Homöopathie (von Dr. T. Caba).[20]

Nach 1980 zeigte Dr. Tiberiu Ionescu seine Kollegen wegen Ausübung der von L. Vannier gegründeten französischen Homöopathie an, weil sie nach seiner Ansicht im Gegensatz zur wirklichen, wertvollen klassischen Hahnemannschen Homöopathie stehe. Ohne gänzlich zu obsiegen, gewann die Vernunft sowohl in den Diskussionen zwischen den Homöopathen als auch zwischen den Homöopathen und den Behörden allmählich an Gewicht. An diesen Auseinandersetzungen nahmen jedoch nicht alle rumänischen Homöopathen teil. So wurde z. B. Dr. Ramiro Tomescu (geb. 1926) – trotz seiner besonderen Kompetenz – durch seine Skepsis berühmt. Er praktizierte streng die Einzelmittelhomöopathie, obwohl er theoretisch der Auffassung war, daß ein Patient zu einem bestimmten Zeitpunkt auf dem Wege seiner Heilung durch fünf bis sechs unterschiedliche Heilmittel unterstützt werden könne. Jedes von ihnen könne eine gewisse objektive Besserung herbeiführen, ohne daß diese Tatsache zufriedenstellend erklärt werden könnte.

In der Auseinandersetzung der Homöopathen mit den Behörden fanden jene die richtigen Argumente, um das allgemeine Interesse an der Homöopathie zu wecken. Die Homöopathen hoben die geringen Kosten für die homöopathischen Heilmittel hervor, sie unterstrichen die Ungiftigkeit dieser Heilmittel, die keine Allergien hervorrufen, keine Abhängigkeiten auslösen oder andere unerwünschte und schädliche Nebenwirkungen haben, und sie erklärten die energetische Wirkung als materialistisch-dialektische Wirkung der homöopathischen Heilmittel.

Nach 1980 regelte und organisierte die Zentrale für Fortbildung des Sanitätspersonals im Rahmen des Ministeriums für Gesundheit vier Weiterbildungskurse für Homöopathie mit einer Dauer von drei Jahren.[21] Während den ersten Kurs weniger als zehn Teilnehmer besuchten, stieg die Zahl der Kursteilnehmer ab dem zweiten Kurs auf etwa 60–70. Im Jahre 1986 wurden etwa 300 Ärzte für die Ausübung der Homöopathie zugelassen. Die meisten davon praktizierten die Allgemeinmedizin, unter ihnen waren aber auch einige Zahnärzte. Die Weiterbildung der

Ärzte zu Homöopathen fand nicht nach Abschluß des allgemeinen Medizinstudiums statt, sondern erst nach der Spezialisierung für eine medizinische Einzeldisziplin. Jeder der etwa 15 Jahrgangskurse (es gab auch Jahre mit je zwei Kursen für Homöopathen) brachte begeisterte Homöopathen hervor. Natürlich gab es auch Kursteilnehmer, die ihre Weiterbildung nicht abschlossen oder darauf verzichteten, die Homöopathie zu praktizieren.[22]

1982 wurde der unter dem Vorsitz von Privatdozent Dr. Gh. Galea, einem allopathischen Arzt für Innere Medizin, 1964 gegründete «Kreis der Homöopathen» in Bukarest reorganisiert. Danach wurde der «Kreis der Homöopathen» vom Inhaber des Lehrstuhls für Pharmakologie in Bukarest, Prof. Dr. Alfred Teitel (geb. 1905), geleitet. Eine Zeitlang übernahm Privatdozent Dr. Victor Sahleanu (geb. 1924), ein Theoretiker ohne besondere praktische Begabung, den Vorsitz. Seit 1982 übt Privatdozent Dr. Gh. Bungetzianu, ein hervorragender akademischer Lehrer und gleichzeitig ein erfahrener Praktiker, diese Funktion aus. Man kann somit festhalten, daß der «Kreis der Homöopathen» seit 1981 tatsächlich von wirklichen, d. h. nicht von politisch motivierten Homöopathen geprägt wurde.

Ab 1981 organisierte der «Kreis der Homöopathen» außerdem regelmäßig eine jährliche homöopathische Tagung, auf der zahlreiche Homöopathen Fälle aus ihrer Praxis präsentierten. Gleichzeitig versuchten sie, gewisse Heilmittel nach den zu heilenden Krankheiten zu systematisieren. Sie verwendeten dabei das Repertoire von Voisin. Zwar wurden Hahnemann und Kent (1849–1916) auch in Rumänien als die bedeutendsten Klassiker der Homöopathie angesehen, dennoch standen Vannier, Voisin und Charette den rumänischen Homöopathen näher. Ein Grund dafür mag die französische Sprache gewesen sein, die in Rumänien im Gegensatz zur deutschen und englischen Sprache sehr verbreitet war.

Immerhin hatten die rumänischen Homöopathen trotz der unzureichenden theoretischen Grundlage viele Patienten. Der therapeutische Erfolg bei vielen Patienten weckte den Neid der allopathischen Ärzte. Die Homöopathen unterhielten auch eine intensive wissenschaftliche Forschungsarbeit, die nicht nur in den monatlichen wissenschaftlichen Sitzungen der Bukarester homöopathischen Gesellschaft ausgewertet wurde, sondern auch in den jährlichen Tagungen. Diese dauerten gewöhnlich zwei Tage und ermöglichten den Vortrag von 25–40 wissenschaftlichen Arbeiten. Diese Artikel betrafen schwerpunktmäßig gewisse Gebiete der Pathologie, wie z. B. Streptokokkeninfekte, mit Nosoden behandelte infektiöse Krankheiten, Berufskrankheiten, Augenheilkunde, Allergologie und Bronchialasthma, urologische Pathologie. Es wurden aber auch rein theoretische Probleme erörtert, wie z. B. das Pathogenitätsmodell der Entzündungen, Urtinkturen – ein Gebiet der Interferenz von Homöopathie und Allopathie; außerdem auch Probleme der Geschichte der rumänischen und globalen Homöopathie.

Die homöopathische Tagung mit der größten Teilnehmerzahl wurde am 12.–13. Oktober 1989 in Hermannstadt veranstaltet. Es war die erste Tagung, an der außer zahlreichen rumänischen Homöopathen auch viele Kollegen aus der Sowjetunion, aus Indien, England und Österreich teilnahmen.

Nach der Befreiung der rumänischen Gesellschaft vom Kommunismus setzte nach 1990 auch eine Demokratisierung in der Medizin ein, die für die Ausübung der Homöopathie sowie für das Verständnis ihrer Lehre erhebliche Veränderungen brachte. Im Laufe der 80er Jahre war es soweit gekommen, daß sich die Homöopathen nicht mehr gegenseitig wegen ideologischer Abweichungen anklagten und auch seitens der Allopathen nicht mehr des übermäßigen Idealismus oder der «Hexerei» beschuldigt wurden. Wichtig dafür war der offizielle Besuch des Bundespräsidenten Carstens im Oktober 1981 in Rumänien. Seine Frau erklärte nämlich an der Bukarester Fakultät für Medizin, daß sie die Homöopathie begeistert und aus Überzeugung praktiziere. In Rumänien wurde zu jener Zeit die akademische Forschung und Lehre von der Frau des Diktators totalitär gelenkt. Deshalb hatten die wissenschaftlichen Überzeugungen von Frau Carstens einen besonders starken Einfluß. Nach dem Besuch von Frau Carstens entwickelte sich in Rumänien ein gewisses Verständnis und sogar eine diplomatisch-politische Sympathie der Behörden für die Homöopathie: Die Veranstaltung der jährlichen Tagungen wurde leichter genehmigt, und es wurde auch Papier für den Druck der Zusammenfassungen der wissenschaftlichen Forschungsbeiträge bereitgestellt.

Nach 1990 liberalisierte sich plötzlich und explosiv die Gedankenwelt. Die Schulmedizin und die Wissenschaft allgemein waren paralysiert. Die Homöopathie und alle anderen Forschungsgebiete ohne marxistische Begründung, die also vorwiegend auf Hypothesen gegründet sind und stetiger Entwicklung, Ergänzung und Prüfung bedürfen, erfuhren einen sehr starken Aufschwung.

Die bis 1989 recht homogene Gruppe der rumänischen Homöopathen, die sich nur in ihrer Tüchtigkeit und ihrem Wert als Ärzte unterschieden, ist heute in eine sehr große Zahl verschiedener Richtungen aufgespalten, von denen viele in Westeuropa bereits wieder aufgegeben wurden. Es wurden Stiftungen für die Homöopathie sowie Laboratorien, Forschungszentren mit holistischen, christlichen oder sozialen Zielen gegründet. So sind z. B. allein in Bukarest folgende Richtungen und Fördergesellschaften bekannt: die Stiftung «Pro Homeopatia», die um den «Meister» Privatdozent Dr. Gh. Bungetzianu bedeutende Kräfte der älteren Jahrgänge wie die Apothekerin Cezarina Tuchel, Dr. Gabriela Fagaraseanu, Dr. Sandina Popescu bei sich vereinte, aber auch junge Ärzte, die sich in den letzten Jahren hervortaten, wie Dr. Mihaela Ghe-ordunescu und Dr. Luminita Sârca. Die Stiftung gibt eine periodische Zeitschrift für Homöopathie heraus, in der die französische Orientierung (Vannier und Voisin) der bedeutendsten Vertreter der rumänischen Homöopathie zum Ausdruck kommt. Es werden natürlich sowohl Hahnemann als auch Kent, ferner die neueren Vertreter wie Vithoulkas, Delinick sowie die Repräsentanten der zeitgenössischen indischen Homöopathie studiert und im Labor wie auch in der Praxis geprüft. Obwohl die Mitglieder der Stiftung bei der Ausübung der Homöopathie der französischen Auffassung verpflichtet sind, so unterhalten sie dennoch enge Beziehungen zu österreichischen und deutschen Homöopathen. Sie lernen dabei zahlreiche Neuigkeiten durch ihre deutschen Kollegen kennen.

Das Zentrum für soziale Medizin «Cristiana» wird von den Eheleuten Pavel und Maria Chirila geleitet. Er ist Internist, sie Kinderärztin. Beide bemühen sich allgemein um eine naturnahe Medizin, in deren Mittelpunkt die Homöopathie und Phytotherapie stehen. Die Tätigkeit ist vorwiegend praktischer Natur und einem sozial-religiösen Anspruch verpflichtet.

Das Forschungszentrum «Alexandru Savulescu» gibt in Zusammenarbeit mit dem «Verein für Vertiefung der Hahnemannschen Doktrin» die Zeitschrift für Homöopathie heraus – die homöopathischen Hefte der Hahnemannschen Schule in Bukarest. Diese Institution hat noch mehrere Namen: «Holistisches medizinisches Zentrum», «American Biologics Romania SRL» u. a. Diese Gruppierung besteht aus zwanzig Ärzten und vier Forschern, die andere Berufe ausüben. Zwar erscheint der Name Hahnemann häufig auf ihren Schildern, und auch der Leitartikel der ersten Nummer der Zeitschrift behauptet, daß dieser «Hahnemannsche Homöopathie-Kreis» in Rumänien eine Einzelmittel-Homöopathie zu schaffen beabsichtige. Trotzdem wird auch weiterhin der Anschluß dieser Gruppe an die von Didier Grandgeorge geleitete Hahnemannsche Schule von Frejus Saint-Raphael erklärt. Dabei wird die Aneignung der von Alfonso Masi-Elisalde vorgeschlagenen geistigen Symptomatologie nicht abgelehnt. Die Doktrin dieser Gruppe erscheint außerordentlich eklektizistisch, da sich diese homöopathische Orientierung gleichzeitig sowohl auf die Religion als auch auf die idealistische, eher antireligiöse Philosophie (Nietzsche) stützt. Außerdem bezieht sie sich auf mehrere antagonistische homöopathische Orientierungen, so daß ihre eigentliche Originalität vor allem in diesem Gemisch von Theorien liegt.

Außer diesen drei großen Gruppierungen von Homöopathen in Rumänien gibt es eine Reihe von weniger ausgedehnten homöopathischen Forschungs- und Therapieeinheiten, die aber dennoch bemerkenswert sind, weil es ihnen gelang, Sponsoren aus Westeuropa zu gewinnen. So praktiziert Dr. Luminita Vladutiu eine Einzelmittel-Homöopathie, wobei sie sich auf ein Computerprogramm stützt, das ihr eine englische Firma zur Verfügung gestellt hat (wahrscheinlich Kents Repertorium). Sie untersucht täglich zahlreiche Patienten und wird bald eine riesige Kasuistik gesammelt haben, die vor allem für die statistische Aufbereitung von Bedeutung ist.

In den letzten Jahren war Rumänien in den internationalen Organisationen für Homöopathie erneut vertreten. So ist Dr. Carmen-Maria Sturza die nationale Vizepräsidentin der «Liga Medicorum Homoeopathica Internationalis».

Zusammenfassung

Zusammenfassend können wir sagen, daß in Rumänien die Isotherapie und die Homöopathie seit altersher als Ethnoisotherapie und Ethnohomöopathie ausgeübt wurden, wie aus den Studien der Folkloresammler aus den letzten beiden Jahrhunderten hervorgeht. Als Bibliothekar des Barons Brukenthal in Sibiu/Hermannstadt in Siebenbürgen hatte Hahnemann in der Zeitspanne von 1777–1779 Gelegenheit, die «Medicina Spagyrica» von Rhumelius zu lesen, ein grundlegendes esoterisches Werk zum Prinzip «Similia similibus curantur». Von den unmittelbaren Schülern Hahnemanns war es Honigberger, in Brasov/Kronstadt geboren, der die Homöopathie in allen drei rumänischen Fürstentümern praktizierte. Im 19. Jahrhundert war die Homöopathie in Rumänien nur sehr schwach vertreten. Obwohl die Homöopathie im 20. Jahrhundert in Rumänien vielfach praktiziert wurde, fand die Gründung der ersten homöopathischen Gesellschaft erst 1947 statt.

Der Status der rumänischen Homöopathie war während der gesammten kommunistischen Ära (1945–1989) trotz der Herausgabe von Büchern, der Regelung der Weiterbildungen in der Homöopathie, der Einrichtung homöopathischer Apotheken in Bukarest sowie der Organisation mehrerer bedeutender Jahrestagungen von Unsicherheit geprägt.

Erst in den letzten fünf Jahren durften homöopathische Zeitschriften erscheinen. Dabei konnten sich verschiedene Orientierungen herausbilden. Die Rivalität der homöopathischen Gruppierungen ist vergleichsweise gemäßigt im Gegensatz zu den großen Divergenzen zwischen den einzelnen Theorien. Dies könnte die Voraussetzung für eine zukünftig schnellere Entwicklung der Homöopathie in Rumänien sein.

Anmerkungen

1 Si Ma Qian und Shiji, Wei Bo Yang: Can Tong Qi und Bao Puzu, übersetzt von A. Waler: Notes on Chinese Alchemy. In: Bulletin of the Oriental School of London, Band VI, facs. 1, 1930, S. 11
2 Mihai Neagu: Fitoterapia homeopatica in etnoiatria romaneasca. In: G. Bratescu (Hg.): Apararea sanatatii ieri si azi. Bukarest 1984, S. 475–480 (Teil I). In: Caiet documentar Lucrarile simposionului de homeopatie din 7–8. 10. 1983, Nr. 1/1984, CPSS. Bukarest, S. 10–23 (Teil II). In: G. Bratescu (Hg.): Retrospective medicale. Bukarest 1985, S. 78–83 (Teil III).
3 Henry Voisin: Matière médicale homéopatique clinique, Vol. I–II, Annecy, o.J.
4 Valer Butura: Enciclopedie de etnobotanica romaneasca. Bukarest 1979, S. 99
5 Franciska Lutz: Contributii la cunoasterea medicinii populare din comuna Sant judetul Nasaud. Diss. Cluj 1939, S. 92.
6 John Hamill und Robert Gilbert (Hg.): Dr. Max Tetau in Freemasonry – a Celebration of the Craft. Singapur 1992, S. 233.
7 Jean Pharamond Rhumelius: Medicina Spagyrica tripartita. Frankfurt 1648.
8 M. Leignel-Lavastine und B. Guegan – Histoire générale de la medicine, de la pharmacie, de l'art dentaire et de l'art vétérinaire. Paris 1938–1942.
9 Johann Martin Honigberger: Früchte aus dem Morgenlande. Wien 1851.
10 Hannelore und Stanislav Schwann: J. M. Honigberger vazut de contemporanii sai, in Retrospective medicale, herausgegeben von G. Bratescu. 1985, S. 299–302.
11 Rudolf Virchow: Jahresbericht über die Leistungen und Fortschritte in der gesamten Medizin für das Jahr 1869. 1970.
12 Nicolae Vatamanu: Nedreptatitul doctor Drasch. In: Comunicare la Societatea de Istoria Medicinii. Bukarest 1957
13 George Bratescu: Les premières tentatives d'introduction de la homéopathie en Roumanie. In: Conferinta balcanica de istoria farmaciei. Dubrovnik 1959.
14 Jean Renoir: Renoir. Bukarest 1971, S. 120.
15 Francisc Popescu: Relatii cu medicii, ca pacient si ca observator. In: George Bratescu (Hg.): Retrospective medicale. Bukarest 1985, S. 635–638.
16 Victor Sahleanu: Date privind istoria recenta a homeopatiei in tara noastra. In: George Bratescu (Hg.): Retrospective medicale. Bukarest 1985, S. 635–638.
17 Constantin Barbulescu: Policrestele homeopatice: Monografia sulfului (Patogenzie, Fiziopatologie, Terapeutica). Bukarest 1946.
18 Constantin Barbulescu: Memoratorul materiei medicale homeopatice (homeoterapie). Bukarest 1946.
19 Corneliu Aurian Blajeni: Les effets biochimiques des doses infinitésimales. In: Cahiers d'homéopathie et de thérapeutique comparée Paris 1948 S. 268–282.
In der Bibliographie seines 1985 veröffentlichten Lehrbuchs für Homöopathie gibt der Verfasser als Erscheinungsjahr dieser Studie das Jahr 1937 an.
20 Teodor Caba: Elemente de practica homeopatica. Bukarest 1979.
21 Der erste Kurs dauerte einen Tag in der Woche, sechs Monate hindurch; der zweite Kurs einen Monat lang, mit täglichen Kursen (auch am Samstag); der dritte Kurs zwei Wochen lang, täglich, und der vierte Kurs: vier Tage lang.
22 Wir wollen hier einige der hervorragenden Dozenten der Homöopathiekurse würdigen: Privatdozent Dr. Bungetzianu, Dr. Corneliu Aurian Blajeni, Dr. Paul Pârvulescu, Dr. I. Nicea, Dr. Maria Polihroniade, die Apothekerin Cezarina Tuchel.

IV. Außereuropäische Länder

1. Ärzte, Patienten und Homöopathie in den USA

Von Naomi Rogers

Die Homöopathie kommt nach Amerika

Die Frühgeschichte der Homöopathie in den Vereinigten Staaten gehört zur Geschichte der Wanderung der deutschsprachigen Bevölkerung, die im gesamten 19. Jahrhundert die größte ethnische Gruppe unter den Einwanderern darstellte. Die Homöopathie entwickelte sich durch die Bemühungen einzelner Praktiker und Patienten, die, vor allem in den Staaten des Ostens und Mittleren Westens, zu deutschsprachigen Gemeinschaften gehörten. Einige Einwanderer waren mit dem deutschen Liberalismus verbunden und hatten ihre Heimat infolge politischer und beruflicher Repressionen aufgegeben.

Der erste in Amerika bekannte homöopathische Praktiker war Hans Bruch Gram (1788–1840). Der als Sohn eines dänischen Einwanderers in Boston geborene Gram ging 1806 nach Kopenhagen, machte dort seinen Abschluß am Königlichen Institut für Medizin und Chirurgie und wurde dann in die Lehren Hahnemanns eingeführt. Gram kehrte 1825 nach Amerika zurück und baute in New York eine homöopathische Praxis auf, wo er sowohl Patienten als auch Ärztekollegen zur Homöopathie bekehrte. Er trat einer medizinischen Gesellschaft bei und praktizierte ein flexibles System der Homöopathie. Anders als der von ihm bekehrte und eher konservative William Channing (1800–1855) war Gram beispielsweise bereit, auch allopathische Handbücher zu verwenden. Gram und seine Kollegen waren Bekehrer, und mit Hilfe der wachsenden Zahl von Familien, die aus Europa eintrafen und mit der Homöopathie bereits etwas vertraut waren, verbreiteten sie die neue Heilmethode im Nordosten der USA. 1835 veröffentlichte er die erste englischsprachige homöopathische Zeitschrift der Vereinigten Staaten, The American Journal of Homoeopathia.[1]

Unabhängig davon wurde die Homöopathie von den eingewanderten deutschen Ärzten William (Wilhelm) Wesselhoeft (1794–1858), Henry (Heinrich) Detwiller (1795–1887) und Constantine (Constantin) Hering (1800–1880) nach Pennsylvania gebracht. Wesselhoeft wurde in Jena geboren und machte 1820 sein Examen an der dortigen Universität.

Er war radikal, engagierte sich in den Burschenschaften, wurde verhaftet, brach aus dem Gefängnis aus und ließ sich dann inmitten der wachsenden Zahl deutscher Gemeinschaften im östlichen Pennsylvania nieder. In den 1840er Jahren gründete er gemeinsam mit seinem Bruder ein Heilbad in Brattleboro (Vermont). Der in Basel geborene Detwiller kam 1817 nach Pennsylvania, richtete in Hellertown eine Praxis ein und besuchte in den 1830er Jahren Hahnemann in Paris. Die beiden begannen ihre homöopathische Praxis in den 1820er Jahren und taten sich 1838 mit Hering zur Gründung der Homoeopathic Medical Society of Philadelphia zusammen, einer der ersten homöopathischen Gesellschaften der Vereinigten Staaten. Hering gilt als der bedeutendste Homöopath der Vereinigten Staaten in dieser frühen Phase. Der im sächsischen Oschatz geborene Hering legte 1826 sein Medizinexamen in Würzburg ab, begann sich für die Homöopathie zu interessieren und gründete nach seiner Ankunft in Philadelphia im Jahre 1833 eine eigene Praxis. 1835 errichtete er zusammen mit einer kleinen Gruppe deutschsprachiger homöopathischer Ärzte und unterstützt von einigen Geistlichen und Juristen die erste homöopathische Hochschule der USA, das North American College of the Homoeopathic Healing Art in Allentown, einer kleinen Stadt in der Nähe von Philadelphia. Der Unterricht erfolgte ausschließlich auf deutsch, und da der Lehrplan die Ausbildung von Medizinstudenten ergänzen sollte, wurden anfänglich nur in den Sommermonaten Kurse angeboten. Die Einrichtung konnte sich bis 1842 halten. Zwischen 1835 und 1837 veröffentlichte die Schule die erste homöopathische Zeitschrift, das Correspondenzblatt der Homöopathischen Ärzte.[2] Die Homöopathie verbreitete sich nach Norden und Westen, und 1860 waren die Bundesstaaten mit der größten Zahl homöopathischer Praktiker (in dieser Reihenfolge) New York, Pennsylvania, Massachusetts, Ohio und Illinois.[3]

Die Standardwerke zur Geschichte der Medizin in den USA betonen die Bemühungen von Ärzten bei der Verbreitung der Homöopathie, aber auch Laien waren von entscheidender Bedeutung. Die von den Historikern kaum untersuchten homöopathischen Laienorganisationen scheinen für die Geschichte der Homöopathie in den USA – anders als in Deutschland – keine große Rolle gespielt zu haben. Amerikanische Homöopathen waren sicherlich auf die Unterstützung von Laien angewiesen, die Spenden für den Bau ihrer Krankenhäuser und Ambulatorien sowie für die Erweiterung ihrer medizinischen Institute sammelten, zumal die meisten homöopathischen Institute privat getragen wurden und keine staatliche Förderung erhielten.[4] In den 1830er Jahren, der Frühzeit der Homöopathie, bestanden die ersten Gesellschaften – die Hahnemannian Society in Pennsylvania und die New York Homoeopathic Society – in den Worten eines Historikers aus «Ärzten und Gläubigen»; die homöopathischen Zeitschriften richteten sich in dieser Anfangsphase sowohl an Praktiker als auch an die interessierte Öffentlichkeit.[5] Nach der Choleraepidemie von 1849 wurde die Homoeopathic Society of Cincinnati mit vermutlich tausend Mitgliedern, darunter vor allem Laien, ins Leben gerufen, um die Homöopathie zu propagieren und die Einrichtung eines homöopathischen Instituts voranzubringen.[6]

1860 hatte die Homöopathie schließlich eine bequeme Nische innerhalb der amerikanischen Medizin gefunden, was die Andersartigkeit dieser Welt widerspiegelt. Im frühen 19. Jahrhundert mußte ein amerikanischer Praktiker weder einen medizinischen Abschluß noch eine staatliche Approbation vorweisen, um als rechtmäßiger Arzt anerkannt zu werden; es gab einen ungehinderten Wettbewerb, bei dem die entscheidende Rolle bei der Aufstellung von Statuten für Ärzte sowie bei deren Sozialisation den medizinischen Gesellschaften zukam. Der Historiker Matthew Ramsey stellt fest, die Vereinigten Staaten hätten den offensten medizinischen Markt aller westlichen Gesellschaften gehabt.[7] Zur medizinischen Ausbildung gehörten normalerweise einige Jahre der Assistenz bei einem praktizierenden Arzt, die als «reading and riding» (dt.: lesen und fahren) bekannt sind. In den 1830er und 1840er Jahren entschlossen sich viele Studenten auch dazu, einen Abschluß an einem medizinischen Institut zu erwerben. Diese Institute waren private Einrichtungen; sie gingen jeweils auf Ärzte zurück, die ein Gebäude kauften oder mieteten und gegen Gebühr Vorlesungen hielten. Durch den Aufstieg alternativer Heilmethoden, vor allem der Naturheilkunde, deren Vertreter die Schulmedizin angriffen, kam es zu einer weitgehenden Aufhebung der ohnehin schon dürftigen Approbationsbestimmungen der Bundesstaaten. 1849 wurde schließlich berichtet, daß die Approbation nur noch in New Jersey und im District of Columbia wirklich geregelt war. Die berufliche Identität der Ärzte hing daher vor allem von den freiwilligen Gesellschaften sowie vom Respekt der Öffentlichkeit und der Kollegen für ihre Arbeit und ihren Charakter ab.[8]

Die soziale und politische Anziehungskraft der Homöopathie

Ärzte und Patienten fühlten sich sowohl von der therapeutischen Besonderheit als auch von der liberalen gesellschaftlichen Identität der Homöopathie angezogen. Einige der ersten Homöopathen sahen ihre Ablehnung der medizinischen Tradition auf einer Linie mit sozialen und politischen Bewegungen, die etablierte Institutionen und Ideen kritisierten. Die Homöopathie verband sich mit dem sozialen und politischen Liberalismus, was sich durch ihre Verbreitung in städtischen Kreisen und vor allem in der Mittelschicht noch verstärkte. Zu Beginn und in der Mitte des 19. Jahrhunderts wurde die Alternativmedizin mit dem demokratischen Egalitarismus Amerikas identifiziert. Was als «Jacksonian Democracy», die liberal-demokratische Bewegung unter Präsident Andrew Jackson, bekannt war, verlangte nach einer Ausweitung des Wahlrechts und anderer Bürgerrechte für Schwarze und Frauen, nach der Abschaffung der Sklaverei, die in den 1810er Jahren bereits weitgehend auf die Südstaaten beschränkt war, und nach sozialen Reformen, die von einer glühenden Evangeliumsgläubigkeit gespeist wurden. Eine Reihe führender liberaler Reformer wurden begeisterte Anhänger der Homöopathie, da sie in ihr das Pendant zur Ablehnung konservativer gesellschaftlicher Ideale sahen. Zu ihnen gehörten die Schriftstellerin Harriet Beecher Stowe (1811–1896), der Humanist Daniel Webster (1782–1852), die Frauenrechtlerin Susan B. Anthony (1820–1906) und der Dichter Henry Wadsworth Longfellow (1807–1882).[9] Darüber hinaus verband man die Homöopathie mit religiösen Reformen, vor allem der Bewegung der «Neuen Kirchen» der Swedenborgianer. Eine beachtliche Zahl homöopathischer Ärzte äußerte sich zur Verbindung zwischen ihrer Bekehrung zur Homöopathie und ihrer Bekehrung zur Neuen Kirche.[10]

Im großen und ganzen teilten homöopathische Ärzte die Nähe ihrer Anhänger zu liberalen Reformen und sprachen sich gegen Rassismus, Sexismus und andere Ungerechtigkeiten aus. Der Historiker Harris Coulter hat sogar darauf hingewiesen, daß die Gleichsetzung der Homöopathie mit Anliegen des «Nordens» – wie etwa der Abschaffung der Sklaverei – zu ihrem mäßigen Erfolg in vielen Südstaaten beigetragen haben könnte.[11] Die Anwendung des Egalitarismus auf Themen der Medizin war aber problematischer. Vor dem Bürgerkrieg fanden die Homöopathen sowohl politisch als auch kulturell motivierten Anklang. Einerseits waren sie froh, von der weitverbreiteten allgemeinen Unzufriedenheit mit traditionellen Ärzten zu profitieren. Die Homöopathen ähnelten in ihrer Argumentation und Sprache anderen alternativen Gruppen, vor allem den populären Naturheilkundlern (Thomsonianer, 1810er bis 1840er Jahre), die traditionelle heroische Therapien wie Aderlässe und Quecksilberbehandlungen ebenso angriffen wie Elitedenken in der Medizin, die Nutzlosigkeit einer förmlichen Ausbildung und das Vertrauen auf mystifizierende Nosologien und Theorien, die das ärztliche Verständnis von Krankheit dem des Patienten entfremdeten. Wie andere alternative Praktiker schrieben auch Homöopathen medizinische Handbücher für die breite Öffentlichkeit und verkauften selbst zusammengestellte Hausapotheken für die Familie.[12] Soweit lassen sich die Homöopathen dieser Zeit also mit Fug und Recht als «populistisch» bezeichnen. «In der bürgerlichen Republik», erklärte Adolph Lippe (1812–1888) den Absolventen der homöopathischen Medizin in Philadelphia unter Rückgriff auf die Sprache Jacksons und Thomsons, «ist ein jeder ebenso verpflichtet wie interessiert, für sich selbst die Wahrheit in der Medizin wie in der Politik zu suchen. Die Allopathische Schule [will] ... den Menschen etwas vorschreiben, sie in ihrer Wahl der medizinischen Behandlung steuern ... Wir möchten, daß die Menschen nicht auf diese Weise manipuliert werden, sondern in der höchsten Freiheit und im vollsten Licht der Intelligenz sich selbst ihre eigene Methode der Behandlung wählen.»[13]

Gleichzeitig fühlten sich homöopathische Ärzte stark einer förmlichen Ausbildung und medizinischen Qualifikation verpflichtet. Das Verhältnis zwischen der amerikanischen Homöopathie und dem Populismus war daher immer problematisch. Die eindeutige Assoziierung mit deutschsprachigen Gruppen erschwerte es den Anhängern überdies, sich der nationalistischen Sprache anderer antiorthodoxer Reformer in den USA zu bedienen. In der ersten Phase der Verbreitung der Homöopathie in den 1840er und 1850er Jahren hatte sich die Vorstellung vom antielitären medizinischen Populismus zu verändern begonnen. Eine neue Generation von Naturheilkundlern (darunter Samuel Thomsons Sohn) hatte den Gedanken des «jeder sein eigener Arzt» verworfen und statt dessen begonnen, medizinische Institute und Ambulatorien einzurichten, um eine Grenze zwischen Laienpraktikern und richtig ausgebildeten Alternativärzten zu ziehen. Diese als «Reformer» oder «Eklektiker» bekannten Naturheilkundler blieben vor allem auf dem Land und in den Kleinstädten des Südens und Mittleren Westens beliebt. Auch wenn sich die Homöopathie über die Vereinigten Staaten verbreitete, scheint es nach heutigem Wissen kaum Konkurrenz um Patienten gegeben zu haben, denn Eklektiker und Homöopathen wandten sich meist an unterschiedliche Gruppen. Die Machtbasis der meisten Homöopathen lag eher in den Groß- und Kleinstädten des Nordostens und Mittleren Westens, und ihre Patienten rekrutierten sich vor allem aus der Mittel- und Oberschicht, deren Männer und Frauen einen soliden und ausgebildeten Arzt wollten. Es gibt allerdings keine brauchbare demographische Studie, die dem Hintergrund homöopathischer Patienten nachgegangen wäre.[14]

Ein Kennzeichen der amerikanischen Homöopathie, das die Historiker häufig kommentiert, aber kaum erforscht haben, war ihre besondere Attraktivität für Frauen. Vor allem Reformerinnen aus der Mittelschicht gehörten oft zu den Anhängerinnen der neuen Heillehre; so führte etwa Elizabeth Peabody (1804–1894), die Tochter eines homöopathischen Arztes, in den 1850er Jahren eine Buchhandlung, die nicht nur homöopathische Medizin und Literatur verkaufte, sondern auch als Treffpunkt für Bostons Intellektuelle diente.[15] Viele Frauen fühlten sich auch als Patientinnen von der Homöopathie angezogen. Die Historiker haben spekuliert, sanftere Therapien hätten Frauen eher angesprochen als

Männer und Mütter hätten sie als die richtige Behandlungsweise für kranke Kinder erachtet.[16] Vor allem aber praktizierten Frauen sowohl informell – als Benutzerinnen homöopathischer Handbücher und Hausapotheken – als auch formell die Homöopathie. Besonders in den 1860er und 1870er Jahren strömten Frauen, die eine medizinische Ausbildung und ein Examen anstrebten, in homöopathische Institute, die, anders als die meisten anderen Fakultäten, für Männer und Frauen zugänglich waren. In den 1880er Jahren gehörten Frauen dem Lehrkörper der medizinischen Institute für Homöopathinnen in Cleveland und New York und den beiden Geschlechtern offenstehenden Instituten in Detroit und Boston an. Manche Homöopathen waren stolz auf die größere Liberalität der Homöopathie im Vergleich zu ihrer orthodoxen Konkurrenz, aber die Assoziierung der Homöopathie mit Frauen barg auch die Gefahr einer weiteren «Verweiblichung» der allgemeinen Sichtweise der Homöopathie, die, im Unterschied zur aktiven Praxis der heroischen Medizin, ohnehin schon als therapeutisch schwach und passiv betrachtet wurde.[17]

Mit der Übersetzung von Hahnemanns Schriften ins Englische in den 1840er Jahren bekam die Homöopathie weitere amerikanische Anhänger. Einer ihrer eindrucksvollsten frühen Erfolge war die verbreitete Übernahme der homöopathischen Bezeichnung «Allopathie» für die Schulmedizin. Ein noch stärkeres Mittel, um die Aufmerksamkeit der Öffentlichkeit zu gewinnen, war die Reaktion von Homöopathen auf verheerende Seuchen, vor allem auf die Cholera in den 1840er und das Gelbfieber in den 1850er Jahren.[18] Der junge Schulmediziner William H. Holcombe (1825–1893) etwa informierte sich über die Erfolge der Homöopathen bei der Choleraepidemie von 1849 und verwendete einige Zeit auf das Erlernen der Homöopathie, bevor er in Natchez (Mississippi) eine eigene homöopathische Praxis aufbaute. Holcombe wurde zu einer zentralen Figur bei der Serie von Gelbfieberepidemien im Süden, schrieb in den 1860er Jahren einen Ratgeber über die homöopathische Behandlung dieser Seuche und leitete die Homöopathische Gelbfieberkommission des Jahres 1878.[19] Die Homöopathen griffen das Scheitern der Bemühungen der Schulmedizin während dieser Epidemien auf, um die Öffentlichkeit von der Überlegenheit der homöopathischen Heilmethode zu überzeugen. So behauptete ein Homöopath während der Gelbfieberepidemie von 1853 in New Orleans, er habe von den 175 behandelten Patienten nur 16 nichtakklimatisierte verloren. Seine Sterblichkeitsrate von 9 % lag deutlich unter dem städtischen Durchschnitt von 20 bis 30 %.[20] Zahlreiche Historiker haben spekuliert, die publizierten wie auch die persönlichen Erfolge der Homöopathie hätten zur zunehmenden Ablehnung der herkömmlichen heroischen Praxis durch die Allgemeinheit beigetragen.

Die medizinische Anziehungskraft der Homöopathie

In den 1840er Jahren wurde nicht nur die Allgemeinheit, sondern auch die Ärzteschaft unzufrieden mit der Schulmedizin. Viele Praktiker waren auch überzeugt, daß der niedrige Status der Ärzteschaft in den Augen der Öffentlichkeit – der sich in der zunehmenden Unterstützung für Naturheilkundler und Homöopathen sowie in der Aufhebung von Zulassungsbeschränkungen der Bundesstaaten zur Gewährung eines minimalen rechtlichen Schutzes äußerte – das Ergebnis einer nicht adäquaten Behandlungsweise gewesen sei. In den Jahrzehnten vor dem Bürgerkrieg verließ eine zunächst kleine und dann steigende Zahl von Ärzten nach dem Examen die Vereinigten Staaten und reiste nach Europa, vor allem nach Paris, um zusätzliche Praxis zu sammeln. Besonders ihre Erfahrungen in Paris bestärkten sie in dem Glauben, daß die heroische Medizin voller nutzloser Theorien war und nur eine sorgfältig und empirisch durchgeführte klinische und pathologische Beobachtung die Ärzte in die Lage versetzen würde, ihre Therapeutik und damit ihren Ruf in der Öffentlichkeit zu verbessern.[21]

Diese Betonung der Erfahrung trug zur medizinischen Anziehungskraft der Homöopathie bei, bei der es vor allem darum ging, die Symptome des Patienten genau zu untersuchen und nur das zu behandeln, was der Arzt beobachtet und der Patient beschreibt. Der Historiker James Cassedy hat auf die Attraktivität der systematischen Ergründung von Tatsachen hingewiesen, die, wie er behauptet, den Methoden des Pariser Klinikers Pierre Louis (1787–1872) und noch mehr den Baconschen Prinzipien der induktiven Philosophie ähnelte.[22] Gewiß, die Homöopathen rühmten sich der Verwendung medizinischer Statistiken als Teil ihrer Kampagne, um der Öffentlichkeit und der Ärzteschaft die Überlegenheit ihrer Heilmethode zu demonstrieren, und sie betonten den Wert der Aufzeichnungen nicht nur der einzelnen Ärzte, sondern der homöopathischen Ambulatorien und Krankenhäuser.[23] «Der neue homöopathische Arzt», erklärte Cassedy, «scheint sich viel eher als Wissenschaftler begriffen zu haben als zu der Zeit, da er noch empirisch verschrieben oder blind allopathische Arzneimittel gemischt hat.»[24]

Auf dem umkämpften medizinischen Markt der Vereinigten Staaten vor dem Bürgerkrieg erkannten manche Ärzte in der Homöopathie zudem eine Gelegenheit, sich von ihren Kollegen abzuheben, der Öffentlichkeit etwas Neues und doch Zuverlässiges anzubieten. Historiker und Soziologen haben Spekulationen über die Rolle des Marktes bei der Veränderung der ärztlichen Praxis im Amerika des 19. Jahrhunderts angestellt. Die meisten Historiker kamen dabei zu dem Schluß, daß die amerikanischen Homöopathen – zum Teil aufgrund einer geringeren internen Konkurrenz – finanziell im allgemeinen besser gestellt waren als Schulmediziner.[25] Coulter hat allerdings darauf hingewiesen, daß eine Bekehrung zur Homöopathie auch berufliche und soziale Isolation bedeuten konnte und oft nicht ohne Schmerzen verlief. Ein Homöopath erklärte 1877:

«Mich gegen das zu stellen, was ich so bewunderte und respektierte ... mich in die Arme jener zu werfen, die ich absurderweise als weniger ehrbar, weniger wissenschaftlich, weniger professionell als meine Freunde und mich betrachten sollte, war eine nur schwer zu lösende Aufgabe.»[26]

Die Homöopathen trugen eindeutig zur Transformation der medizinischen Praxis im Amerika um die Mitte und gegen Ende des 19. Jahrhunderts bei. Der Historiker John Harley Warner hat aufgezeigt, daß traditionelle Ärzte in der Öffentlichkeit zwar weiterhin heroische Heilmethoden verteidigten, in ihrer eigenen Praxis aber immer weniger Aderlässe und Abführmittel verwendeten. Viele gewannen insbesondere Vertrauen in die Selbstheilungskraft der Natur. Ein Pluspunkt der Homöopathie war vielleicht die Chance, daß Ärzte heroische Heilverfahren ablehnen und trotzdem therapeutisch aktiv bleiben konnten, anstatt alles der «Natur» zu überlassen.[27]

Die Homöopathie und andere Ärzte

Anfänglich pflegten amerikanische Homöopathen, die selbst Absolventen traditioneller Fakultäten waren und traditionellen medizinischen Gesellschaften angehörten, gesellschaftlichen und beruflichen Umgang mit ihren allopathischen Kollegen. Viele Homöopathen betrachteten sich sogar als Teil der orthodoxen Ärzteschaft, und Schulmediziner waren von dem neuen medizinischen System mehr fasziniert als verängstigt. So wurde 1830 das «Organon» in dem traditionellen American Journal of Medical Science wohlwollend aufgenommen.[28] In einigen medizinischen Gesellschaften wie der Medical Society of the County of New York konnten Homöopathen sogar auf die Orientierung des Verbands Einfluß nehmen. In den 1830er Jahren verlieh diese Organisation Hahnemann die Ehrenmitgliedschaft, die jedoch 1843, nach dem Ausschluß homöopathischer Mitglieder, wieder aberkannt wurde.[29]

In den 1850er Jahren wurden die Grenzen innerhalb der Ärzteschaft jedoch deutlicher gezogen. Amerikanische Homöopathen sahen sich einer zunehmenden Feindschaft der «Schulmediziner» gegenüber – ein Zeichen für ihre Beliebtheit in der Bevölkerung und, wichtiger noch, für die ideologische und finanzielle Bedrohung, die sie für die traditionelle Medizin darstellten. So hat ein Medizinhistoriker angemerkt, daß die Notwendigkeit, sich und ihre Therapien zu verteidigen, unter den traditionellen Ärzten zu einer strengen «Ideologie der Orthodoxie» geführt habe.[30] Die Homöopathen entwickelten allmählich eine selbstbewußte berufliche Identität, bildeten auf lokaler und bundesstaatlicher Ebene eigene medizinische Gesellschaften und gründeten 1844 einen Dachverband, das American Institute of Homoeopathy (AIH).

Sowohl die Homöopathen als auch eine Anzahl traditioneller Ärzte begannen damit, eine Strategie der Abschottung und Gegnerschaft zu verfolgen. Medizinische Gesellschaften, die wichtige soziale und berufliche Institutionen blieben, grenzten ihre homöopathischen Mitglieder fortan immer stärker aus. So schloß die Massachusetts Medical Society in den frühen 1870er Jahren sieben Homöopathen aus, darunter Israel T. Talbot (1829–1899), der 1872 zum Präsidenten des American Institute of Homeopathy gewählt worden war. 1878 verweigerte eine örtliche Gesellschaft in Connecticut einem Arzt die weitere Mitgliedschaft, weil er sich mit seiner Frau – einer Homöopathin – beraten hatte.[31] In der Mitte des 19. Jahrhunderts hatten Gesellschaften auf lokaler und bundesstaatlicher Ebene den größten beruflichen Einfluß auf die Medizin in den USA, aber die American Medical Association (AMA) – der kleine landesweite Verband von Schulmedizinern – gewann immer mehr Einfluß und verlangte 1855 von allen Untergliederungen die Durchsetzung ihres Ethischen Codex, der den Mitgliedern jeglichen Kontakt mit nichtapprobierten Praktikern untersagte. Nicht alle Gesellschaften reagierten mit dem Ausschluß ihrer homöopathischen Mitglieder, aber dank der Zunahme homöopathischer Institute konnten die Homöopathen nun ihrerseits damit beginnen, eigene Verbände, Zeitschriften und Verbände ehemaliger Absolventen aufzubauen, die es vielen ermöglichten, nur Kollegen einer ähnlichen Überzeugung zu unterstützen, was den wachsenden Antagonismus weiter verstärkte. Einige Homöopathen und traditionelle Ärzte lehrten an denselben staatlichen Universitäten, aber nach den Aussagen eines traditionellen Vertreters war die Feindschaft an einer Schule so schlimm, daß der Hausmeister des traditionellen Zweigs sich weigerte, mit dem Hausmeister der homöopathischen Seite zu sprechen.[32] In Wisconsin beschwor ein traditioneller Arzt ein Duell herauf, als er einen Homöopathen attackierte, und zwar «mit einem vollen Schwung Tabaksaft, versetzt mit Brandy, mitten in das Gesicht und in die Augen».[33]

Traditionelle Ärzte argumentierten, Homöopathen seien Kurpfuscher, die die Gutgläubigkeit der breiten Öffentlichkeit ausnutzten. Doch sie waren auch gezwungen, die augenscheinlichen Erfolge der Homöopathen beim Umgang mit Seuchen und anderen Krankheiten zu erklären. Traditionelle Ärzte mokierten sich über das homöopathische Konzept der Verdünnungen, die Wirkung des Verschüttelns von Arzneimitteln und homöopathische Statistiken, indem sie argumentierten, daß die Patienten, die ihre Rivalen zu Gesicht bekämen, nicht so krank seien wie

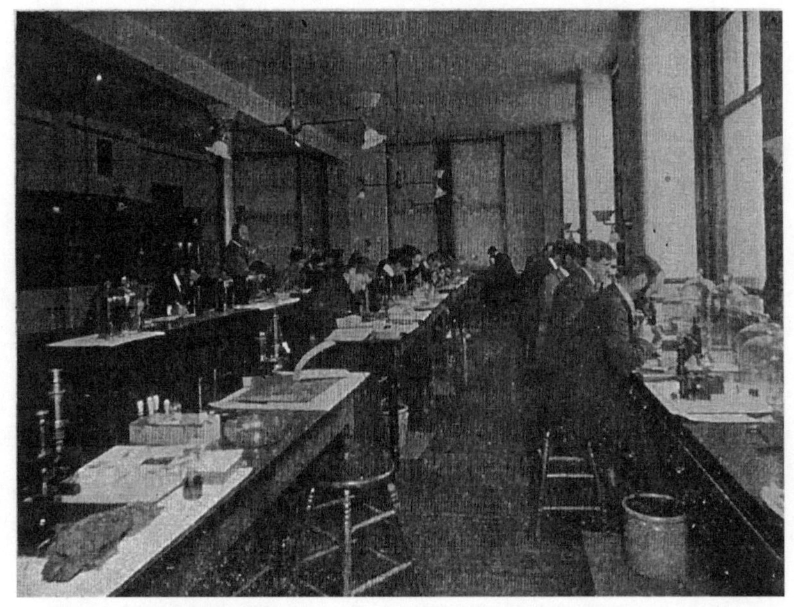

30 Das mikroskopische Labor der Boston University. In den 1880er und 1890er Jahren waren die homöopathischen – wie auch die traditionellen – Institute stolz auf ihre modernen, zu Forschungs- und Unterrichtszwecken eingerichteten Labors.

die Patienten der Schulmediziner und daß Homöopathen bei Choleraepidemien nicht in der Lage seien, zwischen einem leichten Durchfall und der ernsteren Krankheit zu unterscheiden.[34] Führende traditionelle Ärzte, die ihren eigenen Berufsstand reformieren wollten, behaupteten auch, die wenigen wirklich homöopathischen Erfolge seien auf die Selbstheilungskraft der Natur zurückzuführen. Dieses Argument wurde in erläuternden Texten propagiert, die in der Debatte des gesamten 19. Jahrhunderts von beiden Seiten zitiert wurden, vor allem in «Homoeopathy and Its Kindred Delusions» (Homöopathie und ihre verwandten Täuschungen) (1842) des Arztes Oliver Wendell Holmes (1809–1894) aus Boston und in «Homoeopathy: An Examination of Its Doctrines and Evidences» (Homöopathie: Eine Untersuchung ihrer Lehren und Beweise) (1851) des Arztes Worthington Hooker (1806–1867) aus Connecticut.[35]

Die Institutionalisierung der Homöopathie 1860–1890

In der Mitte des 19. Jahrhunderts erhielt die Homöopathie starke Unterstützung von den Kommunen. So besaßen in den 1880er Jahren sechs der sieben größten Städte im nördlichen Bundesstaat New York ein homöopathisches Krankenhaus.[36] Wie der Historiker Martin Kaufman dargelegt hat, bewirkte die Verfolgung durch die Schulmediziner in gewissem Maße, daß «der Wille der Märtyrer gestärkt» wurde.[37] Die Entwicklung der Homöopathie schien so vielversprechend, daß ein Homöopath behaupten konnte, die gesamte medizinische Welt Amerikas stehe «an der Schwelle zur Homöopathie».[38] Gegen Ende des Bürgerkriegs hatten Homöopathen und ihre Patienten eine Lebensversicherungsgesellschaft davon überzeugt, jenen Bewerbern, die sich von homöopathischen Ärzten behandeln ließen, eine Beitragsermäßigung von 10% zu gewähren.[39] In der Zeit von 1820 bis 1860 übernahm eine neue Institution eine immer entscheidendere Rolle bei der medizinischen Ausbildung und Identität: das Medical College. Die Zahl dieser Institute, die normalerweise privat, keiner Universität angegliedert und nicht staatlich bezuschußt waren, erhöhte sich von 13 im Jahre 1820 auf 42 im Jahre 1850, und die Zahl der Absolventen stieg von 1375 in den 1810er Jahren auf 6848 in den 1830er und 17213 in den 1850er Jahren.[40] In ähnlicher Weise erkannte die Homöopathie allmählich den Wert eines medizinischen Abschlusses für den Beruf und die Öffentlichkeit. 1848 wurde in Philadelphia das Homoeopathic Medical College of Pennsylvania gegründet, das bis zum heutigen Tage (wenn auch nicht mehr als homöopathische Einrichtung) existiert. 1850 öffnete ein homöopathisches College in Cleveland seine Pforten, und 1860 gab es neue Colleges in New York und Chicago. In den 1880er Jahren existierten schließlich in den meisten amerikanischen Städten homöopathische Schulen. Der Höhepunkt wurde 1900 mit 22 (15% aller medizinischen Institute der USA) erreicht.

Die Homöopathie breitete sich als organisierter Berufsstand aus: Die Zahl lokaler Gesellschaften nahm zu, und auch die Mitgliederzahl im American Institute of Homeopathy stieg von 144 im Jahre 1846 über 238 (1851) und 830 (1880) auf 2100 im Jahre 1903.[41] 1851 besaßen 90% aller Mitglieder des American Institute of Homoeopathy einen Abschluß von einem der traditionellen medizinischen Institute, während in den 1870er Jahren nur noch 17% der neuen Mitglieder Absolventen dieser Schulen waren. 1898 gab es schließlich 9 Gesellschaften auf nationaler, 33 auf bundesstaatlicher und 85 auf lokaler Ebene, 140 Krankenhäuser und 57 Ambulatorien, 20 medizinische Institute und 31 Fachzeitschriften.[42]

Die Expansion der homöopathischen Arzneimittelindustrie war eine weitere Entwicklung, die dazu beitrug, die Homöopathie als wichtigen Bereich der Medizin zu etablieren. In den 1840er Jahren hatten New York, Philadelphia und Cincinnati kleine homöopathische Apotheken, von denen eine der New Yorker Patient John Smith gründete. Eine 1843 in Philadelphia eröffnete Apotheke, die 1869 von den beiden Partnern Francis E. Boericke und Adolph Tafel gekauft wurde, bildete die Grundlage für die Expansion des großen Pharmabetriebs Boericke & Tafel. Diese Firma wurde ein zentraler Anbieter homöopathischer Arzneimittel und verlegte homöopathische Texte.[43] Das homöopathische Verlagswesen konnte sich darüber hinaus eine eigene Nische in der medizinischen Fachpresse der USA schaffen. Ja, zwischen 1835 und 1860 erschienen in den Vereinigten Staaten 40 verschiedene homöopathische Zeitschriften, wenngleich die meisten, wie auch viele orthodoxe Journale, nur Lebensspannen von ein paar Jahren hatten.[44]

Trotz oder vielleicht gerade wegen dieser Etablierung des Berufsstands waren die amerikanischen Homöopathen niemals eine geschlossene Gruppe. Sie beschäftigten sich mit Interpretationen der Arbeiten Hahnemanns und dem Verhältnis der Homöopathie zu traditionellen Therapien und der Schulmedizin. Manche dieser Debatten waren so heftig, daß eine konservative Gruppierung, die sich als «Hahnemannianer» bezeichnete, 1880 zu einer Rückkehr zu den Hochpotenzen aufrief, das American Institute of Homoeopathy verließ, sich auf nationaler Ebene neu organisierte und eigene Fachzeitschriften und Institute aufbaute. Die therapeutisch liberalere Mehrheit verblieb dagegen im American Institute of Homoeopathy.[45] Die Hahnemannianer wurden immer intoleranter und vertraten die These, nur bestimmte Praktiken seien wahre oder «reine» Homöopathie, während die Mehrheit die homöopathischen Prinzipien nur verwässere. 1883 erklärte der Präsident des American Institute of Homoeopathy etwa, Hochpotenzen seien kein Universalgesetz, und 1899 wurde die Ähnlichkeitsregel von «similia similibus curantur» in «curentur» abgewandelt, d. h. von «Ähnliches wird von Ähnlichem geheilt» in «Ähnliches möge Ähnliches heilen».[46]

Diese Spaltungen spiegelten sowohl die zunehmende Zahl und Verschiedenheit der Homöopathen wider als auch die zugrundeliegende Tatsache, daß sich ihre Behandlungsweise änderte. Viele Homöopathen wurden eklektischer und eher gewillt, einige Aspekte der Schulmedizin aufzugreifen, während umgekehrt Schulmediziner, die sich von den alten heroischen Praktiken abwandten, mit verschiedenen neuen Heilmethoden und der ausgiebig diskutierten «abwartenden Medizin» experimentierten. Historiker haben den Wandel der homöopathischen Behandlungsweise dadurch zu erklären versucht, daß sich die Homöopathen um die Anerkennung durch ihre traditionellen Kollegen bemühten und es einfach zu schwierig gewesen sei, ein wirklich kompetenter strenger Hahnemannianer zu sein.[47] Ich würde dagegen behaupten, daß viele Homöopathen die ausschließliche Anwendung und ein dogmatisches Befolgen der (wie immer interpretierten) Schriften Hahnemanns als Zeichen für «Sektierertum» werteten, das sie so heftig ablehnten, wie die Schulmediziner es ihnen anzuhängen versuchten. «Die Homöopathie, wie sie vom modernen, gut ausgebildeten Arzt praktiziert wird», erklärte 1887 William Goodno, ein Mitglied des Lehrkörpers am Hahnemann Medical College in Philadelphia, «ist kein sektiererisches System der Heillehre ... Die Homöopathie ist keine sektiererische Medizin.»[48] Amerikanische Homöopathen bewerteten auch Samuel Hahnemann und seine Schriften neu: er wurde so tendenziell vom klinischen Beobachter zum proto-experimentellen Wissenschaftler.[49] Natürlich war das Verhältnis nicht statisch, sondern hing vom Bild der Homöopathie und des rechten Homöopathen ab, das die Homöopathen selbst zeichnen wollten.

Zahlreiche Zeitgenossen und spätere Historiker haben zu berechnen versucht, wie viele Homöopathen im Amerika des 19. Jahrhunderts tätig waren. In einer vielzitierten Untersuchung schätzte Dan King (1791–1864), ein traditioneller Arzt aus Rhode Island, daß es 1858 in den Vereinigten Staaten 31 000 approbierte und 3500 nichtapprobierte Ärzte gegeben habe. Nach King waren 28 % der nichtapprobierten Ärzte Homöopathen (2,8 % aller Ärzte), 11 % Hydropathen (1,1 %) und 22 % Eklektiker (2,3 %).[50] Der Soziologe und Historiker William Rothstein hat ausgerechnet, daß von insgesamt 124 000 Ärzten im Jahre 1900 vielleicht 3 % Eklektiker, 8 % Homöopathen und 89 % Schulmediziner waren.[51] Es ist schwierig, diese Zahlen ohne eine detaillierte Analyse von statistischem Material zu bewerten – denn Ärzteverzeichnisse, obgleich eine nützliche Quelle, waren selbst politische Schöpfungen – und man hat noch keine derartige Studie durchgeführt.

Trotzdem besteht kein Zweifel, daß sich die Zahl und der Einfluß von Homöopathen von Region zu Region beträchtlich unterschied. 1871 schätzte Joseph Meredith Toner (1825–1896) in einer Studie für die American Medical Association, daß 5,9 % der amerikanischen Ärzte Homöopathen waren, wobei der Prozentsatz in einigen Staaten wie Wisconsin, Rhode Island und Michigan besonders hoch lag.[52] In Kansas waren 1883 von etwa 4800 Ärzten 71 % Schulmediziner, 12 % Eklektiker, 4 % Homöopathen, und 12 % hatten eine andere Ausrichtung. 1903 waren in Wisconsin von 2500 approbierten Ärzten 80,6 % Schulmediziner und 14 % Homöopathen. In Philadelphia, dem Sitz einer der führenden homöopathischen Institute, waren 1881 17 % der insgesamt 1480 Ärzte Homöopathen.[53]

Von den 1850er Jahren an, als solche Statistiken eine wichtige Rolle in Programmen zur beruflichen Reform spielten, werden die Schätzungen allerdings etwas weniger verläßlich. Eine 1850 erstellte Studie aus Cincinnati ging von etwa 5 % Homöopathen und 9 % Eklektikern aus; einer Untersuchung aus Massachusetts zufolge waren 1858 nur 2 % der

Ärzte des Bundesstaats Homöopathen.[54] Man hat nur selten untersucht, wie sich diese homöopathischen Heilkundigen zusammensetzten. Historiker haben ausgerechnet, daß von den 183 bekannten Homöopathen aus Wisconsin 3 % Frauen, 23 % Absolventen homöopathischer Institute und 15 % Absolventen normaler Universitäten waren, während der Rest (62 %) überhaupt keinen medizinischen Abschluß besaß.[55]

Homöopathen und der Staat

Das eindrucksvollste Indiz für den Erfolg der Homöopathie, ein integraler Bestandteil des amerikanischen Gesundheitswesens zu werden, war ihr Verhältnis zum Staat. Anders als in vielen europäischen Ländern, wo die Berufsgruppen oft stark von staatlichen Institutionen reguliert wurden, hatte die Ärzteschaft in den Vereinigten Staaten ein seltsames und ungeklärtes Verhältnis zum Staat. Im frühen 19. Jahrhundert lehnten viele Ärzte und Patienten, die sich der demokratischen, egalitaristischen Bewegung zugehörig fühlten, staatliche Bestimmungen und Schutzmaßnahmen ab. Amerikanische Ärzte, so die Meinung der Historiker, wollten sich statt dessen öffentlichen Respekt verschaffen und ihre berufliche Identität nicht durch eine staatliche Anerkennung, sondern durch individuelle Eigenschaften wie etwa ihre Wesensart und ihre Behandlungsmethoden aufbauen.[56]

Die Gesundheitsfürsorge in den Vereinigten Staaten ging aber von den Familien und gemeinnützigen Organisationen zunehmend in den Verantwortungsbereich der öffentlichen Hand über. Gegen Mitte des 19. Jahrhunderts gab es in amerikanischen Städten eine wachsende Zahl von Wohlfahrtseinrichtungen, die zumeist vom freiwilligen Einsatz der Ärzte abhingen, aber in psychiatrischen Anstalten gab es beispielsweise einige bezahlte Stellen. Auch öffentliche Gesundheitsämter wurden in den 1860er und 1870er Jahren zahlreicher und dauerhafter, was einigen Ärzten ermöglichte, teilweise als Gesundheitsbeamte für Kommunen oder Bundesstaaten zu arbeiten. In den 1890er Jahren hatten schließlich viele Städte die feste Stelle eines Gesundheitsbeauftragten eingerichtet.[57]

Überdies begannen die Bundesstaaten damit, aktiver die Standards für die Ausbildung und Zulassung bestimmter Berufsgruppen festzulegen. In den 1880er Jahren begrüßten die approbierten Ärzte, die zunehmend beruflichen Einfluß und öffentliche Unterstützung genossen, diese Bemühungen allmählich. Sie machten sich für die Einführung von Zulassungsbestimmungen stark, zu denen auch die Statuten für medizinische Institute gehörten. Führende homöopathische Reformer waren ebenfalls an diesem Prozeß beteiligt, was sowohl ihre ähnlichen beruflichen Anliegen als auch die Anerkennung des öffentlichen Einflusses der Homöopathen durch die Schulmediziner widerspiegelt.

Historiker haben diesen Punkt nicht eigens untersucht, aber bereits ein grober Vergleich zwischen der Geschichte der Schulmedizin und der Homöopathie verrät, daß sich Homöopathen früher um Unterstützung ihres Berufsstands durch den Staat bemüht haben könnten als ihre traditionellen Kollegen – zum Teil deshalb, weil dadurch die Kraft der Vorurteile der Schulmedizin gebrochen werden sollte. Natürlich wurde oft berichtet, die Homöopathen hätten sich gegen eine Einmischung des Staates in das Gesundheitswesen gewehrt. 1883 etwa betrieb William Holcombe (1825–1893) den Zusammenschluß einer Gruppe von Bürgern, die sich erfolgreich gegen Bemühungen des Hygieneverbands von New Orleans und der Gesundheitsbehörde von Louisiana wandten, eine städtische Verordnung zur Zwangsimpfung zu erwirken.[58] In den 1910er Jahren gehörten einige Homöopathen zur umstrittenen Liga für Medizinische Freiheit, einer Interessengruppe, die eine Kampagne gegen die vorgeschlagene Gesetzgebung des Bundes führte, ein Gesundheitsministerium einzurichten und Arzneimittel zu kontrollieren.[59] Insgesamt scheinen die Homöopathen eine Intervention des Staates zum Schutz ihres Berufsstands aber häufiger begrüßt zu haben.

Die Gesetzgeber in den Bundesstaaten waren offenbar trotz des anhaltenden Widerstands der traditionellen Ärzte für homöopathische Eingaben überraschend empfänglich. In Michigan beispielsweise wurden 1851, 1857, 1867 und 1875 Gesetze erlassen, die die medizinische Fakultät der staatlichen University of Michigan zwangen, auch Homöopathie zu lehren. Erst 1875 und nur dank der Aussicht auf ein neues Krankenhaus richtete die Universität diese Fakultät ein.[60] Trotz einiger Berufungen an Universitäten konzentrierten sich die homöopathischen Dozenten vor allem auf private medizinische Institute, doch insbesondere als Praktiker waren sie darin erfolgreich, die Notwendigkeit einer homöopathischen Gesundheitsfürsorge ins Bewußtsein der Öffentlichkeit zu tragen. In den 1850er Jahren waren homöopathische Beamte in Waisenhäusern in Philadelphia und Gefängnissen in Michigan und New York tätig.[61] Als die Krankenhäuser sowohl für die Ausbildung der Studenten als auch für die Versorgung der Öffentlichkeit immer wichtiger wurden, bemühten sich Homöopathen um eine Anstellung in öffentlichen Einrichtungen. Doch erst nach dem Bürgerkrieg wurden diese Mühen im großen Umfang belohnt. 1857 willigte das Städtische Krankenhaus von Chicago ein, in einem Viertel ihrer Stationen Homöopathen zuzulassen, aber die anderen Beschäftigten boykottierten diese Bemühungen und übernahmen das Krankenhaus anschließend.[62] In ähnlicher Weise gab es in den 1850er Jahren eine Diskussion darüber, ob man auf den Stationen des großen städtischen Krankenhauses Bellevue in New York Homöopathen zulassen sollte. Der Antrag wurde hier ebenso abgelehnt wie am Boston City Hospital.[63] Auch der Versuch der

Homöopathen, sich an die Regierung in Washington zu wenden, blieb fruchtlos. Im Bürgerkrieg schloß das Gesundheitsamt der Armee Homöopathen vom zentralen Santitätskorps aus; wer trotzdem als Arzt diente, riskierte den Ausschluß, falls die homöopathische Orientierung entdeckt wurde.[64] Das American Institute of Homeopathy besaß allerdings genügend politischen Einfluß, um den Kongreß bei der Auswahl einer nationalen Expertenkommission zur Untersuchung der Gelbfieberepidemie des Jahres 1878 zur Ernennung eines homöopathischen Mitglieds zu bewegen.[65]

In den 1870er und 1880er Jahren waren viele dieser Hindernisse weggefallen. Massachusetts und New York gründeten und finanzierten eine homöopathische psychiatrische Klinik.[66] Homöopathen in Wisconsin besetzten verschiedene Ämter auf kommunaler und bundesstaatlicher Ebene; 1871 stellten sie den Bürgermeister von Madison.[67] In den 1880er Jahren wurden Homöopathen auf den Stationen der städtischen Krankenhäuser von Boston und Chicago zugelassen. Im Boston City Hospital bedeutete dies zugleich, daß erstmals Ärztinnen dort arbeiten durften.[68] Im Spanisch-Amerikanischen Krieg von 1898 waren Homöopathen mit voller medizinischer Anerkennung zur Armee zugelassen, und im Ersten Weltkrieg wurden mehr als 1800 homöopathische Ärzte verpflichtet.[69]

Einige Homöopathen erhielten Zugang zu staatlichen Universitäten. In den 1870er Jahren boten die Universitäten von Massachusetts, Michigan und Iowa den Studenten der Medizin eine homöopathische Ausbildung; in den 1880er Jahren lehrten Homöopathen an den staatlichen Universitäten von Minnesota und Nebraska und im 20. Jahrhundert für kurze Zeit in Kalifornien und Ohio.[70] Wie sowohl Schulmediziner als auch Homöopathen einräumten, konnte jeder Versuch der traditionellen Ärzteschaft, Homöopathen von der Einbindung in die zunehmende staatliche Reglementierung auszuschließen, von der Öffentlichkeit als Versuch der Aufrechterhaltung eines tradierten Elitedenkens interpretiert werden. Der Vorsitzende der Massachusetts Homoeopathic Medical Society kommentierte 1884: «Die Homöopathie genießt eine ihr sehr wohlgesonnene öffentliche Meinung; schon der geringste Versuch der herrschenden Schule, uns durch Gesetze oder andere Mittel zu nötigen, stößt sofort auf die Empörung und den Protest der Öffentlichkeit.»[71]

Noch wichtiger für den Wandel der amerikanischen Homöopathie waren die Versuche einiger Schulmediziner, ihre Politik der Ausgrenzung zu beenden. 1888 beschloß die Massachusetts Medical Society etwa, die Absolventen homöopathischer Institute unter der Bedingung aufzunehmen, daß sie ihre homöopathische Orientierung aufgaben.[72] Verschiedene traditionelle Ärzteverbände, der bekannteste davon die New York State Medical Society, diskutierten den Ethischen Codex der

American Medical Association, und einige Gesellschaften räumten mit der Bestimmung auf, die es Mitgliedern untersagte, Homöopathen zu konsultieren. 1894 gestattete die orthodoxe Association of American Medical Colleges homöopathischen und eklektischen Studenten den Zugang zu allen medizinischen Fakultäten sowie eine Anerkennung der traditionellen Kurse, und 1903 hatte der Gesamtverband selbst entschieden, seinen Codex zu ändern und alle approbierten Ärzte aufzunehmen.[73]

In den 1880er und 1890er Jahren arbeiteten Schulmediziner mit Homöopathen zusammen – in einem Bündnis, das von Historikern noch relativ unerforscht ist –, um strengere staatliche Zulassungsbestimmungen einzuführen, und sie willigten in einer Vielzahl von Kompromissen ein, entweder gemeinsame Kommissionen (mit einem genau festgelegten Stimmverhältnis) einzurichten oder separate Gremien zu bilden, um jeweils die Absolventen der eigenen medizinischen Schule zu prüfen. In den meisten Bundesstaaten konnten traditionelle Ärzte die Zulassungsbestimmungen schließlich nur mit Hilfe der Homöopathen und manchmal der Eklektiker durchsetzen.[74] In den 1870er Jahren richteten Louisiana und Michigan gemeinsam mit Homöopathen Zulassungsgremien ein, und 1889 gehörten der Kommission von Tennessee sowohl Homöopathen als auch Eklektiker an.[75] 1891 hatte New York noch drei verschiedene staatliche Gremien, die 1907 jedoch zu einer einzigen Kommission zusammengefaßt wurden – mit Ausnahme der Prüfungen in Therapeutik und Arzneimittellehre.[76] Nach zwanzig Jahren gemeinsamer Anstrengungen wurde 1897 die staatliche Zulassungskommission in Wisconsin eingerichtet, das aus drei Schulmedizinern, zwei Homöopathen und zwei Eklektikern bestand; ein Kandidat benötigte für seine Zulassung fünf Stimmen.[77] 1901 hatten nur vier Staaten – Alabama, Nord-Carolina, Süd-Carolina und Texas – Zulassungskommissionen, die sich ausschließlich aus Schulmedizinern zusammensetzten, was vielleicht den weiterhin geringen Einfluß der Homöopathie im Süden demonstriert.[78]

Oft scheinen sich Schulmediziner und Homöopathen tatsächlich in dem gemeinsamen Anliegen verbunden gefühlt zu haben, einem Teil der nichtapprobierten Praktiker das Handwerk zu legen. In der Auseinandersetzung mit anderen unorthodoxen Gruppen legten die Homöopathen damit im allgemeinen keine populistische Haltung an den Tag. So weigerten sich Schulmediziner und Homöopathen 1903 in New Jersey gemeinsam, Chiropraktiker in das Zulassungsverfahren aufzunehmen.[79]

Das Problem des Niedergangs

Eine der schwierigsten Fragen in der Geschichte der Homöopathie in den Vereinigten Staaten war und ist, eine Erklärung für den Niedergang der Bewegung zu finden. Wissenschaftler einer früheren Generation wie etwa Rothstein begnügten sich mit einer relativ einfachen Antwort: der Niedergang der «sektiererischen» Medizin, argumentierten sie, sei die Folge der zunehmenden Fortschritte in der naturwissenschaftlich orientierten Medizin gewesen, die zu einem erhöhten Ansehen der Schulmediziner und zur entsprechenden Unterstützung der Öffentlichkeit beigetragen hätten.

Sicherlich verrät uns der sinkende Stern der Homöopathie – und parallel dazu der eklektischen Bewegung in den USA – etwas Wichtiges über die Einstellung der Ärzte und Laien gegenüber der Naturwissenschaft. Doch seit etwa zehn Jahren hegen die Medizinhistoriker eine zunehmende Skepsis gegenüber der Vorstellung, daß der Begriff «naturwissenschaftlich» irgendwie zeitlos sei. Statt dessen führen sie an, «naturwissenschaftlich» habe zu unterschiedlichen Zeiten und für unterschiedliche Menschen auch eine unterschiedliche Bedeutung gehabt und Historiker müßten aufpassen, nicht nur eine einzige Definition zuzulassen. Mit anderen Worten: Naturwissenschaft ist ein Konzept, das aus der Zeit heraus zu bewerten ist. Die Transformation der Medizin durch die Übernahme der experimentellen Wissenschaften aus Deutschland wurde ebenfalls neu bewertet, und zwar sowohl kritischer (daß mit ihr nicht automatisch die Wirksamkeit und Objektivität gekommen sei, die ihre glühenden Verfechter versprochen hatten) als auch zögerlicher. Die Ergebnisse der naturwissenschaftlich orientierten Medizin der 1880er und 1890er Jahre werden heute als etwas weniger dramatisch und eindrucksvoll gesehen als früher, wenngleich nicht weniger radikal in der Herausforderung, die sie für die ganz anderen wissenschaftlichen Methoden der Mitte des 19. Jahrhunderts darstellten.[80]

Diese neuen Interpretationen bedeuten, daß wir die Erklärungen für den Niedergang der Homöopathie ernsthaft überdenken müssen. So läßt sich Rothsteins einflußreiche These, daß gegen Ende des 19. Jahrhunderts das «Sektierertum» sowohl in der alternativen als auch in der traditionellen Medizin der «Naturwissenschaft» gewichen sei und unorthodoxe Gruppen, die sich nicht ändern wollten, zum Scheitern verurteilt waren, nicht länger akzeptieren. Oder, nach Rothsteins oft zitiertem Satz: «Die Homöopathie griff nicht die Naturwissenschaft in der Schulmedizin, sondern das Sektiererische in der Schulmedizin an.»[81] Die Aufgabe des Historikers besteht jedoch nicht darin, zu urteilen, wer nach heutigen Standards der «bessere» Arzt war, sondern zu begreifen, worin die Anziehungskraft und der Einfluß sowohl der traditionellen als auch der alternativen Medizin lagen und warum Praktiker ihre Heilmethode änderten. Ein stärkeres Bewußtsein der Komplexität der therapeutischen «Wirksamkeit» auf seiten der Historiker hat auch das Argument geschwächt, daß, sobald die Schulmedizin wirkungslose heroische Praktiken aufgegeben habe, auch homöopathische Behandlungsmethoden die Öffentlichkeit weniger beeindruckt hätten.[82]

Im folgenden werde ich darlegen, wie einige Aspekte der Geschichte der Homöopathie in den USA eine neue Betrachtungsweise des «Aufstiegs» und «Falls» medizinischer Alternativen aufzeigen können. Erstens: Trotz des eindeutigen Interesses der Bevölkerung an den neuen Naturwissenschaften lehnte die breite Öffentlichkeit des späten 19. Jahrhunderts alternative Heilmethoden nicht ab. Statt dessen gab es in dieser Zeit sogar ein gesteigertes Interesse der Laien an neuen unorthodoxen Schulen wie etwa am Heilen ohne Medikamente der Christlichen Wissenschaftler oder an der Körpermanipulation der Osteopathen und Chiropraktiker, die in den 1890er Jahren erstmals im Mittleren Westen auftauchten.[83]

Zweitens: Wenn wir uns die Zeit des Niedergangs der Homöopathie in den Vereinigten Staaten vergegenwärtigen, haben viele der älteren Argumente keinen Bestand. In den 1870er, 1880er und sogar noch den 1890er Jahren war die Homöopathie in Amerika nicht im Verschwinden, sondern sogar noch im Wachsen begriffen. Es gab neue Krankenhäuser, homöopathische Vertreter in staatlichen Zulassungskommissionen, und die Zahl homöopathischer Studenten ging zwar zurück, doch in der traditionellen Ausbildung war eine ähnliche Entwicklung zu verzeichnen, da medizinische Institute die Zulassung und das Examen nun an bestimmte Voraussetzungen knüpften.

Die Homöopathen standen sicherlich auch vor dem Problem der Wahrung einer klaren Identität, da mit der Zeit immer mehr von ihnen einräumten, daß ihre homöopathische Behandlungsweise auch einige Therapien der Schulmedizin enthielt und das Symbol der gefährlichen heroischen Medizin nicht länger wirksam oder zutreffend war.[84] Einige Historiker haben den Niedergang der Homöopathie zum Teil als das Problem der Homöopathen interpretiert, mit dem eigenen beruflichen Erfolg fertig zu werden, weil sie vor allem nicht länger die tiefsitzenden Vorurteile der Schulmediziner bekämpfen mußten. Häufig und wahrscheinlich zutreffend wird die neue Politik der Integration der American Medical Association als brillante Strategie erklärt, die Besonderheit der Alternativmedizin zu untergraben, aber wir wissen nicht, was eine Integration für Homöopathen so attraktiv machte, deren Institutionen und Berufsstand bereits so fest etabliert waren.[85]

Am Niedergang der amerikanischen Homöopathie ist nicht zu zwei-

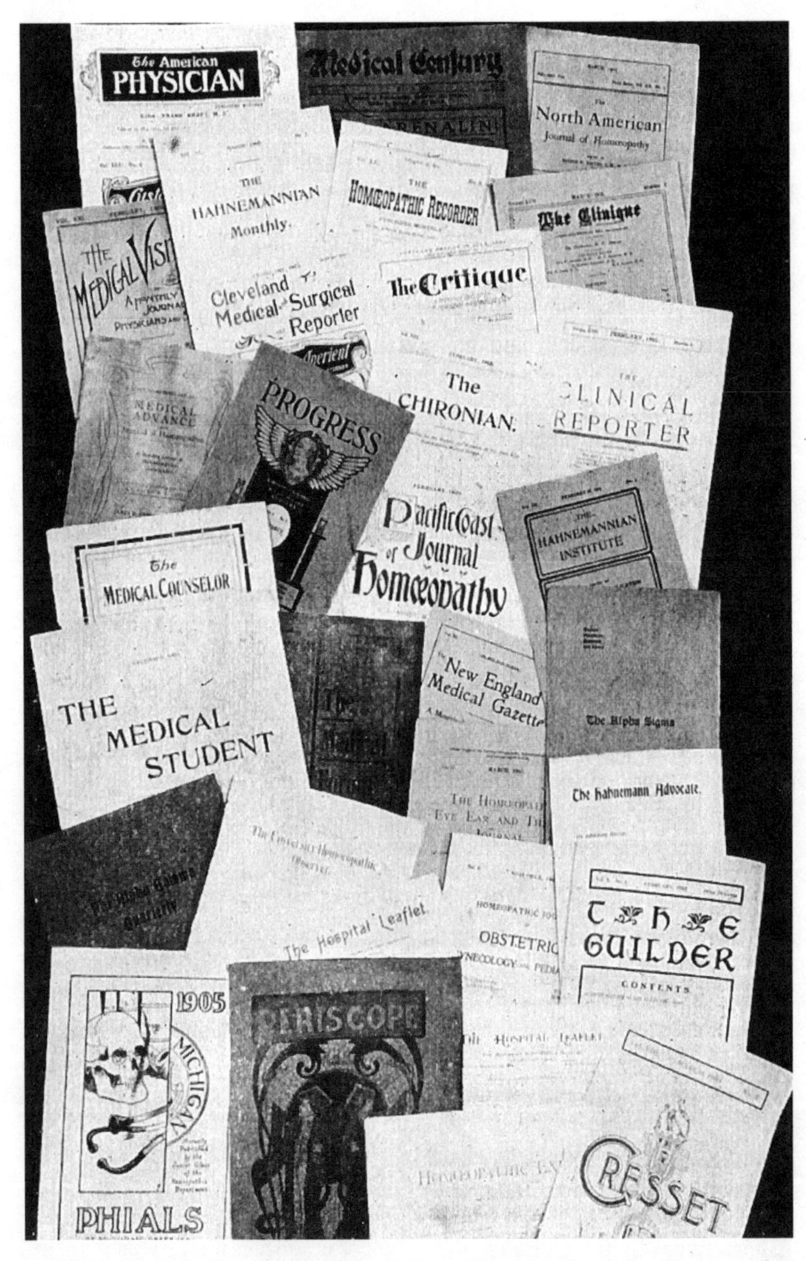

31 Bekannte homöopathische Zeitschriften. Die amerikanische Homöopathie blieb bis Anfang des 20. Jahrhunderts eine starke Bewegung, wie an dieser Auswahl medizinischer Fachzeitschriften von 1905 abzulesen ist.

feln, aber er verlief womöglich langsamer als in den bekannten Geschichtsbüchern dargestellt. Höhere Erwartungen sowohl von seiten der Praktiker als auch der potentiellen Studenten (wie auch in manchen Staaten neue gesetzliche Definitionen einer «guten» medizinischen Ausbildung) bedeuteten, daß sowohl traditionelle als auch alternative Institute unter dem Druck standen, eine medizinische Ausbildung anzubieten, die auch Arbeit im Labor und in der Klinik einschloß, was einen ständigen Zugang zu einem größeren Krankenhaus und gut ausgestatteten Labors voraussetzte. Die Schließung einiger, insbesondere kleiner und privater homöopathischer Schulen Ende des 19. und Anfang des 20. Jahrhunderts spiegelte diesen Druck, dem traditionelle Einrichtungen genauso ausgesetzt waren. Die höchste Anzahl homöopathischer Schulen wurde im Jahre 1900 mit 22 erreicht (15 % aller medizinischen Fakultäten in den USA) und nahm auf 12 im Jahre 1912 (weniger als 10 %) und schließlich 5 im Jahre 1920 ab (6 %). Auch die Zahl homöopathischer Absolventen erreichte ihren Spitzenwert 1903 mit 420 (7 % aller Absolventen der Medizin in den USA) und fiel 1920 auf 97 (3 %).[86] Politiker begannen in den einzelnen Bundesstaaten damit – vielleicht als Spiegelbild der öffentlichen Meinung –, ihre Position zur staatlichen Finanzierung der homöopathischen Ausbildung zu revidieren. In den 1890er Jahren schloß die University of Michigan ihre homöopathische Fakultät, auch wenn sie bis 1922 weiterhin homöopathische Wahlfächer anbot; das Hahnemann College of the Pacific verschmolz 1915 mit der medizinischen Fakultät der University of California in San Francisco, wobei es nur wenige homöopathische Wahlfächer und nur eine einzige homöopathische Professur behielt.[87] 1918 wurde die medizinische Fakultät der Boston University, die seit ihrer Gründung im Jahre 1873 ausschließlich homöopathisch orientiert war, eine herkömmliche Fakultät, und 1922 schloß die homöopathische Abteilung der Ohio State University.[88] In den 1920er Jahren gab es an den Universitäten überhaupt keine homöopathischen Fakultäten mehr, und nur zwei private Institute, eines in New York und eines in Philadelphia, waren übriggeblieben. Diese Veränderungen verweisen zum Teil auf ein abnehmendes Interesse der Bevölkerung an der Verteidigung der Sonderstellung der Homöopathie in der medizinischen Ausbildung, aber auch auf die zunehmende Bedeutung staatlicher Unterstützung. Das neue Modell amerikanischer Gesundheitsreformer war die medizinische Fakultät innerhalb der Universität, und bis 1920 war schließlich klar, daß die Homöopathie ohne eine massive Unterstützung durch Mäzene – die Rockefeller- und Carnegie-Stiftung unterstützten manche traditionellen Institute – diesen Vorgaben nicht folgen konnte.[89]

Mit dem Niedergang der Anzahl homöopathischer Ärzte als aktivem Berufsstand in den USA kam der Aufstieg von Fördervereinen, die sich mehr der Information der Öffentlichkeit widmeten, etwa die American Foundation for Homoeopathy und die Laymen's League.[90] Ein paar Homöopathen blieben in der Öffentlichkeit: Royal Copeland (1868–1938), ein Dekan des homöopathischen Instituts in New York, wurde zunächst Leiter der New Yorker Gesundheitsbehörde, dann Gesundheitsminister des Staates New York und schließlich Senator. Die homöopathische Ärztin Lucy Stone Herzog rief ihre homöopathischen Kollegen dazu auf, gegen die Wohlfahrtsprogramme Präsident Roosevelts in den 1930er Jahren zu kämpfen.[91]

Die Reaktion der Homöopathen auf die Laborwissenschaft kann hier nicht eingehend behandelt werden, aber sie ist wichtig für jede Erklärung des Niedergangs der Bewegung und läßt sich nicht einfach mit ein paar Sätzen abtun, indem man ein paar kritische Aussagen von Ärzten zitiert, die in Fachzeitschriften abgedruckt wurden. Ich denke, die Aussage der neuen, naturwissenschaftlich orientierten Medizin war für Homöopathen weder einfach noch unproblematisch. Gewiß hatten manche homöopathischen Lehrer in den 1880er Jahren keine Probleme damit, Aspekte der Bakteriologie zu integrieren, und Studenten am Hahnemann Medical College in Philadelphia bekamen eine Reihe von Texten aus der Schulmedizin zu lesen.[92] Aber führte diese Offenheit zur vollständigen Aufgabe einer besonderen homöopathischen Identität, wie mitunter behauptet wurde?

Nach meiner Durchsicht der homöopathischen und der allopathischen Presse gebrauche ich den Begriff «sektiererisch» (engl.: sectarian) inzwischen ungern. Die Implikationen eines medizinischen Dogmas lehnten sowohl Schulmediziner als auch Homöopathen heftig ab, auch wenn die Erklärung der Homöopathen, daß es sich bei einem homöopathischen «Gesetz» eher um ein wissenschaftliches Prinzip als um ein Dogma handle, selbst eine interessante Geschichte hat. Schulmediziner charakterisierten ihre Konkurrenten als dogmatisch und sich selbst als undoktrinär, aber gegen Ende des 19. Jahrhunderts und vor dem Hintergrund einer veränderten Sicht der Naturwissenschaft erhielt das Ideal medizinischer Systeme eine neue Aktualität, als Protagonisten der experimentellen Wissenschaft für sich einen «Neuen Rationalismus» beanspruchten.[93]

Manche haben den Niedergang der Homöopathie als Anfang vom Ende der Alternativmedizin betrachtet. Der Medizinhistoriker Richard Shryock sah der Zukunft der amerikanischen Medizin sicherlich hoffnungsfroh entgegen, als er 1947 schrieb, der fortgesetzte Niedergang des Sektierertums sei «der medizinischen Forschung des letzten halben Jahrhunderts zuzuschreiben».[94] Wie die letzten Jahrzehnte allerdings zeigen, haben verschiedene alternative Heilmethoden in einer Reihe von Industrieländern – etwa in Europa, Nordamerika und Teilen Asiens

– in den Augen bestimmter Laiengruppen eher an Attraktivität gewonnen als verloren.

Mögliche Wege der historischen Forschung

Zum Schluß möchte ich ein paar Forschungsstrategien skizzieren, die man meines Erachtens verfolgen könnte, um einem Forschungsfeld zu neuem Leben zu verhelfen, das, zumindest in den Vereinigten Staaten, in den letzten beiden Jahrzehnten weitgehend brachgelegen hat. Zunächst brauchen wir detaillierte historische Analysen zur Attraktivität der Homöopathie und demographische Untersuchungen der homöopathischen Patienten und Praktiker, um zu verstehen, wer sich von der Homöopathie angezogen fühlte und warum. Auch gängige Annahmen über regionale Verbindungen gilt es in Frage zu stellen und neu zu bewerten. Historiker haben durchgängig behauptet, die Südstaatler hätten sich kaum für Homöopathie interessiert, aber schon eine oberflächliche Untersuchung der erhaltenen Manuskripte läßt auf eine viel größere regionale Vielfalt schließen. Eine Reihe homöopathischer Zeitschriften, die in den 1850er Jahren von kreolischen Ärzten in Louisiana auf französisch publiziert wurden, verweisen auf eine weitere unerforschte Dimension regionaler und ethnischer Vielfalt.[95] Wenn diese Untersuchungen darüber hinaus ergeben, daß die Homöopathie unter Patienten aus der Arbeiterschaft im allgemeinen keinen Anklang gefunden hat, brauchen wir präzisere Antworten auf die Frage, warum das nicht der Fall war. War das Image des homöopathischen Arztes zu distanziert? Galten die Therapien und Theorien, die er oder sie anbot, als wenig überzeugende Alternative zur Schulmedizin? Besondere Aufmerksamkeit muß den Bekehrungsgeschichten traditioneller Ärzte zukommen, die Homöopathen wurden, und zwar mit dem gebührenden Ernst gegenüber der religiösen Sprache und Bilderwelt dieser Berichte, um zu verstehen, was die Ärzte ursprünglich zur Homöopathie brachte. Wenn die Historiker ein schlüssiges Bild ihrer Ansichten, Methoden und Biographien zeichnen wollen, müssen sie nicht nur die Veröffentlichungen untersuchen, sondern auch ihre Tagebücher, die einen anderen Zugang zum Verständnis der inneren Grundsätze bieten. William Holcombe liefert ein Beispiel für einen Mann, dessen Bekehrung aus tiefster Überzeugung erfolgte und nichts mit finanziellen Erwägungen zu tun hatte, und ein Wundarzt im Dienst der Streitkräfte der Union erklärte während des Bürgerkriegs in privaten Briefen an seine Frau, daß er seine homöopathischen Prinzipien bei sich behalten müsse, wenn er nicht seine Karriere gefährden wolle.[96] Auch das Geschlecht war für die Anziehungskraft der Homöopathie prägend, wenngleich dieser Faktor noch einer gründlichen historiographischen Aufarbeitung bedarf. War es nur die «Sanftheit» homöopathischer Heilmethoden, die diese für weibliche Patienten attraktiv machten? Warum wurde die Homöopathie so schnell Teil der feministischen und liberalen Reformbewegungen von der Mitte bis zum Ende des 19. Jahrhunderts? Und warum bemühten sich auch dann noch so viele Frauen um eine medizinische Ausbildung an homöopathischen Instituten, als traditionelle medizinische Fakultäten ihre Pforten für sie öffneten?[97]

Historiker müssen außerdem das Verhalten homöopathischer Praktiker genauer untersuchen. Unsere Kenntnis der homöopathischen Behandlungsweise basiert vor allem auf den veröffentlichten Beschreibungen von Ärzten, nicht auf einem genauen Studium von Quellen wie Patientenbüchern und den Aufzeichnungen von Krankenhäusern und Ambulatorien. Man muß sich die Arbeit gewöhnlicher Ärzte ansehen, analysieren, was sie am Bett ihrer Patienten tatsächlich taten, und fragen, ob sich die homöopathische Behandlungsweise, wie sowohl von Homöopathen als auch von Schulmedizinern in den USA behauptet, in den 1870er und 1880er Jahren änderte, und wenn ja, wie. Die Rekonstruktion der alltäglichen Praxis, wie sie einige Historiker für die traditionelle Medizin begonnen haben, kann zu einer neuen Sichtweise der Beziehung zwischen Schul- und Alternativmedizin sowie zwischen Praktiker und Patienten führen.[98] Besonders wichtig ist dies, um die Behauptung zu überprüfen, der Niedergang der Homöopathie gegen Ende des 19. Jahrhunderts sei auf die Verwischung der therapeutischen Unterschiede zurückzuführen. «Praxis» sollte darüber hinaus allgemeiner definiert werden und nicht nur die therapeutische Behandlung einschließen, sondern auch die homöopathische Ausbildung; was wurde den Studenten der homöopathischen Institute beispielsweise tatsächlich gelehrt?[99]

Trotz des beachtlichen Aufwands, der auf eine Gesamtschau der amerikanischen Homöopathie verwendet wurde, fehlen noch immer detaillierte biographische Untersuchungen bestimmter Institutionen und Einzelpersonen, die über das Gedenken hinausgehen. Historiker, die sich für Fallstudien entscheiden, werden diese in breitere kulturelle und soziale Entwicklungen innerhalb der amerikanischen Medizin und Gesellschaft integrieren müssen. Das Fehlen von Studien zu speziellen Institutionen fällt ebenso auf wie die Vernachlässigung so zentraler Figuren wie Hering und Holcombe, die eine detaillierte Beschäftigung wert wären, ganz zu schweigen von den Erfahrungen der gewöhnlichen homöopathischen Ärzte und Patienten, die manchmal Tagebücher, Briefe und andere Quellen hinterlassen haben.[100] Es sei darauf hingewiesen, daß ein neues Gesundheitsunternehmen, das vor kurzem die Hahnemann University (früher das Hahnemann Medical College mit Krankenhaus) und das Medical College of Pennsylvania in Philadelphia erworben hat, zwei Medizinhistoriker damit beauftragte, die Geschichte der beiden Einrichtungen zu schreiben.

Ansätze wie diese können dazu beitragen, die Geschichte der Homöopathie in die allgemeine Sozial- und Kulturgeschichte zu integrieren, was Historikern der amerikanischen Hydropathie in letzter Zeit auf bewundernswerte Weise geglückt ist. Diese neuen Studien der Homöopathie werden die soziale Schicht, das Geschlecht und die Rasse als unabdingbare Kategorien der Analyse einzubeziehen haben, um die wichtigen Veränderungen zu reflektieren, die das Gebiet der amerikanischen Medizingeschichte seit den 1970er Jahren, als die letzten größeren Untersuchungen zur Homöopathie geschrieben wurden, neu geprägt haben.[101]

Zuletzt möchte ich die Historiker eindringlich auffordern, genau darzulegen, warum die Geschichte der Homöopathie wichtig für unser Verständnis der Medizingeschichte ist. Man ist stillschweigend davon ausgegangen, daß die allgemeinere Bedeutung der Homöopathie in ihrer Kritik an der heroischen Medizin liegt. Ich denke aber, daß die Geschichte der Alternativmedizin in Amerika eine viel größere Bedeutung hat – nicht nur für die Geschichte der Medizin, sondern auch für die amerikanische Sozial- und Kulturgeschichte –, als nur zu zeigen, wie Schulmediziner allmählich «das Licht erblickten» und ihre Patienten erst sanfter und dann wissenschaftlicher behandelten. Wenn man die Homöopathie nur als Mittel zum Zweck betrachtet, das «Sektiererische» aus der Schulmedizin auszutreiben, begreift man noch nicht, warum sich traditionelle Ärzte in den 1880er und 1890er Jahren mit Homöopathen und Eklektikern zusammenschlossen, um gemeinsame staatliche Zulassungskommissionen zu bilden, und sich erst später dafür einsetzten, nur eine einzige Heilmethode zu prüfen. Darüber hinaus besteht kein Zweifel, daß sowohl Homöopathen als auch Schulmediziner – trotz der aufgeblasenen Rhetorik – gravierende Unterschiede zwischen bestimmten abweichenden Gruppen – Eklektikern, später Osteopathen und Chiropraktikern – und anderen, als Kurpfuscher verschrienen Alternativheilern zubilligten. Die Erforschung dieser Unterschiede muß Bestandteil unserer historischen Erklärungen der Entwicklung der amerikanischen Medizin werden, eines Feldes, das breit definiert werden muß, um die Schulmedizin, Alternativen, Praktiker und Patienten einzuschließen.

Anmerkungen

1 Thomas Lindsley Bradford: Homoeopathy in New York. In: William Harvey King (Hg.): A History of Homoeopathy and Its Institutions in America. 4 Bde. New York 1905, Bd. 1, S. 44–47, 60–67, 77–83; vgl. auch Harris L. Coulter: Divided Legacy: A History of the Schism in Medical Thought. 3 Bde. Science and Ethics in American Medicine 1800–1914. Washington, D.C. 1973, Bd. 3, S. 101–103.

2 Bradford: Homoeopathy in Pennsylvania. In: King (wie Anm. 1), S. 129–134, 138–143, 112–114; vgl. auch Reinhart Schüppel: Constantin Hering: Ein Akademiker. In: Martin Dinges (Hg.): Patienten, Heilkundige und Institutionen in der Homöopathiegeschichte. Heidelberg 1996.

3 Die Schätzungen beliefen sich auf 699 in New York, 325 in Pennsylvania, 207 in Massachusetts, 188 in Ohio und 158 in Illinois; Coulter (wie Anm. 1), Tabelle 1, S. 108–109.

4 Zur Arbeit der Ladies Aid Society am Hahnemann Hospital in Philadelphia in den 1860er und 1870er Jahren vgl. Bradford: Homoeopathy in Pennsylvania (wie Anm. 2), S. 54.

5 Bradford: Homoeopathy in Pennsylvania (wie Anm. 2), S. 111 ff; ders.: Homoeopathy in New York. In: King (wie Anm. 1), S. 45, 112–113; Coulter (wie Anm. 1), S. 151.

6 Bradford: Homoeopathy in Ohio. In: King (wie Anm. 1), S. 177.

7 Matthew Ramsey: The Politics of Professional Monopoly in Nineteenth-Century Medicine: The French Model and Its Rivals. In: Gerald L. Geison (Hg.): Professions and the French State 1700–1900. Philadelphia 1984, S. 225–305; vgl. auch Paul Starr: The Social Transformation of American Medicine. New York 1982.

8 Zu dieser Debatte vgl. John Harley Warner: Medical Sectarianism, Therapeutic Conflict, and the Shaping of Orthodox Professional Identity in Antebellum American Medicine. In: W. F. Bynum u. Roy Porter (Hg.): Medical Fringe and Medical Orthodoxy, 1750–1850. London 1987, S. 234–260. Die Aufhebung staatlicher Regulierung erstreckte sich nicht nur auf den Bereich der Medizin. 1840 galten nur noch in 11 von 30 Bundesstaaten Zulassungsbeschränkungen für Anwälte; Richard Harrison Shryock: Medical Licensing in America, 1650–1965. Baltimore 1967, S. 30–31.

9 Coulter (wie Anm. 1), S. 290, 317 (Anm. 1). Die Homöopathie «war eine fortschrittliche geistige Strömung, die einige der führenden zeitgenössischen Denker anzog»; Joseph F. Kett: The Formation of the American Medical Profession: The Role of Institutions 1780–1960. New Haven 1968, S. 155.

10 Vgl. etwa William H. Holcombe: How I Became a Homoeopath. New York/Philadelphia 1877; und John Ellis: Personal Experiences of a Physician. Philadelphia 1892. Ellis schloß sich 1849 der Homöopathie, in den 1860er Jahren der Lehre Swedenborgs und in den 1880er Jahren der Abstinenzbewegung an. Vgl. auch Coulter (wie Anm. 1), S. 104–107, S. 468 (Anm. a); Robert C. Fuller: Alternative Medicine and American Religious Life. New York 1989, S. 24–35, 49–56; Kett (wie Anm. 9), S. 149–155. Vgl. auch William Henry Holcombe, Tagebuch und Notizen 1855–1857. Southern Historical Collection, University of North Carolina, Chapel Hill, Nord-Carolina.

11 Coulter (wie Anm. 1), S. 110. Zu weiteren Erklärungen für den niedrigen Status der Homöopathie im Süden, darunter die geringe Zahl von Intellektuellen und die wenigen deutschen Gemeinschaften, vgl. Coulter (wie Anm. 1), S. 110, 132 (Anm. 95). Rothstein schätzt, daß im Jahre 1900 die meisten der 10000 Homöopa-

then in den USA eher in städtisch geprägten Staaten wie Massachusetts, New York und Illinois lebten als in den Südstaaten; William G. Rothstein: American Physicians in the 19th Century: From Sect to Science. Baltimore 1972, S. 235; hingewiesen sei allerdings auf die Existenz der «Southern Homoeopathic Medical Society». In: North American Journal of Homoeopathy 57 (1909), (neue Reihe, Bd. 24), S. 105.

12 Zu Frederick Humphreys, einem Absolventen der Homöopathie, der die Specific Homoeopathic Medicine Company aufbaute und 15 Millionen homöopathischer Ratgeber sowie 1 Million Hausapotheken verkaufte, vgl. Martin Kaufman: Homoeopathy in America. In: Norman Gevitz (Hg.): Other Healers: Unorthodox Medicine in America. Baltimore 1988, S. 101–102; vgl. auch Coulter (wie Anm. 1) mit dem Hinweis auf «Dr. Humphreys' Buch und Kästchen», S. 117. Zu homöopathischen Hausapotheken und Ratgebern vgl. Ronald L. Numbers u. Judith Walzer Leavitt (Hg.): Medicine Without Doctors: Home Health Care in American History. New York 1977, S. 67; vgl. auch Elizabeth Barnaby Keeney [u. a.]: Sectarians and Scientists: Alternatives to Orthodox Medicine. In: Ronald L. Numbers u. Judith Walzer Leavitt (Hg.): Wisconsin Medicine: Historical Perspectives. Madison 1981, S. 49–50.

13 Adolph Lippe: Valedictory Address (dt.: Abschiedsrede) [an das Homoeopathic Medical College of Pennsylvania]. In: Hahnemannian Monthly 1 (März 1866), S. 299. «Homöopathen ... sowohl Lehrer als auch Praktiker, sprechen die Menschen an und ermutigen zur Forschung», S. 298.

14 Rothstein (wie Anm. 11), S. 159–161, 234–245. Rothstein vertrat die Ansicht, die städtische Mittel- und Oberschicht habe sich von der Verbindung der Homöopathie zum vornehmen europäischen Adel angezogen gefühlt. Vgl. die Behauptung eines Homöopathen, in Chicago hätten drei Viertel des steuerpflichtigen Eigentums Patienten von Homöopathen gehört; John J. Mitchell: Annual Address: Future of Homoeopaths. In: Transactions of the Homoeopathic Medical Society of the State of New York, for the Year 1883 18 (1884), S. 59; vgl. auch Coulter (wie Anm. 1), S. 111–114, 122–123, 153–154, 317 (Anm. 1). Zum Argument, der Aufstieg der Homöopathie habe zu einer veränderten Einstellung unter den amerikanischen Patienten geführt, «zur wachsenden Anerkennung und Wertschätzung einer förmlich ausgebildeten Medizinerschaft», vgl. Kett (wie Anm. 9), S. 164.

15 Kett (wie Anm. 9), S. 155 (Anm. 41).

16 Coulter (wie Anm. 1), S. 173–174.

17 Vgl. Naomi Rogers: Homoeopathy Confronts Scientific Medicine. In: Günter B. Risse u. Robert Jütte (Hg.): Culture, Knowledge and Healing: Historical Perspectives on Homoeopathic Medicine in Europe and North America (im Druck); Rogers: Women and Sectarian Medicine. In: Rima Apple: Women, Health and Medicine in America: A Historical Handbook. New York 1990, S. 477–495; John Harley Warner: Orthodoxy and Otherness: Homoeopathy and Regular Medicine in Nineteenth-Century America. In: Risse u. Jütte (wie Anm. 17); sowie die gerade in Arbeit befindliche Dissertation von Anne Kirschman: Women Homoeopathic Physicians in the United States, 1850–1920. University of Rochester. Zur Diskussion unter Ärzten, der Ausschluß von Frauen aus traditionellen Ärzteverbänden und medizinischen Fakultäten würde sie der Homöopathie in die Arme treiben, vgl. Martin Kaufman: The Admission of Women to Nineteenth-Century American Medical Societies. In: Bulletin of the History of Medicine 50 (1976), S. 251–253; zur Diskussion unter Homöopathen vgl. William Barlow u. David O. Powell: Homoeopathy and Sexual Equality: The Controversy over Coeducation at Cincinnati's Pulte Medical Colle-

ge, 1873–1879. In: Judith Walzer Leavitt (Hg.): Women and Health in America: Historical Readings. Madison 1984, S. 422–428.

18 Zu homöopathischen Erfolgen bei der Behandlung der Cholera im Jahre 1849, die zur Gründung eines medizinischen Instituts geführt haben, vgl. Martin Kaufman: Homoeopathy in America: The Rise and Fall of a Medical Heresy. Baltimore 1971, S. 29. Zu Auseinandersetzungen zwischen «Schulmedizinern» und Homöopathen über die Cholera in den 1840er und 1860er Jahren vgl. Charles E. Rosenberg: The Cholera Years: The United States in 1832, 1849 and 1866. Chicago 1962, S. 163, 224. Zu homöopathischen Erfolgen während der Gelbfieberepidemie im Jahre 1853 vgl. John Duffy: Sword of Pestilence: The New Orleans Yellow Fever Epidemic of 1853. Baton Rouge 1966, S. 162–163. Duffy argumentierte, das Scheitern der heroischen Medizin während verschiedener Gelbfieberepidemien habe die Tendenz zu neuen Behandlungsmethoden in der ärztlichen Praxis der Südstaaten beschleunigt (wo die heroische Medizin länger praktiziert wurde als im Norden). Zum «Krieg der Choleraflugblätter» in Cincinnati 1849 vgl. Bradford: Homoeopathy in Ohio (wie Anm. 6), S. 172.

19 Holcombe (wie Anm. 10), S. 12–21; Coulter (wie Anm. 1), S. 199–302. Holcombe kaufte zunächst ein «kleines Choleraetui für die Tasche mit sechs Pillendosen und einer gedruckten Gebrauchsanweisung», und nachdem er einen im Sterben liegenden Cholerapatienten geheilt hatte, wählte er sich verschiedene Homöopathen als Lehrer. Ebd., S. 16. Zu Holcombes Yellow Fever and Its Homoeopathic Treatment (New York 1865) vgl. Duffy (wie Anm. 18), S. 162. Holcombe ist eine bestimmende Figur, die von Historikern der Homöopathie oft zitiert (und von Bradford als «Hering der Homöopathie des Südens» charakterisiert) wird, aber sein Leben ist noch weitgehend unerforscht; vgl. Bradford: Homoeopathy in Louisiana. In: King (wie Anm. 1), S. 192.

20 Daily Picayune v. 16. Oktober 1853, zit. in Duffy (wie Anm. 18), S. 162. Vgl. auch James H. Cassedy: American Medicine and Statistical Thinking, 1800–1860. Cambridge 1984, S. 129–130.

21 Vgl. John Harley Warner: Remembering Paris: Memory and the American Disciples of French Medicine in the Nineteenth Century. In: Bulletin of the History of Medicine 65 (1991), S. 301–325. Zur wichtigen Debatte um die Erklärung des Pariser Klinikers Gabriel Andral, seine Experimente am Hôpital de la Pitié hätten die Nutzlosigkeit der Homöopathie bewiesen, vgl. Cassedy: American Medicine and Statistical Thinking (wie Anm. 20), S. 134; Kaufman (wie Anm. 18), S. 66.

22 Cassedy: American Medicine and Statistical Thinking (wie Anm. 20), S. 125.

23 Coulter (wie Anm. 1), S. 171–172; Cassedy bemerkt den Stolz der Homöopathen auf die «klare Sprache der statistischen Tabellen»; Cassedy: American Medicine and Statistical Thinking (wie Anm. 20), S. 126.

24 Cassedy: American Medicine and Statistical Thinking (wie Anm. 20), S. 127. Cassedy argumentierte, selbst einzelne Aufzeichnungen über Fälle seien eine «höchst persönliche Form wissenschaftlicher Forschung».

25 Coulter (wie Anm. 1), S. 119–124.

26 Holcombe (wie Anm. 10), zit. in Coulter (wie Anm. 1), S. 107.

27 Coulter (wie Anm. 1), S. 173, 241–284; Warner: «The Nature-Trusting Heresy»: American Physicians and the Concept of the Healing Power of Nature in the 1850s and 1860s. In: Perspectives in American History 11 (1977–1978), S. 291–324; und Warner: The Therapeutic Perspective: Medical Practice, Knowledge, and Identity in America 1820–1885. Cambridge 1986.

28 Kaufman (wie Anm. 18), S. 31–32; Rothstein (wie Anm. 11), S. 162. Apotheken ver-

kauften sowohl allopathische als auch homöopathische Arzneimittel; Coulter (wie Anm. 1), S. 116 (Anm. d).

29 Bradford: Homoeopathy in New York (wie Anm. 5), S. 77–78; Coulter (wie Anm. 1), S. 180 (Anm. c).

30 Warner: Medical Sectarianism (wie Anm. 8), S. 246.

31 Kaufman (wie Anm. 18), S. 77–84; Rothstein (wie Anm. 11), S. 169, 233–234; Coulter (wie Anm. 1), S. 207.

32 Kaufman (wie Anm. 18), S. 106.

33 Keeney [u. a.] (wie Anm. 12), S. 48–49.

34 Cassedy: American Medicine and Statistical Thinking (wie Anm. 20), S. 130–135; zur zunehmenden Feindschaft gegenüber Homöopathen vgl. Coulter (wie Anm. 1), S. 148–158.

35 Coulter (wie Anm. 1), S. 154–170; Kaufman (wie Anm. 18), S. 33–41, 46. Zu anderen Angriffen von seiten der Schulmedizin vgl. William Leo-Wolf: Remarks on The Abracadabra of the Nineteenth Century; or on Dr. Samuel Hahnemann's Homoeopathic Medicine. New York 1853, und David Reese: Humbugs of New York. New York 1838.

36 Edward C. Atwater: Women, Surgeons, and a Worthy Enterprise: The General Hospital Comes to Upper New York State. In: Diana Elizabeth Long u. Janet Golden (Hg.): The American General Hospital: Communities and Social Context. Ithaca 1989, S. 48–49.

37 Kaufman (wie Anm. 18), S. 91.

38 Present Position of Medical Science. In: American Homoeopathic Review (1858–1859), zit. in Cassedy: American Medicine and Statistical Thinking (wie Anm. 20), S. 125.

39 James H. Cassedy: Medicine and American Growth 1800–1860. Madison 1986, S. 199; zu einer homöopathischen Lebensversicherungsgesellschaft vgl. Coulter (wie Anm. 1), S. 305.

40 Rothstein (wie Anm. 11), Tabelle V. 2, S. 98, 93.

41 Vgl. Martin Dinges: The Role of Medical Societies in the Professionalization of Homoeopathic Physicians in Germany and the USA. In: Risse u. Jütte (Hg.) (wie Anm. 17); und Cassedy: Medicine and American Growth (wie Anm. 39), S. 232 (Anm. 18).

42 Cassedy: Medicine and American Growth (wie Anm. 39), S. 232 (Anm. 19); Rothstein (wie Anm. 11), S. 235–237.

43 Es fehlt eine detaillierte Geschichte der homöopathischen Arzneimittelindustrie in den Vereinigten Staaten, aber zu den frühen Jahren vgl. Bradford: Homoeopathy in New York (wie Anm. 5), S. 102–104; Homoeopathy in Pennsylvania (wie Anm. 2), S. 158; Homoeopathy in Ohio (wie Anm. 6), S. 185.

44 Cassedy: Medicine and American Growth (wie Anm. 39), S. 66.

45 Rothstein (wie Anm. 11), S. 63–67; Kaufman (wie Anm. 18), S. 113–124; Coulter (wie Anm. 1), S. 328–401.

46 Dinges (wie Anm. 41); und Rothstein (wie Anm. 11), S. 239–244. 1892 behaupteten die Hahnemannianer, es gebe nur 200 wahre Homöopathen auf der Welt; vgl. Rothstein (wie Anm. 11), S. 241.

47 Kaufman (wie Anm. 18); S. 113–115, 148–149. Rothstein stellt fest, die Homöopathen hätten um 1900 sowohl allopathische als auch homöopathische Arzneimittel eingesetzt: Rothstein (wie Anm. 11), S. 235. Zur eklektischen Lehre an medizinischen Fakultäten vgl. Coulter (wie Anm. 1), S. 443. Zu Berichten über die eklektische Behandlungsweise eines Homöopathen vgl. J. Jackson an H. I. Bodwitch, 15.

August 1857, Henry Bodwitch Collection of Autographed Letters and Portraits, Francis A. Countway Library of Medicine, Boston.

48 William Goodno: The Practice of Medicine. In: The Medical Institute 2 (Nov. 1887), S. 77.

49 Vgl. Rogers: The Proper Place of Homoeopathy: Hahnemann Medical College and Hospital in an Age of Scientific Medicine. In: Pennsylvania Magazine of History and Biography 108 (1984), S. 159–201. Dieser Punkt bedarf weiterer historischer Forschung.

50 Dan King: Quackery Unmasked. Boston 1858, zit. in Cassedy: American Medicine and Statistical Thinking (wie Anm. 20), S. 121.

51 Rothstein (wie Anm. 11), S. 226; vgl. auch Appendix Two: Irregular Practitioners in the United States. In: Kett (wie Anm. 9), S. 185–186.

52 J. M. Toner: Tabulated Statistics of the Medical Profession of the United States. In: Transactions of the American Medical Association 22 (1871), S. 155–156, zit. in Keeney [u. a.] (wie Anm. 12), S. 70 (Anm. 12). Die führenden Bundesstaaten waren Wisconsin mit 14,9 %, Rhode Island mit 12,8 % und Michigan mit 11 %.

53 Zu Kansas vgl. Rothstein (wie Anm. 11), S. 226; zu Wisconsin vgl. Ronald L. Numbers: Public Protection and Self-Interest: Medical Societies in Wisconsin. In: Numbers u. Leavitt (wie Anm. 12), S. 92; und zu Philadelphia vgl. Shryock: Medical Licensing (wie Anm. 8), S. 48.

54 Vgl. Appendix Two: Irregular Practitioners in the United States. In: Kett (wie Anm. 9), S. 185–186. Kett behauptet, die Zahl der für Massachusetts angegebenen Homöopathen (35) liege vielleicht zu niedrig; vgl. auch Cassedy: Medicine and American Growth (wie Anm. 39), S. 70.

55 Keeney [u. a.] (wie Anm. 12), S. 49.

56 Warner: Medical Sectarianism (wie Anm. 8), S. 240–248.

57 Coulter (wie Anm. 1), S. 303–304.

58 John H. Ellis: Yellow Fever and Public Health in the New South. Lexington 1992, S. 98. Zum überzeugenden Argument, Homöopathen hätten eine Impfung grundsätzlich befürwortet, vgl. Eberhard Wolff: American Homoeopaths as Opponents to Smallpox Vaccination? In: Risse u. Jütte (Hg.) (wie Anm. 17).

59 Kaufman (wie Anm. 18), S. 162–163, 166. Vgl. aber den Angriff auf die Liga als eine Gruppe «gelackter Medizinmänner, Drogenheiler, impotenter Gauner, Christlicher Wissenschaftler etc.» in: Notes and Comments. In: North American Journal of Homoeopathy 27 (1912), S. 313–314.

60 Kaufman (wie Anm. 18), S. 93–109; Coulter (wie Anm. 1), S. 208–213.

61 Cassedy: American Medicine and Statistical Thinking (wie Anm. 20), S. 129.

62 Kaufman (wie Anm. 18), S. 63–65; Rothstein (wie Anm. 11), S. 233.

63 Kaufman (wie Anm. 18), S. 65–67.

64 Kaufman (wie Anm. 18), S. 68–72.

65 Das Expertengremium, das von den Seuchenausschüssen des Repräsentantenhauses und des Senats mit der Untersuchung der Gelbfieberepidemie des Jahres 1878 beauftragt worden war, bestand aus elf Ärzten und einem Bauingenieur; auf Drängen des American Institute of Homoeopathy gehörte zu ihnen auch Dr. Louis A. Falligant aus Savannah (Georgia); Ellis: Yellow Fever in the New South, S. 73, 193 (Anm. 53); Coulter (wie Anm. 1), S. 302.

66 Coulter (wie Anm. 1), S. 304; Bradford: Homoeopathy in New York (wie Anm. 5), S. 52.

67 Keeney [u. a.] (wie Anm. 12), S. 51. Sie stellten fest, daß in Wisconsin Homöopathen in Gefängnissen, in Schulen, als Gesundheitsbeauftragte und in allopathi-

schen Krankenhäusern gearbeitet haben. In den 1870er Jahren wurde ein Homöopath in die Gesundheitsbehörde des District of Columbia berufen; Coulter (wie Anm. 1), S. 295.

68 Kaufman (wie Anm. 18), S. 63–68, 150–152; Rothstein bemerkt, die meisten von Homöopathen geführten Krankenhäuser seien öffentliche Einrichtungen gewesen; Rothstein (wie Anm. 11), S. 236 (Anm. 15). Dies ist auch ein Indiz dafür, daß es den Homöopathen nicht gelungen ist, das nötige Privatkapital zur Gründung eigener bedeutender Krankenhäuser aufzubringen.

69 Kaufman (wie Anm. 18), S. 153; Coulter (wie Anm. 1), S. 298.

70 Rothstein (wie Anm. 11), S. 237–238, 238 (Anm. 20).

71 H. E. Spalding: President's Address (dt.: Ansprache des Präsidenten). In: Publications of the Massachusetts Homoeopathic Society 1884. Bd. 7. Boston 1885, S. 19.

72 Kaufman (wie Anm. 18), S. 148.

73 John Herley Warner: Ideals of Science and Their Discontents in Late Nineteenth-Century American Medicine. In: Isis 82 (1991), S. 454–478. Vgl. auch Kaufman (wie Anm. 18), S. 76–92, 125–140; Rothstein (wie Anm. 11), S. 170–174, 301–305, 314–326; Coulter (wie Anm. 1), S. 310–315.

74 Eine Untersuchung dazu ist Samuel Lee Baker: Medical Licensing Laws in America: An Early Liberal Reform. Diss. phil. Harvard 1977. Als Kommentar zur Ironie dieser Allianz vgl. Shryock: Medical Licensing (wie Anm. 8), S. 51: «Die Zusammenarbeit wurde nicht nur durch politischen Realitätssinn gefördert, sondern auch durch die Angleichung von Behandlungsmethoden, die einen derartigen Realitätssinn noch schmackhafter machte.»

75 Shryock: Medical Licensing (wie Anm. 8), S. 51–52.

76 Kaufman (wie Anm. 18), S. 141, 144, 148, 161–162. 1896 gab es schließlich 23 Bundesstaaten mit Zulassungsbeschränkungen; Kaufman (wie Anm. 18), S. 167.

77 Keeney [u. a.] (wie Anm. 12), S. 58.

78 Rothstein (wie Anm. 11), S. 307–308.

79 Kaufman (wie Anm. 18), S. 161.

80 Vgl. besonders Warner: Science in Medicine. In: Osiris 1 (1985), S. 37–58; und Warner: The History of Science and the Sciences of Medicine. In: Osiris 10 (1995), S. 164–193.

81 Rothstein (wie Anm. 11), S. 169.

82 Der wichtigste Beitrag zu einem neuen historischen Verständnis therapeutischer Wirksamkeit ist Charles E. Rosenberg: The Therapeutic Revolution: Medicine and Meaning in Nineteenth-Century America. In: Morris J. Vogel u. Charles E. Rosenberg (Hg.): The Therapeutic Revolution: Essays in the Social History of American Medicine. Philadelphia 1979, S. 3–15.

83 Als Überblick vgl. Gevitz (Hg.) (wie Anm. 12).

84 Vgl. die Formulierung des Themas als «wie man seine Identität in einer Welt ohne heroische Medizin wahrt»; Kaufman (wie Anm. 18), S. 118. Vgl. auch Warner: Orthodoxy.

85 Kaufman (wie Anm. 18), S. 150, 152.

86 Diese Zahlen basieren auf Rothstein (wie Anm. 11), Tabelle XV. 1, S. 287.

87 Josef M. Schmidt: Homoeopathy in the American West: its German connection. In: Risse u. Jütte (Hg.) (wie Anm. 17). In den 1920er und 1930er Jahren wurden die Gehälter der Homöopathie lehrenden Fakultätsangehörigen gekürzt, 1935 wurde eine – bis in die 1980er Jahre existierende – Professorenstelle eingerichtet, und daraufhin verwendete man den Homoeopathic Teaching Fund für Lehraufträge zur Geschichte der Homöopathie.

88 Kaufman (wie Anm. 18), S. 170–172, 181, 180.

89 Coulter (wie Anm. 1), S. 442–480. Zur Bedeutung des anti-homöopathischen Bündnisses zwischen der amerikanischen Pharmaindustrie und der American Medical Association vgl. Coulter (wie Anm. 1), S. 402–419.

90 Kaufman (wie Anm. 18), S. 173; und Kaufman (wie Anm. 12), S. 113–114. Die Stiftung wandte sich gegen das American Institute of Homoeopathy, da man den Bundesverband für zu eklektisch und nicht «rein» genug hielt.

91 Kaufman (wie Anm. 18), S. 179; Coulter (wie Anm. 1), S. 303 (Anm. c).

92 Vgl. Rogers: Homoeopathy (wie Anm. 17); Rogers: Proper Place (wie Anm. 49); und Kaufman (wie Anm. 18).

93 Warner: Therapeutic Perspective (wie Anm. 27), Kapitel 8 u. 9; Kett (wie Anm. 9), S. 162.

94 Richard H. Shryock: American Medical Research Past and Present. New York 1947, S. 120.

95 Zu Le Practicien Homéopathique (1857) und L'Homoion (1859) vgl. Bradford: Homoeopathy in Louisiana (wie Anm. 19), S. 1891–190. Kopien der letztgenannten Zeitschrift befinden sich in der Rudolph Matas Library, Tulane Medical Center, New Orleans.

96 James Otis Moore Papers, Duke University Library, Durham.

97 Zur Konsultation eines Homöopathen durch die Mutter eines jungen «Schulmediziners» vgl. Edward E. Jenkins to My Dear Father, 18. Juni 1854, John Jenkins Papers, Handschriftenabteilung, South Carolina Library, University of South Carolina, Columbia; zu den Erfahrungen einer Homöopathin während ihrer Ausbildung in Boston und Cincinnati, darunter auch ihre Mitschriften, vgl. Frances Janney, Janney Family Papers, Ohio Historical Society, Columbus.

98 Als charakterisierende Untersuchungen vgl. Warner: Therapeutic Perspective (wie Anm. 27); Jacalyn Duffin: Langstaff: A Nineteenth-Century Medical Life. Toronto 1993; und Günter B. Risse u. John Harley Warner: Reconstructing Clinical Activities: Patient Records in Medical History. In: Social History of Medicine (1992), S. 183–205. Als Beispiel für die homöopathische Behandlung durch einen Laien in den 1840er Jahren vgl. Dixon H. Lewis an Abraham Howard Okie, 21. Juni 1841, Trent Collection, Duke University Medical Library, Durham.

99 Als Notizbücher von Studenten am Cleveland Institute of Homoeopathy in den 1850er Jahren vgl. George Washington Bowen, Western Reserve Historical Society, Cleveland.

100 Vgl. aber Rogers: Proper Place (wie Anm. 49); und Frederick C. Waite: American Sectarian Medical Colleges before the Civil War. In: Bulletin of the History of Medicine 19 (1946), S. 148–166.

101 Zur Diskussion dieser Faktoren im Hinblick auf die Homöopathie vgl. Rogers: Women (wie Anm. 17); Regina Markell Morantz-Sanchez: Sympathy and Science: Women Physicians in American Medicine. New York 1985; und Gloria Moldow: Women Doctors in Gilded-Age Washington: Race, Gender and Professionalism. Urbana 1987.

2. Homöopathie im binationalen Kanada: berufliche, kulturelle und therapeutische Aspekte

Von Jim T. H. Connor

Die Geschichte der Homöopathie in Kanada verblaßt im Vergleich zu jener in Großbritannien, in den Vereinigten Staaten oder in Europa,[1] doch sie ergänzt unser Wissen über die internationale Rezeption der Homöopathie und gibt gleichzeitig Einblicke in die Professionalisierung und Denkweise der kanadischen Medizin. Die Untersuchung der kanadischen Homöopathie, insbesondere eine Analyse der Verhältnisse in der Provinz Ontario, zeigt, daß sie bis ins 20. Jahrhundert hinein eine unbeugsame medizinische Schule geblieben ist. Zudem überlebte die Homöopathie, weil die Trennung zwischen der Alternativ- und der Schulmedizin insbesondere im viktorianischen Kanada (19. Jahrhundert) durchlässig war;[2] ja, die Trennungslinie war so unklar, daß man sich fragt, ob es sich in Wirklichkeit nicht um eine künstliche oder rhetorische Grenze handelte, die von zeitgenössischen Puristen gezogen und anschließend von Historikern aufrechterhalten und übertrieben wurde. Es scheint, daß die relativ starke Assimilierung der Homöopathen in das «normale» kanadische Gesundheitswesen, unbeschadet einer gewissen Pose standesmäßiger Abgrenzung, sich durch die anglokanadische Neigung erklären läßt, das gute Examenszeugnis und Auftreten höher zu bewerten als bestimmte therapeutische Praktiken. Diese Verhältnisse stehen in deutlichem Kontrast zur Situation in den Vereinigten Staaten, wo, wie John Harley Warner beobachtet hat, die berufliche Identität im 19. Jahrhundert mehr auf der therapeutischen Orientierung und Praxis gründete – was die Ärzte *taten* – als auf ihrer Bildung, ihrem Beruf oder ihrer sozialen Herkunft.[3] Diese Form beruflicher Identität überrascht nicht in einem Land, das zu Beginn des 19. Jahrhunderts Zulassungskriterien und -voraussetzungen abschaffte, um sie erst gegen Ende des Jahrhunderts wieder einzuführen. Anders als die Vereinigten Staaten hatten die kanadischen Provinzen derartige Regelungen nie aufgegeben.[4] Weitere Themen in diesem Beitrag über die Geschichte der Homöopathie im viktorianischen Kanada werden die relative Bedeutung der Homöopathieanhängerschaft bei Laien und Ärzten sein, die soziale Schicht und der Hintergrund homöopathischer Patienten und anderer Anhänger, die entscheidende Rolle der homöopathischen medizinischen Fakultäten in den Vereinigten Staaten, die für einen ständigen Zustrom von ausgebildeten Ärzten sorgten, und die Rolle homöopathischer Institutionen wie Krankenhäuser und Apotheken.

Schließen wird der Aufsatz mit einem kurzen Überblick über das Wiederaufleben der Homöopathie im Kanada des 20. Jahrhunderts.

Die Homöopathie im viktorianischen Kanada

Jede Geschichte der Homöopathie in Kanada muß in den Kontext der kanadischen Geschichte eingebettet sein. Auch wenn 1867 der Zusammenschluß des Landes erfolgte, der den kanadischen Staat konstituierte, wurden einige Provinzen (und natürlich der Staat in seiner Gesamtheit) weiterhin stark von den kolonialen Bindungen zu Großbritannien beeinflußt. Zudem behielten soziale oder kulturelle Kräfte, die von den benachbarten USA ausgingen, auch weiterhin ihre Wirkung auf die junge Nation. Es bietet sich an, Kanada als fünf große geopolitische Regionen zu betrachten: den weiten, kaum bevölkerten arktischen Norden, die Küstenprovinzen im Osten, die frankophone Provinz Quebec (mit einer anglophonen Bastion Montreal), das englischsprachige Ontario – der bevölkerungsreichste, südöstliche Teil, der in die US-Bundesstaaten New York, Ohio, Pennsylvania und Michigan hineinreicht – und der Westen, darunter die Prärieregion und die Westküstenprovinz British-Columbia. Kanada war und ist ein «Land der Regionen», das zusätzlich zu den herkömmlichen politischen und wirtschaftlichen Kräften auch von geographischen, kulturellen und sprachlichen Unterschieden geprägt ist. Im folgenden wird die Homöopathie in Kanada daher so beschrieben, wie sie sich in den verschiedenen Landesteilen darstellt.

Die Homöopathie im westlichen Kanada war aufgrund der äußerst dünnen Besiedlung und der mangelnden Entwicklung den Großteil des 19. Jahrhunderts über so gut wie nicht existent. Noch in den späten 1880er Jahren praktizierten nur zwei homöopathische Ärzte in Vancouver (British-Columbia), die als «weit fortgeschritten an Jahren» beschrieben wurden.[5] Trotz dieser geringen Zahl wurden homöopathische Ärzte 1889 von den Gesundheitsgesetzen der Provinz als rechtmäßige Praktiker anerkannt. Der Anstoß zu diesem Gesetz ist wohl den geographischen Besonderheiten British-Columbias zuzuschreiben: Aufgrund der natürlichen Grenze der Rocky Mountains werden die Einwohner der Provinz eher von den westlichen Bundesstaaten der USA als vom übrigen Kanada beeinflußt. Die Tatsache, daß man drei Jahre zuvor in Kalifornien ein ähnliches Gesetz verabschiedet hatte, ermutigte British-Columbia sicherlich nachzuziehen.[6] Auf der anderen Seite der Rockies, in der Prärieregion, praktizierte ein weiterer Arzt etwa zur selben Zeit in Winnipeg (Manitoba) homöopathisch;[7] dreißig Jahre später scheint nur dieser eine Veteran unter den Homöopathen übriggeblieben zu sein.[8] Wahrscheinlich eher aufgrund der ökonomischen und demographischen als aufgrund der beruflichen Bedingungen hatte die Homöopathie im kanadischen Westen also kaum eine Chance.

Zwei Provinzen am Atlantik hatten – prinzipiell ebenfalls infolge der geringen und isolierten Bevölkerung – sogar noch weniger Erfahrung mit der Homöopathie. Neufundland wurde zwar erst 1949 zu einer kanadischen Provinz, doch auf dieser im Osten gelegenen Insel gab es gleichwohl Ärzte, die sich stark mit ihren kanadischen Kollegen identifizierten; trotzdem scheint Neufundland keinerlei homöopathische Praktiker besessen zu haben. Auch in der Provinz der Prinz-Eduard-Insel gab es keine aktiven Homöopathen.[9]

In den weiter entwickelten atlantischen Provinzen New Brunswick (Neubraunschweig) und Nova Scotia (Neuschottland) gelang es der Homöopathie dagegen, Fuß zu fassen. Flugblätter, die um die Mitte der 1850er Jahre in Saint John (New Brunswick) erschienen und den Streit zwischen Dr. Robert Bayard (1788–1868) und seinem homöopathischen Widersacher Dr. J. C. Peterson zum Inhalt haben, beweisen ihre Existenz. Die Kontrahenten verwendeten Argumente, die bis auf den heutigen Tag vertraut sind: Bayard charakterisierte die Homöopathie als Humbug, während Peterson sie als sichere und effiziente Methode darstellte.[10] Trotz Bayards publizistischer Attacke scheint Peterson beachtlichen Erfolg mit einem Ambulatorium in Saint John gehabt zu haben; daneben läßt der ständige Zuzug weiterer homöopathischer Praktiker nach New Brunswick in den folgenden Jahrzehnten darauf schließen, daß sich die Homöopathie dort behauptete. In späteren Jahren wurden die Beziehungen zwischen Homöopathen und approbierten Ärzten sogar herzlich oder jedenfalls nicht schlechter als unter diesen Ärzten selbst. Ja, ein an der Küste lebender Homöopath berichtete in den 1880er Jahren, daß die Zeiten nie besser gewesen seien:

«In den Städten St. John (New Brunswick), Halifax (Nova Scotia) und anderen Küstenorten, wo unsere Männer leben, sind Tausende der einflußreichsten Leute bereit, gemeinsam mit uns jede Beschneidung unserer Privilegien zu verhindern. Von den sechs Richtern am Obersten Gericht von New Brunswick wenden vier – darunter der Vorsitzende Richter – die Homöopathie bei sich selbst oder bei ihren Familien an. Viele der einflußreichsten Mitglieder der Anwaltschaft von New Brunswick zählen zu unseren Patienten und leidenschaftlichen Förderern, und dasselbe gilt für viele Geistliche, von denen man vielleicht eher als von jeder anderen Gruppe behaupten kann, daß sie als Missionare für die Homöopathie tätig sind.»[11]

In diesem Zusammenhang bemerkte der in Saint John ansässige Homöopath Dr. Allan M. King, daß ein ehrgeiziger homöopathischer Arzt sich leicht etablieren könne, wenn er eine gute Ausbildung, «gefällige Manieren» und «obendrein Charakterstärke» besitze.[12] Das Beharren auf bestimmten therapeutischen Prinzipien oder Praktiken war daher weniger wichtig als routiniertes Auftreten und ein guter Charakter: ein guter Arzt war zunächst ein Gentleman, erst dann ein Homöopath. Es sollte jedoch nicht unerwähnt bleiben, daß in dieser Gegend zumindest auch zwei Homöopathinnen registriert waren.

Die Homöopathie in New Brunswick war vielleicht nicht tief verwurzelt, aber doch zumindest relativ stabil, wie sich auch an der Gesetzgebung von 1881 über die Ausbildung und Zulassung von Ärzten und Chirurgen in der Provinz ablesen läßt. Dieses neue Gesetz ließ Praktiker auch dann zu, wenn sie «irgendeine Heilmethode» wählten, denn die «registrierten Praktiker dieser Methode sollen das Recht haben, einen oder mehrere Prüfer für die besonderen Gebiete dieser Methode zu bestimmen, nämlich: die Materia Medica, die Arzneimittelkunde und die Therapeutik, und wenn sie dem nicht nachkommen sollten, wird der Rat das Recht haben, einen oder mehrere Prüfer zu ernennen».[13] Mehrere homöopathische Ärzte konnten sich diese Klausel und eine weitere Sonderregelung zunutze machen, um als Praktiker zugelassen zu werden. Wie das Verzeichnis des Rats des Ärzte- und Chirurgenverbands in New Brunswick zeigt, wurden etwa um die Zeit dieser Gesetzgebung mindestens fünf Ärzte zugelassen. Ihre Ausbildung hatten sie alle an medizinischen Fakultäten in den Vereinigten Staaten erhalten. Henry C. Preston (?–1893), der seinen Abschluß an der Universität New York gemacht hatte und 37 Jahre lang in Saint John praktizierte, ließ sich 1881 eintragen; 1882 folgte Edward A. Preston, vermutlich sein Sohn, nachdem er 1897 an der Homöopathischen Medizinischen Gesellschaft in King's County (New York) seinen medizinischen Doktorgrad erworben hatte. Andere homöopathische Ärzte, die um 1881 zugelassen wurden, hatten ihre Ausbildung ebenfalls in den USA erhalten: der in Nova Scotia geborene William S. Morrison hatte sein Examen am Homoeopathic Medical College der Universität Boston gemacht, ein gebürtiger New Brunswicker, Stephen S. Black, machte seinen Abschluß 1875 am Pulte Medical College in Cincinnati (einer anerkannten homöopathischen Schule), und Rate S. Black (wahrscheinlich seine Frau) wurde zwar in den USA geboren, praktizierte aber sieben Jahre lang in Fredericton (New Brunswick), nachdem sie 1874 ihren Abschluß am Cleveland Homoeopathic College in Ohio gemacht hatte. Auch in späteren Jahrzehnten gab es einen ähnlichen Trend der Zulassung in den USA ausgebildeter homöopathischer Ärzte.[14]

In den anderen wichtigen Küstenprovinzen Nova Scotias praktizierten die Homöopathen ebenfalls weitgehend unbehindert, wenngleich es keine förmlichen homöopathischen Institutionen (wie etwa Krankenhäuser, Gesellschaften etc.) gab. Zwischen den verschiedenen Schulen kamen dennoch Animositäten auf, die die Homöopathen dem Neid der anderen Ärzte darauf zuschrieben, daß sich die Homöopathen die wohlhabendsten Einwohner als Patienten gesichert hatten.[15] Die Homöopathen in Nova Scotia waren üblicherweise Kanadier, die in den Vereinigten Staaten ihre Ausbildung erhalten hatten. Joseph D. Davis, vielleicht der erste homöopathische Praktiker in der Provinz, machte seinen Abschluß am Hahnemann Medical College in Philadelphia, und dasselbe gilt für W. L. Arrowsmith (1866), E. Arthur Dankin (1881) und Alexander R. MacKenzie (1895).[16] Eine Ausnahme von dieser Regel bildete Herbert H. Read, der sich 1861 an der Universität Edinburgh qualifiziert hatte und zwölf Jahre später die prohomöopathische Flugschrift «A Review of the Present State of Therapeutics» (Ein Überblick über den aktuellen Stand der Heilkunde) veröffentlichte.[17] Ein Hinweis auf die berufliche Anerkennung der Ärzte dieser Schule war ihre Mitgliedschaft in der Halifax Medical Society und deren Nachfolgeorganisationen, der Nova Scotia Medical Society (Medizinische Gesellschaft von Nova Scotia) und dem Provincial Medical Board of Nova Scotia (1872 bis heute). Die Protokolle und offiziellen Register dieser Organisationen listen die Qualifikationen und Beiträge von Homöopathen genauso auf wie die ihrer «normalen» Kollegen.[18]

Mit Schaffung des Provincial Medical Board und einer neuen Gesetzgebung, die 1872 die Zulassung und Qualifikation von Ärzten in Nova Scotia regelte, erhielten Homöopathen und andere «sektiererische» Praktiker weitere Anerkennung. Unter diesem neuen Gesetz, das eine frühere Bestimmung aus dem Jahre 1856 ablöste, wurden alle bereits praktizierenden Ärzte von Zulassungsbeschränkungen ausgenommen, aber für eine künftige Generation von Homöopathen war noch wichtiger:

«Niemandem, der nach diesem Gesetz voll qualifiziert ist, soll die Eintragung oder Zulassung deshalb verweigert werden, weil er eine bestimmte Theorie der Heilkunst oder Chirurgie übernimmt oder deren Übernahme verweigert. Im Falle einer solchen Ablehnung durch die Standesorganisation (‹board›) soll die geschädigte Partei das Recht besitzen, sich an den Gouverneursrat zu wenden, der, nach Vorlage des rechtmäßigen Falles, die Standesorganisation anweist, den Namen des Betreffenden einzutragen und ihm die Approbation zu erteilen.»[19]

Auch wenn diese Bestimmung nicht jedem Homöopathen eine Zulassung garantierte (oder jedem anderen Arzt, der sich um eine Lizenz bewarb), war zumindest ein formaler Mechanismus geschaffen, auf den Bewerber zurückgreifen konnten, wenn sie das Gefühl hatten, nicht angemessen behandelt zu werden.

Natürlich ist damit nicht gesagt, daß die Homöopathie von «Schulmedizinern» voll begrüßt worden wäre: Meinungsverschiedenheiten über deren Prinzipien wurden trotzdem ausgetragen. 1877 etwa kam es auf einer Versammlung des Wissenschaftsrats der Halifax Medical Society zu einer Auseinandersetzung über die «Therapeutik», wobei die Anhänger der Homöopathie sich gegenüber jenen Ärzten verteidigten, die diese Heilmethode für unwissenschaftlich und absurd hielten. Gleichwohl fand dieser Austausch im Rahmen einer fachlichen Diskussion unter Kollegen statt, ähnlich wie etwa bei der Erörterung von Joseph Listers umstrittenen Ideen und Praktiken antiseptischer Wundbehandlung auf Basis der Keimtheorie von Krankheiten (Listerismus).[20] Auf diesem Forum stritten Ärzte mit Ärzten, anstatt eine scharfe öffentliche Kontroverse über orthodoxe und unorthodoxe Praktiken zu führen.

Die Homöopathie wurde an der Küste zwar praktiziert, war aber weder tief verankert noch weit verbreitet. Mit ihrem begrenzten Erfolg dürfte sie verwundbar geblieben sein, solange sie unter den Fittichen der Reichen und lokaler Regierungsbeamter stand. Als Bewegung hing sie vom Zustrom homöopathischer Praktiker von außerhalb ab; auch gab es keine homöopathischen Krankenhäuser. Die Stabilität der Homöopathie beruhte auf einer Gesetzgebung, die allgemein verschiedene Schulen schützte.

Die beiden verbleibenden kanadischen Regionen, die Provinzen Quebec und Ontario, konnten den Löwenanteil homöopathischer Tätigkeit in Kanada verzeichnen. Deren Beliebtheit war jedoch vor allem ein anglophones Phänomen. Mit der bemerkenswerten Ausnahme von Dr. Pierre-Martial Bardy (1797–1864) aus Quebec, der seit den 1830er Jahren aktiv war, nahmen die französischsprechenden Ärzte die Homöopathie im allgemeinen zurückhaltend auf. Etwaige frankophone Anhänger wurden meist von anglophonen Ärzten oder von zweisprachigen Ärzten anglophoner Herkunft behandelt; viele weitere behandelten sich selbst und benutzten dazu Hausrezepte und homöopathische Arzneikästen. In den 1880er Jahren praktizierten schließlich dreizehn homöopathische Ärzte in der Provinz Quebec, davon allerdings mehr als die Hälfte in Montreal. Auch wenn dieser Punkt noch weiterer Untersuchungen bedarf, hat es den Anschein, als sei die Homöopathie in Quebec vor allem von der Mittelschicht, Protestanten, Städtern und Anglophonen unterstützt worden.[21]

Ohne Zweifel war Montreal mit seiner wohlhabenden anglophonen Bevölkerung Basis und Ausgangspunkt für die Homöopathie in Quebec. Auch wenn die Zahl in der Stadt praktizierender homöopathischer Ärzte niemals hoch war, gelang es ihnen, einen festen Patientenstamm und eine ausreichende institutionelle Infrastruktur aufzubauen, die sie rechtlich schützte und zugleich ihre organisatorischen Fähigkeiten demonstrierte. 1865 erlangten die homöopathischen Ärzte die offizielle Anerkennung, als der Montreal Homoeopathic Association das Recht verliehen wurde, ein eigenes Zulassungsgremium zu bilden.[22] Vor 1865 praktizierten die Homöopathen in der Provinz allerdings weitgehend ungehindert, wobei es nur die üblichen publizistischen Scharmützel zwischen Anhängern der «alten» und der «neuen» Schule gab.[23] Unter der älteren Gesetzgebung waren die Homöopathen bereits zugelassen, weil die meisten von ihnen Absolventen schottischer oder englischer Universitäten waren, die später zur Homöopathie «übertraten»; der erste homöopathische Arzt in Montreal etwa, Arthur Fisher (1816–1913), hatte 1833 sein Examen an der Universität Edinburgh gemacht und wurde von Dr. J. J. Drysdale, einem der größten Förderer der Homöopathie in Großbritannien, ebenso beeinflußt wie von Constantin Hering.[24] Spätere Ärzte genossen ihre Ausbildung an homöopathischen Schulen in New York, Chicago, Philadelphia und Cleveland, und vom 20. Jahrhundert an nahmen Absolventen kanadischer Universitäten an Aufbaustudiengängen in Montreal teil, bevor sie zusätzlich zu ihrer regulären Approbation eine homöopathische Zulassungsprüfung in der Provinz ablegten.[25]

Fester verwurzelt wurde die Homöopathie in Montreal mit Eröffnung des dortigen Homöopathischen Krankenhauses im Oktober 1894. Seine Gründung ging teilweise auf die Ablehnung eines Antrags an das Royal Victoria Hospital zurück, die homöopathische Behandlungsweise zu übernehmen. Das homöopathische Krankenhaus wurde durch die großzügige Spende eines wohlhabenden Patienten ermöglicht. In den folgenden sechzig Jahren arbeitete das Krankenhaus weiter auf homöopathischer Basis, wenngleich es auch nichthomöopathisch behandelte. 1951 wurde es in Queen Elizabeth Hospital umbenannt und verzichtete auf seine besondere Kennzeichnung.[26] Das Montreal Homoeopathic Hospital wurde schnell zum Dreh- und Angelpunkt der Homöopathie in der Stadt. Es war nicht nur physisch präsent und damit eine Erinnerung an diese alternative Heilmethode, sondern auch Zentrum für die Homöopathen der Stadt. Wichtiger noch war, daß es vor dem Hintergrund, daß es in Kanada keine homöopathische Schule gab, einen Raum für den Austausch homöopathischer Ideen und Praktiken bot. Aufgrund der Eingliederung einer Schwesternschule versorgte es sowohl das Krankenhaus als auch Privatpraxen ständig mit kompetentem Pflegepersonal. Durch all dies trug das Homöopathische Krankenhaus dazu bei, die Existenz der Homöopathie in Montreal einige Jahrzehnte lang zu gewährleisten.

Natürlich war das Krankenhaus zunächst und vor allem eine Einrichtung zur Behandlung von Patienten. In einer kürzlich erschienenen Studie präsentiert Jean-Pierre Robitaille einen nützlichen statistischen Überblick über Patienten und andere Faktoren am Montreal Homoeopathic Hospital von 1894 bis 1904. Eine Analyse seiner Daten zeigt die folgenden Tendenzen: Erstens erlebte das Krankenhaus in diesem Jahrzehnt eine solide Zunahme der Patientenzahl, von 162 in den Jahren 1894/95 auf 437 in den Jahren 1903/4. Zweitens führte eine deutliche Verschiebung von «öffentlichen Fällen» hin zu «zahlenden Fällen» in diesem Zeitraum zu merklich höheren Einnahmen für das Krankenhaus, das deshalb durchgängig schwarze Zahlen schrieb. Diese Tendenz macht allerdings eine dritte Verschiebung bei der Entwicklung des Krankenhauses deutlich. Von 1894 bis 1904 stagnierte die Zahl homöopathischer Fälle bei etwa 140 pro Jahr, während die Zahl nichthomöopathisch behandelter Patienten von null auf mehr als 200 zum Ende der Dekade anstieg. Viertens handelte es sich neben einigen Patienten aus England und den USA bei der überwältigenden Mehrheit aller Fälle um englischsprechende Kanadier, während im gesamten Zeitraum nur vier Frankokanadier aufgenommen wurden. Entsprechend waren die Protestanten stets in der Mehrheit; die Katholiken lagen weit dahinter auf dem zweiten Rang (im Verhältnis von etwa 5:1), während von 1894 bis 1904 offenbar nur acht Juden aufgenommen wurden. Obwohl die Verteilung nach Geschlechtern von Jahr zu Jahr fluktuierte, scheint es, als habe es ein ausgeglichenes Verhältnis zwischen männlichen und weiblichen Patienten gegeben.[27]

In gewisser Hinsicht erklärt der Erfolg des Homöopathischen Krankenhauses auch das Fortbestehen der Homöopathie in Montreal. Erstens erhielt das Krankenhaus wie auch die homöopathische Praxis materielle Unterstützung durch Mäzene aus der Elite Montreals, und zweitens reagierte sie flexibel auf die Bedürfnisse der Patienten, indem sie verschiedene Behandlungsweisen anbot, anstatt dogmatisch auf ihrem Standpunkt zu beharren.[28]

Die Homöopathie in der Provinz Ontario

Auch wenn es an verschiedenen Orten Kanadas vereinzelte homöopathische Aktivitäten gab, gelang es doch nur in Ontario, die volle rechtliche Anerkennung zu erhalten, mehrere medizinische Einrichtungen aufzubauen und sich den Respekt der traditionellen Ärzteschaft zu verschaffen. Darüber hinaus legten sie eine beachtliche Hartnäckigkeit an den Tag, da sie bis weit in das 20. Jahrhundert hinein eine kleine, aber bedeutende Ärztegruppe bildeten.

Joseph J. Lancaster (1813–1884) war vielleicht der erste homöopathische Arzt, der in Ontario arbeitete, und mit Sicherheit der erste, der sich um eine rechtliche Anerkennung der Homöopathie bemühte. Lancaster wurde 1813 in einer Quäkerfamilie geboren, die aus dem Staat New York nach Oxford County auswanderte. Später kehrte er zu seiner Ausbildung wieder in die Vereinigten Staaten zurück, wo er bei Dr. H. H. Sherwood in New York in die Lehre ging; vermutlich erfuhr er dort auch von der Homöopathie. 1857 erwarb er einen besonderen Abschluß am Hahnemann Medical College. 1846 eröffnete Lancaster eine Praxis in Norwich, und darauf zog er in die Londoner Gegend; spätestens 1850 praktizierte er in London selbst.[29]

Ebenfalls 1850 reichten einige Bürger, vielleicht Patienten Lancasters, eine Petition an das Provinzparlament ein, die Praxis der Homöopathie gesetzlich zuzulassen, aber wie die meisten anderen medizinischen Eingaben dieser Zeit verlief auch diese Aktion im Sande.[30] In den späten 1850er und frühen 1860er Jahren gewann die Homöopathie enorm an Boden, was zweifellos das Ergebnis einer breitangelegten Informationskampagne war. Homöopathen verfaßten und veröffentlichten viele Schriften, die ihre Heilmethode priesen und erklärten; sie stammten vor allem aus Quebec und Ontario und dürften innerhalb der Provinz weit verbreitet gewesen sein. So informierte 1852 ein gewisser R. J. Smith aus Toronto, der sich selbst als «Homöopathischer und Hydropathischer Arzt und Wundarzt» bezeichnete, die Bevölkerung über den «großen Unterschied» zwischen der Homöopathie und der allopathischen Medizin, die «im Grunde eine große Kluft trennte»:

«Die Allopathie schießt durch den Organismus wie ein Vulkan oder ein Erdrutsch und erschöpft all seine Kräfte, oder sie läßt sich mit einem Wirbelsturm vergleichen, der die Barke des Seemanns so wütend auf dem Schoß des Ozeans hin und her wirft und an jedem Balken ihres Gerippes zieht, zerrt und reißt, während die Homöopathie ihre heilende Wirkung mit einer Stille und Ruhe ausübt, die in perfektem Einklang mit den normalen Funktionen des Lebens steht.»[31]

Auf der offenkundigen Sanftheit der Homöopathie aufbauend, notierte Smith, daß es keiner starken Medikamente bedürfe, um die Gesundheit wiederherzustellen, denn wenn «sie [Natur/Gesundheit] bedroht und erschöpft und von Krankheit geschwächt ist, verlangt und braucht sie keine medizinische Tortur, sondern einen liebevollen Freund, der ihr sanft zur Hilfe kommt und in idealer Harmonie mit ihr zusammenwirkt. Wenn sie sich abquält und im Streite mit der Krankheit windet, darf man sie nicht weiterjagen wie das gehetzte Tier in der Arena, sondern dann braucht sie die zeitige und beruhigende Hilfe eines bescheidenen Freundes.»[32]

Ein solcher «bescheidener Freund» war natürlich die Homöopathie mit ihrem Prinzip der unendlich kleinen Dosen, die «weder unnatürliche Gewalt einsetzt, noch die Funktion eines Organs ernsthaft beeinträchtigt».[33] Für eine Generation von Ontariern, die mit der unangenehmen Wirkungsweise der Brech- und Abführmittel, der Aderlässe und Quecksilberverbindungen der traditionellen Ärzte vertraut waren, dürfte der potentiell sanftere Ansatz der Homöopathie eine große Anziehungskraft besessen haben.

Die Verbreitung von Informations- und Werbeschriften, die Bildung einer Standesorganisation (Homoeopathic Medical Society of Canada, gegründet 1854) und öffentliche Lesungen trugen alle dazu bei, den Bekanntheitsgrad der Homöopathie in Ontario der 1850er Jahre zu steigern. Auch das kurzlebige Canadian Journal of Homoeopathy (1856), das von den beiden homöopathischen Ärzten William A. Greenleaf und Alexander T. Bull herausgegeben wurde, bot anderen Praktikern und Anhängern eine Mischung amerikanischer, britischer und kanadischer Informationen über die Homöopathie. Sicher: vor dem Hintergrund der Auseinandersetzungen, die die Schulmedizin in dieser Phase kennzeichneten – die Schließung von medizinischen Fakultäten und Krankenhäusern aufgrund religiöser und politischer Streitigkeiten etc. –, lud die zunehmende Professionalität der Homöopathen im Verbund mit ihren weniger aggressiven Behandlungsmethoden wahrscheinlich viele Ontarier dazu ein, sich über die Prinzipien und Praktiken dieser medizinischen Schule zu informieren. Die Tagebücher der Familie Harris verdeutlichen diesen Punkt. Amelia Harris, die Stammutter einer adeligen und gutsituierten Familie in London (Ontario), suchte aktiv um eine homöopathische Behandlung für sich und ihren Sohn nach. Sie notiert, daß sie in den frühen 1860er Jahren eine recht lange Reise unternahmen, um den Homöopathen Dr. J. Adams in Toronto zu konsultieren, der dann «Diät & frische Luft und unendlich kleine Globuli» verschrieb.[35]

Der wichtigste Hinweis auf die Unterstützung der Homöopathie durch die Bevölkerung waren jedoch die vielen Bittschriften um gesetzliche Anerkennung. 1859 wurden dem Provinzparlament etwa zwanzig Petitionen von Einwohnern vieler Städte und Dörfer im Südwesten Ontarios unterbreitet.[36]

Aufgrund dieser Bemühungen wurde ein Sonderausschuß der Regierung ins Leben gerufen, um sich mit der Legalisierung der Homöopathie zu befassen. Der Ausschußbericht ist aufschlußreich, denn neben dem Hinweis, daß mehr als 1800 Bürger von Ontario die Petitionen unterzeichnet hatten, zeigt der Umfang der Aktion, wie gut informiert die Anhänger der Homöopathie waren. Die Schlußkapitel des Berichts unterstrichen nicht nur die internationale Verbreitung und breite Anerkennung der Homöopathie, sondern nannten auch die Namen und Qualifikationen von vier Ärzten, die als Mitglieder einer homöopathischen Ärztekammer für die Provinz vorgeschlagen wurden. Diese Homöopathen saßen zum Teil auch im Vorstand der Homoeopathic Medical Society of Canada: Duncan Campbell, ein regulär ausgebildeter Arzt aus Edinburgh (L. R. S. C.) (= Lizentiat der Königlichen Gesellschaft für Chemie) 1831, M. D. (= Dr. med.) 1833; Joseph J. Lancaster (M. D. 1857, Hahnemann Medical College, Philadelphia); Alexander T. Bull (M. D. 1848, New York University); William A. Greenleaf (M. D., Cincinnati

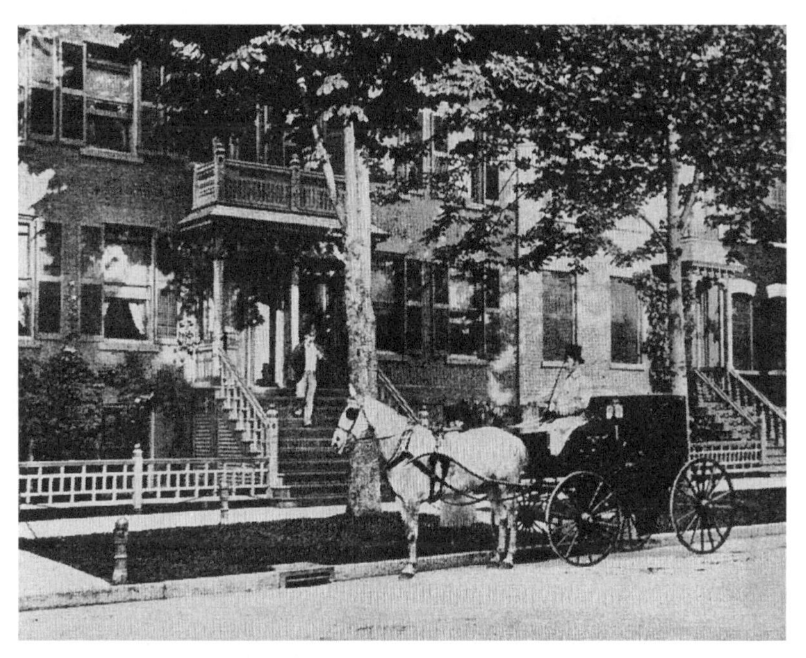

32 Der in Toronto praktizierende homöopathische Arzt Dr. John B. Hall beim Verlassen seines Hauses «Hahnemannvilla» (ca. 1890). Wie viele andere homöopahtische Ärzte Kanadas erhielt Hall seine Ausbildung an einem homöopathischen medizinischen Institut in den Vereinigten Staaten und praktizierte anschließend in Kanada; auch sein Vater war in den USA zum Homöopathen ausgebildet worden.

Medical College) und John Hall (M.D., Homoeopathic College of Cleveland).[37]

Aufgrund der organisatorischen Stärke der Homöopathie in Ontario und der relativen Schwäche (oder Unordnung) der traditionellen Ärzteschaft erfolgte die Zulassung der Homöopathen ohne erkennbaren Widerstand. Am 30. März 1859 kam der Antrag eines Mitglieds in die erste Lesung, gegen Ende des Folgemonats wurde ein leicht veränderter Gesetzentwurf vom Parlament verabschiedet und erhielt am 4. Mai 1869 die Königliche Billigung.[38] Das Homöopathiegesetz besagte, daß Kandidaten vier Jahre lang bei einem entsprechend ausgebildeten Praktiker lernen und nicht weniger als zwei sechsmonatige Universitätskurse in Anatomie, Physiologie, Chirurgie, Theorie und Praxis der Medizin, Geburtshilfe, Chemie, materia medica und Therapeutik belegen mußten; dazu war mindestens je ein sechsmonatiger Kurs in klinischer Medizin und medizinischem Recht vorgeschrieben.

Trotz der Zulassung der Homöopathie bestanden weiterhin Spannungen zwischen Homöopathen und «Schulmedizinern». Das interessanteste Beispiel war die 1869 auf der Jahresversammlung der Canadian Medical Association geführte Diskussion über Dr. Lizars aus Toronto. Als sein Name nur für die Mitgliedschaft in der Organisation vorgeschlagen wurde, begannen die Versammelten zu zischen, und ein Arzt forderte, Lizars nicht zu berücksichtigen, weil er sich angeblich mit Homöopathen austausche. William Canniff (1830–1910), ein bekannter Chirurg aus Ontario, sprach als nächster und hob hervor, daß Lizars zwar sein «persönlicher Freund» sei, seine «Pflicht gegenüber dem Verband ihm aber eine Erklärung abverlange». Canniff legte dar, die Anschuldigungen seien korrekt, und letztlich bedeutete seine Erklärung eine öffentliche Denunziation Lizars'. Während dieser Debatte über seine Person versuchte Lizars sich zu rechtfertigen, wurde aber zur Ordnung gerufen und mußte schweigen. In einer späteren Sitzung durfte Lizars dann eine Erklärung abgeben, die diesmal in einem öffentlichen Schuldbekenntnis gipfelte: Da homöopathische Ärzte in Ontario zugelassen waren, habe er sich verpflichtet gefühlt, das Gesetz zu respektieren und sich bei entsprechender Gelegenheit mit ihnen auszutauschen; dennoch räumte er ein, daß er damit vielleicht einen Fehler begangen hatte. Diese Erklärung ermöglichte schließlich Lizars' Wahl zum Mitglied der Canadian Medical Association. Nicht alle Mitglieder waren überzeugt, daß dieser auf Abwege geratene Arzt bedingunglos an die Schulmedizin glaubte, aber dennoch: Sie drängten Lizars zu der eindeutigen Erklärung, daß er sich an alle Statuten der Canadian Medical Association halten werde. Lizars willigte schließlich ein, worauf er als angesehenes Mitglied des Verbandes aufgenommen wurde.[39]

Diese Ablehnung sollte nicht überbewertet werden, denn die Canadian Medical Association repräsentierte nur eine kleine Zahl der Ärzte in Ontario. Genauso gab es nach Einschätzung der Ärzteschaft um 1870 nur etwa 50 Homöopathen in der Provinz (verglichen mit mehr als 1000 nichthomöopathischen Ärzten).[40] Aus diesem Grund war der Austausch mit Homöopathen für die große Mehrheit wahrscheinlich kein Thema. Doch trotz ihrer begrenzten Zahl besaßen die Homöopathen dank des 1869 gegründeten College of Physicians and Surgeons of Ontario (Ärztliches und Chirurgisches Institut in Ontario) eine beachtliche organisatorische Stärke, denn dort wurden je fünf Vertreter homöopathischer und eklektischer Ärzte zugelassen. Kurz: Da sowohl die Homöopathen als auch die Eklektiker bereits ihre eigenen Prüfungsausschüsse hatten und die traditionellen Ärzte zudem nicht in der Lage waren, die Tendenz zur Verschmelzung zu verhindern (zum Aufbau des College brauchten sie sogar die Unterstützung der «Alternativärzte»), bot sich die Bildung eines solchen medizinischen Dachverbands politisch sogar an.

Aus den publizierten Berichten der vielen Ratssitzungen des College wird deutlich, daß die Homöopathen, angeführt von ihrem hartnäckigen Oberhaupt Duncan Campbell (1811–1879), ihre nichthomöopathischen Kollegen durch Schikanen, endlose Monologe und Einschüchterungen dazu brachten, die Homöopathie in der Provinz stärker anzuerkennen.[41] Durch ihre Zustimmung zur Haltung des Rats demonstrierten sie überdies, daß sie in manchen Punkten auch zu Kompromissen fähig und bereit waren, wenn es der Förderung des gesamten Berufsstands diente. So waren die Homöopathen über die Existenz nicht zugelassener Kurpfuscher in Ontario nicht minder frustriert, und sie unterstützten voll jede Maßnahme, um sie aus der Provinz zu vertreiben. Darüber hinaus bemühten sich die Homöopathen, den Ausbildungsstand in der Provinz zu verbessern, aber nicht nur, weil dies ihrem Verantwortungsgefühl entsprach, sondern auch, weil es eine Möglichkeit darstellte, den schlechtausgebildeten traditionellen Ärzten eins auszuwischen. Das prominente homöopathische Ratsmitglied Clarence T. Campbell (1843–1926) aus London bemerkte dazu in den 1890er Jahren:

«Wir waren von jeher die verläßlichsten Anwälte des höchstmöglichen Ausbildungsstands für alle Ärzte, und obwohl wir die therapeutischen Methoden der alten Schule nicht teilen, ist es unsere Pflicht, dafür zu sorgen, daß Praktiker aus dieser Gruppe unter allen Umständen eine gute Ausbildung genießen. [...] Während Vertreter des College und der Region in der Sitzung [des Rats] von 1891 also unter sich uneins waren, ob sie den akademischen Lehrplan [für Medizin] unterstützen sollten, waren die homöopathischen Repräsentanten sich einig und sicherten mit ihren Stimmen die Annahme. Hätten sie dem Antrag ihre ungeteilte Unterstützung verweigert, so wäre er gescheitert.»[42]

In seiner Antwort auf die Kritik eines Schulmediziners an der Fähigkeit homöopathischer Ärzte bemerkte Campbell, daß diese «Verunglimpfung durch unseren Kurs im Rat, der den medizinischen Ausbildungsstand stärker angehoben hat, als viele unserer allopathischen Kollegen zu befürworten bereit waren, bereits mehr als *gerächt*» [meine Hervorhebung] sei. Schließlich schlug Campbell vor, die Schulmedizin sollte den Homöopathen für den hohen Stand danken, den sie in der Provinz hatte: wenn die Homöopathen nicht ihren eigenen Prüfungsausschuß aufgegeben hätten, um das neue vereinte College zu bilden, und homöopathische Vertreter am College sich nicht nachhaltig eingesetzt hätten, «gäbe es einen viel niedrigeren Ausbildungsstand als den, dessen wir uns heute rühmen».

Weitere Hinweise auf die unterschiedlichen Beziehungen zwischen homöopathischen und anderen Ärzten und auf die entscheidende Rolle von Homöopathen bei den medizinischen Angelegenheiten der Provinz liegen in der Tatsache, daß mehrere von ihnen leitende Positionen im Gesundheitsrat von Ontario bekleideten. 1872 und 1877 war Duncan Campbell aus Toronto Vizepräsident; 1878 wurde er zum Präsidenten bestimmt. Der Homöopath George Logan aus Ottawa wurde 1879 Vizepräsident und 1883 Präsident; von 1887 bis 1889 war Gregg Henderson aus Strathroy Vizepräsident und Präsident; 1892 Clarence Campbell aus London Vizepräsident und in der folgenden Sitzung Präsident, und Leonard Luton aus St. Thomas war in der Sitzungsperiode von 1898 Präsident.[43] Im letzten Viertel des 19. Jahrhunderts bekleideten homöopathische Ärzte im Rat somit überproportional häufig Leitungspositionen. Darüber hinaus demonstriert ihre Wiederwahl auf Vorstandsposten, daß traditionelle Kollegen zunehmend ihren Wert erkannten und nicht nur einmal – als Geste eines überstrapazierten guten Willens – einen Alternativmediziner wählten.

Ein weiteres Indiz für die gewandelte Einstellung des Berufsstands ist die Ansprache des Präsidenten der Ontario Medical Association aus dem Jahre 1883, in der Dr. J. D. MacDonald aus Hamilton erklärte, es gebe «in Kanada nicht diese Feindseligkeit gegenüber den Schülern Hahnemanns wie in den Vereinigten Staaten, was sich wohl auf die Art und Weise zurückführen läßt, wie Homöopathen vom Ärzterat des College of Physicians and Surgeons aufgenommen wurden». Doch der Präsident der Ontario Medical Association beeilte sich auch hinzuzufügen, daß es zwar keine Feindseligkeit gebe, Allopathen die medizinische Philosophie Hahnemanns aber nicht unbedingt teilten. Trotz dieser ambivalenten Haltung profitierte die Homöopathie von der Rede MacDonalds, denn zum Schluß stellte er unmißverständlich fest, daß sich traditionelle Ärzte gegebenenfalls ruhig mit Homöopathen austauschen sollten.[44] Die Bedeutung dieser Erklärung wird dadurch unterstrichen, daß die Ontario Medical Association der Canadian Medical Association angeschlossen und an deren Statuten gebunden war, die derartige Konsultationen untersagten; wieder einmal wurde so die Kluft zwischen einer nationalen «offiziellen» Position und den Realitäten der medizinischen Praxis in Ontario deutlich. Tatsächlich würdigte der Präsident der Canadian Medical Association (ein Arzt aus Toronto) offen den Beitrag der Homöopathen und Eklektiker zur Konsolidierung und Stärkung des gesamten Berufsstands in Ontario in der zweiten Hälfte des 19. Jahrhunderts.[45] 1902 erklärte Dr. N. A. Powell (1851–1935, Präsident der Ontario Medical Association) in der Beratung über ein neues Medizinalgesetz für die Provinz, das unter anderem die direkte Repräsentation der Homöopathen abschaffen sollte, seine ablehnende Haltung. In den Augen Powells war die Abschaffung homöopathischer Vertreter ein Fehler, da sie «gewisse Privilegien» aufgegeben hatten, um die Verabschiedung des ursprünglichen Gesetzes von 1869 erst zu ermöglichen; es gehöre sich deshalb für die Ärzteschaft, die stillschweigende Übereinkunft zwischen den verschiedenen Ärztegruppen zu respektieren.[46]

Es kann kaum Zweifel daran geben, daß die Homöopathie gegen Ende des Jahrhunderts ein fest verwurzelter Bestandteil des Gesundheitswesens in Ontario war. Auch wenn es sicherlich einzelne nichthomöopathische Ärzte gegeben hat, denen an der Homöopathie kaum etwas lag, scheinen die Homöopathen insgesamt doch als Kollegen anerkannt gewesen zu sein. Ein Faktor, der diesen Einstellungswandel bewirkt hat, hängt sicherlich mit der veränderten Art und Zusammensetzung der Homöopathen selbst zusammen. Eine Analyse des «Ontario Medical Register», des offiziellen Verzeichnisses mit den Namen, Daten, Qualifikationen und Niederlassungsorten der Ärzte, läßt von 1882 bis 1903 einige bemerkenswerte Trends erkennen.[47] Erstens blieb in diesem Zeitraum die Zahl der zugelassenen und praktizierenden Homöopathen ziemlich konstant bei etwa fünfzig, doch aufgrund der steigenden Zahl nichthomöopathischer Ärzte sank ihr Anteil gegenüber den allopathischen Kollegen von etwa drei auf zwei Prozent. Zweitens waren die Homöopathen zu Beginn dieser Zeit vor allem um Kleinstädte im Südwesten der Provinz verstreut, und nur sehr wenige praktizierten in Toronto. Um die Jahrhundertwende lebte dagegen beinahe die Hälfte aller registrierten Homöopathen (21 von 54) in den größeren Städten Toronto, Hamilton, London und Ottawa; 1903 gab es alleine in Toronto zehn Homöopathen. Sowohl aufgrund dieser relativen Abnahme von Homöopathen als auch im Hinblick auf ihre Konzentration in den Städten dürfte sich die Mehrheit der traditionellen Ärzte nicht mehr so bedroht gefühlt haben. Der letzte und vielleicht wichtigste Trend betrifft die Ausbildung der Homöopathen. Die erste Generation von Ontarios Homöopathen – von den 1850er bis zu den 1870er Jahren – wurde, mit wenigen Ausnahmen, an homöopathischen Instituten in den USA ausgebildet und dann in Ontario zugelassen. Auch wenn dieses Muster den Rest des 19. Jahrhunderts über weiterbestand, erhielt die homöopathische Gemeinde verstärkt Zulauf von einer neuen Generation, die ihren Abschluß an traditionellen medizinischen Fakultäten in Kanada erwarb und dann in den Vereinigten Staaten an homöopathischen Aufbaustudiengängen teilnahm, bevor sie in Ontario von den homöopathischen Prüfern des Gesundheitsrats eine Approbation für die Provinz erhielt. Das «Register» verzeichnet zwischen den 1880er und den frühen 1890er Jahren zehn neue Absolventen der medizinischen Fakultäten in Victoria, McGill, Toronto und Kingston als lizenzierte homöopathische Ärzte. Auch wenn sich die Vertreter dieser neuen Generation selbst als Homöopathen bezeichneten, darf man sie faktisch als voll ausgebildete Ärzte mit dem Spezialgebiet Homöopathie betrachten. Dieses Ver-

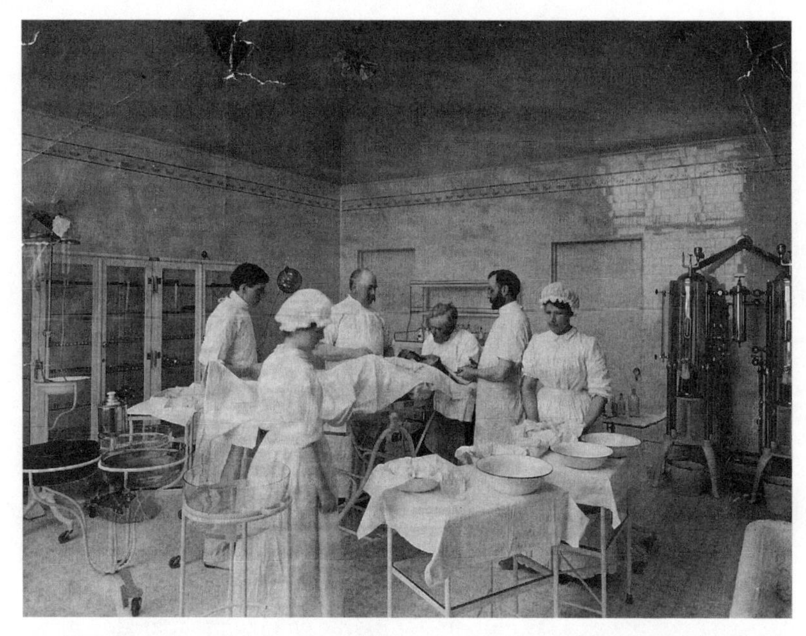

33 Der Operationssaal des Grace Homoeopathic Hospital in Toronto (Kanada), 1902. In diesem Jahr gab das Krankenhaus seine besondere Bestimmung auf und öffnete seine Pforten unterschiedslos für homöopathische wie nichthomöopathische Ärzte und Patienten.

wischen der medizinischen Standpunkte dürfte viel dazu beigetragen haben, die ursprünglich feindselige Haltung traditioneller Ärzte gegenüber Homöopathen abzubauen.

Einige Homöopathen in der Provinz genossen auch die Vorteile einer bevorzugten Anstellung am Krankenhaus. Sowohl in London als auch in Berlin (beide Ontario) gehörten homöopathische Ärzte – wenn auch erst nach internen Diskussionen – zum Klinikpersonal. Darüber hinaus gab es ein homöopathisches Krankenhaus, das Grace Homoeopathic Hospital in Toronto, das in den frühen 1890er Jahren seinen Betrieb aufnahm. Die Einrichtung legte 1902 zwar ihren homöopathischen Namen ab, blieb aber bis in die 1920er Jahre hinein in Betrieb, wobei die Patienten die ganze Zeit über sowohl homöopathisch als auch nichthomöopathisch behandelt wurden.[48] Homöopathische Ärzte und Patienten konnten darüber hinaus auch von mehreren pharmazeutischen Quellen fachgerecht zubereitete Arzneimittel und Verordnungen beziehen. Versandhändler in den Vereinigten Staaten wie etwa Humphrey's Homoeopathic Specifics und Boericke & Tafel arbeiteten mit Vertretern in Toronto zusammen. Die Einwohner von Ontario konnten darüber hinaus bei Thompson's, die 1868 in Toronto gegründet wurden (und noch immer existieren) oder bei Wait's Homöopathischen Betrieben in Arnprior (Ontario) einkaufen. John T. Wait, der Besitzer dieser Firma, gab auch einen Ratgeber für den Hausgebrauch heraus. Zwar sollte diese Schrift natürlich den Verkauf seiner Waren fördern, doch zugleich war sie ein kompakter Leitfaden für die homöopathische Diagnose und Behandlung – ein Hinweis darauf, daß das Fehlen eines homöopathischen Arztes nicht unbedingt die Ausübung dieser Heilmethode verhindern mußte. Wait wollte seinen Ruf bei den homöopathischen Ärzten allerdings nicht unbedingt gefährden. «Wir sind nicht die Erfinder der häuslichen Behandlung», bemerkte er, «aber da ein großer und wichtiger Teil der medizinischen Praxis in der Hand des Volkes liegt und bleiben muß, wollten wir ihn doch reformieren.»[49]

Die Flexibilität innerhalb ihrer Randstellung versetzte die homöopathischen Ärzte in die Lage, sich in Ontario institutionell an wichtigen Stellen zu etablieren. Aber wollten sie dann weiterhin homöopathisch praktizieren? Zwei Vorträge, die Clarence Campbell und George Logan 1891 auf der Jahrestagung des Canadian Institute of Homoeopathy in Ottawa gehalten hatten, weisen darauf hin, daß es in der homöopathischen Gemeinde aufgrund der zunehmend «eklektischen» Ausrichtung der Homöopathie im ausgehenden 19. Jahrhundert zu Spannungen über die künftige Richtung gekommen war.[50] Beide versuchten, die ursprünglichen Prinzipien und Methoden Samuel Hahnemanns aus dem 18. Jahrhundert mit einem sich wandelnden medizinischen Umfeld in Einklang zu bringen. Für Campbell war ein wahrer Homöopath oder Hahnemannianer «nicht unbedingt ein Arzt, der all die kleinen Einzelheiten von Hahnemanns Praxis zu befolgen sucht». Er erklärte: «Das entscheidende Charakteristikum des Meisters der Medizin [Hahnemann] war seine Unabhängigkeit und Originalität.» Demnach akzeptierte der wahre Hahnemannianer das Simile-Prinzip, ohne sich zwangsläufig dem Dogma zu unterwerfen; kurz: der wahre Hahnemannianer war ein unabhängiger medizinischer Denker.[51] George Logan brachte eine tiefschürfende Analyse von Hahnemanns umfangreichen Schriften, um zu ermitteln, ob es unter homöopathischen Ärzten Grund zu Meinungsverschiedenheiten gebe. Insbesondere der Punkt der Verdünnung homöopathischer Dosen wurde diskutiert, da «puristische» Homöopathen behaupteten, daß nur die höchsten Verdünnungen verwendet werden sollten, während weniger strenge oder «eklektische» Homöopathen oft Wirkstoffe in allopathischen Dosierungen verschrieben. Als Ergebnis seiner Hahnemann-Lektüre folgerte Logan, daß die Vorstellung eines «reinen Hahnemannianers» ein Mythos sei:

«*Niemand* kann von sich behaupten, ein reiner Hahnemannianer zu sein. Wenn die modernen Neuerungen jenen des Meisters überlegen sind (und ich vergleiche nicht die Verdienste dieser beiden Methoden, der alten und der neuen, sondern will nur zeigen, daß sie, welche Vorzüge sie auch besitzen mögen, jedenfalls nicht Hahnemanns Methoden sind), dann sollten, wenn überhaupt, gerechterweise die Urheber die Anerkennung ernten, die ihnen zustehen mag. [...] Es liegt in der Natur der Dinge, daß persönliche Vorlieben eine absolute Gleichheit in nicht grundlegenden Dingen verhindern, und die Methoden Hahnemanns reichen weit genug, daß sie auch abweichende Meinungen einschließen und zulassen.»[52]

Wenn Logan behauptete, daß es keine «reinen» Hahnemannianer gebe, so hätten andere Homöopathen aus Ontario mit Sicherheit widersprochen. Dr. D.C. McLaren (Ottawa), Dr. A. Quackenbush (Ottawa), Dr. E.A.P. Hardy (Toronto) und Dr. A.E. Wickens (Brantford) waren Mitglieder der in den Vereinigten Staaten ansässigen International Hahnemannian Association (IHA), einer puristischen homöopathischen Organisation, die 1880 gegründet wurde, um die «verwässernden» Tendenzen des älteren American Institute of Homoeopathy auszugleichen. Auf der 1901 stattfindenden Jahrestagung der IHA in Niagara Falls agierte Dr. D.C. McLaren als Vizepräsident und hielt einige Vorträge. Kennzeichnend für den orthodoxen Charakter dieser Organisation war ihre Satzung; mit dem Hinweis, Hahnemanns «Organon der Heilkunst» sei die «wahre Leitlinie» der Therapeutik, mißbilligte die Satzung «jede Verbindung mit jener Praxis, die, unter dem Deckmantel der Homöopathie, mit dem Simile-Prinzip und seinen von Samuel Hahnemann abgeleiteten Krankheiten unvereinbar sei.»[53] Darüber hinaus weist der oft schneidende Ton der auf diesem Treffen gehaltenen Vorträge auf eine extreme Ausrichtung hin.

Gründe für die Blüte der Homöopathie im viktorianischen Kanada

Die homöopathischen Aktivitäten im 19. und in den ersten Jahren des 20. Jahrhunderts zeigen, daß diese Alternativmedizin in Kanada alles andere als zum Scheitern verurteilt war. Neben der rechtlichen Anerkennung in einigen Provinzen wurden die Homöopathen, allgemein gesprochen, von ihren zahlenmäßig überlegenen traditionellen Kollegen akzeptiert. Aufgrund der Aktivitäten mehrerer homöopathischer Organisationen (in den Vereinigten Staaten und Kanada) entwickelten die Homöopathen darüber hinaus ein Gefühl der Zusammengehörigkeit und förderten ihre berufliche Qualifikation. Aufgrund ihrer unterschiedlichen Ausrichtung hätten dieselben Gesellschaften jedoch auch zu einer gewissen Spaltung unter kanadischen Homöopathen beitragen können. Ein letzter Faktor für die dauerhafte Blüte der Homöopathie im viktorianischen Kanada war ihre Fähigkeit, neue und jüngere Ärzte anzuziehen.

Ein weiterer Blick auf die Homöopathie im Kanada des 19. Jahrhunderts zeigt, daß die Homöopathen trotz ihrer geringen Anzahl (vielleicht nicht mehr als 1 Prozent aller Ärzte) fähig waren, sich sowohl Gehör zu verschaffen als auch ihre Stellung in der kanadischen Ärztehierarchie zu festigen. In der Tat demonstrierten die wenigen Homöopathen ihren traditionellen Kollegen, daß man die Homöopathie ernst nehmen sollte; davon waren sicherlich einige Parlamentarier und die Öffentlichkeit überzeugt, wie sich an der Gesetzgebung ablesen läßt, die den Homöopathen in einigen Provinzen Schutz gewährte. Überdies kam es zwar zu einigem Gerangel zwischen einzelnen Homöopathen und Allopathen, doch insgesamt scheint es ein bemerkenswertes Maß an Kooperation zwischen den beiden Ärztegruppen gegeben zu haben. Was man auch sonst noch zur Erklärung dieser «Entente cordiale» anführen mag, ein Faktor war das im allgemeinen «professionelle» Auftreten homöopathischer Ärzte: Sie teilten mit den allopathischen Ärzten eine ähnliche Sicht des Berufsethos und des Verhaltens unter Kollegen (Zulassung, Ausbildung, Verwaltung etc.). Ja, das Auftreten des Arztes als Gentleman – «gefällige Manieren», wie es ein Homöopath ausdrückte – war für die Ärzteschaft in Kanada generell wichtiger als in den Vereinigten Staaten.[54] Ein Kennzeichen, das Homöopathen von anderen Abweichlern im 19. Jahrhundert und vielleicht sogar von ihren Pendants in Europa und Großbritannien unterscheidet, war die relativ geringe Unterstützung und Einmischung von seiten der Bevölkerung. Auch wenn die kanadischen Homöopathen Flugschriften verfaßten und sich gegebenenfalls von den Bürgern unterstützen ließen, griffen sie nicht auf solch populistische/kämpferische Taktiken zurück wie etwa die Anhänger Thomsons (pflanzliche Medizin).[55] Da die Mehrheit der kanadischen Homöopathen darüber hinaus in den Vereinigten Staaten ausgebildet worden war und keine eigene homöopathische Schule in Kanada begründet hatte, entstand auch durch die Rekrutierung von Studenten kein Streit. Solange die Kanadier nach New York, Philadelphia, Cleveland, Cincinnati, Chicago, Detroit, Ann Arbor und Boston reisen konnten, war es nicht notwendig, eine eigene Institution in Kanada aufzubauen;[56] aufgrund des großen Finanzbedarfs hätte eine kanadische Institution – beim damaligen Klima akademischer und klinischer Konkurrenz unter den medizinischen Instituten – wahrscheinlich ebenfalls zur Spaltung geführt.[57]

In ähnlicher Weise nutzten die kanadischen Homöopathen, die ja längerfristig keine eigenen medizinischen Journale, Gesellschaften etc. hatten, ihre geographische und kulturelle Lage, indem sie amerikanische und britische Zeitschriften lasen und sich internationalen Organisationen anschlossen. Dennoch besaßen Toronto und Montreal, die beiden Hauptzentren der Homöopathie in Kanada, nach homöopathischen Grundsätzen aufgebaute Krankenhäuser, und in beiden Städten konnte man in Apotheken und über Versandhäuser leicht an homöopathische Arzneien kommen. Kurz: Die kanadische Homöopathie hatte den Vereinigten Staaten (und in gewissem Maße Großbritannien) viel zu verdanken.

Der Aufschwung der Homöopathie im viktorianischen Kanada läßt sich als Sprungbrett für die Diskussion bestimmter Aspekte der Homöopathie qua medizinischer Praxis lesen. Zunächst: Wie speziell waren die Verhältnisse in Kanada? Gelang es homöopathischen Ärzten in anderen Ländern als den Vereinigten Staaten aufgrund der herrschenden Zustände im Gesundheitswesen einen ähnlich sicheren Stand zu erreichen? War die Homöopathie anderswo vor allem ein städtisches Phänomen? In welchem Umfang waren homöopathische Ärzte tatsächlich in die alltägliche medizinische Praxis integriert, und zwar unabhängig vom rhetorischen Gehabe der traditionellen und der abweichenden Fraktion? Und schließlich, was meinen wir mit den Bezeichnungen Homöopathie und homöopathischer Arzt? Wie wir in Kanada bereits gesehen haben, wurde die Homöopathie von Personen praktiziert, die ihre Ausbildung in Großbritannien, den USA und Kanada genossen hatten. Manche von ihnen waren «übergetretene» Schulmediziner, während andere ausschließlich nach homöopathischen Grundsätzen ausgebildet waren. Zudem gab es viele Laien, die sich selbst homöopathisch behandelten. Müssen wir uns also nicht die Frage stellen, ob es so etwas wie eine einheitliche Praxis der Homöopathie gegeben hat? Da Analysen der Homöopathie typischerweise vor dem Hintergrund der «Schulmedizin» und im Kontext der Professionalisierung im 19. Jahrhundert angestellt wurden, hat man bislang die Unterschiede zwischen Homöopathen und Allopathen betont. Aber was würde eine historische Analyse der Homöopathie – irgendwo – an und für sich ergeben? Wie haben Homöopathen tatsächlich verschrieben? Was waren einige der Turbulenzen und Spannungen innerhalb der homöopathischen Ärzteschaft selbst? Wie kommunizierte die homöopathische Gemeinde auf internationaler Ebene? Diese Fragen machen bisherige Forschungen über die Homöopathie nicht obsolet; sie erweitern diese.

Das international aufkeimende Interesse an der Geschichte der Homöopathie ermöglicht auf einige dieser Fragen ansatzweise Antworten.[58] Insgesamt scheinen kanadische homöopathische Ärzte im Vergleich zu ihren Kollegen anderswo eine relativ gesicherte rechtliche und berufliche Position genossen zu haben. In Ländern wie Deutschland, Belgien, den Niederlanden, Spanien und Italien etwa waren die homöopathischen Ärzte in der Regel nicht gesetzlich geschützt; zumindest wurde in einigen Ländern jede förmliche Anerkennung von Region zu Region höchst unterschiedlich gehandhabt. In den Vereinigten Staaten wurde die Gesetzgebung, die alle Praktiker einschließlich der Homöopathen schützte und anerkannte, erst in den letzten Jahrzehnten des 19. Jahrhunderts wieder eingeführt. Die Situation in Großbritannien ähnelte der in Kanada insofern am stärksten, als jene Ärzte, die einen britischen Abschluß in Medizin, ein Stipendium oder eine andere Qualifikation besaßen, praktizieren durften; gleichwohl gab es in Großbritannien, anders als in Kanada, keine besonderen Vorschriften zur Anerkennung oder zum Schutz homöopathischer Praktiker.

Unterschiede zwischen den verschiedenen Ländern zeigen sich auch im Hinblick auf die Unterstützung der Homöopathie durch Laien. In Kanada wandten sich die homöopathischen Ärzte mit Petitionen, in denen sie um Unterstützung baten, an die Öffentlichkeit; ebenso zeugen sowohl eine Flugblattkampagne wie auch die Existenz homöopathischer Hausmittel von der Rolle der Laien. Darüber hinaus hätten auch die homöopathischen Krankenhäuser in Montreal und Toronto nicht ohne die Unterstützung von Laienorganisationen, die Spenden sammelten und bei der Verwaltung behilflich waren, betrieben werden können. Es besteht jedoch kein Zweifel, daß dieses System der Unterstützung durch Laien in Kanada weder so weit entwickelt noch für die Ausübung der Homöopathie so entscheidend war wie etwa in Deutschland oder den Niederlanden. Auch wenn eine starke Laienbewegung in Großbritannien äußerst hilfreich war, die Homöopathie dort zu organisieren und zu verbreiten, zeigten «qualifizierte» homöopathische Ärzte ihr gegenüber eine recht ambivalente Haltung. Diese Spannung scheint eine der Hypothesen dieses Beitrags zu stützen, nämlich daß den Ärzten – zumindest in Großbritannien – die berufliche Qualifikation wohl wichtiger war als bestimmte therapeutische Methoden. Auf der anderen Seite des Atlantiks war die homöopathische Hausmedizin zwar weit verbreitet, doch der «offene Markt» sorgte im Zusammenwirken mit dem relativ ungehinderten Zugang zu homöopathischen medizinischen Fakultäten dafür, daß sich in den Vereinigten Staaten und in Kanada keine große homöopathische Volksbewegung entwickelte.

In Kanada entwickelte sich nie ein förmliches und institutionelles Ausbildungswesen. Unter diesem Aspekt war die Situation in Kanada allerdings nicht ungewöhnlich, denn im 19. Jahrhundert entstanden auch weder in Großbritannien noch im Großteil des übrigen Europa medizinische Institute, die der Lehre der Homöopathie gewidmet waren, und genauso scheinen auch Lehraufträge nur sehr dünn gesät gewesen zu sein. Es sind die Vereinigten Staaten mit ihrer Vielzahl von staatlich anerkannten Schulen – von denen einige homöopathisch orientiert waren –, die als ungewöhnlich hervorstechen. Trotzdem konnten die Kanadier von institutionellen Entwicklungen in den USA profitieren und dort einen Doktortitel der Medizin erwerben, der sie bei ihrer Rückkehr zur Prüfung und Zulassung berechtigte.

Ein Punkt, der in Kanada sicherlich einzigartig ist, ist das Fehlen einer publizistischen Tradition im Unterschied zu jenen Ländern, in denen Laien und Ärzte für eine kontinuierliche medizinische Fachpresse schrieben. Kanadische Homöopathen und ihre Anhänger wurden in den 1850er und 1860er Jahren durch eine kleine Flugblattkampagne, 1856 durch eine kurzlebige Zeitschrift und in den 1890er Jahren durch zwei Krankenhausjournale bzw. Rundbriefe informiert, aber es gab weder ein kanadisches Lehrbuch noch eine bedeutende einheimische Publizistik. Ironischerweise dürfte dieser Mangel dem Aufstieg der Homöopathie in Kanada nicht einmal abträglich gewesen sein, denn dadurch steckten die Praktiker nicht wertvolle Energien und Geldmittel in die bloße Wiederholung anderswo erfolgter Bemühungen; wie ihre traditionellen Kollegen auch konnten sich die kanadischen Homöopathen problemlos mit britischer und amerikanischer Literatur versorgen. Diese kulturelle Abhängigkeit konnte für sie natürlich auch einen negativen Aspekt haben: Da ihr Schicksal mit dem Auf und Ab der Homöopathie im Ausland verknüpft war, kam es zu Beginn des 20. Jahrhunderts zu einem Niedergang der Homöopathie in Kanada.

Die Homöopathie gegen Ende des 20. Jahrhunderts in Kanada – ein Überblick

Auch wenn die Homöopathie zu Beginn des 20. Jahrhunderts eindeutig im Niedergang begriffen war, sorgten die Aktivitäten des Anästhesisten und Homöopathen Dr. Harold Griffiths (1894–1985) aus Montreal und des dortigen homöopathischen Krankenhauses dafür, daß die Glut dieser medizinischen Schule des 19. Jahrhunderts nicht erlosch. Über Kanada verstreut lebten darüber hinaus weitere Praktiker, die eine Mischung aus traditionellen und homöopathischen Behandlungsmethoden anwandten. In ähnlicher Weise halfen auch ein paar Ärzte, die in der Tradition der Naturheilkunde ausgebildet waren, die Homöopathie in Kanada am Leben zu halten.[59] Tatsächlich gab es sogar bis 1968 einen homöopathischen Vertreter im Medical Council of Canada – dem nationalen Zulassungs- und Aufsichtsgremium für alle Ärzte und Chirurgen.[60] In zunehmendem Maße wurde die Homöopathie rasch zu einer Anomalie, wenn nicht zu einer Kuriosität, die scheinbar auf die irrigen medizinischen Extreme einer lange vergangenen Epoche zurückzuführen war. Doch trotz dieser Tendenz und unabhängig davon, wie belanglos sie der Mehrheit der Kanadier erschienen sein mag, kam sie niemals ganz zum Erliegen. 1968 etwa feierte die homöopathische Apotheke Thompson's in Toronto ihr hundertjähriges Bestehen.

In den letzten Jahrzehnten des 20. Jahrhunderts erlebte die Homöopathie zusammen mit einer ganzen Reihe anderer Alternativ- und Komplementärmethoden allerdings ein furioses Comeback. Die Wiederentdeckung der Homöopathie in den 1980er und 1990er Jahren läßt sich auf eine Vielzahl breiter gesellschaftlicher Strömungen zurückführen, so auf die Desillusionierung von den wissenschaftlichen und technischen Medizinmodellen und das daraus folgende Hinterfragen dieser Modelle; darüber hinaus dürfte auch die allgemein kritischere Einstellung der Verbraucher eine Rolle gespielt haben. Wie auch immer: für manche Kanadier «funktionierte» die Homöopathie, vielen anderen verschaffte sie zumindest ein gutes Gefühl, und bei wieder anderen fügte sie sich in die allgemeinere Philosophie ihres alternativen Lebensstils und ihrer Verantwortung für die eigene Gesundheit ein. Vor allem in Großstädten wie Toronto und Montreal wurden viele homöopathische und naturheilkundliche Praxen eröffnet; in der Provinz Quebec wurde die Homöopathie unter den Oberbegriff «sanfte Medizin» eingeordnet – eine Bewegung, die eine Vielzahl alternativer Heilmethoden umfaßt.[61] Entsprechend entstanden neue pharmazeutische Betriebe, die homöopathische Arzneimittel herstellten oder vertrieben. Schließlich verkauft heute mindestens eine kanadische Drogeriekette die Produkte des französischen «Homöopathiegiganten» «Laboratoires Boiron»; unabhängige Apotheken bieten auch von anderen Firmen hergestellte homöopathische Präparate «über den Ladentisch» an.[62] Die 1992 gegründete Ontario Homoeopathic Association mit Sitz in Toronto unterstützte diese Renaissance durch die Finanzierung öffentlicher Vorträge über die Prinzipien der Homöopathie; ihr Hauptziel besteht jedoch darin, den homöopathischen Praktikern in der Provinz Ontario eine gemeinsame Stimme zu verleihen. Darüber hinaus gehört zu ihren Zielen, «ein gemeinsames Organ qualifizierter Praktiker zu bilden, das eine sichere und professionelle homöopathische Fürsorge zum Schutz der Öffentlichkeit bietet». Die jüngst ins Leben gerufene International Academy of Homoeopathy und die School of Homoeopathic Medicine, beide mit Sitz in Toronto, bieten eine dreijährige Kursreihe an, die zu einem Diplom in homöopathischer Medizin führt. Auch wenn diese Programme von privater Seite veranstaltet werden und an die medizinischen Fakultäten des 19. Jahrhunderts erinnern, versuchen sie insofern mit dem Lehrplan der Universitäten zu wetteifern, als sie Kurse in Anatomie, Physiologie und Pathologie ebenso anbieten wie eine Ausbildung in homöopathischen Verfahren. Zum Lehrkörper der International Academy gehören praktizierende Homöopathen, Physiotherapeuten, Apotheker und Pathologen, von denen viele in europäischen medizinischen Fakultäten und indischen homöopathischen Instituten studiert haben.[63]

Dieses Wiederaufleben der Homöopathie wurde auch in etablierten Ärztekreisen registriert. 1994 etwa erfolgte die offizielle Anerkennung der Komplementärmedizin durch die Medical Society of Nova Scotia mit Sitz in Halifax, die jene als «Homöopathie oder Chiropraktik oder ein anderes System als das in der Schulmedizin gelehrte» definierte. Auch wenn es unwahrscheinlich ist, daß sich diese Tendenz zur beruflichen Anerkennung über das ganze Land verbreiten wird, ist es doch bemerkenswert, daß zumindest ein förmlich konstituierter Berufsverband diesen Weg eingeschlagen hat – und ein weiteres Indiz für die neue homöopathische Szene im Kanada der 1990er Jahre.[64] Diese Vorgänge haben natürlich viele der alten «Glaubenskämpfe» des 19. Jahrhunderts wieder aufleben lassen. Diskussionen zwischen Patienten, Anhängern und Kritikern der Homöopathie (darunter auch einige Ärzte) in populären Medien wie Zeitungen greifen die immer wiederkehrenden Themen auf, ob die Homöopathie ihren behaupteten wissenschaftlichen und therapeutischen Ansprüchen gerecht wird oder doch ein Schwindel ist.[65]

Ärzte vs. Laienpraktiker im Kanada des 19. und 20. Jahrhunderts

Fazit: Auch wenn es Ähnlichkeiten zwischen der homöopathischen Medizin des 19. Jahrhunderts und der letzten Jahrzehnte des 20. Jahrhunderts gibt, sollte man einen wichtigen Unterschied betonen. Im Kanada des 19. Jahrhunderts war die Medizin weitgehend eine Domäne approbierter Ärzte; wo die Laienpraktik überhaupt existierte, scheint sie sich auf die gelegentliche Selbstbehandlung zu Hause beschränkt zu haben. Das Wiederaufleben der Homöopathie in Kanada mehr als ein Jahrhundert später beruht jedoch sehr stark auf einer Laienbewegung, in der sich die Patienten und andere Anhänger für die Homöopathie stark machen. Darüber hinaus gehören die heutigen homöopathischen Praktiker zum großen Teil selbst nicht dem etablierten Gesundheitswesen an. Ja, durch den Aufbau eigener Verbände, Schulen und dergleichen bemühen sich heutige Homöopathen in Kanada darum, parallel dazu ihren eigenen Berufsstand aufzubauen. In vieler Hinsicht gleicht die Aufgabe, vor der die Homöopathen heute stehen, der ihrer Kollegen aus dem 19. Jahrhundert, aber obwohl sie von der Bevölkerung unterstützt werden, sind die beruflichen und institutionellen Hindernisse, die sie zu überwinden haben, doch gewaltig.

Anmerkungen

1 Wichtige Untersuchungen über die Homöopathie sind u. a.: Glynis Rankin: Professional Organisation and the Development of Medical Knowledge: Two Interpretations of Homoeopathy. In: Roger Cooter (Hg.): Studies in the History of Alternative Medicine. New York 1988, S. 46–62; John V. Prickstone: Establishment and Dissent in Nineteenth-Century Medicine: An Exploration of Some Correspondences and Connections Between Religious and Medical Belief-Systems in Early Industrial England. In: W. J. Sheils (Hg.): The Church and Healing: Studies in Church History. Bd. 19 (1982). Vgl. auch John B. Blake: Homoeopathy in American History: A Commentary. In: Transactions and Studies of the College of Physicians of Philadelphia, Series V, 3 (Juni 1981), S. 83–92; Ronald L. Numbers: Do-It-Yourself the Sectarian Way. In: Guenter Risse [u. a.] (Hg.): Medicine Without Doctors: Home Health Care in American History. New York 1977, S. 49–72; Elizabeth Barnaby Keeney [u. a.]: Sectarians and Scientists: Alternatives to Orthodox Medicine. In: Ronald L. Numbers u. Judith Walzer Leavitt (Hg.): Wisconsin Medicine: Historical Perspectives. Madison 1981, S. 47–74; Harris L. Coulter: Divided Legacy: A History of the Schism in Medical Thought. 3 Bde. Washington 1973; Naomi Rogers: Women and Sectarian Medicine. In: Rima D. Apple (Hg.): Women, Health, and Medicine in America: A Historical Handbook. New York 1990, S. 281–310; Martin Kaufman: Homoeopathy in America: The Rise and Fall of a Medical Heresy. Baltimore 1971; Phillip A. Nicholls: Homoeopathy and the Medical Profession. London 1988; Renate Wittern: The Origins of Homoeopathy in Germany. In: Clio Medica 22 (1991), S. 51–64; Robert Jütte: The Professionalization of Homoeopathy in the Nineteenth Century. In: John Woodward/Robert Jütte (Hg.): Coping With Sickness. Sheffield 1995, S. 45–66; Olivier Faure: Le débat autour de l'homéopathie en France 1830–1870: Evidences et arrières-plans. Lyon 1990; Lucile Lasveaux: Traitements homéopathiques du choléra dans la France du XIXe siècle. Lyon 1988 und Olivier Faure (Hg.): Praticiens, patients et militants de l'homéopathie (1800–1940). Lyon 1992.

2 Weitere Beiträge zum medizinischen Pluralismus in Kanada, vor allem in Ontario: Jennifer J. Connor u. J. T. H. Connor: Thompsonian Medical Literature and Reformist Discourse in Upper Canada. In: Canadian Literature 131 (1991), S. 140–155; J. T. H. Connor: ‹A sort of felo de se›: Eclecticism, Related Medical Sects and Their Decline in Victorian Ontario. In: Bulletin of the History of Medicine 65 (1991), S. 503–527 und J. T. H. Connor: Minority Medicine in Ontario, 1795–1903: A Study of Medical Pluralism and Its Decline. Unveröffentlichte Diss. phil. University of Waterloo 1989.

3 John Harley Warner: Medical Sectarianism, Therapeutic Conflict, and the Shaping of Orthodox Professional Identity in Antebellum American Medicine. In: William F. Bynum u. Roy Porter (Hg.): Medical Fringe and Medical Orthodoxy, 1750–1850. London 1987, S. 234–260 und John Harley Warner: Science, Healing and the Physician's Identity: A Problem of Professional Character in Nineteenth-Century America. In: Clio Medica 22 (1991), S. 65–88.

4 Vgl. Connor: Minority Medicine (wie Anm. 2), S. 189–267; Joseph F. Kett: American and Canadian Institutions, 1800–1870. In: S. E. D. Shortt (Hg.): Medicine in Canadian Society: Historical Perspectives. Montreal 1981, S. 189–205 und Ronald Hamowy: Canadian Medicine: A Study in Restricted Entry. Vancouver 1984.

5 George Logan: Canada. In: Transactions of the International Homoeopathic Congress. London, August 1896. London 1896, Abschnitt II, S. 75.

6 Vgl. Mark S. Wade: Notes on Medical Legislation in British Columbia. Victoria (B. C.) 1890. Canadian Institute for Historical Microreproductions/Institut Canadien de microreproductions historiques Fiche No. 16417 (künftig zit. als CIHM/ICHM No.). Einen Überblick über die Gesetzgebung zur Homöopathie in Kalifornien bietet: Thomas L. Bradford (Hg.): Homoeopathic Bibliography of the United States, from the Year 1825 to the Year 1891, Inclusive. Philadelphia 1892, S. 564.
7 Logan (wie Anm. 5), S. 76.
8 Alex R. Griffith: Homoeopathy in Canada. In: E. Petrie Hoyle (Hg.): Transactions of the Eighteenth Quinquennial Homoeopathic International Congress [London 1911]. 2 Bde. London 1911, Bd. I, S. 76.
9 Allan M. King: Maritime Provinces. In: Transactions of the International Homoeopathic Congress (wie Anm. 5), S. 15–17.
10 Vgl. J. C. Peterson: Reply to the Evidences of the Delusions of Homoeopathy. Saint John (New Brunswick) 1857. CIHM/ICHM No. 67088. Petersons Dokument war eine Antwort auf Robert Bayard: Evidence of the Delusions of Homoeopathy. Saint John (New Brunswick) 1857; A. D. Gibbon: «Bayard, Robert». In: Dictionary of Canadian Biography IX, 1861–1870, S. 35. Bis heute ist Bayards Flugschrift nicht analysiert worden; ein Exemplar soll sich in der National Library of Medicine in Bethesda (Marlyand, USA) befinden.
11 King (wie Anm. 9), S. 17.
12 King (wie Anm. 9), S. 16.
13 An Act Relating to the Registration and Qualifications of Physicians and Surgeons. New Brunswick 1881. Vgl. Abschnitt 12.
14 Verzeichnis des Medical Council of the College of Physicians and Surgeons of New Brunswick, 1881–1923. Das Material befindet sich im New Brunswick Museum in Saint John (New Brunswick). Für diese Information bin ich Jane Lodge Smith zu Dank verpflichtet.
15 King (wie Anm. 9), S. 15.
16 Angaben aus: Some North Cumberlandians at Home and Abroad Past and Present (North Cumberland Historical Society). Nova Scotia 1965; Provincial Archives of Nova Scotia, RG 83, Bd. 1; Provincial Medical Board of Nova Scotia: Medical Registration Book, 1857–1868 und Medical Registration Book, 1868–1873. Außerdem danke ich Allan E. Marble, daß er mir einige seiner bislang unveröffentlichten Forschungsergebnisse über homöopathische Ärzte in Nova Scotia zugänglich gemacht hat.
17 Herbert H. Read: A Review of the Present State of Therapeutics. Halifax (Nova Scotia) 1873. CIHM/ICHM No. 13211.
18 Provincial Archives of Nova Scotia, MG 20, Bd. 181: Halifax Medical Society Minutes 1853–1861, 1861–1868. Zum Hintergrund über die Ärztekammer vgl.: M. R. MacDonald: The Provincial Medical Board of Nova Scotia. In: Nova Scotia Medical Bulletin 64 (1985), S. 42–43.
19 Vgl. Kap. 31, Abschnitt 18: An Act to Regulate the Qualifications of Practitioners in Medicine and Surgery. 35 Victoria: The Statutes of Nova Scotia. Halifax (Nova Scotia) 1872.
20 Vgl. Colin D. Howell: Elite Doctors and the Development of Scientific Medicine: The Halifax Medical Establishment and Nineteenth-Century Medical Professionalism. In: Charles G. Roland (Hg.): Health, Disease and Medicine: Essays in Canadian History. Toronto 1984, S. 105–122, hier S. 118. Leider ist das Protokoll dieser Sitzung seither verschwunden; eine Analyse oder Erläuterung dieser Debatte ist damit nicht mehr möglich.

Zur Diskussion des Listerismus – als Vergleich – vgl.: J. T. H. Connor: Listerism Unmasked: Antisepsis and Asepsis in Victorian Anglo-Canada. In: Journal of the History of Medicine and Allied Sciences 49 (1994), S. 207–239.

21 Vgl. Sylvio LeBlond: Médecine et médecine d'autrefois: Pratiques traditionelles et portraits québécois. Quebec 1986, S. 87–97; Thomas Nichol: Province of Quebec. In: Transactions of the International Congress. London, August 1896. Abschnitt II, S. 12–15; Logan (wie Anm. 5), S. 75 und Griffith (wie Anm. 8), S. 75–77. Vgl. auch Pierre Savard: «Bardy, Pierre-Martial». In: Dictionary of Canadian Biography IX, 1861–1870, S. 32–33.

22 Act to Incorporate Montreal Homoeopathic Association. 28 Victoria, cap. 59 [1865]. CIHM/ICHM No. 01620 und Statutes, Rules and Regulations of the College of Homoeopathic Physicians and Surgeons of Montreal. [Montreal 1856?]. CIHM/ICHM No. 01739.

23 J. G. Rosenstein: Comparative Merits of Allopathy, The Old Medical Practice and Homoeopathy, The Reformed Medical Practice, Practically Illustrated. Montreal 1846. CIHM/ICHM No. 01652; Thomas Nichol: The Misrepresentations of Homoeopathy. Montreal 1888. CIHM/ICHM No. 39195; M. H. Utley: Homoeopathy for the British North American Provinces. Montreal 1863. CIHM/ICHM No. 55509; [John Wanless]: Letters on Homoeopathy. For and Against. Montreal [1865]. CIHM/ICHM No. 23161.

24 Arthur Fisher: Reminiscent Homoeopathy [Montreal]. In: Homoeopathic Messenger 1 (April 1896), S. 2–3; 1 (Mai 1896), S. 2–3; 1 (Juni 1896), S. 2–3.

25 Verzeichnis des College of Homoeopathic Physicians and Surgeons of Montreal, Box 1 Acc. 542. Griffith Collection, Osler Library, McGill University, Montreal.

26 By-Laws of the Montreal Homoeopathic Hospital ... 1894. [Montreal 1894]. CIHM/ICHM No. 01753 und Harold R. Griffith: 1894–1969, Seventy-Five Years of Service: The Story of the Queen Elizabeth Hospital of Montreal. Montreal. Vgl. auch das Montreal Homoeopathic Record, den von 1895 bis 1904 erschienenen Rundbrief des Krankenhauses.

27 Jean-Pierre Robitaille: La reconnaissance sociale d'une pratique médicale marginale: L'homéopathie à Montréal: 1844–1904. Magisterarbeit. Université du Québec à Montréal 1992. Vgl. bes. S. 177–182.

28 Ein interessantes Beispiel im kleinen ist die Karriere von Dr. Harold Griffith, einem homöopathischen Arzt, dessen Vater ebenfalls homöopathischer Arzt war. Beide waren als höchste Verwaltungsbeamte (registrar) am Montreal College of Homoeopathic Physicians and Surgeons tätig. Harold Griffith, der sowohl an der McGill University (in Medizin) als auch am Montreal College of Homoeopathic Physicians and Surgeons einen Abschluß machte, wurde allerdings ein international renommierter Anästhesist (er war es, der Curare als Betäubungsmittel einsetzte) und Professor für Anästhesie an der McGill University. Eine Einführung in das Leben Griffiths bieten: Richard Bodman u. Deirdre Gillies: Harold Griffith: The Evolution of Modern Anaesthesia. Toronto 1992.

29 Vgl. Edwin Seaborn: The March of Medicine in Western Ontario. Toronto 1994, S. 194–201; Geoffrey Bilson: A Darkened House: Cholera in Nineteenth-Century Canada. Toronto 1980, S. 31–32 und Colin Read: The Rising in Western Upper Canada, 1837–38: The Duncombe Revolt and After. Toronto 1982, S. 226. Ein Hinweis auf Lancasters Liebe zur Homöopathie ist die Tatsache, daß er seinen erstgeborenen Sohn auf den Namen Hahnemann Lancaster taufte. Lancaster führte vermutlich auch Emily Stowe (1831–1903) in die homöopathische Behandlungsweise ein. Stowe studierte später Medizin in New York und kehrte nach Ontario

zurück, um als erste Ärztin in der Provinz zu praktizieren. Auch wenn dieser Punkt noch weiterer Klärung bedarf, scheint es, als sei die Ausübung der Homöopathie für Frauen in Kanada vielleicht die erste Möglichkeit gewesen, um die medizinische Laufbahn einzuschlagen. Weitere Informationen zu Stowe vgl.: Constance B. Backhouse: The Celebrated Abortion Trial of Dr. Emily Stowe, Toronto, 1879. In: Canadian Bulletin of Medical History 8 (1991), S. 159–187; Jacalyn Duffin: The Death of Sarah Lovell and the Constrained Feminism of Emily Stowe. In: Canadian Medical Association Journal 146 (1992), S. 881–888 und Carlotta Hacker: The Indomitable Lady Doctors. Toronto 1974.

30 Lancaster wurde von Abraham Welch aus Westminster und von John Thomas aus London unterstützt. Vgl. Journals of the Legislature of the Province of Canada from the 14th Day of May to the 10th Day of August ... Session 1850. Bd. 9. Toronto 1850, S. 108.

31 R. J. Smith: Lecture on the History of Medicine and the Science of Homoeopathy. Toronto 1852, S. 14; Pamphlet 1852, No. 31, Archives of Ontario.

32 Smith (wie Anm. 31), S. 25.

33 Smith (wie Anm. 31), S. 17.

34 Das Canadian Journal of Homoeopathy erschien nur 1856 monatlich. Es wurde in St. Catharines (Westkanada, heute Ontario) gegründet und erschien später in Hamilton. Bekannt ist nur eine Mikrofilmkopie von drei Ausgaben dieser Publikation in der National Library of Medicine in Bethesda (Maryland, USA) (Mikrofilm S2541). Ich danke Jennifer J. Connor, die mir diese Quelle zugänglich gemacht hat.

35 Robin S. Harris u. Terry G. Harris (Hg.): The Eldon House Diaries: Five Women's Views of the 19th Century. Toronto 1994, S. 196, 284–285.

36 Vgl. Punkt 44, General Index to the Journals of the Legislative Assembly of Canada in the 4th, 5th, 6th, 7th and 8th Parliaments. 1852–1860. Ottawa 1867, S. 537.

37 Vgl. Anhang zum 17. Band der Journals of the Legislative Assembly of the Province of Canada. From the 29th January to 4th May, 1859 ... Session 1859, Appendix (No. 42), o. S.

38 Zu Einzelheiten vgl. Journals of the Legislative Assembly of the Province of Canada from 29th January to 4th May, 1859 ... Session 1859, Bd. 17. Toronto 1859, S. 290–291, 397, 439–440, 477–478, 532, 539–540, 591.

39 Canadian Medical Association. In: Canada Medical Journal 6 (1869): 97–123, S. 104–106, 120–122.

40 Analysis of the Ontario Medical Register. In: Canada Medical Journal 7 (1870–71), S. 17–18.

41 Vgl. etwa Canada Lancet 4 (1872), S. 536–537, 543–550, 578–680 und Canadian Medical Times 1 (1873), passim. Ein weiterer Hinweis auf den Respekt, den sich Campbell erworben hatte, war der offizielle Nachruf in Canada Lancet 11 (1879), S. 217. Darüber hinaus fand Campbell als einziger Vertreter einer «alternativen» medizinischen Schule Eingang in William Canniffs chauvinistische Sammelbiographie der Ärzteschaft in Ontario; vgl. The Medical Profession in Upper Canada, 1783–1850. Toronto 1894, S. 281–282.

42 Clarence T. Campbell: Medical Legislation in Ontario. Toronto 1892, S. 18–19.

43 Campbell (wie Anm. 42); vgl. auch The Ontario Medical Register. Toronto 1903.

44 Ontario Medical Association. Third Annual Meeting. In: Canada Medical and Surgical Journal 11 (1883), S. 694–696.

45 Canadian Medical Association – President's Address [John L. Bray]. In: Ontario Medical Journal 1 (1892), S. 89–95.

46 Vgl. John Ferguson: History of the Ontario Medical Association 1880–1930. Toronto 1930, S. 38–39.
47 Diese Analyse stützt sich auf die «Registers» (Verzeichnisse) der Jahre 1882, 1892, 1898 und 1903.
48 Vgl. Logan (wie Anm. 5), S. 73–74; John N. E. Brown: The Hospitals of Toronto. In: J. E. Middleton: The Municipality of Toronto: A History. Toronto 1923, Bd. 2, S. 639–640; Opening of Grace Hospital (Homoeopathic). In: Ontario Medical Journal 1 (1893), S. 257 und [Adam Wilson]: Statement of the Work Performed at the Homoeopathic Hospital in Toronto Since Its Opening Within the Last Three Years. Toronto 1891. Vgl. auch Brent Hergott u. Jonathan Marshall: Vital Signs: The First 100 Years Kitchener-Waterloo Hospital. Kitchener (Ontario) 1994, S. 12 und John R. Sullivan u. Norman R. Ball: Growing to Serve ... A History of Victoria Hospital, London, Ontario. London (Ontario) 1985, S. 21–22.
49 Vgl. John T. Wait: Wait's Homeopathic Manual. Arnprior (Ontario) 1881. Vgl. auch verschiedene Anzeigen für Anbieter homöopathischer Arzneimittel im Canadian Journal of Homoeopathy und den Katalog von Humphrey's Specific Homeopathic Medicines (ca. 1874). CIHM/ICHM No. 39747.
50 George Logan u. Clarence T. Campbell: Hahnemannian Homoeopathy! Ottawa 1891.
51 Logan u. Campbell (wie Anm. 50), S. 4.
52 Logan u. Campbell (wie Anm. 50), S. 20.
53 Vgl. Proceedings of the Twenty-second Annual Session of the International Hahnemannian Association ... 1901. Chicago 1901, S. 53–54.
54 R. D. Gidney u. W. P. J. Millar: Professional Gentlemen: The Professions in Nineteenth-Century Ontario. Toronto 1994.
55 Ausführlicher in: Jennifer J. Connor: The Medical Pamphlet and Pamphleteering in Canada. In: Papers of the Bibliographical Society of Canada 32 (1994), S. 87–119.
56 Vgl. Liste der Absolventen von 1848 bis 1898 in: Thomas L. Bradford: History of the Homoeopathic Medical College of Pennsylvania; The Hahnemann Medical College and Hospital of Philadelphia. Philadelphia 1898, S. 774–836 und die Analyse der mindestens 70 Namen umfassenden Listen ehemaliger kanadischer Studenten in: William H. King: History of Homoeopathy and Its Institutions in America. New York 1950.
57 Es ist wichtig, die auf die englische Krone zurückgehenden privaten medizinischen Fakultäten («proprietary medical schools») in Kanada von denen in den USA zu unterscheiden. Eine Einführung in diese Unterscheidung geben R. D. Gidney u. W. P. J. Millar: The Reorientation of Medical Education in Late Nineteenth-Century Ontario: The Proprietary Medical Schools and the Founding of the Faculty of Medicine at the University of Toronto. In: Journal of the History of Medicine and Allied Sciences 49 (1994), S. 52–78.
58 Vgl. andere Beiträge in diesem Band.
59 Vgl. etwa die Biographie von Arno R. Koegler (1898–1991) in: Friedhelm Kirchfeld u. Wade Boyle (Hg.): Nature Doctors: Pioneers in Naturopathic Medicine. Portland (Oregon) 1994, S. 287–295.
60 Robert B. Kerr: History of the Medical Council of Canada. Ottawa 1979, S. 78–80.
61 Die «Gelben Seiten» des Telefonbuchs von Montreal verzeichnen beispielsweise viele Einträge homöopathischer Praktiker, die sich unter drei verschiedenen Rubriken finden lassen: «Sanfte Medizin», «Naturheilkunde» und «Homöopathie». In ähnlicher Weise kann man in Toronto das «Verzeichnis Alternativer Gesundheitsdienste» («The Alternative Health Services Directory») konsultieren – ein

jährlich erscheinendes Verzeichnis für Therapeuten und Dienste von Akupunktur bis Yoga.

62 Viele dieser Firmen und Geschäfte verteilen Werbe- und Informationsmaterial zu ihren Produkten und der Homöopathie allgemein. Auch wenn der Großteil dieser Information kommerzielle Werbung ist, trägt sie doch zur Verbreitung des Wissens über die Homöopathie bei.

63 Informationen auf der Basis von Broschüren und Prospekten der Ontario Homoeopathic Association und der International Academy of Homeopathy.

64 Nancy Robb: Some MDs displeased as MSNS board gives nod to complementary medical section. In: Canadian Medical Association Journal 150 (Mai 1994), S. 1462–1465; Nova Scotia Medical Society establishes complementary medicine section. In: Ontario Medical Review (Juli 1994), S. 66, 68.

65 Vgl. etwa Robin Harvey: Homoeopathy – some call it wishes in a bottle. In: Toronto Star v. 19. März 1995, S. WS1, WS7; Lynn Van Der Water: In defence of homoeopathy. In: Toronto Globe and Mail v. 1. Mai 1995, S. A16; Leserbriefe in: Toronto Globe and Mail v. 17. Mai 1995, S. A13; Joan Breckenridge u. Doug Saunders: Bitter Medicine. In: Toronto Globe and Mail v. 3. Juni 1995, S. D1, D5.

3. Homöopathie auf dem Weg in das staatliche Gesundheitssystem: Brasilien

Von Lore Fortes

Einleitung

Die Geschichte der Homöopathie Brasiliens ist besonders durch Streitigkeiten und Konflikte zwischen Allopathen und Homöopathen geprägt. Im Verlauf der Analyse werden die wichtigsten Ereignisse in der Geschichte des Landes kurz genannt, so daß der Kontext für die Geschichte der Homöopathie Brasiliens verständlicher wird.

Diese läßt sich in drei Zeitabschnitte gliedern: zunächst die Einführung der Homöopathie – von 1840 bis 1899; dann das Weiterbestehen der Homöopathie – von 1900 bis 1969 und schließlich der erneute Aufstieg der Homöopathie Brasiliens in der Gegenwart – von ca. 1970 bis heute.

Zur Entwicklung der Homöopathie in Brasilien sind besonders Analysen über die Einführungszeit zu finden. Für die beiden ersten Zeitabschnitte stütze ich mich auf Originalquellen, Sekundärliteratur und Daten der Sammlung von Maria Helena Keiko Ando: Ausschnitte aus den wichtigsten Zeitungen von São Paulo und Rio de Janeiro und aus brasilianischen Zeitschriften im Zeitraum von 1936 bis 1986.[1] Für die gegenwärtige Situation der Homöopathie wurden mit Hilfe des brasilianischen Zentralvereins homöopathischer Ärzte die wichtigsten Daten über die staatlich lizenzierten Vereine, die Gesetze und die Beschlüsse gesammelt, die für die Anerkennung der Homöopathie notwendig waren. Dieses Kapitel beschreibt auch die Organisationsform der homöopathischen Ärzte in den letzten 20 Jahren und die daraus folgende Anerkennung der Homöopathie in Brasilien.

Die Einführung der Homöopathie in Brasilien von 1840 bis 1899

Zwei Ereignisse haben die Entwicklung der Medizin in Brasilien beschleunigt: Der Umzug des portugiesischen Hofs nach Brasilien (1808) mit der folgenden Öffnung aller Häfen für andere Länder und die Entstehung des brasilianischen Nationalstaates (1822).

Die Geschichte des Kolonialreichs zeigt, daß Ärzte einen sehr hohen Status und großes Prestige hatten, so daß sie eine große Rolle spielten. Männer in der Funktion von Ärzten gehörten zur Gefolgschaft des Königs. Viele Ärzte waren seit 1828 auch Abgeordnete und Senatoren und hatten weiterhin politische Funktionen, so daß die Ärzte ihre wichtige Position in Brasilien behielten.

Im Jahr 1829 wurde der erste Ärzteverein gegründet: Die ‹Sociedade de Medicina do Rio de Janeiro› (‹Medizinische Gesellschaft von Rio de Janeiro›). Im Jahr 1832 wurden die medizinischen Fakultäten eröffnet, und 1835 wurde die ‹Sociedade de Medicina do Rio de Janeiro› in die ‹Academia Imperial de Medicina› (‹Kaiserliche Medizinische Akademie›) umgewandelt.[2] Im Zusammenhang mit diesen Ereignissen bildete sich der Berufsstand der Mediziner heraus, was in der brasilianischen Geschichte nicht nur die Institutionalisierung der Medizin bedeutete, sondern auch von politischer Bedeutung war.

Mit der Entwicklung der ‹Staatlichen Medizin› und mit der Einführung der ‹Sozialen Medizin› durch die ‹Sociedade de Medicina e Cirurgia› wurde die Macht der Ärzte gesichert. Das Ziel der Ärzte war nicht mehr nur, einzelne Kranke zu heilen, sondern auch für die Gesundheit ganzer Städte zu sorgen. Sogar die Sitten der Bevölkerung sollten geändert werden. In Rio de Janeiro wurde die Stadtplanung beeinflußt. Durch die Ziele für die Hygiene hat diese Politik auf die soziale Organisation der Stadt eingewirkt. Die armen Schichten wurden als schmutzige Personen bezeichnet und deshalb aus der Stadtmitte (aus wertvollen Grundstücken bzw. Gebäuden) ausgewiesen. Ein Teil dieser Bevölkerungsschicht begann, ‹slums› (‹favelas›) zu bauen, und andere Arme wurden noch weiter entfernt, manchmal zwangsweise umgesiedelt. Im Jahr 1779 hatte Rio de Janeiro nur 46 000 Einwohner, und bis 1821 stieg die Zahl auf 330 000 Einwohner. Die Hälfte von ihnen waren Sklaven. Zu Beginn des 20. Jahrhunderts setzte sich die Politik der ‹Sozialen Medizin› besonders durch. Ein Beispiel dafür war das ‹Sanitär-Projekt Oswaldo Cruz› in Rio de Janeiro, worauf ich zurückkomme.

In den 1820er Jahren wanderten die ersten Deutschen nach Brasilien ein. Zuerst gründeten sie eine Kolonie in São Leopoldo (Bundesstaat Rio Grande do Sul), später bekamen sie Grundstücke im Bundesstaat Santa Catarina und im Bundesstaat São Paulo in den damaligen Gebieten Santo Amaro und Rio Negro. Die deutschen Einwanderer haben oft eine häusliche Homöopathie angewendet.[3]

Wie hat sich die Homöopathie in diesem historischen Zusammenhang in Brasilien ausgebreitet? Das Jahr 1840 wird als der Zeitpunkt der Einführung der Homöopathie betrachtet, weil sie damals durch den französischen Homöopathen Benoît Jules Mure (1809–1858) nach Brasilien gebracht wurde. Er wurde am 4. 5. 1809 in Lyon geboren, und dort war er als Kaufmann tätig. Mure hat sich für die Homöopathie interessiert, weil er durch einen homöopathischen Arzt von einer Tuberkulose geheilt wurde. Dies führte ihn zur medizinischen Fakultät in Montpellier, und später wurde er ein Schüler Hahnemanns, als dieser schon in

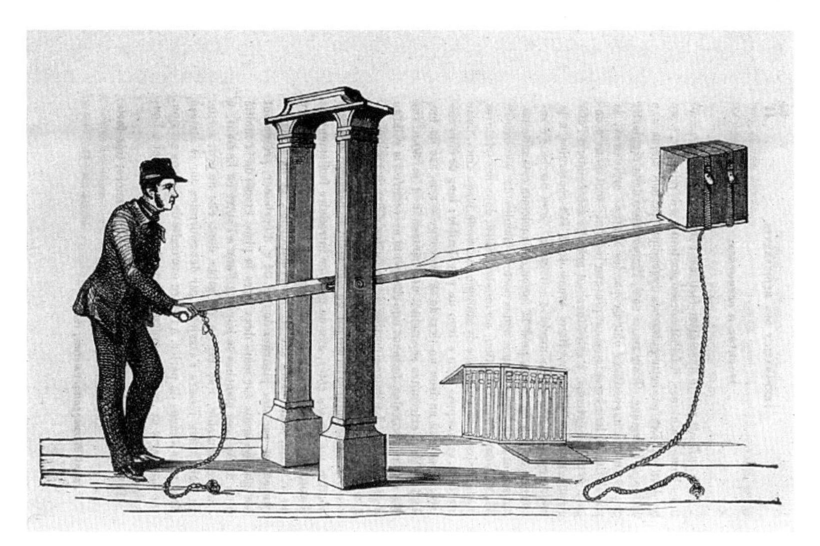

34 Schüttelmaschine für die Herstellung von homöopathischen Wirkstoffen.

Paris lebte.[4] Außerdem soll Mure nach Tischner zwei homöopathische Kliniken mit unentgeltlicher Behandlung, die eine in Palermo und die andere in der ‹Rue la Harpe› in Paris, gegründet haben. Mure hat 1835 in Sizilien und in Malta die Homöopathie eingeführt.[5] Im Jahr 1840 ist Mure nach Südbrasilien eingewandert, an einen Ort, der damals Sahy genannt wurde, in der Nähe der gegenwärtigen Stadt Joinville, im Bundesstaat Santa Catarina. Er war von der Theorie Charles Fouriers (1771–1837) beeinflußt, und als er nach Brasilien kam, war es sein Hauptziel, eine ‹Phalanstère› und eine homöopathische Schule zu gründen.[6] Im November 1842 hat er das ‹Homöopathische Institut von Sahy› gegründet, in dem die Ausbildung in Homöopathie stattfinden sollte. Der theoretische Teil der Ausbildung umfaßte die Geschichte der Homöopathie nach der Lehre Hahnemanns und die Vorschriften für die richtigen Medikamente, die von den Apotheken zu liefern waren.[7]

Viele homöopathische Praxen wurden in verschiedenen Dörfern des Kaiserreiches für die Behandlung der Armen eingerichtet. Wo es keinen Arzt gab, wurde der Pfarrer von den Homöopathen in die Homöopathie eingewiesen. Dies wurde von den Allopathen stark kritisiert.[8]

Nach Benoît Mures Ankunft sind andere homöopathische Ärzte, in der Mehrheit Franzosen, nach Brasilien eingewandert. Die Homöopathen (Ausländer oder Brasilianer) haben sich besonders im Südosten (Rio de Janeiro und São Paulo) und im Süden (Porto Alegre) niedergelassen; im Nordosten wählten sie Hauptstädte wie Recife und Salvador.

Nicht alle Homöopathen dieser Generation hatten eine Ausbildung als Ärzte. Die ausländischen homöopathischen Ärzte mußten sich je nach den Anforderungen der medizinischen Fakultäten noch einmal einem Prüfungsausschuß stellen.[9]

Allopathen gegen Homöopathen

Die Homöopathie wurde in eine erregte Debatte mit der ‹Academia Imperial de Medicina› verwickelt, die einflußreich genug war, um die Homöopathie moralisch und politisch in Mißkredit zu bringen. Die Schulmedizin hatte ihre günstige Stellung aus einem Gesetz vom 3. 10. 1832 abgeleitet. Dieses gab den medizinischen Fakultäten das ausschließliche Recht, über die Anerkennung oder Ablehnung von Ärzten und Chirurgen zu entscheiden. Das Gesetz vom 3. 10. 1832 enthielt aber einen Widerspruch. Artikel 13 dieses Gesetzes bestimmte, daß die medizinische und pharmazeutische Praxis von einem von den Fakultäten verliehenen oder genehmigten Titel abhängig sei. Artikel 33 desselben Gesetzes bestimmte, daß «die Lehre der Medizin frei ist».[10] Mit Hilfe dieses Gesetzes wurde die Arbeit aller Ärzte kontrolliert. Nach Galhardo, Novaes und Luz bekleideten zu dieser Zeit viele allopathische Ärzte zusätzlich Ämter als Polizeikommissare, Provinzabgeordnete oder Senatoren des Kolonialreichs.[11]

Benoît Mure eröffnete 1843 in Rio de Janeiro das ‹Instituto-Escola Homeopático›. Ab 12. 1. 1845 führte das Institut einen dreijährigen Kurs in Homöopathie durch. Bei der Immatrikulation wurden die folgenden Zertifikate verlangt: Portugiesisch, Französisch, Latein, Grundlagen der Mathematik, Geographie und Naturgeschichte. Die Dozenten waren nicht nur Ärzte, sondern auch Ingenieure, Militärs, Philosophen, Lehrer für Physik und für Chemie. Alle wurden von Mure in der Homöopathie ausgebildet. Die Ziele der Schule Benoît Mures wurden von den Allopathen scharf kritisiert, besonders die Absicht, die Ausbildung für Laien zugänglich zu machen. Außerdem wurde der Vorschlag, den Armen unentgeltlich eine homöopathische Behandlung angedeihen zu lassen, ohne Zweifel von den Allopathen als ein sehr kühner Vorschlag verstanden. Man darf nicht vergessen, daß zu dieser Zeit in der ‹Academia Imperial de Medicina› Medizin für eine Elite praktiziert wurde. Alle Laien, die zu dieser Zeit die Homöopathie ausübten, wurden also von Mure und seinen Anhängern ausgebildet und später weiter unterstützt. Da die Laien mit den homöopathischen Ärzten zusammenarbeiteten, gab es keine homöopathische Laienbewegung in Brasilien. Wegen der Vorwürfe seitens der Allopathen konnte sich der Kurs am Institut von Mure in Rio de Janeiro nicht mehr weiterentwickeln. Trotzdem wurde im Juli 1847 der Lehrgang von der Kaiserlichen Regierung anerkannt, und die erste Klasse erhielt ihre Diplome am 2. 7. 1847. So etablierte sich die Homöopathie offiziell, aber die Allopathen taten alles, um ihre Ausübung zu verhindern.[12]

Von 1843 bis 1848 hatte Mure den heftigsten Streit mit den allopathischen Ärzten der ‹Academia Imperial de Medicina›. Im Dezember 1847 verstärkte sich die Debatte zwischen Allopathen und Homöopathen. Dies hatte nach Galhardo eine so schädliche Wirkung für den Ruf der Homöopathie, daß sich ihre Entwicklung um 50 Jahre verzögerte.[13] Das führte auch dazu, daß Mure im Jahre 1848, nur acht Jahre nach seiner Ankunft, beschloß, Brasilien zu verlassen. Zweifellos erlebte Benoît Mure die stärkste Diskriminierung und wurde sogar wegen ‹des Todes der Tochter seiner Konkubine› angeklagt. Alle Leiter der ‹Escola Médica-Homeopática›, wie zum Beispiel Benoît Mure, João Vicente Martins (1804–1854) und Carlos Chidloé, wurden öffentlich der Vergiftung von Patienten angeklagt. Luz berichtet allerdings nichts über die Urteile zu diesen Anklagen.[14]

Trotz aller Hindernisse, Debatten und Vorwürfe hat sich die Homöopathie im Jahr 1847 auch in Salvador, im Bundesstaat Bahia, etabliert. Dies geschah, als Vicente Martins dort das ‹Instituto Homeopático da Bahia› gründete. In den Jahren 1848 und 1849 breitete sich die Homöopathie nach den Bundesstaaten Pernambuco, Paraíba, Pará und Maranhão aus. Dr. Martins ist 1854 gestorben. Nach dem Ableben Martins und angesichts der Abwesenheit von Mure zogen sich die anderen Vertreter dieser Richtung allmählich aus der Auseinandersetzung mit den Allopathen zurück.

Charakteristisch für die Phase von 1854–1880 war die Angleichung von Allopathen und Homöopathen und die Auflösung vieler homöopathischer Institutionen. Die Homöopathen konnten die institutionellen Hindernisse teilweise überwinden und in öffentlichen und religiösen Krankenhäusern und Ambulanzen die Homöopathie praktizieren, sowie auch in homöopathischen Praxen, wo sie oft gratis behandelten. Ein Beispiel dafür war die Epidemie des Gelbfiebers und der Cholera. Im Krankenhaus ‹Beneficiência Portuguesa› haben die Homöopathen im Jahr 1850 sogar eine eigene Station eingerichtet. Im September 1855 führte die ‹Enfermaria Nossa Senhora da Conceição› die Behandlung der Cholera für die Armen ein. Die Zahlen zeigen, daß im April 1856 291 Kranke homöopathisch behandelt wurden, von denen nur 51 starben (18 %). Die ‹Enfermaria Homeopática São Vicente de Paulo› behandelte 292 Kranke, von denen 83 % geheilt wurden.[15] In den Zeitungen haben die Homöopathen regelmäßig die Namen derjenigen homöopathischen Medikamente bekanntgegeben, die gegen die Epidemien verwendet wurden.[16] Im Jahr 1877 führte der Homöopath Jesuíno Augusto dos Santos Melo die homöopathische Behandlung im Krankenhaus ‹Santa Casa de Misericórdia› in São Paulo ein. Als Folge davon kündigten verschiedene allopathische Ärzte, weil sie sich weigerten, mit einem homöopathischen Arzt zusammenzuarbeiten.[17]

Homöopathen gegen Homöopathen: die inneren Auseinandersetzungen unter den Homöopathen

Außer der Kritik und den Vorwürfen seitens der Allopathen gab es auch Auseinandersetzungen unter den Homöopathen, was eine Schwächung dieser kleinen Gruppe zur Folge hatte. Der Streit unter ihnen wurde so heftig, daß einige Homöopathen gegeneinander eine größere Feindschaft hegten als gegenüber den Allopathen.[18] Das Ziel, die Homöopathie zu legitimieren, rückte nicht nur wegen des Widerstandes der Allopathen, sondern auch wegen der Auseinandersetzung unter den Homöopathen selbst in immer weitere Ferne. Im Jahr 1848 wurden dem Senat Projekte für die offizielle Anerkennung der zwei Schulen für Homöopathie vorgelegt: ‹Instituto Homeopático› und ‹Academia Médico-Homeopática›. Die Auseinandersetzung unter den Homöopathen begann während der ersten vier Jahre des von Benoît Mure gegründeten ‹Instituto Homeopático do Brasil›. Domingos de Azeredo Coutinho Duque Estrada (1812–1900) war ein Gründungmitglied des Instituts, aber wegen Meinungsverschiedenheiten führte er später zusammen mit seinen Mitarbeitern einen Kampf gegen Mure. Ein Regierungserlaß aus dem Jahr 1846 ermöglichte die Lehre der Homöopathie und erkannte die Zeugnisse für die Teilnehmer des Kurses der ‹Academia Médico-Homeopática› an.[19]

Im Grunde genommen haben die Meinungsverschiedenheiten die Homöopathen in zwei Gruppen geteilt, die jeweils mit den zwei homöopathischen Institutionen verbunden waren: die Anhänger Mures im ‹Instituto Homeopático› und die Anhänger Duque Estradas an der ‹Academia Médico-Homeopática›. Die erste Gruppe verfocht die Prinzipien der Erziehungsfreiheit und der professionellen Freiheit, die mit dem Gedanken verbunden war, daß Laien die Homöopathie ausüben durften und diese Therapie für die Behandlung der Armen zur Verfügung stand. Das ‹Instituto Homeopático› wurde zuerst von Benoît Mure und später von João Vicente Martins geleitet. Die zweite Gruppe meinte, daß die homöopathische Medizin und Pharmazie nur von Ärzten praktiziert werden sollte. Duque Estrada war Direktor der ‹Academia Médico-Homeopática›. Im Jahr 1876 gründete er das ‹Instituto Hahnemanniano Fluminense› auch in Rio de Janeiro. Dieses Institut wurde 1880 in das bis heute bestehende ‹Instituto Hahnemanniano do Brasil› umgewandelt. Da die Ziele des Instituts die Verbreitung der Homöopathie waren, wurde am 20. 1. 1881 beim Kaiser beantragt, zwei homöopathische Fächer in die medizinische Fakultät einzuführen. Acht Monate später wurde der Antrag unter Bekanntgabe der folgenden Gründe abgelehnt: «Die Homöopathie ist kein wissenschaftliches medizinisches System; die Ähnlichkeitsregel steht im Gegensatz zu den Erfahrungen glaubwürdiger Personen, die das neue System lernen mußten; die homöopathische Therapeutik ist ein Unsinn; und ihre Folgen sind Erzeugnisse der Einbildungskraft.»[20]

In dieser Auseinandersetzung haben die Homöopathen manchmal die gleichen ‹Waffen› verwendet, wie sie die Schulmediziner gegen die Homöopathen einsetzten: zum Beispiel moralische und politische Kritik und selbst Schimpfwörter wie ‹Scharlatanismus›. Eigentlich erklärt sich die Auseinandersetzung aus dem Wettbewerb um die Kontrolle der homöopathischen Institutionen. Thema der Diskussionen war, wie die Lehre der Homöopathie gestaltet werden sollte. Die Hauptfrage war, ob die Homöopathie unabhängig von der Schulmedizin sein sollte oder nicht. Benoît Mure befürwortete die Unabhängigkeit von der Schulmedizin. Sein Ziel war außerdem die Anerkennung der Homöopathie als alternatives medizinisches System beziehungsweise als eine neue Medizin. Im Gegensatz zu ihm mußten für Germon und Duque Estrada die «echten Homöopathen» Medizin studieren.[21] Mures Ziel war es, das Monopol der offiziellen Medizin zu brechen. Er vertrat auch die Meinung, daß die homöopathischen Medikamente nur von Homöopathen hergestellt werden sollten. Damit hat er sich gegen eine sehr wichtige Gruppe, die Apotheker, gestellt. Diese schlossen sich den Allopathen und den Dissidenten unter den Homöopathen an, die gegen Mure und seine Schule waren.

Die Verdünnung der homöopathischen Medikamente in infinitesimale Dosen kann so gedeutet werden, daß diese Medikamente nur als Energie verstanden werden. Deshalb wurde die Homöopathie mit dem Spiritismus des Allan Kardec (1804–1869) verwechselt.[22] Der Spiritismus hat sich in Brasilien aber erst nach der Ausrufung der Republik (1889) ausgebreitet, und deshalb hat diese Richtung die Homöopathen erst im 20. Jahrhundert beeinflussen können. In der Einführungszeit der Homöopathie in Brasilien waren die meisten Homöopathen hingegen katholisch, wie die Mehrheit der eingewanderten Brasilianer. Sie arbeiteten sogar oft mit der Unterstützung katholischer Priester, religiöser Institutionen und katholischer Farmer. Erst ab 1895 wurde der Spiritismus durch die ‹Federação Espírita› in Brasilien vorangetrieben.[23] Heute vertreten viele homöopathische Ärzte die Meinung, daß die Homöopathie und der Spiritismus in Brasilien eng verbunden sind. Aber man sollte nicht vergessen, daß, nach der Vorstellung der Spiritisten, Geister homöopathische Medikamente durch ein Medium verschreiben. Felix de Almeida (*1942), der Präsident des homöopathischen Vereins (APH) in São Paulo, erwähnt, daß immer wenn die Homöopathie sich nicht weiterentwickeln konnte, sie von Laienspiritisten praktiziert wurde.[24] Ein kleiner Teil der gegenwärtigen brasilianischen homöopathischen Ärzte verbindet offen die Ausübung der Homöopathie mit dem Spiritismus.[25]

Die Allopathen der ‹Academia Imperial de Medicina› praktizierten fast nur für eine Elite, die Homöopathen (Benoît Mure und seine Anhänger) behandelten auch die Armen. Wenn man davon ausgeht, daß die Homöopathie im Jahr 1840 in Brasilien eingeführt wurde und daß 1888 das Ende der Sklaverei gekommen war, dann kann man annehmen, daß während dieses halben Jahrhunderts auch Sklaven homöopathisch behandelt wurden. Die Homöopathie wurde nicht nur angeklagt, sondern hat sogar einen Teil der Elite beeinflussen können. Die wichtigste Person unter ihnen war José Bonifácio de Andrada e Silva (1763–1838), der sogenannte ‹Vater der Unabhängigkeit› Brasiliens. Er interessierte sich für Homöopathie und Mineralogie und stand mit Hahnemann in Briefwechsel.[26]

Das Weiterbestehen der Homöopathie in Brasilien – 1900 bis 1970

Im 20. Jahrhundert entwickelte sich die Homöopathie weiter, aber alles, was die Homöopathen langsam erreicht hatten, schien in dieser Phase verlorenzugehen. Galhardo bezeichnete jedoch 1900 als das Jahr der Wiederbelebung des ‹Instituto Hahnemanniano do Brasil›, dessen damaliger Leiter Dr. Joaquim Murtinho (1878–1945) war. Die politischen Änderungen nach der Ausrufung der Republik boten – nach Galhardo – besondere Möglichkeiten, den Traum der Homöopathen zu realisieren. Im Juni 1900 hat das Institut noch einmal die Einführung zweier spezifischer Disziplinen für Homöopathie in der medizinischen Fakultät beantragt, ohne Erfolg. Wegen Murtinhos politischen Einflusses hatten viele erwartet, der Antrag würde damals bessere Chancen haben.[27] Die Fakultät hatte aber den Antrag überhaupt nicht bekommen, und Murtinho hatte sich, nach der Aussage Galhardos, nicht weiter darum gekümmert.

Zu Beginn des 20. Jahrhunderts engagierte sich die staatliche Politik besonders stark im Gesundheitswesen und in der Hygiene. Damals wurde das ‹Sanitär-Projekt Oswaldo Cruz› in Rio de Janeiro eingeführt. Von den hygienischen Maßnahmen wurde die arme Bevölkerung hart getroffen, und die städtebauliche Planung wurde wegen dieses Projekts völlig verändert. Murtinho stellte sich gegen Oswaldo Cruz, den allopathischen Arzt, der für die sanitäre Politik in der Stadt Rio de Janeiro verantwortlich war. Er bekämpfte auch das Gesetz, das die Pflicht der Impfung gegen Blattern einführte. Im Jahr 1904 wurde Murtinho zum

Vizepräsidenten des Senats gewählt, aber die Homöopathen bedauerten seine Zurückhaltung, denn seine Maßnahmen blieben hinter ihren Erwartungen zurück. Sie hatten von ihm nämlich konkrete Handlungen zugunsten der Homöopathie erhofft.

Zum ‹Instituto Hahnemanniano do Brasil› wurde im November 1912 dem Parlament ein Projekt vorgelegt, das die Anerkennung des Instituts als Ausbildungseinrichtung beantragte, die die ethische Verantwortung und die wissenschaftliche und technische Kompetenz haben sollte, Diplome auszustellen, die denen der medizinischen Fakultät gleichwertig sein sollten. Am 2. 12. 1912 hat die Hahnemann-Fakultät (‹Faculdade Hahnemanniana›) offiziell den Lehrbetrieb aufgenommen; dort dauerte die Ausbildung für die Homöopathie sechs Jahre. Die allopathische Medizin sollte, nach Galhardo, gleichzeitig mit der Homöopathie gelehrt werden, und das Praktikum in Anatomie sollte in zwei Krankenhäusern absolviert werden: ‹Santa Casa de Misericórdia› und ‹Hospital da Ordem Terceira do Carmo›.[28] Am 11. 5. 1916 eröffnete das ‹Instituto Hahnemanniano do Brasil› ein Krankenhaus mit 200 Betten. Im Jahr 1917 verloren die vom Staat finanzierten Institutionen durch gesetzliche Änderungen die Selbstverwaltung der Lehre und mußten das Curriculum des Kurses ändern.[29] Darauf stellte sich das ‹Instituto Hahnemanniano do Brasil› mit einer neuen Ordnung ein, die dem Muster der medizinischen Fakultät folgte. Die Versammlung der Hahnemann-Fakultät beschloß im August 1921, eine Abteilung für Allopathie mit einer therapeutischen und einer medizinischen Klinik einzuführen. Deswegen wurde die Hahnemann-Fakultät vom Obersten Erziehungsrat Ende 1921 der allopathischen medizinischen Fakultät gleichgestellt. Nach Galhardos Darstellung wurde im Jahr 1923 die Fakultätsordnung geändert und einstimmig ein allopathischer Arzt zum Leiter der Fakultät gewählt, um die Distanz zu jeglichem Sektierertum zu beweisen. Zwei Jahre später wurde er wiedergewählt, so daß er vier Jahre lang Leiter der Hahnemannschen Fakultät blieb.[30] Die Hahnemann-Fakultät hatte in dieser Zeit 700 Studenten.[31] Im Jahr 1948 wurde die Fakultät nicht mehr ‹Escola da Faculdade Hahnemanniana›, sondern ‹Escola de Medicina e Cirurgia do Rio de Janeiro› genannt. Viele Feinde der Homöopathie haben sich gegen die Hahnemannsche Fakultät gewandt und viele Unregelmäßigkeiten, die dort aufgetreten sein sollten, dem Justizminister angezeigt. Im Jahr 1965 verwandelte sie sich durch das Gesetz Nr. 3271 in eine Bundesinstitution. Die Ausbildung in Homöopathie war nunmehr nicht mehr Pflicht, sondern wurde fakultativ. Die Anzahl von Studenten in homöopathischen Fächern wurde immer kleiner.[32] Die Fakultät für Medizin und Chirurgie in Rio de Janeiro war die einzige in Brasilien, die bis 1965 ein obligatorisches Fach für Homöopathie hatte.[33]

Im Jahr 1914 wurde im Süden Brasiliens im Bundesstaat Rio Grande do Sul die Fakultät für homöopathische Medizin gegründet. Ein Jahr später wurde eine homöopathische Abteilung im Krankenhaus ‹Hospital da Brigada Militar do Estado› eingerichtet. Zu dieser Zeit wurde aber auch eine homöopathische Abteilung im Krankenhaus ‹Hospital Central da Marinha› eröffnet. In São Paulo und in Curitiba wurden sogar zwei homöopathische Kliniken mit unentgeltlicher Behandlung gegründet.[34] Die homöopathische Behandlung für die arme Bevölkerung wurde weiterhin unentgeltlich praktiziert, zum Beispiel in der Apotheke des Vereines ‹Associação Auxílio aos Necessitados›. Drei homöopathische Kliniken für unentgeltliche Behandlung wurden in den Jahren 1942, 1944 und 1952 in der Stadt Porto Alegre eröffnet.

Auch Luís Carlos Prestes (1898–1990), der Gründer der kommunistischen Partei in Brasilien, hat die Homöopathie angewandt, und homöopathische Medikamente wurden außerdem in der kommunistischen Bewegung ‹Coluna Prestes› (1924–1927) verwendet. Nach dem Zweiten Weltkrieg ist Prestes wegen politischer Probleme nach Moskau ausgewandert. Er war von der Homöopathie so überzeugt, daß er versuchte, sie in die UdSSR einzuführen, und hat dort sogar homöopathische Ambulatorien organisiert.[35]

Die 1930er Jahre begannen mit dem politischen Putsch, der die Diktatur von Getúlio Vargas (1882–1954) einleitete. Wirtschaftlich begann die Industrialisierungsphase Brasiliens. Von Vargas' diktatorischer Staatsregierung, die politisch von Faschismus und Nationalsozialismus beeinflußt war, wurde die staatliche Krankenkasse eingeführt. Die Homöopathie war nicht besonders angesehen. Es wurden sogar Ausschüsse gebildet, um die Aktivitäten des ‹Instituto Hahnemanniano› in Rio de Janeiro genau zu untersuchen. Gegen die medizinische Fakultät – ‹Escola de Medicina e Cirurgia›, die Fächer für Homöopathie einschloß, wurde vorgebracht, daß sie das Gleichgewicht der anderen Fakultäten störe.[36] Als Reaktion gegen diese Bedrohung haben sich die Homöopathen schnell organisiert, um die gesetzliche Anerkennung der Homöopathie zu erreichen. In den 1930er Jahren waren viele homöopathische Ärzte nicht nur Mitglieder der regionalen Vereine homöopathischer Ärzte, sondern auch Mitglieder der ‹British Homeopathic Society› und der verschiedenen französischen homöopathischen Ärztegesellschaften.

Eine der damals wichtigsten Zeitungen São Paulos – ‹Correio Paulistano› – publizierte in der Mitte der 1930er Jahre jeden Sonntag einen Artikel über Homöopathie. In diesen Beiträgen wurden nicht nur die Geschichte und die Prinzipien der Homöopathie dargelegt, sondern es wurden auch genaue Beschreibungen der Symptome in Verbindung mit den entsprechenden homöopathischen Medikamenten veröffentlicht. Die Meinungsverschiedenheiten unter den Homöopathen wurden dadurch auch deutlich.[37] Auch im Radio wurde die Homöopathie bekanntgemacht durch Sendungen wie ‹Die Hahnemannsche Stunde› im ‹Rádio Transmissora› in Rio de Janeiro und ‹Homöopathische Pillen› im ‹Rádio Farroupilha› in der Stadt Porto Alegre (RS). Im Radio wurden auch verschiedene Fälle und wichtige Heilungen durch homöopathische Behandlung detailliert beschrieben.[38] Im September 1946 stellte Dr. Amaro de Azevedo fest, daß die Homöopathie sich in Brasilien durch den Rundfunk rasch verbreitete, besonders durch die Sendung ‹A Voz da Homeopatia›, die im Laufe von neun Jahren 250000 Exemplare der Manuskripte der Sendung verteilt hat.[39] Da das Fernsehen erst in den 1960er Jahren in Brasilien eingeführt wurde, war das Radio bis dahin das wichtigste Kommunikationsmittel, um alle sozialen Schichten über die Homöopathie zu informieren. Die Allopathen haben die Zeitungen benutzt, um weiter gegen die Homöopathen zu kämpfen.

Bereits im März 1933 organisierte der Verein ‹Liga Homeopática Brasileira› in Rio de Janeiro ein Symposium. Fünf homöopathische Ärzte und ein Ingenieur hielten elf Vorträge über die Homöopathie. Der Verein ‹Associação Paulista de Homeopatia› (APH) wurde 1936 gegründet.[40] Auch allopathische Ärzte nahmen an der Zeremonie teil, und Edmundo Scala – ein Allopath – hielt sogar eine Rede. Es wurde geplant, die Zeitschrift der APH unter den Mitgliedern gratis zu verteilen, weil die Firma Willmar Schwabe sie finanzieren sollte. In São Paulo gab es die ‹Pharmacia Homeopathica Dr. Willmar Schwabe Limitada›, die eine Filiale der deutschen Firma in Leipzig war. Diese Apotheke schickte auf Bestellung Medikamente in andere Städte Brasiliens.[41] Die ‹50 Jahre der Lehre der Homöopathie› wurden 1968 in São Paulo gefeiert. Bei dieser Feierstunde war ein Vertreter des II. Heereskommandos anwesend. Nehmen wir also die politische Position in der Entwicklung der ‹APH› in Augenschein, so kann man festellen, daß sie seit ihrer Begründung eine gewisse Annäherung an die Allopathen versuchte. In der Diktaturzeit näher an die Militärs heranzukommen könnte eine Strategie gewesen sein, um zu zeigen, daß sie keine kommunistische Institution war. Im Jahr 1941 wurde der Verein ‹Liga Homeopática do Rio Grande do Sul› gegründet. Die regionalen Vereine homöopathischer Ärzte aus São Paulo und Rio Grande do Sul zusammen mit dem alten ‹Instituto Hahnemanniano do Brasil› aus Rio de Janeiro haben sich jahrelang abgelöst beim Abhalten nationaler Kongresse, und zwar bis zur Gründung des Zentralvereins ‹Associação Médica Homeopática Brasileira› im Jahr 1979.

Der erste brasilianische Kongreß für Homöopathie (‹I Congresso Brasileiro de Homeopatia›) wurde 1926 von Dr. José Emygdio Rodrigues Galhardo (1876–1942) in Rio de Janeiro organisiert.[42] Erst im Jahr 1950 fand der ‹II. Brasilianische Kongreß für Homöopathie› statt. Da seit dem I. Kongreß 1926 keine weiteren nationalen Treffen mehr einberufen wurden, kann man eine Lücke in der Organisation der brasilianischen homöopathischen Ärzte bis in die 1950er Jahre feststellen. Im Jahr 1952 hielten die Homöopathen aus Porto Alegre den ‹IV. Brasilianischen Kongreß für Homöopathie› ab. Die homöopathischen Ärzte bekamen sogar die Anerkennung der Abgeordneten des Bundesstaates Rio Grande do Sul, als diese der Herausgabe zweier Briefmarken zustimmten. Die eine zeigte das Bild von Hahnemann, die andere den Homöopathen Dr. Licínio Cardoso (1852–1926). Um die Homöopathie zu feiern, wurde von den homöopathischen Ärzten als nationaler Tag der Tag der Ankunft Benoît Mures in Brasilien, der 21. November, gewählt.[43]

Auf dem ‹I. Südamerikanischen Kongreß der Homöopathie› hielt Leôncio Basbaum 1944 einen Vortrag und erwähnte drei Gründe für die langsame Entwicklung der Homöopathie in Brasilien: die Unkenntnis über die Homöopathie seitens der Allopathen und der weiteren Öffentlichkeit; die großen pharmazeutischen Laboratorien mit ihrer erstaunlichen Propaganda und die Tatsache, daß es in Brasilien wenig Homöopathen gebe, die eine rein homöopathische Ausbildung haben. Leôncio Basbaum legte im Kongreß einen Plan für Werbung für die Homöopathie vor.[44] Im Jahr 1961 wurde das ‹II. Lateinamerikanische Symposium für Homöopathie› in Porto Alegre unter der Leitung von Thomas Paschero aus Argentinien organisiert. Dabei zeigte sich auch die Fähigkeit der brasilianischen Homöopathen, einen internationalen Kongreß abzuhalten.

Im Jahr 1961 legte der gewählte Präsident Jânio Quadros sein Amt nieder. Mit einem Putsch begann am 31. 3. 1964 eine Militärdiktatur in Brasilien, die 20 Jahre dauerte. Der Homöopathie scheint die Diktatur keinen Schaden zugefügt zu haben. Im Gegenteil gelang es ihr, zu dieser Zeit langsam anerkannt zu werden. So wurde zum Beispiel durch das Dekret Nr. 57477 vom 20. 12. 1965 die ‹Homöopathische Pharmakotechnik› als Fach in die Fakultät für Pharmazie eingeführt.[45]

Aber im Jahr 1966 erließ die staatliche Verwaltung neue Vorschriften, um die homöopathische Tätigkeit der Apotheken einzuschränken. Diese Vorschriften sollten folgendes regeln: Schaffung einer homöopathischen Ordnung für Brasilien; Bestimmung von festen Normen für die Potenzierung (Decimal und Centesimal); die Medikamente sollten in Laboratorien hergestellt und ausschließlich in homöopathischen Apotheken verkauft werden. Der Handel mit ‹geheimen› homöopathischen Medikamenten wurde verboten.[46]

In der ersten Hälfte des 20. Jahrhundert zeigen die statistischen Daten eine irreguläre Entwicklung der Homöopathie. In den Jahren 1911 und 1912 wurde vom ‹International Homoeopathic Medical Directory› eine statistische Untersuchung in der ganzen Welt durchgeführt. Für die USA werden 2557 homöopathische Ärzte angeführt, Brasilien erscheint

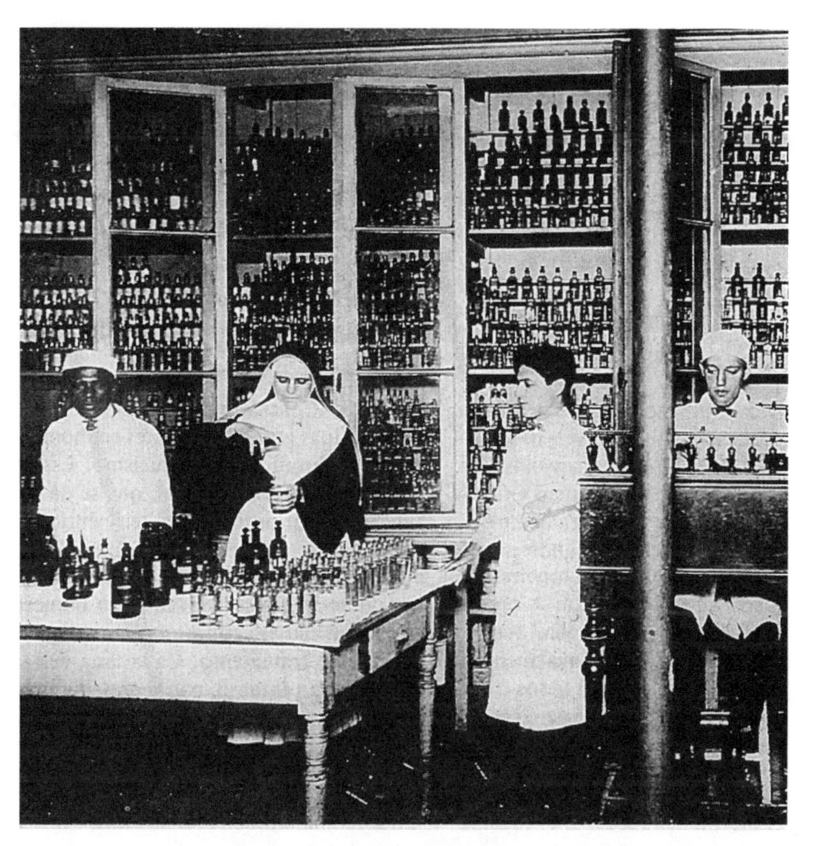

35 Farmacia do Instituto Hahnemanniano do Brasil.

mit 170 und Mexiko mit 99 Homöopathen. Von den insgesamt 170 Homöopathen Brasiliens lebten 121 im Südwesten und im Süden und praktizierten besonders in den folgenden Bundesstaaten: Rio de Janeiro (40), São Paulo (11), Paraná (1) und die größte Konzentration der Homöopathen im Bundesstaat Rio Grande do Sul (109). Zu dieser Zeit gab es in Brasilien 44 homöopathische Apotheken, zwei homöopathische Vereine und zwei Zeitschriften für Homöopathie.[47] Fritz Donner zeigt einen anderen Stand der Homöopathie in den Jahren 1931–32. Zwei Krankenhäuser in Rio de Janeiro hatten homöopathische Abteilungen: das Marinelazarett mit 60 Betten und das ‹Hospital Municipal do Rio de Janeiro› mit 50 Betten. Außerdem waren noch zwei homöopathische Abteilungen an verschiedenen religiösen Ordenskrankenhäusern vorhanden. Im Jahr 1936 gab es in Rio de Janeiro das ‹Hospital Hahnemanniano› neben der Fakultät für Medizin und Chirurgie.[48] In Brasilien praktizierten 500 homöopathische Ärzte, und in Rio de Janeiro gab es 40 homöopathische Apotheken. Die Zeitschrift ‹Annaes de Medicina Homeopática› wurde von Dr. Galhardo vom ‹Instituto Hahnemanniano do Brasil› herausgegeben.[49] Im Jahr 1968 wurde eine Statistik über die Homöopathie in der Zeitung ‹Diário da Noite› publiziert. Die Zahlen weisen nur 150 praktizierende homöopathische Ärzte in Brasilien aus, von denen 110 in São Paulo und Rio de Janeiro arbeiteten.[50] Diese letzte Statistik zeigt eine verringerte Zahl von homöopathischen Ärzten, aber ab den 1970er Jahren steigen die Zahlen wieder.

Die Homöopathie Brasiliens in der Gegenwart von ca. 1970 bis heute

Politisch gesehen war dies die Zeit der Militärdiktatur (1964–1985). Wirtschaftlich wurde sie Entwicklungsphase genannt. Aufgrund seines problematischen Entwicklungsweges hat Brasilien heute eine der stärksten Einkommenskonzentrationen der Welt aufzuweisen: Das reichste Fünftel der Bevölkerung beansprucht 67 % des Einkommens, die 20 % der Ärmsten erhalten lediglich 2 % des Einkommens, also 33mal weniger als die Reichen.[51]

Besonders in der zweiten Hälfte der 1970er Jahre sind die Fortschritte der Homöopathie deutlicher geworden. Anhand einer Untersuchung verschiedener Zeitungen und Zeitschriften kann man feststellen, daß das Interesse an der Homöopathie langsam zunahm. Von 1971 bis 1986, also in einem Zeitraum von 15 Jahren, kann man 94 Artikel über die Homöopathie finden (von 1971–1977 = 27 Artikel und von 1978–1986 = 67 Artikel). Lange Artikel sind besonders nach 1980 zu finden. In ihnen wird die Homöopathie umfassender erklärt. Viele Artikel bezeichnen die Homöopathie als komplementär zur Allopathie. Eine Zunahme des Interesses für die Homöopathie war charakteristisch für dieses Jahrzehnt, und die Anzahl der Ärzte, die an einer Weiterbildung für Homöopathie teilnahmen, stieg. Der Wunsch nach einer Behandlung durch homöopathische Ärzte beschränkte sich jedoch auf die mittleren und oberen sozialen Schichten, da sie als Privatpatienten diese Therapie erstattet bekamen. Die unteren Schichten hatten wenig Chancen, weil sie die homöopathische Behandlung selbst bezahlen mußten.

Die derzeitige Anerkennung der Homöopathie kann man aus vielen Zeichen schließen: Artikel in Zeitungen und Zeitschriften, Schaffung von Spezialisierungskursen in Homöopathie, Anerkennung durch die Bundeskammer der Ärzte und durch die Staatsregierung.

Am 10. 4. 1971 wurde der Sitz des Vereins homöopathischer Ärzte São Paulos (‹APH›) eingeweiht.[52] In einem Artikel des Vereinspräsidenten wird die Homöopathie als eine andere Therapie innerhalb der Medizin gesehen, also nicht mehr als andere Medizin.[53] Bis Ende der 1970er

Jahre wurde noch diskutiert, ob die Homöopathie ein Fach der Schulmedizin oder eine therapeutische Alternative sein sollte. Im Jahr 1972 gab es in Brasilien bereits 72 medizinische Fakultäten in Bundesuniversitäten, von denen nur die ‹Escola de Medicina e Cirurgia› in Rio de Janeiro drei Fächer für Homöopathie hatte, die nicht mehr obligatorisch waren.[54] Seit dem ‹XII. Kongreß homöopathischer Ärzte in São Paulo› (Nov. 1972) gilt die ‹Pharmacopéia Homeopática Brasileira› als das offizielle Arzneibuch für alle homöopathischen Apotheken.[55] Als eine pharmazeutische Spezialisierung wurde die Homöopathie erst 1977 anerkannt.

Trotz aller vohergehenden Diskussionen gab es immer noch Meinungsverschiedenheiten zwischen Homöopathen und Allopathen. In Brasilien trat 1974 eine Meningitis-Epidemie auf. Damals stellte die homöopathische Ärztin Dr. Helena Minin (1907–1983) ein neues Medikament her: ‹Meningococcinum A und C›. Dieses Medikament bewirkt eine Art Immunisierung; es wurde durch Dynamisation hergestellt und als präventives Heilmittel verschrieben.[56] Der Wirkstoff wurde als eine Art Impfung empfohlen.[57] Fünfzehn Jahre später wurde das gleiche Medikament ‹Meningococcinum 30 CH› von homöopathischen Ärzten aus Santa Catarina verwendet. Die Allopathen sprachen sich dagegen aus, weil seine Anwendung mit einer Impfung verwechselt würde. Bei den allopathischen Ärzten löste dies eine so negative Reaktion aus, daß die homöopathischen Ärzte versprechen mußten, das Medikament weiter zu erforschen, bevor es als präventive Lösung für Meningitis vorgeschlagen werden kann.[58]

Im Laufe der 1970er Jahre organisierten sich die homöopathischen Ärzte. Die Anerkennung durch die Bundeskammer der Ärzte erhielt die Homöopathie, als sie am 15. 8. 1979 als Fach der Medizin anerkannt wurde.[59] Im selben Jahr gründeten sie die ‹Associação Médica Homeopática Brasileira› – AMHB (Brasilianischer Zentralverein homöopathischer Ärzte) –, deren Sitz in São Paulo liegt. In ihrer ersten Phase war es besonders schwierig, die verschiedenen Richtungen der Homöopathie zu vereinigen. Dem Zentralverein gelangen aber erste Schritte in diese Richtung. Erst im Jahr 1988 konnte bei der Durchführung des ‹XIX. Brasilianischen Kongresses für Homöopathie› in der Stadt Gramado (Bundesstaat Rio Grande do Sul) die Organisationsarbeit für den Zentralverein aufgenommen werden. Hier begann eine Phase für die Homöopathie, in der viele neue Spezialisierungskurse für Homöopathie eingeführt wurden. Es war notwendig, Kriterien für die Ausbildung der ‹Spezialisten in Homöopathie› zu erstellen. Deswegen wurde ein Schlußzertifikat des Spezialisierungskurses für Homöopathie zur Bedingung für die Anerkennung und den nationalen Titel ‹Homöopath› gemacht. Trotz der Anerkennung durch die Bundeskammer der Ärzte

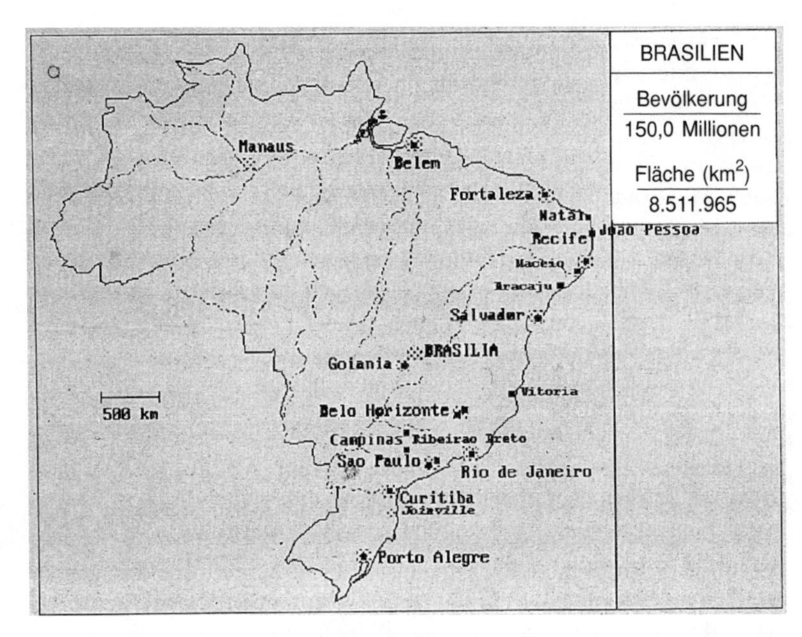

36 Karte der Orte mit Spezialisierungskursen für Homöopathie in Brasilien.

bestanden auch nach 1980 die Schwierigkeiten bei der Definition von Kriterien für das Berufsbild des Homöopathen weiter, was die Anerkennung der homöopathischen Ärzte verhinderte. Da alle Mitglieder der Bundeskammer der Ärzte Allopathen waren und diese von der Homöopathie keine Ahnung hatten, konnten sie sich im Hinblick auf eine Definition der Homöopathie und der Maßstäbe für die Zulassung nicht einigen.

Wegen dieser Uneinigkeit der Allopathen wurde im April 1990 vom Brasilianischen Zentralverein homöopathischer Ärzte durch ein mit der Bundeskammer der Ärzte abgeschlossenes Abkommen die Abschlußprüfung zur Erlangung des Titels ‹Spezialist in Homöopathie› eingeführt. Am 29. 7. 1990 wurde in zehn brasilianischen Städten gleichzeitig die erste Schlußprüfung für diesen Titel durchgeführt.[60] Heute werden in siebzehn verschiedenen brasilianischen Städten neunzehn Spezialisierungskurse mit 1200 Unterrichtsstunden abgehalten: 450 Stunden werden für Theorie, ebenso viele Stunden für Praxis, 300 Stunden für schriftliche Arbeiten und für die Abschlußarbeit veranschlagt (vgl. Abb. 36).[61]

Die Bundeskammer für Erziehung fordert, daß den Dozenten der Kurse der Titel ‹Spezialist› mindestens zwei Jahre vor Beginn ihrer Lehrtätigkeit vom Zentralverein homöopathischer Ärzte (AMHB) verliehen worden sein muß, und sie sollen mindestens 60 pädagogisch-didaktische Unterrichtstunden besucht haben. Zwei Minimalanforderungen für die Zulassung homöopathischer Ärzte wurden beschlossen: Die erste bezieht sich auf das Abschlußzeugnis in Spezialisierungskursen für Homöopathie, das gesetzlich vorgeschrieben wurde, und die zweite betrifft den Titel ‹Spezialist in Homöopathie›, der vom Zentralverein homöopathischer Ärzte zuerkannt wird.

Zu Beginn der 1980er Jahre wurde in der Zeitschrift ‹Isto É› geschätzt, daß es 300 homöopathische Ärzte gegenüber 100000 allopathischen Ärzten gebe. Demnach wären 0,3 % Homöopathen.[62] Nach Angaben des Brasilianischen Zentralvereins homöopathischer Ärzte zählte der Verein im Jahr 1993 circa 4000 Mitglieder. Dr. Matheus Marim (*1942), der damalige Präsident, schätzte sogar, daß es bereits circa 8000 homöopathische Ärzte in Brasilien gibt.[63] Außer dem Zentralverein gibt es wohl heute staatliche homöopathische Zusammenschlüsse in allen großen Bundesstaaten Brasiliens, obwohl die wichtigsten immer noch die alten aus Rio de Janeiro (gegründet 1880), São Paulo (1936) und Porto Alegre (1941) sind. Blickt man auf ihre Tätigkeiten in den 1990er Jahren, so sieht man, daß im Jahr 1991 ein Plebiszit beim Verein allopathischer Ärzte in São Paulo durchgeführt wurde, um zu entscheiden, ob die Homöopathen im Verein vertreten sein sollten. Die Mehrheit sprach sich dafür aus, so daß die Homöopathen heute in diesem Verein Mitglieder sind. Es geht also immer noch um die bekannte politische Einstellung der ‹Associação Paulista de Homeopatia›, die mit dem Ziel, anerkannt zu werden, versucht, den allopathischen Ärzten näherzukommen. Der ‹APH› gehört heute die größte Bibliothek und die beste Zeitschrift für Homöopathie Brasiliens. Der Verein ‹Liga Homeopática do Rio Grande do Sul› wurde im Dezember 1991 in die ‹Sociedade Gaúcha de Homeopatia› umgewandelt. Seit 1992 publiziert sie eine Halbjahreszeitschrift.

Trotz der Entwicklung der Ausbildung in Homöopathie seit den 1970er Jahren fand diese nicht den Weg in die öffentlichen Universitäten. Diese stellen zwar Räume zur Verfügung, damit homöopathische Ärzte Vorträge und sogar Kurse für Homöopathie abhalten können. Aber diese Veranstaltungen werden von der Ärztekammer sowie vom Ministerium für Erziehung nicht anerkannt, sondern nur vom Zentralverein homöopathischer Ärzte. Eine Gruppe von Medizinstudenten aus São Paulo hat sich dafür eingesetzt, die Homöopathie als Disziplin in die medizinische Fakultät einzuführen. Alle Studierenden, die sich für Homöopathie interessierten, haben die jährliche Versammlung ENEIH (‹Encontro Nacional de Estudantes Interessados em Homeopatia›) besucht. Die Zahl der Teilnehmer an der ersten Versammlung 1977 war 100; an der neunten Versammlung im Jahre 1981 haben bereits 700 Studenten teilgenommen.[64] Die Homöopathie wurde von der Wissenschaft, nämlich von der ‹Sociedade Brasileira de Progresso à Ciência – SBPC›, anerkannt, denn sie machte die Homöopathie bei der Versammlung im Jahr 1983 zum Thema der Diskussion. Der wissenschaftliche Verein ‹SBPC› kommt einmal jährlich zusammen.[65]

Im Verlauf der 1980er Jahre wurde bei den unteren Schichten offiziell die Behandlung durch Homöopathie sowie durch Akupunktur und Phytotherapie durch die Staatsregierung anerkannt, denn diese Therapien wurden nun durch die staatliche Krankenkasse INAMPS in ihren medizinischen Beratungs- und Behandlungsstellen erstattet.[66] Im März 1980 wurde die interministeriale Kommission ‹Comissão Interministerial de Planejamento e Coordenação – CIPLAN› gegründet, die aus den stellvertretenden Ministern der folgenden Ministerien bestand: Gesundheitsministerium, Ministerium für Soziale Fürsorge, Ministerium für Erziehung und Arbeit. Dies führte aber zu einem bürokratischen Prozeß, der von 1980 bis 1988 dauerte: Im Jahr 1980 wurde die Homöopathie vom Ministerium für Soziale Fürsorge durch die Kommission ‹CIPLAN› anerkannt, aber erst im Jahr 1988 wurde die Homöopathie in den medizinischen Beratungs- und Behandlungsstellen von INAMPS eingesetzt.[67] Die Einführung der Homöopathie und der Akupunktur bei der staatlichen Krankenkasse INAMPS hat negative Reaktionen bei der allopathischen Pharmaindustrie, bei allopathischen Ärzten sowie bei einigen homöopathischen Ärzten ausgelöst. Das Projekt des Ministeriums wurde in zwei Phasen geteilt. Zunächst wurden 100 Millionen Dollar für den Einkauf der 24 homöopathischen Grundmedikamente ausgegeben, dann sollte von INAMPS ein Laboratorium für die Herstellung der homöopathischen Medikamente eingerichtet werden. Die Stiftung ‹Fundação Oswaldo Cruz – FIOCRUZ› sollte 1986 alle homöopathischen Arzneimittel herstellen und sie dann der ‹Medikamentenzentrale des Ministeriums für Soziale Fürsorge› liefern. Ziel dieses Projekts war es, Ausgaben für die Medikamente dadurch zu reduzieren, daß das Ministerium homöopathische Medikamente zur Verfügung stellen sollte. Diese homöopathischen Heilmittel sollten in den medizinischen Beratungs- und Behandlungsstellen des INAMPS kostenlos zur Verfügung gestellt werden. Dagegen haben die kleinen Laboratorien gekämpft. Dies wurde auch als «Allopathisierung der Homöopathie» interpretiert. Die großen Laboratorien haben nichts dagegen unternommen, weil sie hofften, ‹FIOCRUZ› könnte die Vereinbarung nicht einhalten, so daß sie mit ihren Medikamenten die dann entstandene Lücke ausfüllen würden.[68]

Die Aufnahme der homöopathischen Behandlung in die staatliche Krankenkasse INAMPS entsprach in der Tat einem ersten Schritt zur Anerkennung der Homöopathie durch die Bundesregierung. Es wurden aber keine neuen homöopathischen Ärzte für die medizinischen Beratungs- und Behandlungsstellen des INAMPS eingestellt. Unter den bereits beschäftigten allopathischen Ärzten gab es einige, die die Homöopathie privat ausübten. Diesen Ärzten wurde die Möglichkeit gegeben, weiter als Homöopathen in den medizinischen Beratungs- und Behandlungsstellen zu arbeiten.[69] Die homöopathische Behandlung durch die medizinischen Beratungs- und Behandlungsstellen des INAMPS verursachte Konflikte zwischen Homöopathen und Allopathen. Als Folge ihres Streits können heute die Homöopathen anders behandeln als die Allopathen. Statt 10 Patienten je zwei Stunden, wie es bei den Allopathen Pflicht ist, müssen die Homöopathen in derselben Zeit nur drei Patienten behandeln.[70]

Die homöopathische Patientenschaft wuchs besonders in den mittleren und den oberen sozialen Schichten. Für die mittleren Schichten gab es im Stadtteil ‹Perdizes› (São Paulo) einen homöopathischen Notdienst mit zehn homöopathischen Ärzten und vielen Studenten, die dort ihr Praktikum machten.[71] Den unteren Schichten in Brasilien gehören circa 80 % der Bevölkerung an. Diese Patienten wurden fast ausschließlich von Schulmedizinern behandelt. Aber die Homöopathen und Medizinstudenten haben die Homöopathie allmählich weiter in diese Schichten getragen. Ab 1964 gab es im Zentrum São Paulos die homöopathische Praxis ‹Cruzada Homeopática Brasileira›, wo circa 200 Personen pro Tag gratis behandelt wurden, so daß im Jahr 1981 bereits 100 000 Patienten auf Karteikarten registriert waren. Im Jahr 1982 gab es ein Ambulatorium der ‹Cruzada Homeopática› in der Stadt Ribeirão Pretão (Bundesstaat São Paulo), in dem circa 1500 Patienten registriert waren und jeden Tag 15 Patienten aus den unteren Schichten behandelt wurden.[72] Auch an anderen Orten versuchten homöopathische Ärzte, den Ärmeren die Homöopathie zugänglich zu machen, so zum Beispiel Jorge Boucinhos in Natal (Bundesstaat Rio Grande do Norte) seit 1978; im Jahr 1981 begannen sieben Homöopathen in Porto Alegre (Bundesstaat Rio Grande do Sul) damit; und seit 1985 beaufsichtigte Mário Sposati (*1940) vier weitere Homöopathen im proletarischen Stadtviertel Barra Funda (São Paulo). Im Jahr 1985 wurde die kostenlose Behandlung vom homöopathischen Verein Paranás in vier Ambulatorien in ‹Slums› der Stadt Curitiba begonnen, und im Mai 1985 wurde die Homöopathie durch das Gesundheitsamt des Bundesstaates Paraná als gleichberechtigte Therapie anerkannt.[73]

Spezifisch für Brasilien ist die Verbindung zwischen homöopathischen Ärzten und homöopathischen Apothekern, die in der Geschichte der Homöopathie Brasiliens immer stärker geworden ist. Die homöopathischen Apotheker haben sich so gut organisiert, daß sie den Markt für homöopathische Pharmazeutika gegen alle ausländischen Unternehmen abgeschottet haben. Heute sind in Brasilien zwei wichtige pharmazeutische homöopathische Laboratorien vorhanden: ‹Almeida Prado› und ‹Alberto Seabra›. Es gibt noch ein drittes – ‹Waldemiro Pereira›, das allerdings kleiner als die beiden anderen ist. Sonst werden die homöopathischen Medikamente in traditionellen Apotheken hergestellt. Die homöopathischen Ärzte und Apotheker in Brasilien wollen, daß die homöopathischen Medikamente weiterhin in der traditionellen Art in Apotheken und Laboratorien hergestellt werden, damit sie selbst ihre Unabhängigkeit von der Pharmaindustrie bewahren. Diese Haltung wird so erklärt: Einerseits werde die traditionelle Art der Herstellung sichergestellt, andererseits würden niedrigere Preise für homöopathische Medikamente garantiert. Die brasilianischen Apotheker arbeiten eng mit den homöopathischen Ärzten zusammen, um dieses politische Ziel erreichen zu können. 1990 wurde der Verein der brasilianischen homöopathischen Apotheker gegründet. In den letzten Jahren haben viele Apotheker sogar am ‹Brasilianischen Kongreß homöopathischer Ärzte› teilgenommen.

Schlußfolgerungen

Der Kampf der Homöopathen für die Anerkennung der Homöopathie in Brasilien weist zwei Strukturelemente langer Dauer auf: Meinungsverschiedenheiten zwischen Allopathen und Homöopathen und solche unter den Homöopathen. Die Auseinandersetzung unter den Homöopathen hat den Sieg der Schulmedizin, was die Kontrolle der Lehre und die Ausübung der Medizin angeht, erleichtert ebenso wie die Herrschaft der Allopathie über die Homöopathie. Die politischen Faktoren haben den Entwicklungsprozeß der Homöopathie dadurch beeinflußt, daß die allopathischen Ärzte der politischen Macht näherstanden. Hier muß man darauf hinweisen, daß die allopathischen Ärzte im 19. Jahrhundert einen erheblichen politischen Einfluß hatten.

Obwohl Brasilien während der diktatorischen Staatsregierung von Getúlio Vargas von der nationalsozialistischen Ideologie beeinflußt wurde, wurde die Homöopathie nicht besonders gefördert. Diese Besonderheit für die Geschichte der Homöopathie in Brasilien steht in Widerspruch zu der Entwicklung der Homöopathie Deutschlands, wo sie besonders zu Beginn des Nationalsozialismus gefördert wurde.[74]

Eine andere Besonderheit der Homöopathie Brasiliens ist das Verhältnis zwischen Homöopathen und homöopathischen Apothekern. Im 19. Jahrhundert haben sich die homöopathischen Apotheken ganz von der Allopathie getrennt. In der Gegenwart ist die enge Verbindung zwischen homöopathischen Ärzten und homöopathischen Apothekern bedeutsam für die Entwicklung dieser Therapie in Brasilien. Aber die Homöopathen gehören verschiedenen Richtungen der Homöopathie an. Ob die Politik bezüglich des Schutzes der traditionellen Herstellung der homöopathischen Medikamente dauerhaft ist, hängt vom Einvernehmen zwischen homöopathischen Ärzten und homöopathischen Apothekern ab.

Obwohl die homöopathischen Ärzte sich bemühen, die Homöopathie den unteren Schichten nahezubringen, wird nur ein geringer Teil dieser Personen durch die Homöopathie geheilt. Diese bleibt in Brasilien immer noch eine Therapie der mittleren und der oberen Schichten. Trotz aller Konflikte zwischen Homöopathen und Allopathen wird seit Mitte der 1970er Jahre die Homöopathie in Brasilien immer öfter von homöopathischen Ärzten als eine der Schulmedizin komplementäre Therapie bezeichnet.

Anmerkungen

1 Maria Helena Keiko Ando: História da Homeopatia – sua divulgação através de artigos de jornais (1876–1910). Associação Paulista de Homeopatia, São Paulo 1986, Manuskript.
2 Vgl. Ricardo Lafetá Novaes: O tempo e a ordem – sobre a homeopatia. São Paulo 1989, S. 218.
3 Sie haben homöopathische Bücher nach Brasilien mitgenommen, besonders das Werk von Dr. Willmar Schwabe, das in Leipzig veröffentlicht worden war. Außer der Homöopathie wandten die deutschen Einwanderer auch die Wasserheilkunde Kneipps an.
4 Vgl. Madel Terezinha Luz: Textos de Apoio – a questão da homeopatia. Rio de Janeiro 1987, S. 29.
5 Vgl. Rudolf Tischner: Geschichte der Homöopathie. Leipzig 1939, S. 726–731.
6 Vgl. Luz (wie Anm. 4), S. 27. Ein «Phalanstère» bedeutet nach der Theorie des utopischen Sozialismus Fouriers eine Gemeinde mit 1800 Einwohnern, die harmonisch und egalitär organisiert sein sollte. Siehe zum Zusammenhang von Homöopathie und Frühsozialismus den Beitrag von O. Faure in diesem Band.
7 Vgl. Novaes (wie Anm. 2), S. 229.
8 Vgl. José Emygdio Rodrigues Galhardo: História da Homeopatia no Brasil. Rio de Janeiro 1928, S. 318.
9 Vgl. Galhardo (wie Anm. 8), S. 298.
10 Galhardo (wie Anm. 8), S. 571.
11 Vgl. Galhardo (wie Anm. 8), S. 303; Roberto Machado (Hg.): Danação de Norma – Medicina Social e Constituição da Psiquiatria no Brasil. Rio de Janeiro 1978, S. 50; und Madel T. Luz: A Arte de Curar e a Ciência das Doenças – História social da homeopatia no Brasil. Rio de Janeiro 1995, S. 11, Manuskript.
12 Vgl. Luz (wie Anm. 4), S. 55.
13 Vgl. Galhardo (wie Anm. 8), S. 425–427.
14 Vgl. Luz (wie Anm. 4), S. 57.
15 Vgl. Mesgravis Laima: A Santa Casa de Misericórdia de São Paulo. São Paulo 1976,

S. 155. In: Cláudio Bertolli-Filho: A Doutrina Homeopática no Brasil – os anos 30. Revista de Homeopatia 2 (1988), S. 241.
16 Vgl. Luz (wie Anm. 4), S. 35.
17 Vgl. Bertolli-Filho (wie Anm. 15), S. 75.
18 Vgl. Luz (wie Anm. 4), S. 45.
19 Vgl. Novaes (wie Anm. 2), S. 234.
20 Novaes (wie Anm. 2), S. 242–243.
21 Vgl. Galhardo (wie Anm. 8), S. 292.
22 Spiritismus ist der Glaube an Geister und an die Möglichkeit der Kommunikation mit ihnen. Für Brasilien war besonders Allan Kardec wichtig.
23 Vgl. Luz (wie Anm. 4), S. 39–43.
24 Interview mit Dr. med. Felix Barbosa de Almeida am 24. 8. 1993 in São Paulo. (Im Besitz der Autorin)
25 Zum Beispiel Dr. Gamarra, der derzeitige Leiter des Vereins im Bundestaat Paraná und erster Präsident des Brasilianischen Zentralvereins homöopathischer Ärzte.
26 Vgl. Galhardo (wie Anm. 8), S. 295.
27 Murtinho war Vertreter der Oligarchie des Bundesstaates Mato Grosso; zu Beginn der Republik war er Gouverneur des Bundesstaates Mato Grosso und später Industrieminister in der Regierung des Präsidenten Prudente de Morais (1894–1898). Am Anfang des 20. Jahrhunderts wurde Murtinho als Kandidat für das Amt des Präsidenten der Republik nominiert.
28 Vgl. Novaes (wie Anm. 2), S. 245. Vergleiche zu dieser Studiendauer die amerikanischen Verhältnisse, dargestellt bei M. Dinges, Organisierte Macht homöopathischer Ärzte? Deutschland und USA im Vergleich, in: Medizin, Gesellschaft und Geschichte 14 (1995) (im Druck).
29 Vgl. Fritz Donner: Über den gegenwärtigen Stand der Homöopathie in den außereuropäischen Ländern. Allgemeine Homöopathische Zeitung (AHZ) 179 (1931), S. 367–370. Fritz Donner bezeichnet das Institut als die «Hahnemannsche Gesellschaft».
30 Vgl. Novaes (wie Anm. 2), S. 246–250.
31 Vgl. Donner (wie Anm. 29), S. 367.
32 Vgl. Novaes (wie Anm. 2), S. 251.
33 Vgl. Homeopatas recebem homenagem póstuma. In: Jornal O Estado de São Paulo (23. 6. 1968). Die folgenden Artikel aus Zeitungen und Zeitschriften sind der Sammlung Andos (wie Anm. 1) entnommen. Ando gibt die einzelnen Artikel ohne Seiten wieder, auch enthält ihre Zusammenstellung selbst keine Seitennumerierung, so daß bei der Zitierung der folgenden Artikel keine Seitenzahl angegeben werden kann.
34 Vgl. Novaes (wie Anm. 2), S. 244.
35 Vgl. A onda da homeopatia. In: Revista Isto É (18. 2. 1981).
36 Vgl. Bertolli-Filho (wie Anm. 15), S. 81.
37 Vgl. Dr. Artur de A. Rezende Filho. Materia Medica Homeopathica. In: Jornal Correio Paulistano (26. 11. 1936).
38 Vgl. Uma Hora Hahnemanneana na Rádio Transmissora. In: Jornal Diário Cariocca (20. 11. 1936).
39 Vgl. Bertolli-Filho (wie Anm. 15), S. 75.
40 Vgl. Consultório Paulistano. In: Jornal Correio Paulistano (15. 3. 1938).
41 Vgl. Empossou-se hontem a primeira Directoria da Associação Paulista de Homeopathia. In: Diário de São Paulo (13. 6. 1936).
42 Vgl. José Emigdio Rodrigues Galhardo: Os cem anos de nascimento de um pio-

neiro da Homeopatia. In: Jornal O Globo (8. 8. 1976). Galhardo hatte vorher Ingenieurwissenschaften (Zivil- und Militärwesen) sowie Mathematik und Physik studiert.

43 Vgl. Congresso de Homeopatia. In: Jornal Correio do Povo (29. 1. 1952), und Galhardo (wie Anm. 47).

44 Vgl. Ando (wie Anm. 1), S. 39–40.

45 Vgl. BOLETIM da Liga Homeopática do Rio Grande do Sul – Suplemento Especial zum Brasilianischen Kongreß für die Homöopathie, Gramado (1988), S. 5–10, und Ora pílulas, porque não oficializar a homeopatia? In: Diário da Noite (22. 1. 1980).

46 Vgl. Revista Visão (21. 1. 1966).

47 International Homoeopathic Medical Directory. London 1911–12, S. 255–69.

48 Vgl. Uma solenidade na Escola de Medicina e Cirurgia para entrega do Prêmio Licínio Cardoso. In: Jornal do Brasil (21. 10. 1936).

49 Vgl. Fritz Donner (wie Anm. 29), S. 367–370.

50 Vgl. O que é esse ramo da medicina. In: Jornal Diário da Noite (25. 11. 1968).

51 Vgl. Lore Fortes: Brasilien in der Krise: Debatte und greifbare Perspektiven. In: Günther Ammon u. Theo Eberhard (Hg.): Kultur, Identität, Kommunikation – 2. Versuch. München 1993, S. 321.

52 Vgl. Inauguração da sede da Associação Paulista de Homeopatia, no dia 10 de abril de 1971. In: Jornal Folha de São Paulo (9. 4. 1971).

53 Vgl. A homeopatia quer carteira do INPS. In: Jornal do Brasil (23. 11. 1977).

54 Vgl. Homeopatia: a arte de curar em doses mínimas. In: Jornal O Globo (30. 6. 1974). Die drei homöopathischen Fächer waren: ‹Matéria Médica Homeopática›, ‹Farmacodinâmica Homeopática› und ‹Clínica Homeopática›.

55 Vgl. A aceitação da homeopatia. In: Revista Veja (29. 11. 1972). Dieses Arzneibuch beinhaltet circa 700 homöopathische Medikamente und wurde im Verlauf von sechs Jahren von einer Gruppe von Forschern zusammengestellt.

56 Vgl. Homeopatas recomendam preventivo. In: Jornal do Brasil (3. 8. 1974).

57 Vgl. Homeopatia é alternativa da imunização. In: Jornal O Estado de São Paulo (6. 8. 1974), und Homeopatia tem imunizante contra a meningite. In: Jornal O Globo (8. 12. 1974).

58 Vgl. Ressonâncias de um artigo sensacionalista. In: Informativo APH 21–22 (1990), S. 1.

59 Beschluß Nr. 998/80 der Bundeskammer der Ärzte. Als medizinisches Fach wurde sie ‹Homöopathische Pharmakologie und homöopathische Therapie› genannt.

60 Die Abschlußprüfung umfaßt die folgenden Fächer: Homöopathische Philosophie, Klinische homöopathische Semiologie und Homöopathische Therapie, Homöopathische Materia Medica und Homöopathische Pharmazie.

61 Ich stütze mich hier auf eigene Forschungen, die demnächst unter dem Titel «Eine kritische Betrachtung der Homöopathie aus der Sicht der brasilianischen und der deutschen homöopathischen Ärzte – 1990–1993» veröffentlicht wird.

62 Vgl. Revista Isto É (wie Anm. 35).

63 Interview mit Dr. med. Matheus Marim, Campinas, am 24. 8. 1993. (Im Besitz der Autorin)

64 Vgl. Revista Isto É (wie Anm. 35), und Jornal O Estado de São Paulo (15. 4. 1981).

65 Vgl. Homeopatas se reúnem em Ribeirão. In: Jornal O Estado de São Paulo (29. 7. 1983).

66 Dies sind ärztliche Beratungs- und Behandlungsstellen der staatlichen Krankenkasse, die es in jedem Stadtviertel gibt.

67 Die Kommission ‹CIPLAN› wurde durch den Beschluß – ‹Portaria Interministerial

Nr. MS/MPASQ 05› vom 11. 3. 1980 eingesetzt und später durch die Beschlüsse Nr. MS/MPAS/MEC 03 vom 27. 04. 1984 und Nr. MS/MPAS/MEC/MTb' vom 13. 5. 1987 anders zusammengesetzt. Der Beschluß CIPLAN Nr. 4 vom 8. 3. 1988 gilt auch für andere Therapien: Akupunktur, Psychologie und Psychiatrie, Phytotherapie und Badekuren.

68 Vgl. Pílulas amargas – laboratórios farmacêuticos questionam a participação do governo na produção dos medicamentos homeopáticos. In: Revista Isto É (19. 2. 1986).

69 Vgl. Inamps, agora com postos para homeopatia. In: Jornal do Brasil (13. 2. 1986). Zuerst hat INAMPS die Homöopathie in den Hauptstädten der folgenden Bundesstaaten eingeführt: São Paulo, Rio de Janeiro, Belo Horizonte, Brasília, Porto Alegre, Curitiba, Salvador, Recife, Goiânia und Natal.

70 Vgl. INAMPS vai usar homeopatia. In: Jornal do Brasil (5. 8. 1985).

71 Vgl. Revista Isto É (wie Anm. 35).

72 Vgl. Jornal O Estado de São Paulo (wie Anm. 64).

73 Vgl. Especialistas divulgam a homeopatia no norte. In: Jornal O Estado de São Paulo (25. 12. 1980); Sul dá assistência homeopática gratuita. In: Jornal O Estado de São Paulo (28. 6. 1981); und Homeopatia Oficial. In: Revista Isto É (15. 5. 1985).

74 Siehe zum Zusammenhang von Homöopathie und Nationalsozialismus in Deutschland den Beitrag von Robert Jütte in diesem Band und das Buch von Alfred Haug: Die Reichsarbeitsgemeinschaft für eine Neue Deutsche Heilkunde (1935/36), Husum, 1985.

4. Eine späte homöopathische Großmacht: Indien

Von Robert Jütte

Die europäischen Anfänge

Die Anfänge der Homöopathie im heutigen Indien und Pakistan liegen weitgehend im dunkeln. In Südindien sollen es deutsche Missionare gewesen sein, die 1834 Hahnemanns Lehre nach Mangalore brachten.[1] In Bombay und Fort William waren es englische Armeeärzte und Militärangehörige, die nachweislich seit der Mitte der 1840er Jahre die dort lebenden Europäer und die indische Führungsschicht homöopathisch behandelten.[2] Im Norden des Landes propagierte der aus Siebenbürgen stammende Naturforscher und Arzt Johann Martin Honigberger (1794–1869), der sich 1839 zum zweiten Mal für eine längere Zeit in Lahore aufhielt, die Homöopathie am Hofe des Maharajas Rendschit-Sing. Nach Bengalen, das sich später zu einem Zentrum der homöopathischen Bewegung auf dem indischen Subkontinent entwickeln sollte, gelangte die Homöopathie erst Anfang der 1850er Jahre, als sich der französische Arzt Dr. C. Fabere Tonnerre 1851 in Kalkutta niederließ und dort mit Hilfe und tatkräftiger Unterstützung des stellvertretenden englischen Gouverneurs, Sir John Hunter Littler (1783–1856), eine homöopathische Poliklinik einrichtete, die aber nur wenige Jahre Bestand hatte.[3] In seine Fußstapfen trat 1863 sein Landsmann, Dr. T. Berigny, der vorher in Australien als homöopathischer Arzt tätig gewesen war.[4]

Bis zu Beginn der 1850er Jahre lag also die Homöopathie in Indien ausschließlich in den Händen von europäischen Ärzten und Missionaren. Der erste einheimische Vertreter der Homöopathie in Indien war Babu Rajendra Lal Dutt (1818–1890), der aus einer der einflußreichsten Familien des Landes stammte.[5] Er wurde 1818 in Kalkutta geboren und studierte unter anderem auch eine Zeitlang Medizin am dortigen Medical College, das die Briten gegründet hatten. Schon bald begann dieser sich für die damals in Bengalen zunächst nur von den dort lebenden Europäern in Anspruch genommene homöopathische Therapie zu interessieren. Er erwarb sich rasch ein großes theoretisches und praktisches Wissen auf diesem neuen Gebiet der Heilkunde und wurde so zum ersten homöopathischen Laienheiler Indiens. In den letzten dreißig Jahren seines Lebens machte er sich um die medizinische Versorgung der Armen in seiner Heimatstadt verdient. Ihm ist es auch zu verdanken, daß die Homöopathie 1867 in Indien schließlich den Durchbruch schaffte, denn in diesem Jahr bekannte sich einer der begabtesten und angesehensten Ärzte Indiens, Dr. Mahendra Lal Sircar (1833–1904), offen zu Hahnemanns Lehre.

Indien – ein günstiger Nährboden für die Homöopathie

Im Jahre 1869 erschien in der amerikanischen homöopathischen Zeitschrift «The New-England Medical Gazette» der Beitrag eines namentlich nicht näher gekennzeichneten Missionars, der in der indischen Missionsstation Maharatta seinen Dienst tat. In seinem Aufruf an die Leser dieser Zeitschrift brachte er insgesamt sieben Gründe vor, warum seiner Meinung nach die Homöopathie in geradezu idealer Weise den medizinischen Grundbedürfnissen der Einheimischen Rechnung trage.[6] Zu seinen Hauptargumenten zählt der Hinweis, daß sich die wenigsten Inder die teuere, aus Europa importierte «allopathische» Medizin leisten könnten. Außerdem hätten viele Inder aus religiösen Gründen Probleme, sich einer «allopathischen» Therapie zu unterziehen, während die variablen Darreichungsformen homöopathischer Arzneien besonders mit dem hinduistischen Glauben vereinbar seien. Weiterhin würden viele Inder die normalerweise von europäischen Ärzten verordneten Medikamente und Therapien als zu «stark» und damit für die Konstitution der einheimischen Bevölkerung ungeeignet empfinden. Hinzu komme noch der Vorteil, daß Grundkenntnisse der homöopathischen Behandlungsweise Laien leichter zu vermitteln seien und daß homöopathische Arzneien in Laienhand im Unterschied zu den stark wirkenden allopathischen Mitteln nur wenig Schaden anrichten könnten. Obwohl die Homöopathie ebenfalls ein «Import» aus Europa war, vermochte sie also eine Art Mittlerposition innerhalb des medizinischen Systems einzunehmen. Hahnemanns Lehre traf nämlich auf eine einmalige historische Konstellation in diesem Kolonialland. Das traditionelle Medizinsystem konnte von den jeweiligen Herren – im Mittelalter zunächst von den Mohammedanern, in der Neuzeit dann von den Engländern – nicht gänzlich verdrängt werden. Schon sehr früh wurde übrigens von einzelnen indischen Homöopathen (u. a. Dr. Mahendrae Lal Sircar 1868) der Versuch unternommen, die Übereinstimmung der Lehre Hahnemanns mit hinduistischen Vorstellungen von Krankheit und Gesundheit zu beweisen.[7] Auch die in Kreisen homöopathischer Ärzte bis heute verbreitete Impfgegnerschaft trug mit dazu bei, daß viele Hindus, die etwas gegen die menschliche Verwertung von Tierprodukten in jedweder Form haben, sich mit der Homöopathie eher als mit anderen westlichen Medizinsystemen anfreunden konnten.[8] Nicht zuletzt hatte die rasche Akzeptanz der Homöopathie durch die Inder einen stark politischen Hintergrund. Die Homöopathie sah man in Indien von Anfang an als ein zutiefst deutsches medizinisches System an, das die religiösen und kulturellen Werte der einheimischen Bevölkerung nicht prinzipiell in Frage stellte und den Gegenpol zur sogenannten «Angrezi» (= englischen)-Medizin, das heißt der von den britischen Kolonialherren favorisierten und staatlich begünstigten naturwissenschaftlich ausgerichteten Medizin, darstellte. So bot die Homöopathie für indische Ärzte die Möglichkeit, sich gleichzeitig traditionell und fortschrittlich zu geben. Bis heute gilt die Homöopathie deshalb in Indien in traditionsbewußten Kreisen der Bevölkerung «als ein Symbol moderner Orientierung».[9]

Insbesondere in der Frühzeit der Homöopathie waren es einheimische homöopathische Ärzte und Heiler, die aufgrund ihrer gehobenen gesellschaftlichen Stellung und erfolgreichen Praxis einflußreiche Anhänger sowohl unter den Kolonialbeamten als auch unter der indischen Bevölkerung hatten. An erster Stelle ist hier der bereits erwähnte Rajendra Lal Dutt zu nennen, der mehr als vierzig Jahre lang einer der wichtigsten Vorkämpfer für die Homöopathie in Bengalen war und in allen Kreisen der Bevölkerung als Laienhomöopath und Förderer der neuen Heilweise großes Ansehen genoß. Seinen Bemühungen ist zu verdanken, daß erfahrene homöopathische Ärzte wie Dr. Tonnerre und Dr. Berigny sich in den 1850er bzw. 1860er Jahren in Kalkutta niederließen und dort eine von Arm und Reich besuchte Praxis eröffneten. Als die in Kalkutta erscheinende englischsprachige Tageszeitung «The Bengalee» in ihrer Ausgabe vom 16. April 1864 die baldige Eröffnung einer homöopathischen Poliklinik durch den vorher in Melbourne praktizierenden Dr. T. Berigny ankündigte, erging sie sich in Lobeshymnen über die indischen Pioniere dieser neuen Heilweise und bezeichnete sie als «Aposteln einer heiligen Wissenschaft».[10] Rajendra Lal Dutt war es auch, der den in seiner unmittelbaren Nachbarschaft praktizierenden bekannten indischen Arzt und anfangs überzeugten Gegner der Homöopathie, Dr. Mahendra Lal Sircar,[11] erst zum Nachdenken und schließlich zum überraschenden Überwechseln ins homöopathische Lager brachte.

Wenngleich der spektakuläre Übertritt Sircars viele seiner zahlungskräftigen Patienten, insbesondere die Europäer und Oberschichtsangehörigen unter ihnen, zunächst irritierte,[12] so erwarb er sich auch mit seiner weitgehend homöopathisch ausgerichteten Praxis rasch Anhänger und Förderer in allen Gesellschaftskreisen. So konnten seine erbitterten Gegner unter den Ärzten nicht verhindern, daß der frühere Sekretär und zeitweilige Vizepräsident der «British Medical Association» in Bengalen, die damals bereits als eine Hochburg der Schulmedizin galt, später zahlreiche hohe Ehrenämter übertragen bekam. Bereits 1870 wurde er zum ordentlichen Mitglied («fellow») der Universität Kalkutta gewählt, doch zunächst bezeichnenderweise nur von der geisteswissenschaftlichen Fakultät. Die medizinische Fakultät folgte erst acht Jahre später. 1877 übertrug man ihm das Ehrenamt eines Magistratspräsidenten von Kalkutta, das er über zwanzig Jahre ausübte. 1887 wählte man ihn in die gesetzgebende Versammlung Bengalens. Die viermalige Wiederwahl in dieses Amt zeugt von seiner ungebrochenen Popularität. 1883 wurde ihm eine der höchsten Auszeichnungen zuteil, die die Britische Kolonialmacht zu vergeben hatte: man ernannte ihn zum Commander of the British Empire (CBE). Außerdem war er Mitglied zahlreicher wissenschaftlicher Gesellschaften (u.a. der British Association for Cultivation of Science und der in Paris ansässigen Astronomischen Gesellschaft) und selbstverständlich auch korrespondierendes Mitglied homöopathischer Vereinigungen in aller Welt (British Homoeopathic Society, American Institute of Homoeopathy). Kein anderer indischer Homöopath des 19. Jahrhunderts konnte sich, was wissenschaftliches Ansehen und Bekanntheitsgrad anbetrifft, mit diesem charismatischen Arzt messen. Gleichwohl erfreuten sich auch viele seiner Schüler und Kollegen, die wie er in den 1870er und 1880er Jahren aus dem allopathischen ins homöopathische Lager wechselten, in weiten Kreisen der Bevölkerung durchaus zunehmender Beliebtheit. Ein eindrucksvolles Beispiel liefert das überschwengliche Dankesschreiben von mehr als über 500 Anhängern und Freunden der Homöopathie (darunter neben einigen Europäern auch zahlreiche Einheimische), das diese 1880 ihrem Arzt Dr. P.C. Dutta feierlich überreichten, als er Allahabad nach über sechsjähriger Tätigkeit verließ, um eine Praxis in Kalkutta zu eröffnen.[13]

Neben einzelnen homöopathischen Ärzten, die einen über ihre Wirkungsstätte hinausreichenden ausgezeichneten Ruf besaßen, waren es vor allem deren einflußreiche Patienten, die der Homöopathie in Indien Bahn brachen. Bereits Dr. Johann Martin Honigberger hatte diesen erfolgversprechenden Weg betreten, als er 1839 den Maharaja von Lahore erfolgreich homöopathisch mit Dulcamara behandelte. Allerdings zog ihn dessen Sohn, der nach dem gewaltsamen Tod des Vaters die Macht im Lande übernahm, zu seinem größten Bedauern nicht mehr als Leibarzt heran, obwohl Honigberger bis zu seiner Abreise im Jahre 1849 weiterhin in offizieller Stellung am Hof tätig war.[14] In einem anderen Teil Indiens, nämlich in Benares, konnte die Homöopathie ebenfalls schon früh Fuß fassen, und zwar dank der spektakulären Kuren des Laienhomöopathen Loke Nath Maitra. Dieser hatte Anfang der 1860er Jahre die schwerkranke Frau eines englischen Oberrichters erfolgreich behandelt. Der hohe Kolonialbeamte wurde dadurch zu einem der eifrigsten Förderer der Homöopathie in diesem Teil Indiens.[15] In der indischen Oberschicht wäre übrigens eine solche Konsultation die absolute Ausnahme gewesen, da sie dem religiös-kulturell bedingten Sittengesetz widersprach, wonach Frauen nach Möglichkeit nicht von männlichen Ärzten medizinisch behandelt werden sollen.[16] Auch der bereits erwähnte stellvertretende Gouverneur von Bengalen, Sir John Hunter Littler, galt in den 1850er Jahren als Freund und Förderer der Homöopathie. Doch war ein solches offenes Eintreten für Hahnemanns Lehre in den obersten Zirkeln der Kolonialherren eher die Ausnahme. Wie Dr. Sircar 1886 anläßlich seiner Rede vor dem Internationalen Homöopathie-Kongreß anhand einiger prominenter Beispiele deutlich machte, wagte es damals nicht einmal der englische Vizekönig in Indien, seiner persönlichen Überzeugung und Neigung nachzugeben und einen homöopathischen Leibarzt anzustellen.[17] Anders dagegen die einheimische Führungsschicht, die nach einer erfolgreichen Behandlung ihre Dankbarkeit durch Stiftungen von homöopathischen Polikliniken für die ärmeren Schichten der Bevölkerung sinnfällig zum Ausdruck brachte. So errichtete beispielsweise der reiche indische Grundbesitzer Babu Nafore Chandra Patchoudry Ende der 1880er Jahre in Anerkennung der Verdienste seines homöopathischen Arztes in einem kleinen Dorf im Nuddea-Distrikt ein homöopathisches Spital mit 25 Betten.[18] Zu den tatkräftigen Förderern der Homöopathie in Indien um die Jahrhundertwende gehörte auch der Maharaja Jatindra Mohan Tagore Bahadur (1831–1908), der ebenfalls den englischen Ehrentitel «Sir» trug. Er gründete das «Rajmata Homoeopathic Charitable Dispensary» in Pathuriaghata.[19]

Noch wirkmächtiger als erfolgreiche Kuren an bekannten oder weniger bekannten Patienten dürften aber die verblüffenden Erfolge der Homöopathie im Kampf gegen die Indien damals wie heute allgegenwärtigen Seuchen gewesen sein. An erster Stelle ist hier die asiatische Cholera zu nennen, die auch Europa im 19. Jahrhundert in mehreren Wellen heimgesucht hat. Wie schon zuvor in Deutschland, England und Frankreich erzielten homöopathische Ärzte in Indien mit ihren Mitteln in den Augen der Zeitgenossen beeindruckende Heilerfolge. Insbesondere den Ärmsten der Armen in den Städten und der Landbevölkerung konnte auf diese Weise rasch, einfach und ohne Einsatz großer finanzieller Mittel geholfen werden, wie ein anglikanischer Priester 1856 in einem offenen Brief an das «British Journal of Homoeopathy» lobend erwähnte.[20] Die Ausgaben für die einschlägige homöopathische Literatur und die gegen Cholera wirkenden Arzneien waren mit insgesamt 15 bis 16 Pfund Sterling angesichts der Zahl der Menschen, denen damit geholfen werden konnte, eher bescheiden, wie der in einer kleinen bengalischen Stadt lebende Geistliche betonte. Von ähnlichen Erfolgen bei der Cholerabekämpfung in einem ständig von Hungersnöten heimgesuchten Landstrich Bengalens durch einen Absolventen der «Calcutta School of Homoeopathy» im Jahr 1886 berichtete Pratap Chandra Majumdar 1891 auf dem Weltkongreß für Homöopathie in Chicago.[21] Die Erfolge waren so offenkundig, daß auch nicht wenige indische Ärzte, die der Homöopathie ansonsten nichts abgewinnen konnten, bei der Behandlung von Cholerakranken häufig zu homöopathischen Arzneien griffen.[22] So überrascht es nicht, daß in der zweiten Hälfte des 19. Jahrhunderts eine Vielzahl von Choleraschriften (sowohl in der Landessprache als auch in englischer Sprache) von den führenden indischen Homöopathen verfaßt wurden. Die vielen Neuauflagen und die häufigen Nachdrucke legen ein beredtes Zeugnis von der Popularität dieser Ratgeberliteratur ab. Zu den bekanntesten Autoren von Werken über die Cholera zählt neben dem ursprünglich aus Wien stammenden und in Kalkutta praktizierenden Dr. Leopold Salzer (1841–1891) der bengalische Homöopath Dr. Sarat Chandra Ghose aus Bhowanipore, der zwei einschlägige Schriften («Cholera and Its Homoeopathic Treatment», «Cholera and Its Homoeopathic Therapeutics and Prevention») verfaßte.[23] Auch bei der in Indien im 19. und 20. Jahrhundert immer wieder auftretenden Pest konnte die Homöopathie vereinzelt Erfolge verbuchen. So schrieb der bereits erwähnte Dr. Ghose auch ein Buch über die Pest und ihre homöopathische Behandlung,[24] und der indische Delegierte auf dem Internationalen Homöopathen-Kongreß in Atlantic City (USA) berichtete gut ein Jahrzehnt nach der Entdeckung des Pesterregers durch Alexander Yersin und Shibasaburo Kitasato von der ungebrochenen Nachfrage in der indischen Bevölkerung nach homöopathischen Pestschriften.[25] Wirksam waren homöopathische Mittel ebenfalls bei Malaria, die in Indien endemisch ist.[26] Insbesondere scheinen bereits gegen Ende des 19. Jahrhunderts nicht wenige Inder eine durchaus erfolgversprechende homöopathische Individualtherapie der unterschiedslosen Behandlung von Malaria mit hohen Gaben Chinin eindeutig vorgezogen zu haben.[27]

Daß die Homöopathie heute als eine der kostengünstigen medizinischen Therapien in Hinblick auf eine flächendeckende und ausreichende Gesundheitsversorgung in der sogenannten «Dritten Welt» gilt, ist nicht zuletzt vor dem Hintergrund der mehr als hundertfünfzigjährigen indischen Erfahrung zu sehen. Bereits die ersten Nachrichten über die zunächst nur punktuelle Ausbreitung der Homöopathie in Indien um die Mitte des 19. Jahrhunderts machen deutlich, daß die neue Heilweise keineswegs nur in der europäischen und indischen Oberschicht rasch Anhänger fand, sondern daß auch die ärmeren Bevölkerungsklassen schon früh in den Genuß dieser Therapie kamen. Denn in den großen Städten wie Kalkutta und Midnapore und später auch in den umliegenden Dörfern wurden alsbald mit Hilfe einheimischer und europäischer Stifter einige homöopathische Polikliniken gegründet, die in der Regel ihren Patienten eine kostenlose Behandlung gewährten.[28] An dieser Situation hat sich bis heute wenig geändert. Nur die kleine wohlhabende Schicht von Indern kann sich den Besuch bei einem angesehenen, oft auch international bekannten Homöopathen leisten. In einer gewöhnlichen homöopathischen Praxis trifft man dagegen fast ausschließlich auf Patienten aus der Unter- und Mittelschicht. Das gilt insbesondere für die niedergelassenen homöopathischen Ärzte und Heiler. Entsprechend niedrig ist auch das Durchschnittseinkommen der meisten Homöopathen. Es schwankte in den 1980er Jahren zwischen 1000 und 2000 Rupien im Monat und lag damit erheblich unter den Einkünften, mit denen Vertreter der Schulmedizin damals in Indien rechnen durften.[29] In den staatlichen Polikliniken, in denen Bedürftige kostenlos behandelt werden, liegt der Anteil der Armen an der Klientel heute meist sogar über 90 Prozent.[30]

Der lange Weg zur offiziellen Anerkennung

Die Homöopathie ist erst seit 1973 den übrigen therapeutischen Richtungen (darunter auch die indischen Medizinsysteme Ayurveda und Unani) gesetzlich gleichgestellt. Vorausgegangen war ein langer und zäher Kampf von homöopathischen Ärzten und Anhängern dieser Heilweise um die schrittweise gesellschaftliche und staatliche Anerkennung. Bevor sich allerdings die Homöopathie auf breiter Basis in Indien durchzusetzen vermochte, mußten verschiedene Hindernisse und Widerstände überwunden werden.

Solange Indien unter englischer Herrschaft stand, konnten sich die Homöopathen keine Hoffnung auf eine weitgehende Tolerierung oder gar Förderung machen. Der Grund lag klar auf der Hand. Wie der wohl bekannteste indische Homöopath des 19. Jahrhunderts, Dr. Mahendra Lal Sircar, 1896 in seiner Rede vor dem Internationalen Homöopathen-Kongreß in London unmißverständlich zu Protokoll gab, konnte eine englische Kolonialregierung nicht für etwas eintreten, dem man im Mutterland selbst seit Jahrzehnten die offizielle Anerkennung verweigert hatte.[31] Auch ein anderer bedeutender Kollege Dr. Sircars hatte schon einige Jahre zuvor darauf hingewiesen, daß das politische Selbstbestimmungsrecht, das man den Indern seitens der Kolonialmacht vorenthielt, eine der Voraussetzungen für eine staatliche Anerkennung der Homöopathie sei. So überrascht es auch nicht, daß Dr. Banerjee 1891 von der Kolonialregierung keine Unterstützung für seine Pläne fand, in Kalkutta eine gemeinnützige homöopathische Poliklinik einzurichten.[32] Das änderte sich erst kurz vor dem Ausbruch des Zweiten Weltkrieges. 1937 gelang es dem Homöopathen K. G. Saxena und seinen Mitstreitern, einen Antrag in die gesetzgebende Versammlung einzubringen, der vorsah, die homöopathische Heilmethode in die staatlichen Krankenhäuser einzuführen und den homöopathischen Ausbildungsstätten die gleichen Rechte wie den allopathischen Schulen einzuräumen. Dieser Antrag wurde damals mit knapper Mehrheit angenommen. Die Umsetzung dieser Resolution war allerdings Sache der Länderregierungen, in deren Händen damals das staatliche Gesundheitswesen lag. Das führte zu Verzögerungen. Immerhin konnte 1943 die erste «Homoeopathic State Faculty» in Indien gegründet werden, und zwar in Bengalen.[33] Der entscheidende Durchbruch gelang der Homöopathie aber erst in der Schlußphase der indischen Unabhängigkeitsbewegung nach dem Ende des Zweiten Weltkriegs. Gleich nach der Staatsgründung brachte Dr. Mahoan Lal Saxena einen Antrag in das indische Nationalparlament mit folgendem Wortlaut ein: «In Anbetracht der Tatsache, daß sich viele Menschen homöopathisch behandeln lassen, ist diese Versammlung der Meinung, daß die Regierung in Betracht ziehen sollte: a) für den Unterricht in Homöopathie zu sorgen, b) Weiterbildungskurse in Homöopathie zu schaffen, c) Normen für den Berufsstand einzuführen und für die Registrierung der Praktiker zu sorgen, um das Niveau anzuheben und einen einheitlichen Maßstab zu schaffen und beizubehalten.»[34] Diese Resolution wurde damals einstimmig angenommen und führte dazu, daß im Jahre 1948 das «Homoeopathic Enquiry Committee» seine Arbeit begann und sich an eine Bestandsaufnahme machte, die zwei Jahre später in Form eines Abschlußberichtes erschien. 1952 wurden die Homöopathen in die vom Gesundheitsministerium eingerichtete Vorbereitungskommission für den ersten Fünfjahresplan für das Gesundheitswesen einbezogen. Zehn Jahre später wurde Dr. K. G. Saxena, dem engagierten Vorkämpfer für die rechtliche Gleichstellung der Homöopathie in Indien, die Ehre zuteil, zum ersten «Honorary Homoeopathic Adviser to the Government of India» ernannt zu werden.[35] Doch vergingen noch weitere elf Jahre bis zur Erlangung der vollen formalen Gleichberechtigung. Erst im Jahre 1973 wurde der «Homoeopathic Central Council Act» vom indischen Parlament verabschiedet, der die Ausbildung zum Homöopathen an staatlich anerkannten Hochschulen regelte und eine Registrierung aller homöopathisch tätigen Ärzte und Heiler vorschrieb.[36] Die finanzielle Unterstützung, die die Homöopathie staatlicherseits bereits seit den 1950er Jahre erhält, zeigt insbesondere seit dieser gesetzlichen Verankerung steigende Tendenz, wenngleich sie im Unterschied zu den indischen Medizinsystemen immer noch benachteiligt ist, da diese trotz einer erheblich geringeren Zahl von Versorgungsstationen dennoch einen größeren Anteil am Gesamtbudget des Gesundheitsministeriums haben.[37]

Solange die Homöopathie in Indien von christlichen Missionaren, einheimischen Laienheilern und einigen wenigen europäischen Ärzten ausgeübt wurde, sahen die Vertreter der medizinischen Orthodoxie im Lande offenbar keine Veranlassung, öffentlich gegen die Lehre Hahnemanns Stellung zu nehmen. Das änderte sich erst 1867, als einer der brillantesten Köpfe unter den einheimischen Ärzten, der es sogar bis zum Sekretär und Vizepräsidenten der «British Medical Association» in Indien gebracht hatte, 1867 in einer aufsehenerregenden Ansprache vor dieser erlauchten Medizinerversammlung erklärte: «Ich glaube nichtsdestotrotz, daß Hahnemann eine der besten Richtschnüre für die Wahl eines Medikaments gefunden hat.» – Der Skandal war perfekt. Daß ausgerechnet einer ihrer prominentesten und wissenschaftlich profiliertesten Kollegen sich offen zu der neuen Heilweise bekannte, war für die Mitglieder dieser etablierten Ärztevereinigung zweifellos ein Schock. Dr. Sircar bekam bald die Folgen seines mutigen Schrittes zu spüren. Zwar konnte oder wollte man ihn nicht aus der Ärztegesellschaft ausschließen, doch taten seine Standeskollegen in der Folgezeit alles, um seine Karriere zu behindern. Als Dr. Sircar, der damals bereits Mitglied der Universität von Kalkutta war, 1879 ordentliches Mitglied («fellow») der medizinischen Fakultät werden sollte, erklärte diese, daß man sich nicht dem Willen des Senats beugen werde, da man auf gar keinen Fall mit jemandem an einem gemeinsamen Tisch sitzen wolle, der sich zur Homöopathie bekenne und diese auch ausübe.[38] Man befürchtete offenbar, daß ein solcher Präzedenzfall Schockwellen bis nach England senden und die Reputation dieser noch jungen Hochschule und ihrer medizinischen Fakultät im Ausland auf Dauer Schaden zufügen könnte. Als im Jahre 1894 ein bedeutender indischer Medizinerkongreß in Kalkutta stattfand, meldete sich Dr. Sircar ebenfalls an, erhielt aber zunächst keine Zusage. Er schrieb darauf hin an den Tagungspräsidenten und beklagte sich, daß man ihn offensichtlich von dem ersten medizinischen Kongreß auf indischem Boden wegen seiner Sympathie für die Homöopathie fernhalten wollte. Dr. Sircar verwies in diesem Zusammenhang darauf, daß er sich unter den Standeskollegen als «Ausgestoßener» fühle, obwohl er sich in den letzten 35 Jahren um die medizinische Wissenschaft im Lande verdient gemacht und zahlreiche wissenschaftliche Studien über die Behandlung und Prävention von Seuchen vorgelegt habe. Dr. Sircar, dessen wissenschaftliche Meriten kaum jemand ernsthaft abstreiten konnte, durfte schließlich am Kongreß teilnehmen. Anderen homöopathischen Ärzten, denen man die «Wissenschaftlichkeit» leichter absprechen konnte, blieb dagegen die Teilnahme verwehrt. Dennoch fiel während des Kongresses, wie Dr. Sircar mit Erstaunen notierte, keine abfällige Bemerkung gegen die Homöopathie. Sogar einer der entschiedensten Gegner der Hahnemannschen Lehre, Ernest Hart (1835–1898), hielt sich an den vorübergehenden «Burgfrieden». Zur ungefähr gleichen Zeit zeichnete sich aber schon die wenig überraschende Tendenz ab, daß zwar der rhetorische Kampf gegen die Homöopathie auch in Indien weiterging, daß aber viele Vertreter der «offiziellen» Medizin sich in der Praxis sehr viel flexibler zeigten und zum Teil auch homöopathische Arzneien verschrieben – sehr zum Leidwesen der indischen Homöopathen, die hier Konkurrenz witterten und sich um die Reinerhaltung der Lehre sorgten.[39]

Während es seitens der Schulmedizin die erwähnten Versuche gab, die homöopathische Therapie in die eigene Praxis zu integrieren, bemühte sich das kleine Häuflein der homöopathischen Ärzte im Lande, die gemeinsame Basis der beiden unversöhnlich einander gegenüberstehenden medizinischen Richtungen herauszustreichen, das heißt, sich ebenfalls das Mäntelchen der «Wissenschaftlichkeit» umzuhängen. Dazu bedurfte es insbesondere der Betonung der Professionalität und der Abgrenzung von kaum qualifizierten oder gar völlig ungebildeten Laienheilern (mit Ausnahme der zahlreichen Postbediensteten und Schulmeister, die man ebenfalls in diesem Milieu antrifft und die zumindest Lesen und Schreiben konnten![40]), die von Anfang an in der homöopathischen Bewegung eine bedeutende Rolle gespielt haben. Es war vor allem der uns bereits bekannte Dr. Sircar, der sich zeitlebens für eine energische Bekämpfung dieses «Kurpfuscherwesens» aussprach, weil dadurch das an sich schon geringe Ansehen der Homöopathie seiner Meinung nach noch weiter Schaden leiden würde. Er warnte insbesondere auf internationalen Homöopathie-Kongressen seine Kollegen davor, sich von solchen Laienhomöopathen und ihren schönfärberischen Erfolgsberichten täuschen zu lassen und sie durch Einladungen zu Tagungen als legitime Vertreter der Lehre Hahnemanns in Indien anzuerkennen.[41] Die entsprechenden Vorbemerkungen zum Länderkapitel «Indien» in den internationalen Adreßverzeichnissen homöopathischer Ärzte zu Beginn dieses Jahrhunderts beweisen, daß diese Warnungen Gehör fanden. So wurden in das Verzeichnis von 1911/12 im Unterschied zu früheren Ausgaben nur solche indische Homöopathen aufgenommen, die einen Doktortitel hatten oder eine abgeschlossene homöopathische Ausbildung an einem anerkannten College nachweisen konnten.[42] Allerdings gab es auch damals einige homöopathische Ärzte in Indien, die die Laienhomöopathen nicht pauschal abqualifizierten, sondern in ihren Situationsberichten über die Lage der Homöopathie im Lande für einige dieser erfahrenen Praktiker lobende Worte fanden.[43] So bot sich nach außen das Bild einer zerstrittenen Homöopathenschaft, das zu kritischen Selbsteinschätzungen Anlaß bot. In seinem Bericht von dem Internationalen Homöopathie-Kongreß in Atlantic City nahm der indische Delegierte kein Blatt vor den Mund: «Es gibt bei uns nicht zwei Homöopathen, die wirklich miteinander befreundet sind.»[44]

Die Situation hatte sich offenbar nach dem Tod Dr. Sircars, der über viele Jahrzehnte eine unumstrittene Autorität war, verschärft. Seine langjährigen Bemühungen um einen einheitlichen Standpunkt in dieser Frage trugen auf Dauer keine Früchte.[45] Ein weiterer Vereinigungsversuch war die sogenannte «First All Bengal and Assam Homoeopathic

Conference», die 1931 in Kalkutta stattfand und an der über 450 indische Homöopathen teilnahmen. Doch zerbrach die auf dieser Versammlung beschworene Einheit, als bereits kurz darauf zwei Teilnehmer ein eigenes homöopathisches Institut gründeten, das in Konkurrenz zu dem zur gleichen Zeit vom Tagungspräsidenten Dr. Majumdar ins Leben gerufenen «All Bengal and Assam Institute of Homoeopathy» stand.[46] An dieser Spaltung der indischen Homöopathen in eine «Dreiklassengesellschaft» (homöopathische Ärzte, ausgebildete Laienhomöopathen und unqualifizierte homöopathische Heiler), die Dr. Majumdar bereits Anfang der 1930er Jahre beklagte, hat sich auch durch die inzwischen erfolgte staatliche Anerkennung kaum etwas geändert, da bis heute nur wenige homöopathische Ärzte trotz erheblich verschlechterter Berufsaussichten bereit sind, aufs Land zu gehen und dort am Rande des Existenzminimums zu leben.[47] In den 1980er Jahren wurde die Zahl der nichtregistrierten Laienhomöopathen auf über 250000 geschätzt, womit diese Gruppe mehr als doppelt so groß gewesen sein dürfte wie die der nicht institutionell qualifizierten Homöopathen, die inzwischen immerhin einer mehr oder weniger streng gehandhabten Qualitätskontrolle durch den «Central Council for Homoeopathy» unterliegen.[48]

Eines der größten Handicaps für die rasche Ausbreitung der Homöopathie in Indien war sicherlich die enorme Größe dieses Landes und die frühe Konzentration auf einige wenige Millionenstädte wie vor allem Kalkutta. So war beispielsweise ein deutscher homöopathischer Arzt, der Anfang der 1890er Jahre Indien bereiste, überrascht, daß er im Unterschied zur bengalischen Metropole weder in Delhi noch in Bombay auf Kollegen traf.[49] Auch in zeitgenössischen Berichten indischer Ärzte wird immer wieder die starke Konzentration auf Kalkutta beklagt.[50] Das änderte sich erst ein wenig um die Jahrhundertwende. So verzeichnet das internationale Adreßverzeichnis homöopathischer Ärzte im Berichtsjahr 1901 für Kalkutta allein 26 Namen. In zehn weiteren indischen Städten (Agra, Banikpur, Borranagore, Cawnpur, Delhi, Midipur, Pubna, Rajshaye, Santipure und Wadhawan) praktizierte nur jeweils ein homöopathischer Heiler mit einem anerkannten berufsqualifizierenden Abschluß (L. M. S.).[51] Sechs Jahre später nannte die 13. Ausgabe des gleichen Adreßbuches immer noch die gleiche Anzahl für Kalkutta, führte aber dann noch 13 weitere Städte mit insgesamt 16 Homöopathen an.[52] Eine leichte Verbesserung dieses starken Stadt-Land-Gefälles trat offenbar erst im Verlaufe der nächsten Jahrzehnte ein. 1961 waren bereits über die Hälfte (59 %) aller niedergelassenen homöopathischen Ärzte (ca. 27000) auf dem Land tätig.[53] Doch scheint sich inzwischen der Trend wieder umzukehren, so daß erneut Klagen über die Konzentration der Homöopathie in den städtischen Ballungszentren laut werden.[54] Auch die regionale Verteilung ist bis heute sehr ungleichmäßig.

In einigen Bundesstaaten (z. B. Kashmir, Himachal Pradesh, Jammu) trifft man nur selten auf einen hömopathischen Arzt oder Heiler, während in den ursprünglichen Zentren der homöopathischen Bewegung, wie z. B. Westbengalen, die Zahl der Homöopathen in die Zehntausende geht.[55]

«Transmissionsriemen» der Ausbreitung

Im Unterschied zu anderen Ländern schlossen sich die indischen Homöopathen erst relativ spät zusammen, um ihre beruflichen Interessen besser durchsetzen zu können. Mehr als fünfzig Jahre nach den ersten Erfahrungen mit der neuen Heilweise gab es in Indien immer noch keine Vereinigung der dort praktizierenden Homöopathen, wenn man von der «Hahnemann Society» einmal absieht, die lediglich einmal im Jahr zusammenkam, um Hahnemanns Geburtstag (10. April) zu feiern, ansonsten aber keine professionellen Ziele verfolgte.[56] Deshalb trug die Gesellschaft ursprünglich auch den Namen, der ihren einzigen Zweck sinnfällig zum Ausdruck brachte: «The Hahnemann's Birthday Anniversary Committee».[57] Einer der Mitgründer dieser Gesellschaft war Dr. Behari Lal Bhaduri (?–1891), der bis zu seinem Tod zehn Jahre lang auch das Amt des Sekretärs ausübte. Präsident war in den 1890er Jahren Dr. Sircar, dem es zu seinem größten Bedauern auch in seiner Amtszeit nicht gelang, aus dieser lockeren Vereinigung mehr zu machen als nur ein Organisationskomitee für eine einmal im Jahr stattfindende Jubelfeier. Erst 1906 wurde – ebenfalls in der bengalischen Metropole – eine zweite Gesellschaft ins Leben gerufen, die allerdings weiterreichende Ziele verfolgte: die «Calcutta Homoeopathic Society». Die Mitglieder trafen sich regelmäßig einmal im Monat zum Meinungs- und Erfahrungsaustausch. Doch selbst diese Vereinigung war noch keine ärztliche Standesvertretung, wie sie die Anhänger der medizinischen Orthodoxie auch in Indien bereits seit vielen Jahrzehnten besaßen, nämlich in Form eines Ablegers der «British Medical Association». Ein erster Versuch in diese Richtung stellt das «All Bengal and Assam Institute of Homoeopathy» dar, das nach amerikanischem Vorbild für eine einheitliche Stimme im homöopathischen Lager sorgen sollte. Doch scheiterten diese Bemühungen Anfang der 1930er Jahre an Fraktionskämpfen innerhalb der indischen Homöopathenschaft, die ja bekanntlich zu einem großen Teil aus Laienheilern bestand. Heute gibt es deshalb in Indien zwei Berufsverbände. Das «Indian Institute of Homoeopathic Physicians» nimmt, wie der Name bereits besagt, nur homöopathische Ärzte mit einem entsprechenden Studienabschluß auf. In der «Homoeopathic Medical Association of India» sind dagegen auch Homöopathen, die keine College-Ausbildung haben, organisiert.[58]

Daß die Homöopathie in Indien nur dann eine Zukunft haben würde, wenn man für qualifizierten Nachwuchs im eigenen Land sorgte, war den Pionieren, die die neue Heilweise aus Europa mitbrachten, von Anfang an klar. Allerdings vergingen fast vier Jahrzehnte, bis in Kalkutta die erste Ausbildungsstätte für Homöopathen auf indischem Boden geschaffen wurde. Bis zu diesem Zeitpunkt rekrutierte man den Nachwuchs fast ausschließlich aus den Reihen von «Konvertiten», die entweder in Europa, Amerika oder Indien ihr Medizinstudium abgeschlossen hatten und aus den unterschiedlichsten Gründen zur Homöopathie fanden. Häufig zogen bekannte und erfolgreiche indische Homöopathen, die schon zu Beginn ihrer Arztlaufbahn und gelegentlich in spektakulärer Weise (man denke nur an den Fall Sircar!) der Schulmedizin den Rücken gekehrt hatten, ihre früheren Kommilitonen nach.[59] Der erste Inder, der seine homöopathische Ausbildung in den USA erhielt, war übrigens Dr. D. N. Roy, der 1884 am New York Homoeopathic College graduierte und sich zunächst in Bombay und später dann in Kalkutta als homöopathischer Arzt niederließ.[60] In den 1890er Jahren waren es bereits ein halbes Dutzend Inder, die sich an amerikanischen Universitäten zum Homöopathen hatten ausbilden lassen.[61] Das erklärt auch, warum die Homöopathie in Indien zu Beginn dieses Jahrhunderts stark amerikanisch geprägt war, zumal sich die indischen Homöopathen auch von ihren britischen Kollegen eher im Stich gelassen fühlten.[62] Zu dieser Zeit existierten übrigens in Bengalen bereits zwei rivalisierende homöopathische Ausbildungsstätten, zwei weitere soll es in Dakka gegeben haben.[63] Die älteste ist die «Homoeopathic Medical School», die der in Schottland ausgebildete homöopathische Arzt Dr. M. M. Bose 1881 in Kalkutta eröffnete. Zwei Jahre später gründete Dr. Pratap Chandra Majumdar am gleichen Ort ein zweites College, das unter dem Namen «Calcutta School of Homoeopathy» firmierte. Letzteres hatte 1893 hundert eingeschriebene Studenten, die von acht Dozenten unterrichtet wurden. Nach dreijährigem Studium und bestandener Prüfung erhielten die Absolventen ein Diplom, das allerdings von der britischen Kolonialregierung nicht anerkannt wurde und über das sich auch die in Europa oder Amerika ausgebildeten homöopathischen Ärzte häufig mokierten. Oder wie es ein indischer Kritiker 1891 ausdrückte: Man konnte dort nur eine rudimentäre Ausbildung als Homöopath bekommen, da dort weder ein angeschlossenes Hospital oder eine Poliklinik vorhanden war noch anatomische Sektionen durchgeführt wurden, das heißt, die Wissensvermittlung zielte weniger auf die Praxis als auf die Theorie ab.[64] Im Jahre 1910 wurden die beiden ältesten Colleges in Kalkutta zeitweilig vereinigt, später aber wieder getrennt.[65] Anfang der 1930er Jahre existierten allein in Kalkutta über 20 Schulen, die alle den hochtrabenden Namen «College» führten. Zu den vier bekanntesten zählten nach Einschätzung von Dr. Majumdar neben der «Calcutta School of Homoeopathy», die als einzige nichtprivate Institution dieser Art im Lande bezeichnet wird, das «Prolap Ch. Memorial Homoeopathic Hospital», das «Bengal Allen Homoeopathic Medical College and Hospital», das «Dunham Homoeopathic Hospital and College» und das «Regular and Central Homoeopathic College and Hospital», das angeblich ein Kooperationsabkommen mit einigen der bekannteren amerikanischen homöopathischen Ausbildungsstätten hatte.[66] Die Klagen, die man Anfang der 1930er Jahre über die mangelnde Qualität der Ausbildung in der Mehrzahl dieser «Colleges» vernehmen konnte, sind auch heute noch zum Teil aktuell, wenngleich die Ausbildungszentren, von denen es heute noch immer über hundert im ganzen Land gibt, inzwischen der regelmäßigen Qualitätskontrolle durch eine staatliche Behörde, den «Central Council for Homoeopathy», unterworfen sind. Ein erster Schritt in diese Richtung war die Gründung einer staatlich anerkannten Ausbildungsstätte für Homöopathie in Bengalen im Jahre 1943. Kurz nach der offiziellen Zulassung der Homöopathie wuchs die Zahl solcher Ausbildungszentren von 28 im Jahre 1973 auf 94 im Jahre 1977.[67] Heute kann man als Homöopath in Indien zwei verschiedene Studienabschlüsse erwerben. In dem einen Fall dauert die Ausbildung zwischen zwei und vier Jahre, im anderen Fall beträgt die Studienzeit in der Regel fünfeinhalb Jahre.[68] Letzteres Studium führt zum Erwerb eines vollwertigen akademischen Grades. Die Zahl der Studienplätze an diesen zum größten Teil noch in privater Trägerschaft befindlichen homöopathischen «Colleges» lag in den 1980er Jahren bei ungefähr 10000, doch dürften diese Kapazitäten in der Realität weder vorhanden gewesen noch jemals ausgeschöpft worden sein. Interessant ist übrigens auch der Vergleich mit der Ausbildungssituation in den anderen Medizinsystemen, die in Indien gleichberechtigt sind. Danach verfügt die Homöopathie über fast genauso viele Ausbildungszentren wie die Schulmedizin. An dritter Stelle folgen die ayurvedischen «Colleges», deren Gesamtzahl 1983 knapp unter hundert lag.[69]

Längst bevor sich in Indien homöopathische Ausbildungszentren etablieren konnten, gab es bereits an einigen wenigen Orten (meist in den Städten) homöopathische Polikliniken oder Hospitäler, in denen (meist arme) Kranke stationär behandelt wurden. Eine der ältesten Institutionen dieser Art auf dem indischen Subkontinent war zweifellos das Spital, das der französische Arzt Dr. C. Fabere Tonnerre mit tatkräftiger Unterstützung privater Mäzene 1851 in Kalkutta eröffnete, das aber nach einigen Jahren bereits wieder seine Pforten schloß. 1867 erfolgte eine weitere Spitalgründung in Benares. Die Eröffnungsansprache hielt der englische Richter J. H. B. Ironside, der in seiner Rede den zahlreichen europäischen und einheimischen Spendern seinen Dank für die großzügige Finanzierung aussprach und insbesondere die Hilfe des Maharaja von Benares dankbar erwähnte. Mit Verweis auf Länder wie Amerika, Deutschland und Frankreich gab er der Hoffnung Ausdruck, daß das von Babu Loke Nath Moitra geleitete Krankenhaus auch in Indien Maßstäbe setzen und zu einer Pflanzstätte der Homöopathie werden könne.[70] In diesem Spital, das nicht mehr als zwanzig Betten hatte, sollten vor allem die Armen stationär behandelt werden. Ausgeschlossen war lediglich eine Patientengruppe, die sogenannten «chirurgischen Fälle», denen auf andere Weise medizinisch geholfen werden sollte. Mitte der 1880er Jahre wurde auch in Bombay ein öffentliches homöopathisches Krankenhaus eröffnet, doch soll sich dieses nicht lange gehalten haben, da der leitende Arzt, wie es in der zeitgenössischen Quelle heißt, kein «richtiger» Homöopath gewesen sei.[71] Als Dr. Sircar 1896 auf dem Homöopathie-Kongreß in London sprach, gab es in ganz Indien kein einziges homöopathisches Krankenhaus mehr, das im Betrieb war oder den Namen verdiente. Dagegen existierten damals in Kalkutta immerhin drei ärztlich geleitete homöopathische Polikliniken, die sich insbesondere um die ambulante Versorgung der ärmeren Bevölkerung mit homöopathischen Arzneien Verdienste erwarben. Die älteste Einrichtung dieser Art war das sogenannte «Charitable Dispensary», das Dr. Sircar 1867 gegründete hatte.[72] 1892 kamen noch das «Bhaduri Charitable Dispensary» und eine von Raja Sir Jatindra Mohan Tagore zum Gedenken an seine Mutter gestiftete Poliklinik hinzu. Beide Einrichtungen versorgten zwischen 8000 und 10000 Patienten pro Jahr.[73] Gleichzeitig existierte in Kalkutta noch eine weitere Institution dieser Art, deren Bekanntheitsgrad in den 1880er und 1890er Jahren auch im Ausland dank einer regen Öffentlichkeitsarbeit beachtlich war, die im eigenen Lande aber offenbar eher kritisch gesehen wurde. Die Rede ist vom «Calcutta Charitable Dispensary», das unter der Leitung eines homöopathischen Laienheilers mit Namen D. N. Banerjee stand. In dieser Poliklinik wurden ausweislich des Jahresberichts 1887 insgesamt 6458 Patienten behandelt, wobei die Heilungsquote angeblich 63 Prozent betrug.[74] Auch einige an Cholera erkrankte Patienten sollen sich darunter befunden haben. 1895 war die Zahl der Patienten zwar geringer, dafür kamen diese aber offensichtlich öfter, denn insgesamt wurden 8220 Konsultationen registriert. Außerdem hatte die Poliklinik, die größtenteils auf ausländische Unterstützung (darunter auch eine nicht uneigennützige Medikamentenspende des deutschen Marktführers, der Firma Willmar Schwabe in Leipzig[75]) angewiesen war, zu diesem Zeitpunkt bereits einige Außenstellen, und zwar in Arrah, Dinapur und Nalikul.[76] Auch außerhalb von Kalkutta gab es gegen Ende des 19. Jahrhunderts einige wenige homöopathische Polikliniken, die ihre Gründung Missionaren oder dankbaren Patienten aus der indischen Oberschicht verdankten.

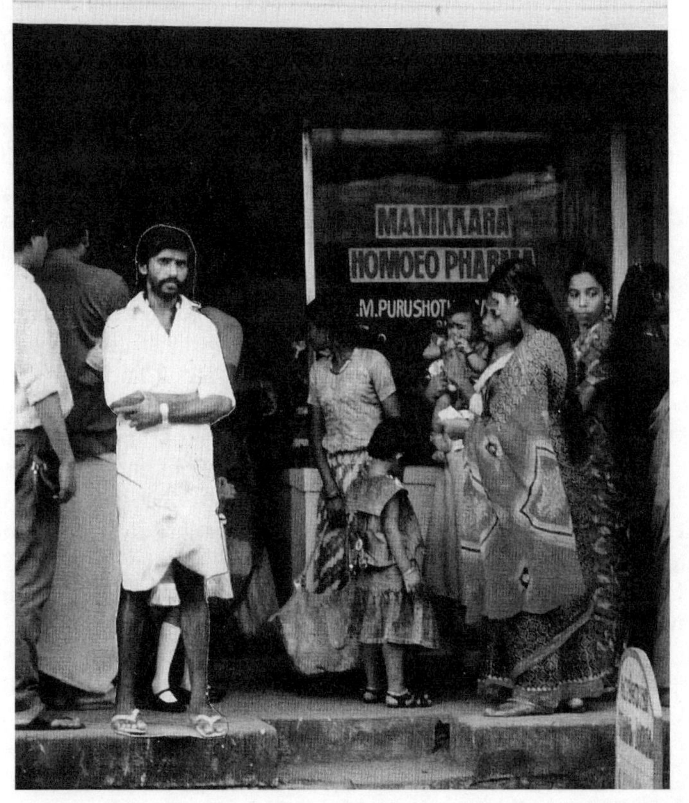

37 Homöopathische Praxen in Indien müssen zunehmende Patientenströme bewältigen. Sie sind besonders für die Behandlung von Kindern gefragt (Kannur).

Die bekannteste ist zweifellos die Poliklinik, die der deutsche Jesuitenpater August Müller 1880 in Madras gründete.[77] Heute verfügt Indien über eine Fülle solcher Einrichtungen, die größtenteils vom Staat getragen werden und Teil des öffentlichen Gesundheitswesen sind. Allein im bevölkerungsreichsten indischen Bundesstaat Uttar Pradesh gab es Anfang der 1980er Jahre bereits 413 homöopathische Ambulanzen, von denen die überwiegende Mehrzahl (356) erst nach 1973 errichtet wurde. In West-Bengalen, dem historischen Zentrum der Homöopathie in Indien, existierten zu Beginn der 1970er Jahre nur acht staatliche Ambulanzen, ein Jahrzehnt später waren es bereits 186, von denen jede im Durchschnitt zwischen 300 und 400 Patienten täglich versorgt.[78] (vgl. Abbildung 37). In dem in Zentralindien gelegenen Bundesstaat Andhra Pradesh, wo die Homöopathie erst relativ spät Einzug hielt, wurden in den 1980er Jahren jährlich zwischen fünfzehn und zwanzig neue Polikliniken mit staatlicher Hilfe errichtet. Die Bezahlung der homöopathischen Ärzte, die an diesen Ambulanzen tätig sind, entspricht übrigens seit 1979 der Vergütung, die die in gleicher Funktion tätigen Vertreter anderer Heilsysteme (Schulmedizin, Ayurveda) erhalten.[79] Heute gibt es in 23 von insgesamt 32 indischen Bundesstaaten insgesamt 2536 homöopathische Polikliniken in staatlicher Trägerschaft. Welchen Stellenwert die Homöopathie inzwischen im indischen Gesundheitswesen hat, zeigt der Vergleich mit den Ambulanzen der konkurrierender Medizinsysteme: Ayurveda verfügt über 8671 und die Schulmedizin (Allopathie) über 27495 solcher ambulanten Versorgungszentren.[80]

Die erste homöopathische Apotheke auf dem indischen Subkontinent soll der französische Arzt Dr. Th. Berigny Anfang der 1860er Jahre in Kalkutta eröffnet haben.[81] 1870 wird in der internationalen homöopathischen Fachpresse die Einrichtung einer homöopathischen Apotheke in Bombay erwähnt, obwohl – wie in der Meldung betont wird – es an diesem Ort damals noch keinen entsprechend ausgebildeten Arzt, sondern offenkundig nur Laienheiler gab.[82] In seinem Bericht vor dem Internationalen Homöopathie-Kongreß in London im Jahre 1896 bezeichnete Dr. Sircar die Zahl der homöopathischen Apotheken als einen wichtigen Gradmesser für die rasche Verbreitung der Homöopathie in Indien. 1881 soll es nach seiner Schätzung in ganz Indien zehn solcher Apotheken gegeben haben. Für 1896 gibt er die Gesamtzahl mit 50 an.[83] Auffällig ist, daß sich ein Großteil dieser Apotheken in Kalkutta befand, so daß an diesem Ort die Konkurrenz besonders ausgeprägt war. 1932 soll es allein in dieser Stadt bereits über 200 homöopathische Apotheken gegeben haben.[84] Nun darf man allerdings an diese Apotheken nicht den damals üblichen europäischen Standard anlegen. Weder hatten die meisten Inhaber einer solchen homöopathischen Apotheke eine langjährige Berufsausbildung vorzuweisen, noch stellten sie in der Regel die homöopathischen Arzneien selbst her. Insbesondere die höheren Verdünnungsstufen (ab C30) homöopathischer Mittel wurden ausschließlich aus dem Ausland (England, USA, Deutschland) importiert und in diesen sogenannten «Apotheken» lediglich verkauft. Selbst die Urtinkturen einheimischer Pflanzen wurden, wie man der Klage eines indischen Homöopathen entnehmen kann, damals aus Europa eingeführt.[85]

Depot
for
the world renowned
Homœopathie Products
of
Dr. Willmar Schwabe
Depot for
E. Merck's
Fine Chemicals
Depot in Calcutta (Indien)

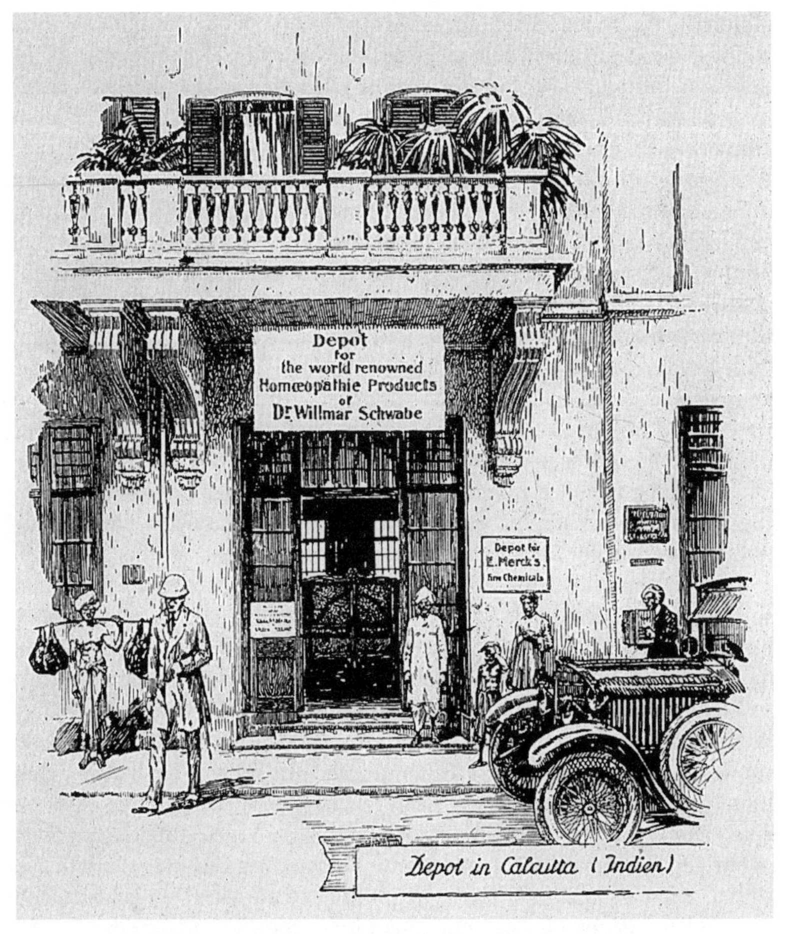

38 Niederlassung der Firma Willmar Schwabe in Calcutta.

Zu den größeren Apotheken zählten gegen Ende des 19. Jahrhunderts: Berigny & Co, Bhattacharyya & Co., Das Gupta & Co., S. C. Datta-Lahiri & Co., L. V. Mitter & Co. und C. Ringer & Co., die allesamt in Kalkutta angesiedelt waren. Laut einem internationalen Adreßverzeichnis aus dem Jahre 1911/12 gab es in Indien neben Kalkutta noch homöopathische Apotheken in den Städten Mangalore, Bombay und Benares.[86] Seit den 1890er Jahren versuchten auch weltbekannte homöopathische Pharmafirmen wie Willmar Schwabe (Leipzig) und Boericke & Tafel (Philadelphia), ihre Präsenz auf dem indischen Markt zu verstärken und richteten früher oder später eigene Vertriebsstellen ein. Interessant ist in diesem Zusammenhang auch der Hinweis, daß bereits gegen Ende des Jahrhunderts die beschränkte einheimische Produktion von homöopathischen Arzneimitteln nach den Vorschriften des «Deutschen Homöopathischen Arzneibuches», das vom Firmengründer Willmar Schwabe herausgegeben wurde und damit auch der Absatzförderung seiner eigenen Produkte diente, erfolgte.[87] In den 1960er Jahren gab es in Indien neben einem halben Dutzend sehr großer, ausschließlich homöopathische Mittel herstellender pharmazeutischer Konzerne noch Hunderte von kleinen homöopathischen Apotheken, die ihre Arzneigrundstoffe allerdings meist von den größeren pharmazeutischen Firmen bezogen.[88] Heute ist neben der aus der Firma Schwabe hervorgegangenen «Deutschen Homöopathie Union» in Karlsruhe insbesondere die französische Firma Boiron auf dem indischen Markt stark vertreten.

Obwohl der Kreis der Interessenten noch recht klein war, erschien bereits 1868 die erste homöopathische Zeitschrift in Indien, und zwar bezeichnenderweise in englischer Sprache. Sie trug übrigens einen unverdächtigen Titel («Calcutta Journal of Medicine»), weil ihr Gründer und Herausgeber Dr. Sircar sich als Arzt der Wissenschaft verpflichtet fühlte und bewußt jeden Anschein von Sektierertum vermeiden wollte.[89] Diese anspruchsvolle neue Zeitschrift fand rasch auch international Beachtung,[90] was aber nicht verhinderte, daß nach einigen Jahrgängen bereits die erste von mehreren Existenzkrisen eintrat. Die Folge war, daß die Zeitschrift vorübergehend (1878–1882 und 1887–1893) nicht erschien. Auch die zweitälteste homöopathische Zeitschrift, die «Indian Homoeopathic Review», die von Dr. B. N. Banerjee und später von Dr. Pratap Chandra Majumdar herausgegeben wurde, mußte schon 1885 wieder vorübergehend ihr Erscheinen einstellen, weil es an Unterstützung durch die kleine Schar der homöopathischen Ärzte im Land mangelte.[91] Mit der Verbreitung der Homöopathie wuchs auch die Nachfrage nach einer englisch- und landessprachlichen Fachpresse, so daß ein Situationsbericht von 1906 bereits sechs solcher Zeitschriften (davon immerhin zwei in Bengali) verzeichnete. Doch die meisten dieser Zeitschriften waren Einmannunternehmungen, wie z. B. «The Indian Homoeopathician», dessen Beiträge fast alle aus der Feder eines einzigen homöopathischen Arztes stammten.[92] Inzwischen ist die Zahl der homöopathischen Zeitschriften, die in Indien erscheinen, weiter gestiegen. In den 1970er Jahren waren es bereits schätzungsweise 33 Zeitschriften, die sich an ein immer größer werdendes homöopathisches Milieu wandten.[93] Ein internationales Verzeichnis der homöopathischen Fachpresse verzeichnet 45 verschiedene Zeitschriften, die im Zeitraum zwischen 1868 und 1984 in Indien erschienen und zum Teil noch bis auf den heutigen Tag weitergeführt werden.

Daß die Homöopathie in Indien nach einer relativ langen Latenzphase gegen Ende des 19. und zu Beginn des 20. Jahrhunderts rasch Verbreitung und eine große Zahl von Anhängern in der Bevölkerung fand, ist vor allem das Verdienst derjenigen homöopathischen Ärzte und Laienheiler, die zahlreiche populärmedizinische Schriften und eine reichhaltige homöopathische Ratgeberliteratur in der Landessprache verfaßten. Nach Einschätzung eines zeitgenössischen Beobachters erschienen bereits Anfang der 1890er Jahre fast jeden Monat mehrere Bücher über die Homöopathie in den drei Hauptsprachen Indiens (Bengalisch, Hindu und Urdu).[94] Unter den Verfassern waren einige wenige homöopathische Ärzte. Die Mehrzahl dieser Werke stammte dagegen aus der Feder von Laienhomöopathen, darunter auch die damals bekannteste und meistverbreitete Arzneimittellehre.[95] Unter den landessprachlichen Werken befanden sich weiterhin einige Übersetzungen aus dem Englischen. Zu den wichtigsten Autoren, die auch in der Landessprache schrieben, gehören um die Jahrhundertwende Dr. P. C. Majumdar, Dr. Behari Lal Bhaduri, D. N. Banerjee und Dr. B. V. Maitra. Doch auch die Nachfrage nach englischsprachiger Literatur zur Theorie und Praxis der Homöopathie war zu jener Zeit bereits beträchtlich. Nach Aussage eines zeitgenössischen englischen Verlegers wurden aus keinem anderen Land so viele homöopathische Bücher bestellt wie aus Indien.[96] Bis heute ist der Vertrieb homöopathischer Literatur (überwiegend in englischer Sprache) für viele indische Verlage ein gutes Geschäft, auch wenn die Bücher für europäische Verhältnisse wegen der geringen Produktionskosten sehr preiswert sind. Das hat dazu geführt, daß Indien inzwischen einen Großteil der englischsprachigen Grundlagenwerke zur Homöopathie, die dort äußerst kostengünstig hergestellt und zum Teil unter Verletzung des Urheberrechts nachgedruckt werden, nach Europa und Nordamerika exportiert.

Vom homöopathischen «Zwerg» zur führenden Homöopathie-Nation

Bis weit in die zweite Hälfte des 19. Jahrhunderts war Indien ein winziger Fleck auf der homöopathischen Weltkarte. Inzwischen hat Indien im internationalen Vergleich die meisten homöopathischen Ärzte und Heiler und verfügt über den größten Arzneimittelmarkt. Während in Deutschland, dem Ursprungsland der Homöopathie, weiterhin nicht mehr als ein Prozent der gesamten Ärzteschaft Homöopathen sind, überschritt in Indien der Anteil der qualifizierten homöopathischen Ärzte und Heiler am registrierten Heilpersonal bereits in den 1980er Jahren die 17-Prozent-Marke.

Diese rasante Aufwärtsentwicklung erfolgte in mehreren Phasen. Die Frühzeit der Homöopathie ist in den 1840er und 1850er Jahren vor allem durch die Aufbauarbeit einer Handvoll europäischer Ärzte und christlicher Missionare gekennzeichnet, die allerdings alsbald im Lande vereinzelt Nachahmer unter gebildeten Indern, die sich für die neue Heilweise begeisterten, fanden. In dieser Zeit war die Homöopathie nur in einigen wenigen Städten Indiens (Lahore, Kalkutta, Mangalore, Bombay) bekannt.

An dieser Situation änderte sich erst etwas in der zweiten Phase, die 1867 mit dem Übertritt des bekannten indischen Arztes Dr. Sircar mit einer Art Paukenschlag begann. 1891 konstatierte der indische Delegierte auf einem homöopathischen Weltkongreß, daß in seinem Land inzwischen erfreulicherweise die Zeit vorbei sei, in der man die Ärzte, die sich zur Homöopathie bekannten, bestenfalls nur belächelt habe.[97] Zu diesem Zeitpunkt gab es in ganz Indien zwar bereits mehr als zwei Dutzend homöopathischer Ärzte, doch war diese Zahl angesichts der damals bereits riesigen Bevölkerung von über 240 Millionen Menschen verschwindend klein. Während der kleine und exklusive Kreis der homöopathischen Ärzte sich nur langsam vergrößerte, wuchs zunächst vor allem die Gruppe der Laienheiler stark an. Diese sind allerdings in den offiziellen Adreßverzeichnissen, die um die Jahrhundertwende von der Internationalen Homöopathischen Liga herausgegeben wurden, aus einsichtigen Gründen nicht verzeichnet. So wird in dieser wichtigen Informationsquelle nur die sprichwörtliche Spitze des Eisbergs sichtbar. Vollständiger als die internationalen Adreßbücher sind zweifellos die regionalen Führer, wie z. B. das «Homoeopathic Directory of India and Burma», das 1924 von S. K. Gosh zusammengestellt wurde und das die Namen und Anschriften von 855 Homöopathen in diesem Teil der Welt enthält. Anfang der 1930er Jahre war die Homöopathie bereits auch auf dem Lande stärker als zuvor präsent. Daß allerdings damals schon fast jeder indische Haushalt eine homöopathische Hausapotheke besessen haben soll, dürfte zweifellos eher Ausdruck des Wunschdenkens eines indischen Homöopathen, der im Ausland Eindruck machen möchte, als eine Widerspiegelung sozialer Wirklichkeit gewesen sein.[98]

Der dritte Abschnitt in der Geschichte der Homöopathie in Indien, den man vielleicht am treffendsten als Konsolidierungsphase bezeichnen kann, begann mit den ersten erfolgreichen Schritten in Hinblick auf eine staatliche Anerkennung der Homöopathie durch die Kolonialregierung in den späten 1930er Jahren. 1943 kam es in Westbengalen zur Gründung einer staatlichen Institution, die die etwas umständliche Bezeichnung «General Council and State Faculty of Homoeopathic Medicine» trug und die Aufgabe hatte, die Examina an den homöopathischen Colleges durchzuführen und die homöopathischen Ärzte und Laienheiler zu registrieren. Wiederum übernahm Bengalen eine Vorreiterfunktion für die anderen indischen Staaten. Was in Kalkutta und anderen bengalischen Orten bereits während des Zweiten Weltkriegs administrativ erprobt werden konnte, wurde mit der Entlassung Indiens in die Unabhängigkeit auch für die restlichen Bundesstaaten zu einer Art Modell. Das im September 1948 durch eine Entschließung des indischen Parlaments ins Leben gerufene «Homoeopathic Enquiry Committee» hatte allerdings zunächst nur die Aufgabe, eine aktuelle Bestandsaufnahme zu liefern und entsprechende Empfehlungen und Vorschläge für die staatliche Gesundheitsbehörde zu erstellen. Nach diesem Report zu urteilen, gab es damals in Indien fast dreihunderttausend homöopathische Heiler, von denen die überwiegende Mehrzahl keinerlei Qualifikation und oft nicht einmal Schulbildung besaß und nur ungefähr hundert Homöopathen das Ausbildungsniveau vorzuweisen hatten, das man zu jener Zeit in westlichen Ländern in der Regel bei homöopathischen Ärzten voraussetzen konnte. Interessant ist jedoch das abwägende Urteil, das ein prominenter indischer Homöopath einige Jahre später in einem Länderbericht für die «Allgemeine Homöopathische Zeitung» über diese zahlenmäßig kaum faßbare Gruppe von Heilern fällt: «Sie sind für die Wissenschaft sowohl Segen als auch Fluch. Segen in dem Sinne, daß sie dazu beigetragen haben, die Ausübung der Homöopathie auch in abgelegenen und entfernten Orten bekannt zu machen und damit den Weg für qualifizierte Homöopathen bereitet zu haben [...]. Sie sind jedoch auch ein Fluch, denn sie sind verantwortlich zu machen, daß viele Leute die Homöopathie mit Quacksalberei verwechseln.»[99] Wie sehr in dieser dritten Phase bereits die Homöopathie von der indischen Regierung unterstützt wurde, geht ebenfalls aus diesem Bericht hervor. Danach gab es in der Mehrzahl der indischen Bundesstaaten nicht nur Versuche, die Ausübung der Homöopathie zu regulieren, sondern auch verstärkt Bemühungen, die Ausbildung zu verbessern und das Niveau anzuheben. So wurden bereits in den fünfziger und sechziger Jahren diejenigen homöopathischen Institutionen mit staatlichen Krediten gefördert, die eine vier- bis fünfjährige Ausbildung zum Homöopathen anboten. Außerdem existierte seit 1954 bei der Bundesregierung ein entsprechendes Beratergremium. 1964 wurde eine Kommission gegründet, die der indischen Regierung Vorschläge zur Verbesserung der homöopathischen Versorgung in ländlichen Gebieten unterbreiten sollte. Ein damals bereits in Planung befindliches zentrales Institut für Forschungen auf dem Gebiet der Homöopathie scheiterte allerdings wegen des indisch-chinesischen Konflikts noch an Geldmangel.

1973 wurde ein weiteres Kapitel in der Geschichte der Homöopathie aufgeschlagen. Die einstige Außenseitermedizin wurde per Gesetz den anderen Heilsystemen gleichgestellt und erfreut sich seit dieser Zeit einer uneingeschränkten staatlichen Unterstützung. Die Zahl der nichtregistrierten Homöopathen liegt seit 1985 ungefähr konstant bei 85 000.

Dagegen weist die Zahl der «institutionell qualifizierten Homöopathen» (darunter auch viele Hochschulabsolventen) seit der Mitte der 1980er Jahre steigende Tendenz auf und liegt mittlerweile bei über 55 000. Daß Indien heute eine Art homöopathische Weltmacht ist, davon legt nicht zuletzt die Entscheidung für Neu-Delhi als Tagungsort für den 49. Kongreß der Internationalen Liga im Jahre 1995 Zeugnis ab. Zu diesem Kongreß kamen allerdings aufgrund der Terminverschiebung, die wegen des Pestausbruchs notwendig geworden war, weniger ausländische Teilnehmer als ursprünglich erwartet, so daß Indien und die Nachbarstaaten mit insgesamt 550 teilnehmenden Homöopathen das Erscheinungsbild dieses Kongresses bestimmten.[100] Inzwischen gehören indische Homöopathen, ob sie nun eine ärztliche Ausbildung haben oder nicht, zu den begehrtesten Referenten auf den zahlreichen europäischen und amerikanischen Fortbildungsveranstaltungen, wie ein Blick in den aktuellen Tagungskalender homöopathischer Fachzeitschriften zeigt. Wie gegenwärtiges Ansehen und jahrzehntelange homöopathische Tradition in diesem Falle eine interessante Mischung ergeben, geht beispielsweise aus einem Werbebrief hervor, der den Verfasser während der Niederschrift dieses Beitrages erreichte. Darin kündigt ein gewisser Dr. Subrata Kumar Banerjea aus Kalkutta in einem Schreiben, das auf Hahnemanns Geburtstag datiert ist, die Möglichkeit eines achtzehnmonatigen Fernstudiums unter seiner Federführung an. Die Studiengebühren betragen 650 US-Dollar und können sogar in Raten bezahlt werden. Interessanter ist jedoch, wie Dr. Banerjee sich seinen potentiellen Kursteilnehmern in der weiten Welt vorstellt, nämlich als Verfasser mehrerer englischsprachiger Grundlagenwerke zur Homöopathie, als Gewinner einer Goldmedaille (wofür wird leider nicht gesagt) und als Arzt, in dessen Adern altes «hömopathisches Blut» fließt und der sich inzwischen auf eine mehr als 96 jährige Familientradition berufen kann. Vermutlich handelt es sich bei diesem geschäftstüchtigen indischen Homöopathen um einen Nachfahren jenes uns bereits bekannten indischen Homöopathen, der Indien 1891 auf dem Internationalen Homöopathie-Kongreß in Atlantic City vertrat. Und damit sind wir wieder bei dem einen Ende des großen zeitlichen Bogen angelangt, der notwendig war, um den Aufstieg Indiens zur führenden Homöopathie-Nation zu schildern.

Anmerkungen

1 Vgl. Rudolf Höhn: Indien und die Homöopathie. Med. Diss. Freiburg/Brsg. 1984, S. 40. Ich danke Dr. Höhn und Herrn Prof. Dr. Diwan Harish Chand (New Delhi) für ihre Hilfbereitschaft.

2 Vgl. Homoeopathy and Its Introduction in India. In: The Calcutta Review 28 (1852), S. 19–52, hier: S. 57; Jitendra Nath Majumdar: History and Position of Homoeopathy in India. Past History. In: Xe Congrès Quinquennal d'Homéopathie. Paris 1932, S. 366–384, hier: S. 367; S. M. Bhardwaj: The Early Phases of Homoeopathy in India. In: Asian Profile 1 (1973), S. 281–296, bes. S. 281. Zur Missionstätigkeit in Indien allgemein vgl. Christofer H. Grundmann: Gesandt zu heilen. Aufkommen und Entwicklung der ärztlichen Mission im 19. Jahrhundert. Gütersloh 1992, S. 258 ff.

3 Vgl. B. M. Banerjee: Homoeopathy in India. In: Transactions of the Fourth Quinquennial Session of the International Homoeopathic Congress. Hrsg. von Pemberton Dudley. Philadelphia 1891, S. 952–957, bes. S. 952; Pratrap Chandra Majumdar: History of Homoeopathy in India. In: Transactions of the World's Congress of Homoeopathic Physicians and Surgeons. Hrsg. von Pemberton Dudley. Philadelphia 1894, S. 152–158, bes. S. 153 f.

4 Vgl. Banerjee (wie Anm. 3), S. 952; Majumdar (wie Anm. 2), bes. S. 367. Vgl. auch Homoeopathy in Bengal. In: Monthly Homoeopathic Review 8 (1864), S. 639.

5 Vgl. Banerjee (wie Anm. 3), S. 952, Majumdar (wie Anm. 4), S. 368, Höhn (wie Anm. 1), S. 34.

6 Vgl. Homoeopathy for India. In: The New England Medical Gazette 4 (1869), S. 251–253, bes. S. 252 f.

7 Vgl. Bhardwaj (wie Anm. 2), S. 293 f.; Tilmann Borghardt: Homöopathie in Indien. Berg 1990, S. 32.

8 Vgl. Bhardwaj (wie Anm. 2), S. 294.

9 Ute Schumann: Homöopathie in der modernen indischen Gesundheitsversorgung: Ein Medium kultureller Kontinuität. Münster und Hamburg 1993, S. 76.

10 Vgl. Homoeopathy in Bengal. In: Monthly Homoeopathic Review 8 (1864), S. 639–640.

11 Zu seiner Biographie vgl. vor allem Sarat Chandra Ghose: History of Homoeopathy in India. In: International Homoeopathic Congress. Seventh Quinquennial Session. Hrsg. von J. Richey Horner. Cleveland 1906, S. 133–165, bes. S. 136 ff.

12 Vgl. seine autobiographische Bemerkung, daß er mit seinem Übertritt nicht nur seine Berufsehre aufs Spiel setzte, sondern in der Anfangszeit auch erhebliche, d. h. existenzgefährdende, Einkommensverluste in Kauf nehmen mußte; vgl. Mahendra Lal Sircar: India. In: Transactions of the International Homoeopathic Congress. London 1896, S. 77–88, bes. S. 77.

13 Vgl. India. In: The New England Medical Gazette 15 (1880), S. 191.

14 Vgl. Johann Martin Honigberger: Früchte aus dem Morgenland oder Reise-Erlebnisse nebst naturhistorisch-medizinischen Erfahrungen, einigen hundert erprobten Arzneimitteln und einer neuen Heilart, dem Medial-Systeme. Wien 1851, S. 151 ff.

15 Vgl. Ghose (wie Anm. 11), S. 146.

16 So erschienen Anfang der 1870er Jahre Artikel in der internationalen homöopathischen Fachpresse, in denen auf die guten Chancen für homöopathische Ärztin-

nen in Indien hingewiesen wurde; vgl. Homoeopathy in India. In: Monthly Homoeopathic Review 14 (1870), S. 579–580; Female Physicians for India. In: The New England Medical Gazette 6 (1871), S. 86.

17 Vgl. Sircar (wie Anm. 12), S. 86.

18 Vgl. Pratap Chandra Majumdar: History of Homoeopathy in India from 1886–1891. In: Transactions of the Fourth Quinquennial Session of the International Homoeopathic Congress. Hrsg. von Pemberton Dudley. Philadelphia 1891, S. 958–965, bes. S. 958.

19 Vgl. Majumdar (wie Anm. 2), S. 374.

20 W. Pryse: Homoeopathic Treatment of Cholera in India. In: The British Journal of Homoeopathy 15 (1857), S. 340.

21 Vgl. Majumdar (wie Anm. 18), S. 960.

22 Vgl. Banerjee (wie Anm. 3), S. 954.

23 Vgl. Ghose (wie Anm. 11), S. 143, 147.

24 Vgl. Ghose (wie Anm. 11), S. 147.

25 Vgl. Pratrap Chandra Majumdar: History of Homoeopathy in India Since the Last Congress. In: International Homoeopathic Congress. Seventh Quinquennial Session. Hrsg. von J. Richey Horner. Cleveland 1906, S. 68–70, bes. S. 68.

26 Vgl. N. Koppikar: Some Indian Experiences. In: The Homoeopathic World 63 (1928), S. 262–267; B. K. Bose: Homeopathy in India. In: Xe Congrès Quinquennal d'Homéopathie. Paris 1932, S. 388–395, bes. S. 393.

27 Vgl. Banerjee (wie Anm. 3), S. 955.

28 Vgl. z. B. Ghose (wie Anm. 11), S. 150; Majumdar (wie Anm. 3), S. 156.

29 Vgl. Borghardt (wie Anm. 7), S. 198 f.

30 Vgl. Borghardt (wie Anm. 7), S. 177 f.

31 Vgl. Sircar (wie Anm. 12), S. 86.

32 Vgl. Majumdar (wie Anm. 18), S. 962 f.

33 Vgl. Höhn (wie Anm. 1), S. 42.

34 Zitiert in deutscher Übersetzung nach Höhn (wie Anm. 1), S. 44.

35 Vgl. Höhn (wie Anm. 1), S. 49.

36 Zur Bedeutung dieses Gesetzes vgl. Höhn (wie Anm. 1), S. 52 ff.; Borghardt (wie Anm. 7), S. 12 ff.

37 Vgl. Schumann (wie Anm. 9), S. 51. Vgl. auch Borghardt (wie Anm. 7), S. 24 f., am Beispiel des Bundesstaates Andrha Pradesh.

38 Vgl. Calcutta. In: The New England Medical Gazette 14 (1879), S. 17–19.

39 Vgl. Banerjee (wie Anm. 18), S. 953.

40 Vgl. Banerjee (wie Anm. 18), S. 955.

41 Vgl. Sircar (wie Anm. 12), S. 80.

42 Vgl. International Homoeopathic Medical Directory 1911/12. Hrsg. von J. Robertson Day und E. Petrie Hoyl. London o. J., S. 279.

43 Vgl. z. B. Ghose (wie Anm. 11), S. 148; Jitendra Nath Majumdar: Homoeopathy in India. In: Transactions of the Eight Quinquennial Homoeopathic International Congress. [London] 1911, S. 44–47, hier: S. 47.

44 Vgl. Ghose (wie Anm. 11), S. 154.

45 Vgl. Majumdar (wie Anm. 2), S. 375 f.

46 Vgl. Majumdar (wie Anm. 2), S. 380.

47 Vgl. Schumann (wie Anm. 9), S. 65.

48 Vgl. Borghardt (wie Anm. 7), S. 12.

49 Vgl. Karl Max Haedicke: Die Homöopathie in Indien. In: Allgemeine Homöopathische Zeitung 123 (1891), S. 93–96, bes. S. 95.

50 Vgl. Banerjee (wie Anm. 18), S. 957; Ghose (wie Anm. 11), S. 150; Majumdar (wie Anm. 43), S. 44.
51 Vgl. International Homoeopathic Medical Directory 1901. London 1901, S. 97.
52 Vgl. International Homoeopathic Medical Directory 1907. London o. J., S. 107 ff.
53 Zahlen nach Schumann (wie Anm. 9), S. 57. Vgl. auch S. M. Bhardwaj: Medical Pluralism and Homoeopathy. A Geographic Perspective. In: Social Science & Medicine 14 (1980), S. 209–216, bes. Abbildung S. 212.
54 Vgl. Schumann (wie Anm. 9), S. 65.
55 Vgl. Borghardt (wie Anm. 7), S. 30.
56 Vgl. Majumdar (wie Anm. 25), Majumdar (wie Anm. 43), S. 46.
57 Vg. Sircar (wie Anm. 12), S. 84.
58 Vgl. Borghardt (wie Anm. 7), S. 12.
59 Vgl. Majumdar (wie Anm. 3), S. 155.
60 Vgl. Majumdar (wie Anm. 3), S. 155.
61 Directory (wie Anm. 51), S. 96 f. Vgl. auch Bhardwaj (wie Anm. 2), S. 289.
62 An Appeal from India. In: The Homoeopathic World 42 (1907), S. 149–150.
63 Vgl. Banerjee (wie Anm. 3), S. 955.
64 Vgl. Majumdar (wie Anm. 18), S. 955; Sircar (wie Anm. 12), S. 82.
65 Majumdar (wie Anm. 43), S. 47.
66 Majumdar (wie Anm. 2), S. 381 f.
67 Vgl. Höhn (wie Anm. 1), S. 55.
68 Vgl. Borghardt (wie Anm. 7), S. 12.
69 Vgl. Borghardt (wie Anm. 7), S. 7, Abb. 2.
70 Homoeopathy in India. In: The British Journal of Homoeopathy 26 (1868), S. 344–351, bes. S. 349.
71 Banerjee (wie Anm. 3), S. 957.
72 Sircar (wie Anm. 12), S. 82.
73 Majumdar (wie Anm. 3), S. 156.
74 The Third Annual Report of the Calcutta Homoeopathic Charitable Dispensary. In: The New England Medical Gazette 22 (1887), S. 503–504.
75 Vgl. Haedicke (wie Anm. 49), S. 95.
76 Sircar (wie Anm. 12), S. 88 (Zusatzinformation des Herausgebers in einer Anmerkung).
77 Vgl. Majumdar (wie Anm. 2), S. 372.
78 Zahlen nach Borghardt (wie Anm. 7), S. 23.
79 Vgl. Borghardt (wie Anm. 7), S. 27.
80 Vgl. Schumann (wie Anm. 9), S. 52.
81 Ghose (wie Anm. 11), S. 143.
82 Vgl. Amateur Homoeopathy in India. In: Monthly Homoeopathic Review 13 (1870), S. 323–324.
83 Sircar (wie Anm. 12), S. 82.
84 Majumdar (wie Anm. 2), S. 384.
85 Sircar (wie Anm. 12), S. 84.
86 Vgl. Directory (wie Anm. 51), S. 279 ff.
87 Good News from Calcutta and Australia. In: The New England Medical Gazette 26 (1891), S. 558–560, bes. S. 560.
88 Vgl. Diwan Harish Chand: Gegenwärtige Lage der Homöopathie in Indien. In: Allgemeine Homöopathische Zeitung 211 (1966), S. 116–126, bes. S. 124.
89 Vgl. Sircar (wie Anm. 12), S. 77.

90 Homoeopathy in India. In: The British Journal of Homoeopathy 26 (1868), S. 344–351.
91 Banerjee (wie Anm. 3), S. 956.
92 The Indian Homoeopathician. In: The Homoeopathic World 35 (1900), S. 438.
93 Vgl. Höhn (wie Anm. 1), S. 56.
94 Banerjee (wie Anm. 3), S. 955.
95 Sircar (wie Anm. 12), S. 84.
96 Homoeopathy in India. In: Homoeopathic League Tracts. London 1895, Bd. 3, S. 213–214.
97 Majumdar (wie Anm. 43), S. 958.
98 J. N. Hazra: Homoeopathy in India. In: The Homoeopathic Recorder 45 (1930), S. 750–753, bes. S. 753.
99 Vgl. Chand (wie Anm. 88), S. 116 f.
100 Christiane König: Liga-Kongreß in Delhi, Indien. In: Homöopathie in Österreich 6 (1995), S. 16–17.

V. Die Internationalität der Homöopathie: Von den persönlichen Netzwerken der Gründergeneration zum weltweiten Boom einer Therapie in der Postmoderne

Von Martin Dinges

Zum Abschluß dieses Bandes, der eine Fülle interessanter Einblicke in die Homöopathiegeschichte einzelner Länder sowie in einige ihrer Beziehungen untereinander geboten hat, sollen die derzeit erkennbaren wichtigen Aspekte der Weltgeschichte der Homöopathie noch einmal zusammenfassend herausgearbeitet werden. Man könnte dabei auf das Leben des «Gründervaters» Samuel Hahnemann zurückgehen, das neben der in der Einleitung beschriebenen Episode viele Anhaltspunkte bietet, um die Internationalität dieser Therapie von ihrem Beginn an zu illustrieren.[1] So hat Samuel Hahnemann schon als Student fremdsprachige Fachliteratur aus dem Englischen und Französischen übersetzt und gründlich kommentiert. Er hat sich dann auch mit den Inhalten dieser Werke in Kommentaren und Artikeln auseinandergesetzt. Dabei entstanden sogar Vorüberlegungen zur Neuformulierung des «Ähnlichkeits-» bzw. «Simileprinzips», das für die Homöopathie grundlegende Bedeutung gewinnen sollte.[2] Als junger Mann wartete Hahnemann in seiner gerade begonnenen Arztpraxis wie viele seiner Kollegen auf Patienten und nutzte die Zeit zu weiteren Übersetzungen. Zeitweilig war er sogar mit seinen therapeutischen Möglichkeiten als Arzt so unzufrieden, daß er die medizinische Schriftstellerei der als frustrierend empfundenen ärztlichen Tätigkeit vorzog. Sicherlich stand Samuel Hahnemann also der Idee, von den Kollegen im Ausland zu lernen, durchaus positiv gegenüber, und er trug durch seine Übersetzungen dazu bei, daß auch andere in diesen länderübergreifenden Lernprozeß einbezogen wurden. Aber dieser Aspekt von Hahnemanns Leben unterscheidet sich nicht so grundlegend von einer normalen Arztkarriere in seiner Zeit, daß sich daraus auf eine besondere Internationalität der Homöopathiegeschichte seit den Zeiten ihres Gründers schließen ließe.

Ich will deshalb im folgenden einige Strukturen dieser Internationalität herausarbeiten. Definieren läßt sie sich als der Teil der Homöopathiegeschichte, der Ergebnis grenzüberschreitender Interaktionen und Prozesse ist. In erster Linie ist hier an die Patientennetzwerke, Ärztebeziehungen, Pharmaunternehmen etc. zu denken, die über Ländergrenzen hinweg wirkten. Daneben gehören aber auch die Phänomene zur Internationalität der Homöopathie, die erst durch eine vergleichende Geschichtsschreibung als Besonderheiten einzelner Länder erkennbar werden. In diesen Staaten selbst mag man es für gegeben gehalten haben, daß etwa eine starke Laienvereinsbewegung – wie in Deutschland – existierte oder daß man lange ohne eigene Ausbildungsinstitutionen auskam – wie in Kanada. Durch den Blick auf andere nationale Entwicklungen werden diese Besonderheiten aber erklärungsbedürftig, was nur durch den internationalen Vergleich geleistet werden kann. Die Internationalität der Homöopathie ist also einerseits historisch durch die Beziehung zwischen Menschen und Institutionen in verschiedenen Ländern gegeben und wird andererseits erst durch die historiographische Beschreibung des internationalen Vergleichs sichtbar. Dementsprechend werde ich im folgenden zunächst einige Hauptlinien dieser historisch gewachsenen Internationalität nachzeichnen, dann nationale Besonderheiten in ihrem internationalen Kontext herausarbeiten und dabei auf Forschungsperspektiven verweisen.

Internationalität durch grenzüberschreitende Beziehungen

Die in der Einleitung beschriebene Fahrt der Pariser Patientin Mélanie d'Hervilly zu Samuel Hahnemann nach Köthen ist sicher das beste Beispiel, um sich die erheblichen internationalen Wirkungen grenzüberschreitender Patientenreisen zu vergegenwärtigen. Dieser – allerdings sehr spezielle – Kontakt führte dazu, daß man mit Fug und Recht von zwei «Vaterländern der Homöopathie» sprechen kann. Daß die internationale Ausstrahlung von Hahnemanns Praxis in Paris schlagartig zunahm, wurde u. a. am Beispiel des englischen Patienten, der in London erfolgreich die Gründung eines homöopathischen Hospitals anregte, illustriert.[3]

Die persönliche Verbreitung homöopathischer Ideen dürfte neben der später darzustellenden schriftlichen Werbung durch die Massenmedien Buch oder Zeitschrift der wichtigste Weg zur entstehenden Internationalität der Homöopathie gewesen sein.[4]

Verbreitung der Homöopathie durch internationale Personennetzwerke im Patronagesystem

Erfolgreich geheilte Patienten oder Kollegen machten nicht nur Wissensbestände über Sprachgrenzen hinaus bekannt, sondern setzten sich oft persönlich intensiv für die Homöopathie ein. Solche einflußreichen Patienten kamen natürlich besonders aus dem Adel bzw. der auch im beginnenden 19. Jahrhundert weiterhin bedeutsamen Hofgesellschaft und dem eng damit verbundenen Militär. Diese Kreise hatten europaweite Verwandtschafts- und Bekanntschaftsnetze, die sie ggf. zugunsten der Homöopathie aktivieren konnten. Leider sind diese bisher zu wenig untersucht, aber an Einzelbeispielen kann man die weitgehenden Wirkungen solcher Patientennetzwerke wenigstens erahnen.

So wurde Hahnemanns Aufenthaltsrecht in Leipzig, wo man ihn schon hatte ausweisen wollen, nur verlängert, weil sich der spätestens seit seiner Rolle bei der Völkerschlacht in Leipzig (1813) sehr einflußreiche österreichische Feldmarschall Fürst Karl Philipp von Schwarzenberg (1771–1820) im Juli 1820 wegen einer seit über zwei Jahren nicht heilbaren halbseitigen Lähmung in seiner Behandlung in der sächsischen Stadt befand.[5] Wäre es nicht ein Affront gewesen, wenn die städtischen Behörden nun den Bedenken der Konkurrenten auf dem medizinischen Markt nachgegeben und gegen den Willen eines der angesehensten Militärs einer befreundeten Macht Hahnemann, für den sich auch der sächsische König einsetzte, ausgewiesen hätten? Die Behandlung scheiterte zwar – ebenso wie alle Therapien der anderen Ärzte –, aber im österreichischen Militär war nicht nur Schwarzenbergs Leibarzt Matthias Marenzeller (1765–1854), der die Behandlung durch Hahnemann empfohlen hatte, sondern es gab eine ganze Reihe von Offizieren und Militärärzten, die von der neuen Heillehre sehr angetan waren, weil sie Marenzeller seit 1816 in Prag erfolgreich behandelt hatte. Als österreichisches Militär 1821 in Neapel einen Aufstand niederschlagen sollte, kam mit Marenzeller als Leiter des Sanitätskorps der österreichischen Armee ein Anhänger Hahnemanns in die süditalienische Stadt.[6] Einer der österreichischen Generäle schenkte der dortigen Bourbonischen Akademie ein Werk Hahnemanns, das man übersetzte. Dies veranlaßte die Akademie, dem österreichischen Militärarzt Jörgen Jahn Albrecht von Schönberg (1782–1841) die Reise zu Hahnemann nach Köthen zu finanzieren, damit er dort die Grundlagen der Homöopathie erlerne. Ein weiterer österreichischer Militärarzt Georg Necher aus Melnik behandelte in Neapel so erfolgreich homöopathisch, daß dies zum Anlaß für eine klinische Überprüfung der neuen Heillehre wurde.

Das Beispiel zeigt, wie eng hier Verwandtschafts-, Standes- und Freundschaftsnetzwerke des Adels bzw. der adeligen Offiziere mit dem Netzwerk der Militärärzte für die internationale Verbreitung der Homöopathie von Leipzig über Prag und Wien nach Neapel zusammenwirken. Die Diffusion mit Hilfe des Militärs ist übrigens für die frühe Verbreitung der Homöopathie nicht untypisch, denn Militärlazarette waren auch sonst wichtig als Probierfeld für neue medizinische Verfahren: Durch den Aufenthalt in Lagern und durch die Seuchen hatten Armeen häufig große Verluste und waren besonders an erfolgreichen

Therapien interessiert. Gleichzeitig waren sie offen für Experimente und lieferten dafür mit den Soldaten leicht zugängliches «Patientengut».[7]

Wie starke internationale Wirkungen einzelne Heilungen im Hofmilieu haben konnten, zeigt auch das Beispiel des russisch besetzten Teils von Polen.[8] Wohl wegen eines gewissen Interesses für die Homöopathie am russischen Hof stellte der Großfürst Konstantin in Warschau den französischen homöopathischen Arzt Jean Bigel als Leibarzt ein. Dieser eröffnete dort eine Praxis. So hängt der Beginn der Homöopathie in Polen eng mit diesen Einflüssen vom russischen Hof zusammen, die sich mit einem französischen Arzt verbanden und sich selbst auf die Universität in Wilno auswirkten. Demgegenüber strahlte das nahe Zentrum der Homöopathie, Sachsen, auf den preußisch besetzten Landesteil Polens praktisch nicht aus.[9] Man kann hier – ähnlich wie beim italienischen Beispiel – nachvollziehen, wie wenig geographische Nähe, wie viel aber persönliche Bekanntschaftsnetze für die Frühgeschichte der Homöopathie – wie damals der Medizin insgesamt – bedeuteten.[10]

Internationale Wirkungen hatten neben den erfolgreich behandelten Patienten ebenso früh die Besuche ausländischer Ärzte in Hahnemanns Praxis. Das ist zumindest als Faktum etwas besser bekannt, wenn auch die Ergebnisse dieser Besuche, die aus einem Besucher nicht immer einen überzeugten Homöopathen machten, im einzelnen genauer zu erforschen wären.[11]

Eine wichtige Gruppe für die internationale Verbreitung der Homöopathie waren auch die Personen, die von geheilten Patienten zu ausübenden Homöopathen wurden, sei es durch ein späteres medizinisches Studium oder einfach durch eine Tätigkeit als Heilkundiger. Ein gutes Beispiel für diesen Weg ist der vormalige Reiteroffizier Graf Henri de Bonneval, der sich seit seiner Absetzung wegen Eidverweigerung auf den französischen König im Jahre 1830 mit philosophischen und medizinischen Studien befaßte. Nach monatelangem Leiden an einer «fièvre cérébrale», die keiner der behandelnden Ärzte heilen konnte, wandte er sich an Hahnemann. Bei seinem Buchhändler ließ er sich die gerade erschienene französische Übersetzung des Organon noch in die bereitstehende Kutsche bringen. Er betrachtete sie zunächst mit der mittlerweile durch leidvolle Krankheitserfahrung verstärkten Skepsis und Befürchtung, lediglich ein weiteres, unbrauchbares medizinisches System kennenzulernen. Einmal mit der Lektüre begonnen, wollte er dann das Buch aber nicht mehr aus der Hand legen, bevor er es ganz ausgelesen hatte. Nach Monaten kam er schließlich Ende 1831 erschöpft in «Coeüthen» (Köthen in Sachsen-Anhalt) an, wo Hahnemann ihn nach gründlicher, durch den Briefwechsel vorbereiteter Anamnese zu behandeln begann. Zu seiner großen Überraschung hielt er ihm lediglich zwischen Daumen und Zeigefinger ein Röhrchen aus einem Federschaft hin, an dem der

Graf riechen sollte. De Bonneval fühlte sich zunächst betrogen und protestierte. Schließlich sei er nicht 500 Meilen (lieues) bis an den Rand der Erschöpfung gereist, um an seinem eigenen Daumen zu riechen. Hahnemann bat um etwas Geduld. Der angereiste Patient bekam bald erhebliche Magenkrämpfe, die nach Wiederholung der Riechtherapie dann ebenso definitiv verschwanden wie das Ausgangsleiden.

Dieser Bericht ist ganz typisch für das Erzählmuster solcher Heilungserfahrungen, die fast immer nach dem Modell der plötzlichen «Erlösung» aus einem längeren «Jammertal» der Schmerzen und erfolglosen Behandlungen in das Licht der Homöopathie führen. Der Topos um so wirkungsvoller, wenn die Reise lang war – und sogar über eine Sprach- und viele Landesgrenzen führte, so daß eben auch die besonderen Erschwernisse kultureller Differenz überwunden werden mußten.[12] Der geheilte Patient entwickelte wie de Bonneval Sympathien mit dem erfolgreichen Arzt und seiner Lehre, die er daraufhin noch gründlicher studierte.

Bonneval hinterließ uns über seine weiteren sechs bis acht Monate in Köthen einen Bericht, der die internationale Ausstrahlung der Hahnemannschen Praxis gut zeigt: «Ich sah dort viele Leute, besonders viele Ausländer, die, wenn sie Ärzte waren, dem modernen Hippokrates ihre Bewunderung ausdrückten oder mit ihm ihre Zweifel besprachen, wenn sie Kranke waren, die meist bereits von der sonstigen Medizin aufgegeben und für unheilbar erklärt worden waren, dort ihre Gesundung versuchten.»[13] De Bonneval berichtet dann von nachgerade wundersamen Heilungen und anschließenden Freudenbanketten, z. B. bei einem genesenen Epileptiker. Bonneval selbst durfte während Hahnemanns Konsultationen anwesend sein, bei denen er «in wenigen Momenten mehr lernte als bei sich zu Hause mit seinen Büchern in langen Stunden». Hier hatte also jemand Hahnemann in Übersetzung gelesen. Er war von dem Buch schon so beeindruckt, daß er es vor Beendigung der Lektüre nicht mehr weglegen konnte. Aber erst durch den direkten Kontakt mit Hahnemann und die eigene sowie die Beobachtung der Heilung anderer wurde er zu einem Anhänger und Verbreiter der Homöopathie. De Bonneval hat dann ein Medizinstudium in Montpellier mit dem Doktortitel abgeschlossen. Er wirkte später als Übersetzer homöopathischer Texte weiter und hat für die Homöopathie im französischen Südwesten eine große Rolle gespielt.

Ein vergleichbares Beispiel wäre etwa G. H. G. Jahr (1800–1875), der auch in den 1830er Jahren acht Monate bei Hahnemann hospitierte und es dann zu einer Leibarztstelle bei der preußischen Prinzessin Friedrich in Düsseldorf brachte. Um sich anschließend ein Studium zu finanzieren, brachte er eine sehr nützliche, wenn auch etwas oberflächliche Zusammenstellung der 143 geprüften Arzneien heraus, die schnell ins

Französische und Englische übersetzt wurde.[14] Ohne Abschluß verließ er die Universität Bonn und praktizierte später wie Hahnemann lediglich aufgrund der Sondergenehmigung des Ministers Guizot in Paris. Dort publizierte er französischsprachige Zeitschriften. Er starb nach der Ausweisung während des deutsch-französischen Krieges und nach vergeblichen Versuchen, sich in Deutschland oder Belgien als Arzt ohne Approbation niederzulassen, mittellos in Belgien. Sein Beispiel ist wichtig, weil es zeigt, wie auch nichtapprobierte Mediziner von Hahnemann ausgebildet und protegiert wurden, die dann – sogar international – ganz erheblich zur Verbreitung der homöopathischen Ideen beitragen konnten.

Es soll hier nicht entschieden werden, welche Personengruppe nun für die internationale Verbreitung der Homöopathie in dieser ersten Phase der «homöopathischen Initialzündungen» in den einzelnen Ländern am wichtigsten war.[15] Patienten, Heilpraktiker und Ärzte trugen je das Ihre dazu bei, erste Anstöße zu geben, die dann in den nächsten Jahrzehnten in den einzelnen nationalen Kontexten ganz unterschiedlich weiterwirken konnten. Für ein umfassenderes Verständnis der internationalen Rolle der Homöopathie ist es nur wichtig, den Blick nicht vorzeitig auf die sicher wichtigen und später dominanten Ärzte zu verengen.

Für die institutionelle Etablierung der neuen Therapie, die nicht mehr unmittelbar auf den Arzt Hahnemann und seine persönlichen Erfolge zurückgeht, wurden dann die einflußreichen Patienten mit politischem Gewicht, sei es als Prinzessinnen, Landesherren oder Staatsmänner, Juristen, Parlamentarier, sowie die Mäzene mit entsprechenden Finanzmitteln ganz entscheidend. Denn nun kam es auf politische Entscheidungen an: Sollte man den homöopathischen Neuerern eine Krankenhausabteilung für ihre Versuche überlassen? Sollte man ihnen die Ausübung des Berufes gesetzlich ermöglichen und damit ggf. den Zorn der anderen Ärzte heraufbeschwören? Sollte man gar das Recht, selbst hergestellte Arzneimittel abzugeben (Selbstdispensierrecht), zubilligen – und sich damit den Mißmut der Apotheker zuziehen?[16] Ob sich nun ein durch die eigene Genesung von der neuen Heillehre überzeugter Landesherr oder General entschied, praktische Erfahrungen in einem Militärhospital oder klinische Überprüfungen in einer Krankenhausabteilung zuzulassen, das waren die Fragen der Zukunft, die sich schon in der Frühzeit stellen konnten. Denn die Ergebnisse solcher praktischer Versuche würden in einem beginnenden Zeitalter der «naturwissenschaftlichen» Medizin über die Glaubwürdigkeit der neuen Lehre entscheiden. Von ihnen war mehr Überzeugungskraft als von persönlichen Heilungsgeschichten zu erwarten.

Die Voraussetzungen für die entsprechende Institutionalisierung bot das Patronagesystem, das auch wieder über Ländergrenzen hinweg funktionierte. Ein weit entferntes Beispiel wären die Chancen, die sich Johann Martin Honigberger (1794–1869) 1839 nach der Heilung des Maharaja von Lahore eröffneten.[17] In Indien entwickelte sich auch aus diesen Anfängen langfristig die Anerkennung der Homöopathie als gleichberechtigte Heilweise im Rahmen des staatlichen Gesundheitssystems, so daß dieses Land heute für sich reklamieren könnte, das größte Land der Erde mit einer homöopathischen Tradition zu sein, die gleichzeitig auch eine der ältesten ist.[18]

Des näheren illustriert Philipp W. L. Griesselich (1804–1848) diese Mechanismen in einem Bericht aus Wien. Dort habe er den «Herrn Dr. A. Schmit, Arzt I[hrer] K[öniglichen] Hoheit, der Herzogin von Lucca» kennengelernt. Weiter schreibt er: «Er [Dr. Schmit] ist als Vorstand des homöopathischen Hospitals in Lucca designiert. Es wäre schon eröffnet (die Einrichtung erlaubt die Eröffnung der Anstalt jeden Augenblick), wenn nicht die neueren politischen Ereignisse in Italien es hinderten. Der Assistent, Dr. Nuccarini, hat ebenfalls seinen Standpunkt schon inne und bezieht darauf hin einen [sic] Gehalt. Die Anstalt ist hinlänglich groß; wenn der Reisende nicht irrt, auf 40 Betten eingerichtet.»[19] Hier zeigt sich gut, daß die medizinische Überzeugung einer Landesherrin in der ersten Hälfte des 19. Jahrhunderts für die Gründung und entsprechende Ausstattung eines relativ großen Krankenhauses hinreichte. Auch sollte dort ein italienischer Arzt unter Leitung des deutschen Kollegen wirken. Der Wissenstransfer über ein institutionalisiertes Lehrer-Schüler-Verhältnis war also vorgesehen. Allerdings stand die Entscheidung der Klinikgründung unter dem Vorbehalt der örtlich recht labilen politischen Verhältnisse. Dessen war sich Griesselich durchaus bewußt. Die institutionelle Durchsetzung der Homöopathie war also ein gutes Stück weit Politik. Deshalb konnten sich ihre Verfechter einerseits die engen Beziehungen zu den einflußreichen Positionsinhabern zunutze machen, waren dann andererseits aber auch mit deren politischem Schicksal verbunden. Das wirkte sich beim Tode des Herrschers – wie etwa gegen Honigberger in Lahore oder hinsichtlich der Homöopathie im Königreich Württemberg nach dem Tod der Königin Olga (1822–1892) – sowie insbesondere in Ländern unter fremder Herrschaft mit starker Abneigung gegen die «Besatzer» – wie im Fall der Lombardei – oder nach politischen Umstürzen – wie im Königreich beider Sizilien – dann auch massiv gegen die Homöopathie aus. Eine Heillehre, die von den fremden Militärärzten oder den alten Herrschern eingeführt oder begünstigt worden war, galt nun als politisch belastet. Umgekehrt waren die Chancen der Homöopathie u. a. in Indien gerade deshalb langfristig besonders gut, weil sie hier als die andere moderne Medizin des Gegners (Deutschland) des eigenen Kolonialherrn bewertet wurde.[20]

Verbreitung der Homöopathie durch Übersetzungen ihrer Hauptwerke

Nun waren die einflußreichen Patienten und deren persönliche Beziehungen zu Ärzten für die internationale Verbreitung der Homöopathie sicher höchst wichtig. Diese wurde aber auf eine viel breitere Grundlage gestellt, wenn mit der Übersetzung der grundlegenden Texte der homöopathischen Heillehre das Verbreitungsmedium vorlag, das es jedem Käufer einer Zeitschrift oder eines Buches ermöglichte, sich selbständig mit den neuen Ideen auseinanderzusetzen. Auch ohne persönliche Kontakte zu einem homöopathischen Arzt oder zu Hahnemann sowie ohne persönliche Heilerfahrung konnte sich so die Homöopathie weltweit verbreiten. Anonymisierung und universelle Zugänglichkeit machen das gedruckte Buch zu einem entscheidenden Medium für die weitere Internationalisierung der Homöopathie. Und selbstverständlich konnte die Lektüre des übersetzten Buches auch wieder ein Anlaß sein, den persönlichen Kontakt zu suchen, wie in der Einleitung am Beispiel Mélanie Hahnemanns gezeigt wurde.

In Samuel Hahnemanns «Organon der Heilkunst» werden die Grundsätze der homöopathischen Krankheitslehre und Behandlungsmethode sowie auch etwa der Arzneimittelherstellung beschrieben. Erstmals 1810 erschienen, wird das Organon ab 1819 immer wieder überarbeitet. An ihm läßt sich die Weiterentwicklung von Hahnemanns Therapie und Gesundheitslehre gut nachvollziehen. Die jeweiligen Neuauflagen beruhen weitgehend auf den therapeutischen Erfahrungen in der Arztpraxis, die der Gründer der Homöopathie in fünfundfünfzig deutschen und französischen Krankenjournalen täglich sorgfältig notierte.[21] Detailliert schrieb er Beobachtungen der Symptome seiner Patienten sowie die jeweiligen Veränderungen nach Verabreichung kleiner Mengen genau ausgewählter, am Gesunden überprüfter Wirkstoffe auf.[22] So erschien das Organon 1824 in einer dritten und 1829 bereits in einer vierten Auflage sowie schließlich 1833 in einer fünften Auflage. Erst postum veröffentlichte Arthur Lutze 1865 eine lang erwartete sechste Auflage, der erst 1921 eine von Richard Haehl besorgte Ausgabe folgte, der das Original zugrunde lag.[23] Die sechste Auflage war so wichtig, weil sie die Begründung für die sogenannten Hochpotenzen – also die besonders starken Verdünnungen enthielt. Hahnemann gebrauchte den Begriff «Potenz», weil er den geringeren Dosen höhere Wirkung zusprach.[24] Darüber wurde von Anfang an zwischen den Homöopathen zunächst in Deutschland und dann in der ganzen Welt gestritten. Die in der Praxis gewonnene, solide empirische Basis der neuen Heillehre mag ihre Verbreitung gefördert haben, entscheidend für das Überschreiten von Ländergrenzen wurde ihre Wahrnehmung durch Autoren, die in ihren jeweiligen Landessprachen die neue Therapie bekanntmachten.

Zeitschriftenartikel, die z. B. 1824 in Belgien erschienen, oder auch medizinische Dissertationen wie z. B. die 1826 auf französisch durch Théodore Bockel in Straßburg vorgelegte Arbeit hatten sicher eine gewisse Bedeutung. Diese frühen Zeichen einer internationalen Wahrnehmung von Hahnemanns Idee sind aber bisher erst in Ansätzen erforscht.[25] Wichtiger für die Chancen einer neuen Therapie, umfassend verstanden und richtig angewandt zu werden, war aber die Übersetzung ihrer grundlegenden Darstellung in Hahnemanns Hauptwerk, dem Organon. Die Geschichte dieser Übersetzungen ist besser untersucht und sagt einiges über den Rhythmus der internationalen Verbreitung der Homöopathie aus.

Das Organon erschien bereits 1824 in einer in Leipzig gedruckten französischen Ausgabe, die auf der zweiten deutschen Auflage beruhte; dieser Erstausgabe folgten dann in immer schnellerem Rhythmus Neuübersetzungen der jeweils überarbeiteten weiteren Hahnemannschen Organon-Ausgaben.[26] Die Erstausgaben in anderen Sprachen ließen nicht lange auf sich warten: Eine italienische Übersetzung erschien im Jahre 1824, eine niederländische 1827, die sich nun schon auf die dritte deutsche Auflage stützte. Auf ungarisch lag das Organon 1830 vor, die Belgier nutzten für ihre Ausgabe im Jahre 1834 eine ältere französische Übersetzung, so daß ihnen Hahnemanns letzte Erkenntnisfortschritte entgingen, die er 1833 veröffentlicht hatte. Eine erste englische Ausgabe ist erst für das Jahr 1833 nachweisbar.[27] Mitte der 1830er Jahre häufen sich dann auch die Übersetzungen in weiter entfernten Ländern wie Schweden (1835), Rußland (1835) und den USA (1836), wo man ebenfalls von einer bereits existierenden älteren Ausgabe auf englisch profitierte. Interessant ist, daß in diesen Jahren nun gleichzeitig deutsche und französische Ausgaben zur Grundlage für die Übersetzungen werden, was die eindeutige Weitergabe der Hahnemannschen Lehre in andere Sprachen nicht vereinfacht haben dürfte. Die spanische Ausgabe von 1835 beruht gleichzeitig auf der fünften deutschen und der zweiten französischen Ausgabe, während die russische der zweiten französischen Ausgabe von 1832 folgt, die auf der vierten deutschen Auflage beruhte. Hier werden die entscheidenden Jahre für die Verbreitung der grundlegenden homöopathischen Ideen erkennbar: Es sind die mittleren 1820er Jahre für einige Deutschland näher gelegene Länder und die mittleren 1830er Jahre für etwas fernere Staaten, deren Reigen für das 19. Jahrhundert 1846 mit einer portugiesischen Übersetzung abgeschlossen wird, die in – Brasilien – erscheint. Erst im 20. Jahrhundert erscheinen dann auch Ausgaben in den Sprachen Indiens, wo man bis dahin mit der englischen Ausgabe auskam.

Man kann also bereits zu Lebzeiten Hahnemanns eine zunehmende internationale Verbreitung seiner Ideen beobachten, die ein guter Indikator für die Neuartigkeit und die Bedeutung ist, die man dieser Theorie zumaß. Wie anders wäre eine solch immense internationale Übersetzungstätigkeit zu verstehen? Gleichzeitig zeigt sich, wie die Übertragung in andere Sprachen gewisse Verzögerungen bei der Übernahme der jeweiligen neuesten Hahnemannschen Erkenntnisse mit sich brachte, denn die Übersetzer stützten sich nicht immer auf die letzte deutsche Ausgabe des Organon. So bekamen im gleichen Jahr 1835 die russischen Ärzte noch Hahnemanns Wissensstand aus der vierten Ausgabe des Organon «vorgesetzt», während ihre spanischen Kollegen gleich mit seinem letzten «Forschungsstand» von 1833 vertraut gemacht wurden. Was dies in der Praxis bedeutete, läßt sich schwer abschätzen, aber es verweist auf entstehende Ungleichzeitigkeiten zwischen den nationalen Entwicklungen, die von Anfang an in die internationale Dimension der Homöopathie eingeschrieben sind. Sie wurden vor allem dann bedeutsam, wenn diesen Erstausgaben lange Jahre keine weiteren Übersetzungen folgten. Die Ärzte mußten dann anhand der Fachjournale, über deren Verbreitung in den Praxen wenig bekannt ist, oder mit Hilfe der ärztlichen Vereine auf deren Tagungen, deren Teilnehmerzahlen ebenfalls nicht untersucht sind, die Weiterentwicklung der Theorie nachvollziehen.

Bei den Organon-Übersetzungen wird schließlich die Bedeutung der französischen Ausgabe als einer wichtigen Vermittlerin in andere Sprachräume hinein erkennbar: Das galt sowohl für Spanien als auch für Rußland und für die belgische Ausgabe. Auch hierin liegt natürlich eine Quelle für Ungenauigkeiten und Brüche innerhalb derselben fremdsprachigen Ausgabe, wenn gleichzeitig die zweite französische und eine aktuellere deutsche Ausgabe verwendet wurden. Übrigens hatte der Dresdener Freiherr Ernst Georg von Brunnow (1796–1845) die von Hahnemann autorisierte französische Ausgabe als Zeichen des Dankes für seine Heilung durch den «Meister» begonnen, was wieder die Bedeutung der Patienten in der Frühgeschichte der Homöopathie zeigt.

Diese und die weiteren überarbeiteten französischen Organon-Auflagen wurden denn auch Gegenstand stolzer Wahrnehmung der Anhänger der Homöopathie und Anlaß für Überlegungen zu den besonderen Bedingungen ihrer Verbreitung im Ausland. So berichtete der Arzt Philipp W. L. Griesselich von seiner Rundreise bei homöopathischen Ärzten: «Ein besonderes Verdienst des Herrn von Brunnow bei dieser Ausgabe ist es noch, daß er die jetzigen Ansichten Hahnemanns mit seinen früheren vergleicht. Es finden sich hie und da Abweichungen; sie beweisen aber, daß die [ärztliche] Kunst eine fortschreitende ist. Eine zweckmäßig angeordnete französische Übersetzung der reinen Arzneimittellehre wird von Herrn von Brunnow in Gemeinschaft mit Lyoner Aerzten herausgegeben. – Eine ganz besondere Erscheinung ist, daß in dem Lande, wo Schnepper (resp. die Lancette) [Aderlaß] und die Blutegel in so großem Ansehen stehen, die ‹Nullitätspraxis› irgendeinen Anklang fand. Ist doch jetzt das Organon auch von Dr. Jourdan übersetzt, und sind doch selbst die «chronischen Krankheiten» über den Rhein gewandert! In der That! Montesquieu hatte Recht: la révolution marche autour du monde.»[28]

Griesselich berichtet also mit dem Selbstbewußtsein, einer revolutionären medizinischen Richtung anzugehören, die selbst Teil des Fortschritts ist, weil sie sich ständig weiterentwickle und ihn sogar so sehr auf ihrer Seite habe, daß sie gegen besondere Tendenzen in nationalen medikalen Kulturen – wie in Frankreich François Broussais' (1772–1838) Befürwortung des häufigen Aderlasses – obsiege. Hier schimmert weniger deutscher Nationalstolz durch, als eine nachgerade internationalistische Denkweise, daß die neue, bessere Therapie über alle – akademischen und nationalen – Grenzen triumphieren wird. Dementsprechend ironisch sind denn auch Griesselichs Seitenhiebe gegen die Rückständigkeit der deutschen Territorien bei der Einrichtung homöopathischer Krankenhäuser. Die erfolgreiche Eröffnung einer solchen Institution in Lucca kommentiert er wie folgt: «Die Deutschen werden also das Vergnügen haben, erst eine Alpenreise zu machen, ehe sie eine homöopathische-klinische Anstalt zu sehen bekommen. Es zeigt einen unendlichen Grad von Cultur, daß eine italienische Regierung einer deutschen, reformatorischen Lehre schützende Pforten öffnet!»[29] Hier wird nicht zuletzt subtil mit dem Selbstverständnis der deutschen Nation als dem Mutterland der lutherischen Reformation gespielt, um mit dem Beispiel aus dem gegenreformatorisch geprägten Italien das unentschlossene Aufgreifen des von Griesselich für die Homöopathie behaupteten medizinischen Fortschritts zu rügen.

Griesselich weist dann aber gleich auf eine problematische Erbschaft der jüngeren italienischen Geschichte – die Buchzensur, vielleicht auch eine geringere Hochschätzung des Buches – als eines Hemmnisses für die Ausbreitung der Homöopathie hin. «Im Uebrigen findet die Homöopathie in Italien weniger Aufnahme, was jedoch von der Hemmung alles literarischen Verkehrs herrührt. Bücher sind dort Contrebande.»[30] Diese Einschätzungen eines Zeitzeugen weisen uns darauf hin, daß die Übersetzungen von Hauptwerken zwar eine wichtige Voraussetzung für die Verbreitung von Hahnemanns Heillehre waren, daß man aber sehr viel mehr über die Verbreitung dieser Bücher, ihre Aneignung und die lokalen kulturellen Kontexte wissen müßte. Auch wären weitere Untersuchungen zur Verbreitungs- und Rezeptionsgeschichte anderer «Leittexte» der Homöopathie wie etwa der Repertorien wichtig. Mißverständnisse und Ungleichzeitigkeiten, die sich aus problematischen Übersetzungen ergeben, spielen auch in der jüngeren Homöopathiegeschichte weiterhin eine Rolle. Das ließe sich etwa an den unterschiedlichen Übersetzungen der besonders wichtigen Repertorien von Kent und Boericke – mit Fehlern, die dann wieder in die Diskussion einwirkten – ebenso zeigen wie an den Übersetzungen und der Wirkungsgeschichte der englischen, deutschen, spanischen und französischen Ausgaben von Constantin Herings Buch «Homöopathischer Hausarzt».[31] Da heute praktisch jede Ausgabe jedes Textes überall auf dem Globus gelesen werden kann, wird die Verwirrung, die sich z. B. aus falsch abgeschriebenen Kürzeln für Arzneimittel – etwa bei der ärztlichen Arzneimittelwahl – ergeben kann, eher noch größer.[32] Die Erforschung der Übersetzungsgeschichte als Teil der Internationalität der Homöopathie kann also auch Relevanz für die ärztliche Praxis haben.

Internationalität in den Ärztezeitschriften

Nach der Übersetzung von Hahnemanns Hauptwerken war es für die neuen Anhänger der Homöopathie entscheidend, Medien zu entwikkeln, in denen sie die eigenen Erfahrungen mit der neuen Heillehre veröffentlichen, Forschungsergebnisse vorstellen, Hahnemanns theoretische Verfeinerung der Homöopathie nachvollziehen und die Diskussionen in anderen Ländern verfolgen konnten. So entstand bald eine Fülle von Zeitschriften, die die neuen Ideen unter die Leute brachten. Diese Zeitschriften sind einerseits Ausdruck bestehender Ärztegruppierungen, andererseits wirken sie auch als Kristallisationskerne für solche Vereine, wie sich etwa am Beispiel der Zeitschrift Hygea (seit 1835) zeigen läßt, die von Baden aus im südwestdeutschen Raum zum Kristallisationspunkt eines von Ärzten bestimmten homöopathischen Vereins wurde und dabei übrigens gleich eine Hahnemann gegenüber recht kritische Richtung der Homöopathie verbreiten half.[33] Hier sollen uns nicht inhaltlichen Differenzierungen beschäftigen, sondern die internationale Geschichte des homöopathischen Zeitschriftenwesens. Die Zeitpunkte der Gründungen der Zeitschriften in den verschiedenen Ländern geben Aufschluß über die Verfestigung der Homöopathie im Weltmaßstab. Die dabei sichtbar werdenden «Gründungswellen» lassen sich anhand der Bibliographie der homöopathischen Zeitschriften rekonstruieren, die weltweit diese Periodica bis 1983 erfaßt hat.[34]

Die Graphik zeigt, daß bereits im ersten Jahrzehnt nach der Veröffentlichung des Organon in Europa vier homöopathische Zeitschriften veröffentlicht wurden, bevor dann in den 1830er und 1840er Jahren weltweit je über 30 neue Titel erschienen. Die 1850er Jahre führen zu einer Verdoppelung auf 60 Titel. Dieses Niveau wird in den beiden folgenden Jahrzehnten leicht unterschritten und nach einem Höhepunkt in den 1880er Jahren gegen Ende des Jahrhunderts wieder erreicht. Praktisch

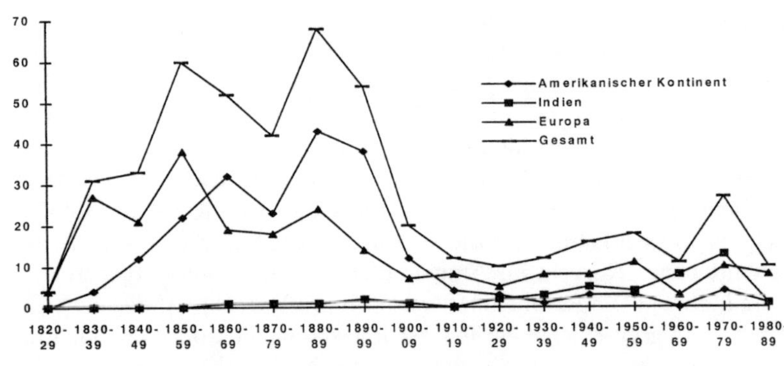

39 Neuerscheinungen homöopathischer Zeitschriften.

erscheinen in der zweiten Jahrhunderthälfte in jedem Jahrzehnt etwa 50 neue Titel. Ein regelrechter Bruch in dieser Entwicklung des Publikationswesens zeigt sich mit dem Beginn des 20. Jahrhunderts, in dem nur jeweils etwas über zehn neue Zeitschriften herausgegeben werden. Erstmals in den 1970er Jahren wird mit 27 Titeln wieder ein Aufwärtstrend erkennbar.

Global betrachtet ist insbesondere die Verschiebung zwischen dem amerikanischen Kontinent, für den die Zeitschriften der in diesem Band behandelten Länder USA, Kanada und Brasilien ausgewertet wurden, und Europa (Belgien, Dänemark, Deutschland, Frankreich, Großbritannien, Italien, Niederlande, Österreich, Schweiz, Spanien, Polen) auffallend. Nur bis zum Ende der 1850er Jahre erschienen mehr neue homöopathische Zeitschriften in Europa, dann wächst der amerikanische Anteil im Laufe des Jahrhunderts immer schneller, so daß er im letzten Jahrzehnt fast dreimal so groß wie der europäische ist. Das Verhältnis kehrt sich im zweiten Jahrzehnt des 20. Jahrhunderts wieder um. Der Schub der 1970er Jahre wird wesentlich von den indischen Titeln getragen.

Nun gehen in solche Entwicklungen viele Faktoren ein, die die Interpretation nicht ganz einfach machen. So hinkte z. B. die Entwicklung des medizinischen Zeitschriftenwesens in den USA aufgrund der Besiedlungsgeschichte vermutlich der europäischen in der ersten Hälfte des 19. Jahrhunderts hinterher, so daß die erfolgreiche «Aufholjagd» der amerikanischen Homöopathen vielleicht ebenso der allgemeinen Entwicklung in ihren Ländern geschuldet ist wie dem einzigartigen Erfolg der Homöopathie insbesondere in den USA. Auch wird man natürlich die späte «Explosion» auf dem indischen Markt mit der politischen Unabhängigkeit und der Wohlstandsentwicklung in diesem Land in Zusammenhang bringen müssen. Insgesamt wird jedenfalls erkennbar, daß das homöopathische Zeitschriftenwesen schon seit den ersten Jahrzehnten des 19. Jahrhunderts eine Geschichte hat, die bereits früh den Rahmen des europäischen Kontinents sprengt.

Im einzelnen waren die Jahrzehnte mit den meisten Zeitschriftengründungen in Deutschland die 1830er Jahre (mit 16 Publikationen), in Frankreich die 1840er Jahre (zehn), in Großbritannien (zehn), Italien (fünf), Österreich (drei) und Brasilien (drei) die 1850er Jahre, die deshalb in diesen Ländern als Jahrzehnte besonders intensiver homöopathischer Gründeraktivität gelten dürfen. In Belgien waren die Homöopathen in den 1870er Jahren besonders produktiv (drei Neuerscheinungen), in den USA (42) und Spanien waren sie es in den 1880er Jahren (vier), und Kanada folgte erst in den 1890er Jahren (drei). Sowohl Belgien als auch Kanada sind hier Beispiele für Länder, die in einer ersten Phase gut mit den ausländischen Zeitschriften ihres Sprachraums leben konnten, bevor sie eigene Publikationsorgane gründeten. Diese Gründungswellen sind hier also nicht Ausdruck einer späteren Verfestigung der Homöopathie in diesen Ländern, sondern der Herausbildung einer auch nationalen Eigenständigkeit der Homöopathie, die vorher in gewissem Sinn offener und internationaler war. In allen anderen untersuchten Ländern lassen sich neben einer steten kleinen Zahl von Neuerscheinungen keine Jahrzehnte mit besonderen Entwicklungen feststellen. Die Bedeutung von Gründungswellen ist allerdings etwas zwiespältig: Erfolgreiche Zeitschriften hätten ja weiterexistieren und deshalb Neugründungen überflüssig machen können. Was war also die Lebensdauer der homöopathischen Zeitschriften?

Auf den ganzen Zeitraum gerechnet, wurden in Frankreich 68, in Deutschland 55 und in Großbritannien 30 Zeitschriften veröffentlicht.[35] Das zeigt auch, wie unterschiedlich diese drei großen europäischen Märkte waren. Die Lebensdauer der meisten homöopathischen Zeitschriften in all diesen Ländern war – ebenso wie die anderer medizinischer Zeitschriften – relativ kurz. Etwa ein Drittel, in Frankreich sogar fast die Hälfte der Titel überlebte keine drei Jahre. Etwa ein Viertel existierte in allen Ländern vier bis zehn Jahre, elf bis 25 Jahre überlebte in Deutschland jede sechste, in Großbritannien jede achte und in Frankreich nur jede elfte Zeitschrift. Über ein Vierteljahrhundert existierte immerhin jede fünfte Zeitschrift in Großbritannien, jede sechste in Deutschland und fast jede vierte in Frankreich.

Frankreich zeichnet sich also gleichzeitig durch eine besondere Fülle und Kurzlebigkeit wie durch eine besondere Langlebigkeit der Titel aus. Es könnte also besonders starke integrative wie besonders starke Spaltungstendenzen in der französischen Homöopathie gegeben haben, während sich in Großbritannien und Deutschland keine so starke Polarisierung des Marktes feststellen läßt. Denn die Existenz einer Zeitschrift zeigt einerseits den Willen einer Einzelperson oder Gruppe an, lokal, regional oder für eine ganzes Land bzw. einen Sprachraum bestimmte Positionen bekanntzumachen. Andererseits drückt sie den Erfolg aus, dafür genügend Abonnenten zu werben, die das ökonomische Überleben der Veröffentlichung sichern. Das Bedürfnis nach neuen Blättern war im ganzen 19. Jahrhundert immer stark, besonders in seiner zweiten Hälfte. Wie schwierig es aber war, dauerhafte Publikationsorgane zu schaffen, zeigt die Vielzahl kurzlebiger Titel. Wenn nun ständig neue Zeitschriften entstehen und wieder eingestellt werden, dann ist das auch ein wichtiger Hinweis auf Spaltungstendenzen in dem jeweiligen nationalen homöopathischen Milieu, den die Forschung weiter verfolgen müßte. Leider gibt es noch keine Untersuchung, die einen Vergleich der hier herausgearbeiteten Strukturmerkmale des homöopathischen Zeitschriftenmarktes mit dem entsprechenden allgemeinen medizinischen Publikationswesen zulassen würde.

Um in dieser Analyse des homöopathischen Zeitschriftenwesens über den Vergleich relativer kontinentaler Gewichte und der Struktur nationaler Märkte hinauszukommen, ist ein Blick in die Publikationen hilfreich, wobei uns im folgenden wieder ausschließlich der Aspekt des internationalen Austausches interessieren soll. Dazu bietet sich eine genauere Analyse der Allgemeinen Homöopathischen Zeitung (= AHZ) als des repräsentativen Organs eines großen europäischen Ärztevereins an. Sie enthält von ihrer Gründung an Berichte über fremdsprachige Literatur: So werden im ersten Jahrgang 1833 relativ ausführlich die französische Ausgabe der Choleraschrift von Frederick F. H. Quin (1799–1878) (S. 4 ff., 13 ff.), außerdem zwei Bände der Genfer Zeitschrift Bibliothèque homoeopathique (85 f., 166) besprochen.[36] Auch werden das Urteil des Bulletin des Sciences medicales über die Homöopathie wiedergegeben (95) und die französische Übersetzung des Organon durch von Brunnow der Kritik unterzogen (102). Die nächsten Bände zeigen, daß dieses Interesse am Ausland nicht einzelnen glücklichen Einfällen der Herausgeber einer neuen Zeitschrift geschuldet war, sondern nunmehr regelmäßig in den Spalten des Blattes seinen Ausdruck fand. Es folgen z. B. im zweiten Band der Abdruck von Griesselichs auch hier genutztem Reisebericht und weitere Zeitschriftenreferate. In der von Griesselich herausgegebenen Zeitschrift Hygea hatten ebenfalls internationale Zeitschriftenreferate – selbst schwedischer Publikationen – regelmäßig einen Platz. Im vierten Band übernimmt man Auszüge aus einem soeben erschienenen französischen Buch und «Correspondenznachrichten aus einer pariser [sic] Zeitschrift». Es fällt also bereits vor Hahnemanns Umzug nach Paris die große Bedeutung Frankreichs (und des französischen Sprachraumes) auf, in dem sich die Homöopathie früh verbreitete. So wurden die dortigen Wegbereiter zu einem wichtigen Dialogpartner für die deutschen Ärzte. Das Bewußtsein für die Internationalität der Homöopathie wuchs, nach dieser ersten homöopathischen Ärztezeitschrift zu urteilen, also zunächst vorwiegend in der produktiven Auseinandersetzung mit dem französischsprachigen Kulturraum.[37]

Das Interesse weitete sich aber inhaltlich und geographisch bald aus, wie sich an den in der AHZ veröffentlichten Länderberichten ablesen läßt. Diese kamen fraglos aufgrund unterschiedlicher Faktoren zustande. Das Land mußte von der Redaktion für wichtig gehalten werden, persönliche Kontakte dorthin waren notwendig. So ergab sich die Verfügbarkeit von Länderberichten auch aus den Sprachkenntnissen, Reisen und Korrespondenten etc. der Mitarbeiter einer Zeitschrift. Die Gewichtung dieser Faktoren könnte nur durch weitere Forschung festgestellt werden. Unter diesem Vorbehalt informieren Erscheinungsweise und Themen dieser Artikel aber über die Entwicklung des Kenntnisstandes, den ein durchschnittlicher deutscher homöopathischer Arzt über das Ausland hatte. Interessant sind insofern die Länder, die überhaupt behandelt wurden, und die Zeitpunkte, zu denen sie erstmals mit einem eigenen Artikel in Erscheinung treten. Deshalb sei der Leser hier um etwas Geduld für einige Zahlen gebeten. Die Homöopathie in Belgien wurde 1836 von G. H. G. Jahr vorgestellt, dann erst wieder 1892; als nächstes Land folgte das zersplitterte Italien 1840 mit einem Bericht zu «Sicilien», 1847 zu Neapel. Erst 1895 wurde zum ersten Mal über ganz Italien informiert. England taucht zunächst mit einem Bericht über «The British Journal of Homoeopathy 1846» auf, bevor dann «Die Homöopathie in England» 1870, 1872, 1873 Gegenstand längerer Betrachtungen wird. Ob hier der deutsch-französische Krieg notwendig war, um die insulare Homöopathie gründlicher zu entdecken?[38] Oder war es das Gefälle zwischen dem Deutschen Reich, das gleichzeitig Herkunftsland der Homöopathie und – im Unterschied zu Großbritannien – eines der beiden wichtigsten Zentren medizinischer Forschung auf dem Kontinent war, weshalb deutsche Mediziner sich weniger für England interessierten als umgekehrt?[39] Ob und inwieweit dieses Gefälle auch von den britischen Homöopathen als solches wahrgenommen wurde, wäre genauer zu erforschen. Jedenfalls fällt in «The British Journal of Homoeopathy» auf, daß das anfängliche überragende Interesse an den Vorgängen in Deutschland sich in den 1850er und 1860er Jahren deutlich abschwächt, während man weiter über die homöopathischen österreichischen Krankenhäuser berichtet.

Über Spanien wurde in der AHZ schon 1848, dann wieder 1877 und 1882 berichtet. 1888 gab sich die Redaktion ganz international und veröffentlichte in einem Artikel «Auszüge aus spanischen und französischen Journalen». Auch in den 1840er Jahren interessierte man sich schon für die USA mit einem Text zum «Stand der Homöopathie von 1848»; 1859 schrieb der Deutschamerikaner Constantin Hering (1800–1880) über Arzneiprüfungen, die besonders entwickelte Spezialität der amerikanischen Homöopathie, die dann wieder 1871 und 1928 durch längere Artikel gewürdigt wurden. Das nach den Rezensionen in den ersten Jahrgängen der AHZ so nah scheinende Frankreich erhielt erst 1855, dann wieder 1927 die Ehre eines Länderberichts, während Mähren der AHZ bereits 1856 einen solchen wert war.

In den Ausgaben von 1861 und 1862 folgen dann Berichte über die Homöopathie im Jahre 1860 und 1861, die man heute als internationale Forschungsüberblicke bezeichnen würde: Es wurden Arzneimittelprüfungen und «Fortschritte» der Theorie nach Autoren aus allen möglichen Ländern des Globus jeweils knapp aufgezählt. Damit setzt sich kurzfristig eine Art wissenschaftlicher Überblicksbericht durch, der dann aber nicht weitergeführt wird und 1867 vom traditionellen Länderbericht über Kanada, 1888 von einem über die Schweiz und 1891 über Indien abgelöst wird.

Die Amerikaner begnügten sich ebenfalls seit den 1860er Jahren nicht mehr mit Berichten über einzelne Länder, sondern machten ihrem globalen Blick alle Ehre, in dem sie einen Kontinentalbericht unter dem Titel «The condition of homeopathy in Europe» beisteuerten, der 1863 in den Transactions of the Homoeopathic Medical Society of the State of New York erschien.[40] Insofern kann man vielleicht die Hypothese wagen, daß die beginnenden 1860er Jahre auf beiden Seiten des Atlantiks der Moment waren, von dem ab die steigende Internationalität der Homöopathie von den handelnden Ärzten nun schlagartig stärker wahrgenommen wurde.[41]

Dafür sprechen möglicherweise auch verschiedene Versuche, Referateorgane, die über wissenschaftliche Ergebnisse in anderen Ländern berichteten, zu etablieren. So entstand 1856 in Italien die «Biblioteca omeopatica» für Übersetzungen aus dem Deutschen. Die «Internationale homöopathische Presse» wurde seit 1872 von Clotar Müller in Leipzig mit «Fachredacteuren» aus dem ganzen Deutschen Reich, der Schweiz und Österreich für eine ganze Reihe damaliger medizinischer Fachdisziplinen sowie mit «correspondierenden Redacteuren» in Pest (dem späteren Budapest), Moskau, Basel, Rom, Lemberg, Stockholm, London, Kopenhagen, Philadelphia und in Den Haag herausgegeben.[42] Der Ansatz, ein solch internationales Korrespondentennetz zu organisieren, zeigt ebenfalls ein gestiegenes Bewußtsein für die Internationalität der medizinischen Wissenschaft, die nunmehr auch in der Homöopathie stärkere Geltung bekommen sollte. Neben Forschungsberichten aus der Klinik und Arzneimittelprüfungen brachte diese Zeitschrift auch Berichte über die Entwicklung der Homöopathie in einzelnen Ländern. Allerdings blieb es für die italienischen Zeitschrift bei einer einzigen Ausgabe, die deutsche Zeitschrift brachte es fünfzehn Jahre später auf zehn Nummern in fünf Jahren. Insofern zeigt das Schicksal dieser beiden Publikationen auch die Grenzen eines ökonomisch tragfähigen Interesses an international ausgerichteter Information.

Kehren wir aber zu dem New Yorker Artikel von 1863 über Europa zurück. Gestaltet als Erfolgsbericht, listet er zunächst die Länder mit gesetzlicher Anerkennung der Homöopathie auf, bringt dann Institutionalisierungserfolge im Militärwesen, mit Lehrstühlen für Homöopathie an Universitäten, mit Positionen als Hof- und Fürstenärzte. Bruchlos geht es mit einer Aufzählung der Fürsten weiter, die homöopathisch behandelt wurden und werden. Sie umfaßt viele europäische Häuser von England über Spanien und Italien, preußische Prinzen und deutsche regierende Fürsten kleinerer Territorien sowie selbst den Papst. Es folgt eine Liste der homöopathischen Krankenhäuser von Wien über Brieg, Linz, Köthen, vier ungarische Städte, bis nach Nowgorod und Moskau, ohne Beispiele aus skandinavischen Ländern, Belgien, England und Irland zu übergehen. Natürlich fehlen auch nicht die errungenen Ehrentitel und Auszeichnungen homöopathischer Ärzte wie z. B. der Orden der Legion d'honneur, den Dr. Mabit als Leiter des Hospitals in Bordeaux vom Kaiser Napoleon III. erhielt. Auch wird für jedes Land eine Anzahl bestehender Zeitschriften genannt.

Die Liste zeigt also eine gewisse Unentschiedenheit der amerikanischen Autoren über das, was wichtig für die Homöopathie war. Einerseits stehen bestimmte Funktionsbereiche wie das Militär oder einflußreiche Positionen als behandelnde Ärzte regierender Fürsten im Vordergrund, andererseits folgt dann länderweise das entstehende Institutionengefüge mit einer gewissen Vorrangstellung der Institutionalisierung in Krankenhäusern, was deren strategischer Rolle bei der Medizinerausbildung und der Gewinnung öffentlicher Zuschüsse durchaus entsprach. Die Autoren dieses Berichts beachteten Anfang der 1860er Jahre durchaus parallel die weiterhin bedeutende Rolle der alten politischen Kräfte, auf die ein Leibarzt gut einwirken konnte, und die steigende Bedeutung jüngerer Institutionen und Medien wie der Krankenhäuser und der Zeitschriften für die Entwicklung der Homöopathie. Sie drückten damit bereits aus, daß auch in ihren Augen die Frühphase der Homöopathie mit hauptsächlich persönlichen Netzwerken noch nicht abgeschlossen war, aber durchaus von steigender Institutionalisierung ergänzt wurde.

Sie versuchten sogar, diese Erfolgsgeschichte – entsprechend der pragmatisch-empiristischen Tendenz der damaligen amerikanischen Gesellschaft – auch in Prozentzahlen auszudrücken, und kamen unter dem Titel «Increase of Homoeopathy in Europe» 1866 zu der knappen

Erfolgsmeldung: «In England, von 1853 bis 1863, Steigerung um 40%. In Frankreich, von 1853 bis 1863, von 71 auf 426 Ärzte (practitioners), 600 Prozent. In Deutschland, von 1853 bis 1863, von 450 auf 544 Ärzte, 120 Prozent. In Italien, von 1853 bis 1863, von 30 auf 193 Ärzte, 640 Prozent.»[43] Zunahme der Homöopathie wird also ausschließlich aus der steigenden Ärztezahl geschlossen. Der rhetorische Charakter solcher Erfolgsmeldungen wird hier doppelt deutlich: Weder wird die Gesamtzahl aller Ärzte in den jeweiligen Ländern zum Vergleich angeboten, noch macht man sich die Mühe, die Rolle der Nichtärzte überhaupt zu erwähnen.[44] Jedenfalls wird hier deutlich, wie in der zeitgenössischen Wahrnehmung von Wachstum und Internationalität der Homöopathie die Rolle der Ärzte immer zentraler wird.[45]

Schließlich verwendete auch die AHZ die gleichen Indikatoren, wenn sie erst eine Generation nach ihrem ersten Ansatz zu Beginn der 1860er Jahre wieder 1897 zu internationaler Überblicksberichterstattung zurückkehrte. Auf der Basis der «Berichte, welche die für die einzelnen Länder aufgestellten Berichterstatter dem internationalen homöopathischen Congress in London vorgetragen» haben, veröffentlichte sie die «Kurze Übersicht über den Zustand der Homöopathie während der Zeit von 1891–1896 in verschiedenen Ländern», nämlich Frankreich, Großbritannien, Italien, Portugal, Belgien, Holland, Österreich-Ungarn, Rußland, die Schweiz und Indien.[46] Die Auswahl zeigt, daß die zeitgenössischen Vorstellungen von der «homöopathischen Welt» wechselnde Grenzen hatten. In der Einwandererhochburg New York mit Menschen aus aller Herren Länder wußte man 1863 durchaus etwas über Skandinavien, in Deutschland war das 1897 kein Thema.[47] Homöopathische Welten waren je nach geographischem Standpunkt recht unterschiedlich, was mit dem Selbstverständnis als Zentrum oder als Immigrationsland zusammenhängen könnte. Wenn ein Berichterstatter nicht informiert hatte, dann fiel in der AHZ ein Staat wie Spanien vorübergehend heraus. Noch auffallender für ein Land in der Mitte Europas ist das völlige Fehlen von Artikeln über Nordeuropa und den äußersten Westen des Kontinents, nämlich von Irland. Das mag etwas über die tatsächliche Schwäche der Homöopathen in diesen Ländern aussagen, kann aber auch irreführend sein, wie das Beispiel Schwedens zeigt, über dessen Geschichte die AHZ 1926 einen Artikel zu «100 Jahren Homöopathie in Schweden» veröffentlichte.

In dem Fünfjahresbericht von 1897 geht es nun ausschließlich um Krankenhäuser, Nachwuchsförderung, Ärztezahlen und wissenschaftliche Streitfragen, während die Rolle homöopathischer Ärzte als Ratgeber und Lobbyisten bei Potentaten und einflußreichen Mäzenen nicht mehr erwähnt wird. Das ist ein deutliches Zeichen dafür, daß sich die Hahnemannsche Therapie institutionell gefestigt hatte und aus der Anfangsphase der Etablierung über Personennetzwerke, die sich besonders auf die Herrscher stützten, herausgetreten war. Die Berichte zeigen insofern auch eine Professionalisierung des ärztlichen Standes, der zur Selbstdarstellung auf fachliches Können, Forschung und, mit den Krankenhäusern, gleichermaßen auf Ausbildungsinstitutionen wie auf die Dienstleistungen für die Allgemeinheit hinwies, statt die persönliche Nähe zur Macht zu betonen.[48] Mußte man sich noch 1863 als Minderheitentherapie offenbar selbst in den USA mit den Adelstiteln der durch Behandlung gewonnenen einflußreichen Patienten schmücken, so waren sich die homöopathischen Ärzte ihrer fachlichen Rolle nun offenbar so sicher, daß sie nur noch kühl die Zeichen der eigenen Professionalität und ihrer Weitergabe an Jüngere in den Vordergrund stellten. Entsprechend sind dann auch die AHZ-Berichte über das weit entfernte Brasilien von 1905 und das ganz nahe Österreich. Vielleicht begann man erst 1906, dieses Land als ein eigenständiges Gebilde wahrzunehmen, denn seine Ärzte waren immer Mitglied des Zentralvereins homöopathischer Ärzte gewesen, also nicht eigentlich Fremde, über die man hätte berichten müssen. Bemerkenswert ist auch, daß Indien zwar bereits 1897 in dem internationalen Überblick beschrieben worden war, aber der AHZ erst 1966 einen Länderbericht wert war.[49] Das zeigt, daß dieses Land erst wirklich in den Horizont der deutschen Ärzte kam, als seine Ärzte bereits spürbar die schweizerische Homöopathie beeinflußten und seine Verlage – nicht zuletzt durch Raubdrucke – die englische Konkurrenz beunruhigten.

Der Stilwandel der Länderberichte ist ein guter Indikator für die Akzentverschiebungen der internationalen Homöopathie, wie ich sie hier hauptsächlich am deutschen Beispiel vorgeführt habe.[50] War das Genre Länderbericht 1860 selbst in New York noch nicht ohne die Aufzählung der gewonnenen Potentaten ausgekommen, so wandelte es sich im folgenden Jahrhundert noch mehrfach, was an den Überschriften der Berichte über Ungarn deutlich wird. 1872 titelte die AHZ «Statistik der Homöopathie in Ungarn», schließlich waren Zahlen damals die erfolgreichste – weil wissenschaftlich wirkende – Rhetorik, um eigenen Bedeutungsgewinn zu beweisen. 1930 hieß es «Geschichte der homöopathischen Bewegung in Ungarn», denn mittlerweile war die Homöopathie innerhalb der Medizin insgesamt zu einer noch kleineren Minderheit geworden, die sich aber als soziale Bewegung eine bessere Zukunft erhoffte.[51] 1976 berichtete man schließlich in betont sachlichem Stil über die «Geschichte der Homöopathie in Ungarn». Der Bericht über Vergangenes und Ausländisches war eigentlich kein Teil der Auseinandersetzung mit der Konkurrenz mehr – wie die «Statistik» –, sondern allenfalls noch Mittel zur Identitätsbildung der eigenen Anhänger. Natürlich wurden weiterhin aktuelle Länderberichte veröffentlicht, die gerade in den Jahren seit 1989, in denen sich auch für die Homöopathie so vieles geändert hat, wieder florieren. Jetzt gibt es all die neu entstehenden Nachfolgestaaten der Sowjetunion und des «Ostblocks» als homöopathisches Neuland zu entdecken.

Internationalität durch Ärztenetzwerke: Vereine, Reisen und internationale Kongresse

Die hinsichtlich ihrer Gründungswellen und der Länderberichte untersuchten Zeitschriften waren gleichzeitig Ausdruck und Kristallisationspunkt ärztlicher Vereine. In den USA und im Deutschen Reich waren übrigens die Homöopathen die ersten Ärzte, die solche Vereine für das ganze Land gründeten. So war Hahnemanns fünfzigjähriges Doktorjubiläum 1829 Anlaß für die Gründung eines Ärztevereins, aus dem 1832 der Zentralverein homöopathischer Ärzte hervorging. Da die Organisation dieser Zusammenschlüsse bereits zu Lebzeiten des «Meisters» begann, wurde er oft zu einzelnen Fragen um seine Meinung gebeten. Davon legt sein ganz Europa und in Einzelfällen auch andere Kontinente umspannendes, Jahr für Jahr sich ausweitendes Korrespondentennetz Zeugnis ab.[52] Ob man ihn nach Empfehlungen für eine Klinikgründung in Palermo fragte oder aus der russischen Provinz Probleme der Therapie zur Sprache kamen, bis zu seinem Tode behielt der «Erfinder» der Homöopathie eine zentrale Rolle in dem immer internationaler werdenden Netzwerk homöopathischer Akteure.[53]

Auch die spätere Geldsammlung für das schließlich 1851 in Leipzig aufgestellte Hahnemann-Denkmal war ein internationales Unternehmen, das sich nicht zuletzt in Spendenaufrufen in den Ärztezeitschriften der verschiedenen Länder niederschlug.[54] Die Zerstörung der Überlieferung des Zentralvereins erlaubt es nicht mehr, die erhebliche ausländische Beteiligung unter den Spendern genauer zu analysieren. Jedenfalls gelang es der homöopathischen Bewegung mit dieser Sammlung, einheitsstiftende Symbole zu schaffen, die das Bewußtsein weltweiter Zusammengehörigkeit stärkten.[55]

Auf der konkreten Ebene ärztlicher Alltagspraxis haben dazu sicher viel die Reisen der Ärzte zu ihren Kollegen und die darüber in Zeitschriften oder als Monographien veröffentlichten Berichte beigetragen. Trotz Hahnemanns Wegzug aus Köthen (Sachsen-Anhalt) reiste man weiterhin in die mitteldeutschen Hochburgen der Homöopathie wie z. B. Köthen und Leipzig, aber auch nach Wien und in andere Länder, bis nach Albanien, um dort Kollegen zu treffen und die Entwicklungen der Therapie sowie die beginnende Institutionalisierung in Hospitälern zu beobachten. So veröffentlichte etwa der Lyoner Arzt Auguste Rapou 1847 seine Reiseeindrücke zusammen mit einer Einführung in die Homöopathie und gab damit ein hochinteressantes Zeugnis über ihren Stand zu diesem Zeitpunkt in mehreren europäischen Ländern. Auf Sachsen und Leipzig verwendete er zwei Kapitel, was das relative Gewicht dieser Region kennzeichnet.[56] Weder wurden bisher diese älteren Reiseberichte systematisch und vergleichend ausgewertet, noch hat sich je jemand die Mühe gemacht, in den Zeitschriften zu verfolgen, wer aus welchen fremden Ländern für die Daheimgebliebenen schrieb und was er jeweils berichtenswert fand. Man könnte durch solche Untersuchungen aber viel über die unterschiedlichen medikalen Kulturen in den einzelnen Ländern sowie über ihre teilweise Angleichung und das Weiterbestehen von Unterschieden bis in unsere Tage erfahren. Aus der aktuellen medizinischen Statistik ist bekannt, daß zum Beispiel für die Diagnosestellung signifikante nationale Unterschiede – auch unter den Bedingungen der sogenannten naturwissenschaftlichen Medizin – weiterbestehen.[57] Daß es entsprechende Unterschiede auch der homöopathischen Praxis gab und gibt, ist ganz offensichtlich, wovon man sich schon mit einem Blick in die unterschiedlichen Repertorien überzeugen kann. Aber inwieweit der Umgang mit dem Patienten nun stärker von der jeweiligen nationalen ärztlichen Kultur oder von einer übernationalen homöopathischen Identität geprägt ist, bleibt eine offene Forschungsfrage.

Jedenfalls wuchs der Bedarf an Informationen über «Anlaufstellen», Korrespondenten und Adressen sowie weiteren Informationen über die Kollegen und Institutionen in den anderen Ländern im Lauf des 19. Jahrhunderts weiter. Dies läßt sich indirekt aus dem Erscheinen internationaler Verzeichnisse homöopathischer Ärzte, Zeitschriften, Vereine, Hospitäler etc. schließen.

Den Anfang machten in den 1850er Jahren die Briten und die Deutschen. In London brachte George Atkin 1853 «The British and foreign homoeopathic medical directory and record» heraus, während übrigens etwa gleichzeitig in den USA die ersten nationalen Directories erschienen.[58] Der von V. Meyer herausgegebene «Homöopathische Führer für Deutschland und das gesammte [sic] Ausland» erschien 1860 bereits in zweiter Auflage – natürlich – in Leipzig, der «Hauptstadt der Homöopathie». Meyer bezeichnete sich etwas hochtrabend als «Ordinarius an der homöopathischen Poliklinik zu Leipzig». Er empfahl sein Werk gleichzeitig «den ausländischen Kollegen getrost als den zur Zeit vollständigsten Führer», was den Anspruch der deutschen Kollegen, eine internationale Führungsstellung durch entsprechende Dienstleistungen zu behaupten, unterstreicht. Die Franzosen ließen sich aber nicht auf solche Suggestionen ein, sondern brachten 1863 in Paris einen noch anspruchsvolleren «Annuaire homéopathique» heraus. Hier waren es die beiden Apotheker Catellan, die in diesem Werk die Grundlagen der

Homöopathie sowie alle aktuellen Streitfragen vorstellten und den Adressenteil lediglich als Anhang von immer noch 230 Seiten boten.

Eine englische Publikation von 1867 erweiterte das bisherige Angebot eines nationalen Ärzteverzeichnisses um einige internationale Namen und ergänzte dies mit einem jährlich geplanten Informationsdienst mit Abstracts über britische und amerikanische Zeitschriftenartikel.[59] Hier vermischt sich also die Adressenvermittlung mit dem oben bereits angesprochenen Service, aktuelle medizinische Informationen international zu bündeln. Die Briten beschränkten sich allerdings auf ihren Sprachraum, während die Deutschen und Italiener jeweils darüber hinausgingen.

In den 1890er Jahren läßt sich dann eine zweite Publikationswelle solcher internationalen Führer in England und Deutschland beobachten.[60] In dem letztgenannten Land lehnt sich Villers etwas an das französische Beispiel an, wenn er auch keinen so enzyklopädischen Anspruch erhebt und das Buch deshalb weniger dickleibig wird. Er liefert zusätzlich noch eine internationale Jahresbibliographie. Die Engländer beschränken sich auf die Adressen.[61] Auffallend ist die Zunahme der Verbreitung der Homöopathie in Asien, Afrika und Australien in dem Jahrhundertdrittel zwischen 1860 und 1890, die beim Vergleich der beiden «Generationen» internationaler Adreßverzeichnisse erkennbar wird.[62] Ansonsten sind die Erscheinungsdaten der internationalen Führer ein weiteres Indiz für den bereits anhand anderer Hinweise für die 1860er Jahre festgestellten Internationalisierungsschub der Homöopathie. Die Führer der 1890er Jahre haben dann regelmäßig Nachfolgeausgaben, was auf die nunmehr zusätzlich erreichte Verstetigung internationaler Kontakte verweist. Gleichzeitig kann das seltenere Erscheinen solcher Directories ab den 1920er Jahren dann als ein weiterer Hinweis auf die weltweite Schwächung der Homöopathie interpretiert werden. Erst ab Mitte der 1960er Jahre (1966, 1973, 1978) erscheinen wieder regelmäßig solche Adreßverzeichnisse.

Die Ausbildung eines internationalen Ärztenetzwerkes, das das grenzüberschreitende Zusammengehörigkeitsgefühl der Anhänger dieser medizinischen Minderheit stärkte, wurde schließlich durch die Teilnahme ausländischer Kollegen an den homöopathischen Kongressen in anderen Ländern gefördert. So waren z. B. bereits 1842 in Leipzig neben Ärzten aus dem deutschsprachigen Raum auch je ein Kollege aus Neapel, Lyon und London bei der Jahrestagung des Zentralvereins anwesend.[63] Diese Praxis gegenseitiger Kongreßteilnahme mit anschließend veröffentlichtem Bericht entwickelte sich in den folgenden Jahrzehnten weiter.

Für die Internationalität der Homöopatie waren aber erst die Internationalen Homöopathischen Kongresse ein entscheidender Schritt

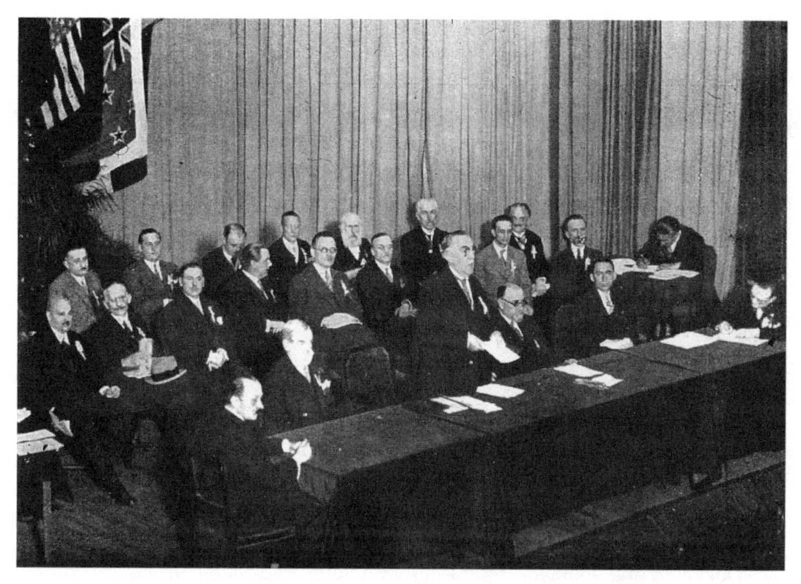

40 Teilnehmer des Internationalen Kongresses für Homöopathie in Paris 1932.

nach vorne. Sie fanden zunächst in Philadelphia 1876, also neun Jahre nach dem ersten Internationalen Medizinischen Kongreß in Paris statt.[64] Die Homöopathen versuchten damit, sich ein ähnlich internationales Forum mit entsprechender Wirkung auf die Öffentlichkeit zu schaffen wie die Ärzte und Forscher in der Medizin insgesamt.[65] Der Länder- und Sprachgrenzen überschreitende Austausch von Wissen und Informationen dürfte durch die homöopathischen Kongresse genausogut gefördert worden sein wie bei ihrem schulmedizinischen Modell. Jedenfalls enthalten die gedruckten Kongreßbände eine Fülle interessanter Aufsätze aus allen Bereichen der Medizin. Da z. B. bei der Forschung – etwa hinsichtlich der Arzneimittelprüfungen – innerhalb der «homöopathischen» Welt ein ähnliches, wenn auch etwas anderes Gefälle zwischen den Ländern bestand wie sonst in der Medizin, war dieser Wissenstransfer für die homöopathischen Ärzte in den einzelnen Ländern durchaus von vergleichbarer Bedeutung. Daß er trotz aller optimistischen Rhetorik der internationalen Wissenschaftlergemeinschaft ebenso unter aufkeimendem Nationalismus und persönlichen Animositäten wie bei den anderen internationalen Kongressen gelitten hat, darf man annehmen. Die Analyse der geographischen Herkunft der Teilnehmer und besonders der Mitglieder der Organisationskomitees sowie ihrer medizinischen Fachrichtungen, der Vortragsthemen und schließlich des Echos der Kongresse in den einzelnen Ländern sind jedenfalls ein bisher uner-

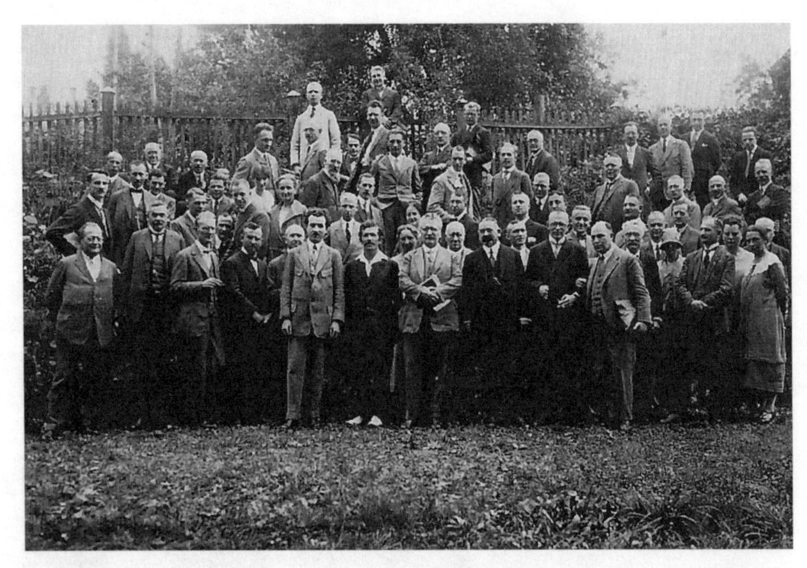

41 Dozenten und Teilnehmer am Internationalen ärztlichen Fortbildungskurs in Stuttgart (1.–11. September 1926).

forschtes Thema der internationalen Medizingeschichte.[66] Anläßlich der Kongresse wurden auch regelmäßig Berichte über die aktuelle Fortentwicklung der Homöopathie in den einzelnen Ländern gegeben, die teilweise – wie der oben zitierte Bericht aus der AHZ – in die nationalen Zeitschriften einflossen, ansonsten aber eine zusätzliche Informationsquelle für die meist ärztlichen Leser der Kongreßberichte darstellten.

Zwar war anläßlich der Weltausstellung im Jahre 1878 ein zusätzlicher Internationaler Homöopathischer Kongreß in Paris veranstaltet worden.[67] In der Folgezeit wurden die Kongresse dann aber in einem fünfjährigem Rhythmus 1881 in London, 1886 in Basel, 1891 in Saratoga (USA), 1896 wieder in London, 1901 in Paris, 1906 in Atlantic City und 1911 erneut in London durchgeführt.[68] Damit wählte man für die Austragungsorte einen regelmäßigen Wechsel zwischen den USA, Großbritannien und dem europäischen Kontinent.

Nach dem Ersten Weltkrieg wurde dann 1925 die Liga Homoeopathica Internationalis von dem Schweizer Arzt Dr. Pierre Schmidt (1894–1987) und dem Holländer Dr. E. Tuinzing (1880–1959) in Rotterdam gegründet.[69] Sie war aus dem «Internationalen homöopathischen Rat» hervorgegangen. Die nunmehr erweiterte Aufgabenstellung der Liga beschrieb Hermann Meng 1927 wie folgt: Da die Homöopathie in allen Ländern «stets eine Minderheitsbewegung» sei, setze sie sich ein «für die Erfüllung der wichtigen Forderungen: Unterstützung von Staat und

Behörden, Errichtung von Krankenhäusern, Laboratorien und Forschungsmöglichkeiten, Schaffung von Lehrmöglichkeiten der Hahnemannschen Lehren [sic], einwandfreie Nachprüfung durch unvoreingenommene Vertreter der Wissenschaft u. a. m».[70] Es ging insofern international um die gleichen Ziele, die auch in den einzelnen Ländern seit der Mitte des 19. Jahrhunderts immer wieder auf der Tagesordnung der homöopathischen Ärztevereine im Prozeß ihrer Professionalisierung standen.

Die Liga veranstaltete nun Kongresse im Zweijahreswechsel. Nach einer Tagung 1991 in Köln traf man sich in den letzten Jahren bezeichnenderweise in Indien und Mexiko.[71] Die 1987 hauptsächlich von französischen Homöopathen gegründete Organisation Médicale Homéopathique Internationale spaltete sich von der Liga ab, weil sie auf deren Kongressen wissenschaftliche Qualität und Dynamik vermißte. Die Neugründung tagte erstmals 1988 in Rom und wird sich 1996 zum zweiten Mal in Buenos Aires treffen.[72] Die Tagungsorte zeigen nicht zuletzt den Bedeutungsgewinn der Länder auf der südlichen Halbkugel.

International agierende Arzneimittelhersteller

Fast gleichzeitig mit den internationalen Kongressen entstand der jüngste, mittlerweile sehr einflußreiche Akteur der homöopathischen Welt, der international agierende Arzneimittelhersteller. Ein gewisser deutscher Vorsprung zeigt sich am Gründungsdatum des Leipziger Pharmaunternehmens «Homöopathische Centraloffizin Dr. Willmar Schwabe» im Jahr 1866, das zunächst langsam durch den Aufkauf homöopathischer Apotheken wuchs.[73] Durch den systematischen Ausbau der industriellen Produktion, ein modernes Marketing sowie durch einen Verlag, der nicht nur jeden Arzt, sondern auch jeden homöopathischen Laien mit seinen Broschüren zu erreichen versuchte, entwickelte Schwabe eine wirklich moderne Unternehmensstrategie, die alle Konkurrenten über kurz oder lang aus dem Felde schlug.[74] Schließlich eröffnete er für Forschung und Ausbildung in Leipzig ein Krankenhaus, schnappte dem Zentralverein den leitenden Arzt seiner Klinik weg, gab sogar die Maßstäbe setzende erste deutsche homöopathische Pharmakopöe heraus und führte damit selbst dem ehrwürdigen deutschen Ärzteverein vor, wie man Probleme aufgriff und umgehend löste, die dort seit Jahrzehnten diskutiert worden waren. Natürlich blieb ein so dynamisches Unternehmen nicht an den Landesgrenzen stehen. Nachdem sich die Firma Schwabe zunächst auf den Versand von Arzneimitteln beschränkt hatte, entstand 1895 ein erstes Auslandsdepot in Amsterdam; um 1900 gab es 50 derartige Depots, 1910 schon 400 und schließlich 1913 750 Niederlassungen. Das weltumspannende Vertriebs-

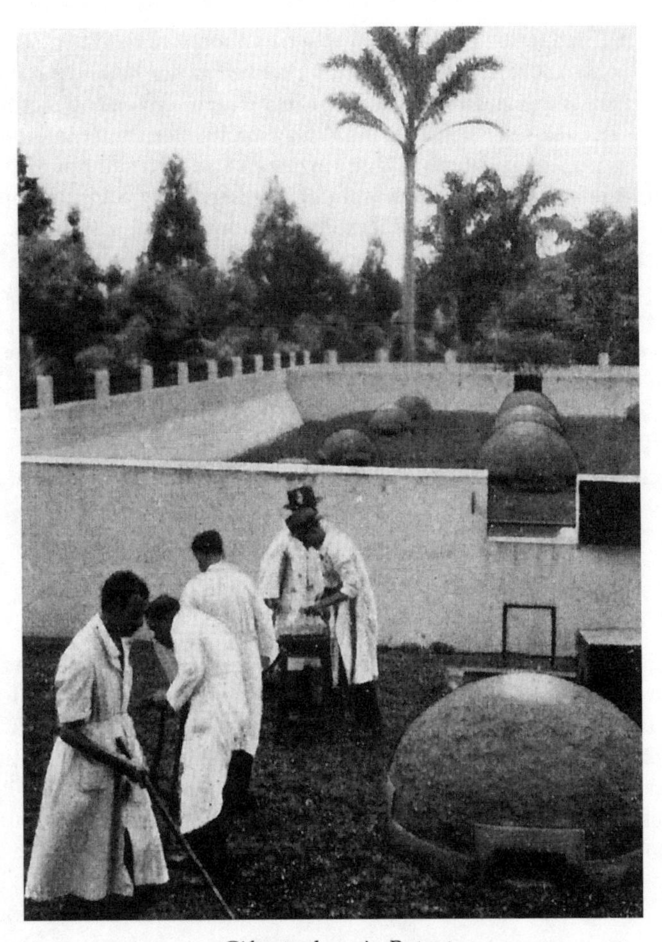

42 Giftentnahme in Butantan.

netz beschränkte sich keineswegs auf Europa, sondern umschloß Indien und Lateinamerika, wo man später sogar produzierte.

Es gibt nur ein anderes Beispiel mit vergleichbarer Bedeutung, das französische Unternehmen Boiron, dessen Entstehungsgeschichte Faure in diesem Band ausführlich darstellt. Die Parallelen zu Schwabe sind in mehr als einer Hinsicht frappierend. Aber die früheren Laboratoires homéopathiques de France wurden erst nach dem Zweiten Weltkrieg ein internationaler Akteur. Vorher blieben sie wie alle anderen Konkurrenten, die weiteren deutschen Unternehmen und auch die englischen Hersteller allenfalls national bedeutsame Firmen. Lediglich das von deutschen Einwanderern gegründete amerikanische

Unternehmen Boericke und Tafel war auf einigen Auslandsmärkten vertreten.

Die Rolle von international tätigen Pharmaunternehmen ist bisher unzureichend untersucht. Immerhin ist schon jetzt erkennbar, daß bestimmte Richtungen innerhalb der Homöopathie von solchen Unternehmen bevorzugt und dann am Markt auch durchgesetzt werden. Ob Ärzte nach 1900, insbesondere aber nach 1950, in einem Land vorwiegend Einzelmittel oder Komplexmittel verschreiben, dürfte immer mehr von den entsprechenden Firmen beeinflußt worden sein. Sie bestimmten nicht nur das Marktangebot, sondern sie spielten auch eine zunehmende Rolle bei der Ärztefortbildung, manchmal schon bei der Ärzteausbildung. Die heutige Bedeutung solcher Firmen wird besonders in Ländern wie Spanien oder Rumänien deutlich, deren homöopathische Tradition entweder immer schwach oder zwischenzeitlich unterbrochen war. Hier fördern nun internationale Konzerne durch Fortbildungskampagnen, in denen Jahr für Jahr manchmal Hunderte von Ärzten – etwas zu schnell, wie viele Kritiker meinen – mit der Homöopathie bekannt gemacht werden, ganz entscheidend die Verbreitung dieser Minderheitentherapie. Gleichzeitig kämpfen sie damit um Marktanteile für ihre Form der Homöopathie. Es ist noch völlig offen, welche Art von Homöopathie und ob sich überhaupt eine homöopathische Richtung in diesen und vielen andern Ländern durchsetzen kann. Aber die beiden Orte, in denen darüber erheblich mit entschieden wird, heißen Karlsruhe und Lyon. Das sind die Firmensitze der Nachfolgefirma von Schwabe, der Deutschen Homöopathischen Union, und von Boiron. Ob es auf die Dauer einem Land wie Brasilien gelingen kann, sich dem Druck dieser Firmen durch eine zwischen Ärzten und örtlichen Apothekern betriebene Marktabschottung zu entziehen, wird die Zukunft zeigen.

Externe internationale Trends mit Auswirkungen auf die internationale Verbreitung der Homöopathie

Nachdem nun die Internationalisierungstendenzen dargestellt sind, die von den Anhängern der Homöopathie selbst ausgingen, soll im folgenden kurz auf einige Entwicklungen hingewiesen werden, die der internationalen Verbreitung der Homöopathie zwar zugute kamen, aber auf externe Einflüsse zurückzuführen sind. Die massiven demographischen und politischen Veränderungen des 19. Jahrhunderts sind ein erstes Beispiel. Mit den Wanderungsbewegungen – etwa aus Europa in die USA – entstand dort eine maßgeblich von den deutschen Immigranten geprägte Homöopathie. Diese Tendenz verstärkte sich noch, als 1848 etliche liberale Ärzte das Reich der Karlsbader Beschlüsse verließen, um in den Vereinigten Staaten die freieren Verhältnisse zu nutzen. Heilpraktiker, die sich in Deutschland 1848 an den revolutionären Ereignissen beteiligt hatten, verließen das Land, engagierten sich bei der nächsten Choleraepidemie, und einige fielen ihr – wie etwa David Steinestel in Saint Louis dann – selbst zum Opfer.[75] Andere betätigten sich dort als Organisatoren, bauten Universitäten, Ärztevereine und Krankenhäuser auf und prägten den ungewöhnlich freien medizinischen Markt dieses Landes entscheidend mit.[76]

In den Einwanderungsländern entstanden – wie in den USA – dann auch deshalb Generationenkonflikte zwischen den Ärzten, weil sich durch die Veränderung des Ausbildungsweges neue Standards durchsetzten. So ist ein Teil der Spannungen in der amerikanischen Homöopathie darauf zurückzuführen, daß die zweite Generation der im Land Geborenen nun stärker szientistisch ausgerichtet war, so daß sie mit den Vorstellungen von der Lebenskraft als Heilkraft, die in Hahnemanns Werk eine gewisse Rolle spielte, nicht mehr viel anfangen konnte und insgesamt weniger romantisch gesinnt war als ihre deutschstämmigen «Vorfahren». So stritt man sich in diesem großen Land noch etwas ausführlicher um die Frage der hohen Verdünnungen von Wirkstoffen, die allerdings weltweit unter dem Druck des neuen Ideals der Meßbarkeit von Arzneiwirkungen in die Diskussion geriet.[77] Die Immigration förderte zwar die Verbreitung der Homöopathie in den USA ganz entscheidend, die Veränderung ihrer Struktur wirkte sich aber auch konfliktverschärfend aus.

Wanderungsbewegungen von Ärzten führten auch im 20. Jahrhundert wieder zu globalen Interaktionen über Kontinentalgrenzen hinweg. Nach dem Sieg des Francismus hatten viele liberale Ärzte Spanien und insbesondere Katalonien verlassen müssen. Als sich 1975 schließlich die Demokratie durchgesetzt hatte, kehrten sie oder die von ihnen ausgebildeten Homöopathen wieder in ihr Herkunftsland zurück. Nach wie vor wird ein nicht unerheblicher Teil der Ärztefortbildung in Spanien durch lateinamerikanische Referenten geleistet. Das erinnert an die Migrationsgeschichte des 19. Jahrhunderts. Damals erschien die erste portugiesische Übersetzung des Organon in Brasilien und konnte daraufhin auch in Portugal rezipiert werden. Die Verbreitung homöopathischen Wissens bleibt weiterhin an Menschen und Druckwerke gebunden, allerdings ändern sich im Laufe von Jahrzehnten oder Jahrhunderten die Diffusionsrichtungen aufgrund demographischer und politischer Ereignisse.

Die jüngsten und insgesamt wohl wirksamsten externen Trends, die sich auf die Internationalisierung der Homöopatie ausgewirkt haben, sind Medizinkritik und postmaterielle Orientierungen. Jedenfalls werden die Phasenverschiebungen zwischen den Ländern und Kontinenten ab den 1970er Jahren von einer weltweiten Wiederbelebung des Interesses für die Homöopathie eingeebnet, das man nicht aus den Entwicklungen innerhalb der Homöopathie erklären kann. Mit der zunehmenden Kritik an der naturwissenschaftlich orientierten Medizin, für die Ivan Illichs Buch «Nemesis der Medizin» (1975) der publikumswirksame Markstein war, setzte eine Neuorientierung der Ärzte und vor allem der Patienten ein, die in mancherlei Hinsicht an den Beginn der Homöopathiegeschichte erinnert. Wieder sind Ärzte mit der Therapie unzufrieden, wieder stellen sie und die Patienten sich Fragen über den Grad notwendiger «Invasivität», also schwerer Eingriffe, bei der Behandlung von Krankheiten. Heutzutage kommt sicher noch hinzu, daß die Homöopathie in dem Ruf steht, Kranke «ganzheitlich» zu behandeln. Homöopathische Ärzte orientieren sich also nicht an dem anonymen und von der Person ablösbaren Krankheitskonzept, das letztlich die erheblichen Fortschritte der naturwissenschaftlich orientierten Medizin mit ermöglicht hat. Insofern wird hier auch das Bedürfnis nach einer anderen Arzt-Patient-Beziehung wieder artikuliert, die sicher eine der massivsten Herausforderungen an die herrschende Medizinkultur in der Welt ist.

Nationale Besonderheiten im internationalen Vergleich

Mögen seit den 1970er Jahren Globalisierungstendenzen auch in der Homöopathie weltweit spürbarer werden, so liest sich die in diesem Band vorgestellte Weltgeschichte der Homöopathie – neben allen erkennbaren Gemeinsamkeiten – teilweise auch als eine Sammlung von Sonderfällen. In diesem Abschnitt sollen noch kurz einige dieser Besonderheiten aufgegriffen werden, um die Unterschiede zwischen den Ländern für vergleichende Überlegungen fruchtbar zu machen. Bei der Lektüre der einzelnen Beiträge wird jedenfalls sofort erkennbar, daß neben Parallelitäten erhebliche zeitliche Variationen in den Auf- und Abschwungphasen der Attraktivität der neuen Heillehre bestanden. Die Frage, wie man diese Entwicklungen am besten mißt, wirft das Indikatorenproblem auf. Lösungsmöglichkeiten – wie die Analyse der Ärztezahl oder des Zeitschriftenwesen u. ä. – wurden hier vorgestellt. Aber man kann beim derzeitigen Stand der Forschung noch nicht für alle Länder genau sagen, wie die Entwicklung verlaufen ist. Noch schwieriger dürfte es werden, ausreichend komplexe Erklärungen zu entwikkeln, die die unterschiedlichen Entwicklungen im Weltmaßstab hinreichend deuten können. Entscheidend bleibt aber als Zwischenergebnis, daß die unterschiedlichen nationalen Verläufe eine einfache Erklärung nach dem Muster einer angeblichen Entwicklung von der «unwissenschaftlichen Sektenmedizin» zur wissenschaftlichen Medizin nicht bestätigen.[78]

Patienten und ihre Zusammenschlüsse

Nationale Besonderheiten, die zu vergleichenden Fragen anregen, sind im Bereich der Patienten und ihrer Zusammenschlüsse besonders ausgeprägt. Es wurde bisher, was aufgrund der Quellen und des Forschungsstandes unvermeidlich war, viel über die Rolle der Ärzte in der Homöopathiegeschichte berichtet. Unstreitig ist aber, daß für die Verbreitung einer Therapie die Nachfrage der Patienten der letztlich entscheidende Faktor ist. Dem trugen ja auch die internationalen Zeitschriftenberichte noch in den 1860er Jahren Rechnung, indem sie immerhin die einflußreichen Patienten der Leibärzte erwähnten. Später erfährt man weniger über sie, so daß die Geschichte der Patienten als die größte Forschungslücke in der Homöopathiegeschichte bezeichnet werden muß. Diese versuchen die Aufsätze dieses Bandes, zumindest ansatzweise, zu füllen.

Für die internationalen Beziehungen sind Patienten nach der Gründungsphase allerdings bald auch weniger wichtig gewesen, was sich gut am niederländischen Beispiel zeigen läßt. Insbesondere in Rotterdam hatte sich in den 1840er und 1850er Jahren eine rege Nachfrage nach homöopathischer Behandlung entwickelt, der nur vorübergehend über die Landesgrenze von Westfalen aus entsprochen werden konnte.[79] Die Patienten schlossen sich zusammen und sorgten für die Ansiedlung eines homöopathischen Arztes in dieser Stadt, so daß sie nun vor Ort versorgt werden konnten. Ähnlich wie in vielen anderen Städten entstand damit ein lokaler Markt für homöopathische ärztliche Dienstleistungen, der dann nicht mehr Gegenstand von Austauschbeziehungen zwischen den Ländern war.

Patienten blieben in den einzelnen Ländern als politische Lobby aber weiterhin sehr wichtig. So rühmten sich etwa amerikanische oder kanadische Homöopathen, daß ihren Patienten mehr als die Hälfte des Grundbesitzes in ihrer Stadt oder zwei Drittel der Sitze im Obersten Gerichtshof oder einer politischen Vertretungskörperschaft ihres Staates zuzurechnen seien. Diese Hinweise drücken nur etwas deutlicher die Rolle der politischen Machtverhältnisse bei der Durchsetzung der Homöopathie aus, die natürlich auch den deutschen Ärzten bewußt war.

Diese hatten allerdings noch eine international einzigartige Unterstützung in dem stark entwickelten homöopathischen Laienvereinswesen.[80] Diese Bewegung entstand zwar mit ersten vereinzelten Vereinsgründungen schon in der Mitte des 19. Jahrhunderts, erlebte dann aber gleichzeitig mit den anderen medizinkritischen Bewegungen nach der Reichsgründung einen großen Aufschwung. Regionale Schwerpunkte waren Sachsen, Baden und das Bergische Land, später dann auch Nordwürttemberg, das Rheinland und Berlin. Diese Laienvereine organisierten teilweise die medizinische Selbstversorgung, indem sie sich gegenseitig bei der Anwendung homöopathischer Therapie halfen und damit versuchten, die fehlenden Ärzte zu ersetzen. Gleichzeitig nutzten sie ihre Marktmacht gegenüber den Herstellern homöopathischer Arzneimittel, um eine günstigere Versorgung zu geringeren Preisen in ihrem Ort zu erreichen.[81] Andererseits sind sie als politische Lobby für die Durchsetzung homöopathischer Interessen bei den Kammern und Parlamenten ihrer Zeit nicht zu unterschätzen. Sie formulierten Petitionen, beeinflußten Abgeordnete und die Presse und machten insgesamt Druck für die gesetzliche Anerkennung der Homöopathie und oft auch für das Selbstdispensierrecht. Zwar erlebte das homöopathische Vereinswesen in Deutschland nach 1945 einen Einbruch, der einerseits die aufgrund besserer pharmazeutischer und ärztlicher Versorgung gesunkene Neigung der Patienten, sich zusammenzuschließen, widerspiegelt. Andererseits ist dies aber auch das Ergebnis der nicht seltenen Annäherung dieser Vereine an den Nationalsozialismus, der mit unterschiedlichem Erfolg versuchte, die Homöopathie insgesamt in seinen Dienst zu nehmen.[82] Schließlich hat aber in den 1980er Jahren diese Patientenbewegung in Deutschland wieder an Zulauf gewonnen, so daß heute der Homöopathie nahestehende Vereine wieder Zehntausende von Mitgliedern zählen.

Dieses Vereinswesen scheint allerdings eine deutsche Besonderheit zu sein, die weder in den anderen deutschsprachigen Ländern des Kontinents noch in den USA eine Entsprechung fand. Die Gründe für die Ausbildung dieser besonderen deutschen Patientenbewegung, die trotz vergleichbarer Probleme der medizinischen Versorgung und trotz eines ansonsten ähnlich entwickelten Vereinswesens etwa in der Schweiz oder in den Niederlanden nur im Deutschen Reich entstand, könnten in Zukunft durch den internationalen Vergleich besser erhellt werden.

Der unvergleichliche Erfolg der Homöopathie im offenen medizinischen Markt der USA

Die Chancen der Homöopathen, ihre Heillehre zu institutionalisieren, entwickelten sich seit der Mitte des 19. Jahrhunderts in den vielen Ländern, die in diesem Band behandelt werden, ganz unterschiedlich weiter. In manchen Ländern erhielten homöopathische Ärzte Einfluß auf einzelne Krankenhäuser, konnten diesen aber nur kurze Zeit verteidigen. In den deutschen Staaten gerieten die Krankenhäuser nicht selten nach dem Ableben eines solchen, als Arzt und Unternehmer besonders erfolgreichen Gründers in Schwierigkeiten.[83] Anderenorts gelang den Homöopathen eine gewisse, sogar dauerhafte Etablierung in öffentlichen Kliniken wie etwa in Österreich, meist faßten sie aber gar nicht erst Fuß. Deshalb gründeten sie oft eigene Institutionen, was insbesondere in den USA der Fall war. Dort etablierten sich die Kliniken oft zusammen mit gut ausgestatteten Ausbildungseinrichtungen. Der umfassende institutionelle Erfolg der Homöopathen in den USA läßt sich gut an dem vierbändigen Werk von William Harvey King über die amerikanische Homöopathie studieren, das selbst von dem Stolz ihrer Anhänger über das Erreichte zeugt.[84] Die amerikanische «Success-Story» wurde weltweit auch schon von den Zeitgenossen wahrgenommen und bewundert, was sich an den Berichten über dieses Land in den Ärztezeitschriften leicht zeigen ließe. Als Erklärung wies man schon früh auf die anderen Entfaltungsbedingungen in einem offeneren medizinischen Markt hin, wo Fakultäten und staatliche Gesundheitspolitik nicht die bestehenden Machtverhältnisse nutzten, um die Homöopathen zu behindern. Trotz dieser allgemein sicher zutreffenden Feststellung wirft der amerikanische Erfolg aber noch viele unbeantwortete Fragen – z. B. nach der Identität der «homöopathischen» Ärzte in der Zeit vor dem Ersten Weltkrieg sowie nach der Rolle bestimmter Patientengruppen – auf.[85] Letztlich ist auch der Rückgang der Homöopathie in diesem Land nicht zufriedenstellend geklärt. Vielleicht kann hier der kontrastive Vergleich mit den ganz anders gelagerten Verhältnissen in Brasilien zu neuen Hypothesen führen. Auch in dieser Einwanderungsgesellschaft startete die Homöopathie früh und relativ erfolgreich. Sie blieb aber trotz eines vergleichbaren medizinischen Marktes immer weniger stark institutionalisiert als in den USA. Trotzdem haben sich die dortigen Homöopathen schließlich in den 1980er Jahren eine solche Anerkennung verschaffen können, daß die Homöopathie vom öffentlichen Gesundheitssystem voll anerkannt ist und von den Krankenkassen erstattet wird. Ob in den USA im 19. Jahrhundert letztlich die Offenheit des Marktes oder in Brasilien im 20. Jahrhundert die staatliche Gesundheitspolitik als hinreichende Erklärungen für den Entwicklungsweg dieser Heillehre auf den medizinischen Märkten beider Länder angesehen werden können, müßte die weitere vergleichende Forschung zeigen. Jedenfalls wäre erst dann entscheidbar, wie einzigartig der amerikanische Weg war.

Zentrum und Peripherie in der Homöopathiegeschichte

Eine ganz andere Entwicklung nahm die Homöopathie in den Ländern, die im homöopathischen Weltsystem keine zentrale Position einnahmen. Das sind einerseits kleine Länder, wie Dänemark oder die Niederlande, die keine eigene umfassende homöopathische Infrastruktur ausgebildet haben, zu der zumindest Ärztevereine, ein eigenständiges geregeltes Ausbildungswesen und ggf. auch Arzneimittelhersteller gehören. Als «kleines Land» in diesem Sinn kann man auch Kanada bezeichnen, das keine eigenen homöopathischen Ausbildungseinrichtungen hervorbrachte.

Diese besondere institutionelle Schwäche hatte in den betroffenen Ländern ganz unterschiedliche Wirkungen. Kanada zog einen spezifischen Nutzen aus seiner Randposition. Seine homöopathischen Ärzte gingen zur Ausbildung in die USA und nach Großbritannien und brachten von dort jeweils den neuesten Stand der Medizin mit ins Land zurück. Da die kanadischen Homöopathen keine eigenen Institutionen hatten, stritten sie sich auch nicht um die Macht in diesen, was ihnen Spaltungen ersparte, die in anderen Ländern, die mehr Einfluß zu verteilen hatten, häufig vorkamen.[86] Wie sich andererseits das Auslandsstudium der niederländischen Studenten, die in Deutschland – insbesondere in Leipzig –, in Prag und sogar Bukarest die Homöopathie erlernten, auf die kollektiven Verhaltensweisen der Ärzteschaft und ihre Praxis in ihrem Herkunftsland auswirkte, ist eine offene Forschungsfrage. Entsprechende Fragestellungen wären für die Länder Ostmitteleuropas, die ebenfalls für die Homöopathie «kleine Länder» waren, historisch zu untersuchen: Ihre Studenten gingen an die wenigen homöopathisch orientierten Lehrstühle an deutschsprachigen Universitäten in der Mitte des 19. Jahrhunderts. Ob und inwieweit sie später an den von den Ärztevereinen organisierten Ausbildungskursen teilnahmen, ob sie Famulaturen und Klinikaufenthalte in Mitteleuropa machten und wie sich diese in ihren Ländern auswirkten, ist bisher weitgehend unbekannt. War bei der Ärzteausbildung im 19. Jahrhundert die Hauptstadt des Habsburgerreiches die wichtigste Anlaufstelle für die Ärzte aus Prag, Pest und Brünn, so sind die österreichischen Ärzte aufgrund ihres besonders gut ausgebauten homöopathischen Lehrbetriebs nun wieder in Mittelosteuropa stark in der Ausbildung des homöopathischen ärztlichen Nachwuchses engagiert. Hier zeigen sich relativ dauerhafte Beziehungen im Wissenschaftsaustausch zwischen «kleinen» und «großen» Ländern der Homöopathie, die einer weiteren vergleichenden Untersuchung harren.

In den kleinen Ländern scheint außerdem das Verhalten der Ärzteschaft zu den homöopathischen Kollegen besonderen Bedingungen zu unterliegen. In Dänemark soll der Konformitätsdruck auf die Homöopathen höher gewesen sein, so daß er sie stärker zur Randgruppe machte als in anderen Ländern.[87] In den Niederlanden arrangierten sich demgegenüber die homöopathischen Ärzte, nachdem sie sich organisiert hatten, mit den allopathischen Kollegen und konnten so auch um die Jahrhundertwende noch recht erfolgreich bleiben. Es wäre also im Vergleich zu untersuchen, wie und warum sich die geringere Institutionalisierung in einem «kleinen» homöopathischen Land auf die Rolle der

Anhänger dieser Heillehre in den medikalen Kulturen dieser Staaten auswirkte.

Zumindest für das ärztliche Vereinswesen bietet die Schweiz das Beispiel einer verspäteten inneren «Internationalisierung». Obwohl 1945 bereits seit praktisch einem Jahrhundert internationale Beziehungen der homöopathischen Ärzte bestanden, trafen sich die Ärzte der deutschen und der welschen Schweiz erst nach dem Zweiten Weltkrieg in einem gemeinsamen Verein, um damit die relative Schwäche ihrer Organisation auszugleichen. Das führte dann zu erheblichen Verwerfungen, denn mittlerweile hatten sich die ärztlichen Überzeugungen in den beiden Sprachräumen erheblich auseinanderentwickelt. Über Genf hatte man eine Swedenborgianische – also etwas mystische – Richtung der amerikanischen Homöopathie sowie später auch indische Ansätze rezipiert, die sich nun mit Macht im Schweizerischen Verein Gehör verschafften. Deutschschweizerische Ärzte wiederum wollten zu den Hahnemannschen Quellen zurückkehren und propagierten im Einverständnis mit den wenigen schwäbischen und bayrischen Kollegen, die sie regelmäßig trafen, sorgfältige Quellenstudien. Wie der Konflikt ausging, kann man in diesem Band nachlesen. Interessant ist an ihm, wie sich selbst innerhalb eines so kleinen Landes aufgrund der Zugehörigkeit zu unterschiedlichen Sprachräumen im Laufe der Zeit erhebliche Unterschiede zwischen verschiedenen homöopathischen Richtungen ausbilden konnten. Sie wirkten sich nicht zuletzt deshalb verschärft aus, weil bei den wenigen Homöopathen nicht selten mit dem Bewußtsein, einer Minderheit anzugehören, auch eine gewisse Portion Sektierertum einherging. Das war selbstverständlich keine schweizerische Besonderheit, sondern prägte die Homöopathie seit ihrem Beginn. Das Schweizer Beispiel mahnt aber auch, die internationale Geschichte der Homöopathie nicht zu optimistisch zu betrachten.

Norden und Süden in der Homöopathiegeschichte

In diesem Band sind mit Beiträgen über Brasilien und Indien zwei der größten Länder der Erde repräsentiert, in denen die Homöopathie eine besondere und wichtige Rolle spielt. Nur in diesen Ländern ist die Homöopathie heute voll im öffentlichen Gesundheitssystem als gleichwertige Therapie anerkannt. Das wirft die Frage nach der Geschichte der Homöopathie in diesen Ländern sowie ihrer Wahrnehmung durch die Zeitgenossen neu auf. Informationen über außereuropäische Länder wurden 1863 noch ohne weitere Untergliederung an den Europabericht der New Yorker homöopathischen Gesellschaft angehängt, der diesen Abschnitt nach einer halben Seite mit der Bemerkung resümierte, auch diese Beispiele zeigten, daß das homöopathische Heilgesetz nicht ein-

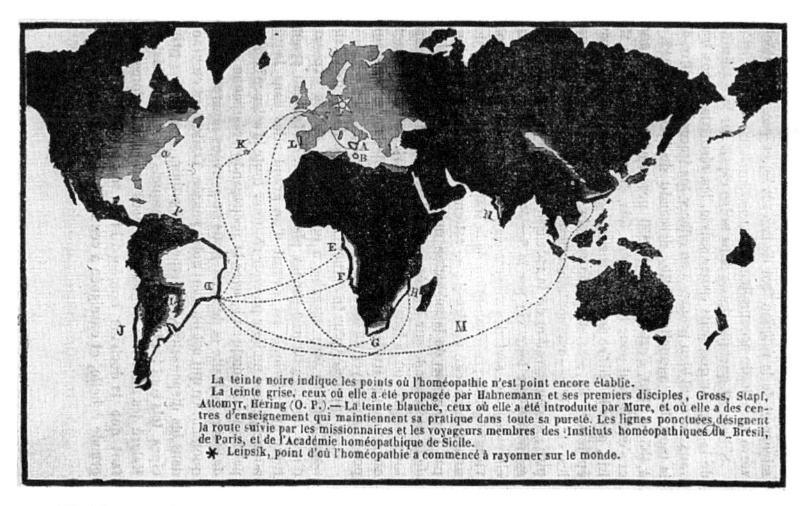

43 Weltkarte, die die bisher gewonnenen Gebiete für die neue Therapie zeigt.

fach zurückgewiesen werden könne. Die außereuropäische Entwicklung war also nur ein weiterer Baustein in einer Rhetorik des globalen Fortschrittes, den die homöopathischen Ärzte als Berichterstatter auf ihrer Seite glaubten.[88] Der zitierte Artikel zeigt aber, daß bereits 1863 über 32 homöopathische Ärzte aus Westindien und weitere 150 ihrer Kollegen aus Südamerika zu berichten war; daß in Siam (Thailand) zwei als Ärzte ausgebildete Missionare und in Auckland (Neuseeland) ein Ärzteverein mit Hospital und Apotheke wirkten. Die südliche Hälfte der homöopathischen Welt war also bereits zu diesem Zeitpunkt keineswegs leer.[89]

Mehr noch: Das erste Beispiel einer homöopathischen Weltkarte aus dem Jahr 1849 stammt von dem Frankobrasilianer Benoît Mure (1809–1858), der als Propagator der Homöopathie erst in Europa und dann zwischen den Kontinenten gereist war. Er erinnert uns an eine bisher uneingelöste, aber notwendige globale Sicht des Phänomens, die der südlichen Halbkugel einen angemessenen Platz einräumt. Daß die auch im Vergleich – etwa mit den USA – zu neuen Erkenntnissen führen könnte, wurde bereits oben gezeigt. Darüber hinaus ist die Untersuchung der spezifischen Bedingungen für die Einführung der homöopathischen Therapie in diesen Ländern sehr anregend für ein genaueres Verständnis entsprechender Prozesse in den Industriegesellschaften. So waren zur Akzeptanz dieser europäischen Heilweise in dem anderen kulturellen Rahmen insbesondere Indiens besondere Voraussetzungen notwendig, die z. B. auf die große Bedeutung medizinkultureller Erwartungen von Patienten verweisen. Diese müßten auch für die späteren Industriegesellschaften analysiert werden.

Jedenfalls bieten Indien und Brasilien ein anderes Modell für den Wiederaufstieg der Homöopathie. Hier ist noch weniger über die quantitativen Aspekte dieser Entwicklung als in den «Industriestaaten» bekannt; trotzdem war das Ergebnis in beiden Ländern die Anerkennung der Homöopathie. Diese ist also im 19. Jahrhundert nur in dem offenen medizinischen Markt der USA gelungen, während es im 20. Jahrhundert eher Länder mit einer dirigistischen Gesundheitspolitik sind, die ihr zum Durchbruch verhalfen. Die Diskussion, welches die entscheidenden Gründe für diese aktuelle Entwicklung waren, hat erst begonnen. Sicher dürften finanzielle Überlegungen für die Homöopathie gesprochen haben, weil sie als eine für viele Indikationen sehr viel billigere Therapie gilt.[90]

Ob sich im Weltmaßstab eine Spaltung der sozialen Bedeutung der homöopathischen Therapie in der südlichen und der nördlichen Halbkugel abzeichnet, bei der im Norden die Bedürfnisse von Privatpatienten nach einer anderen Arzt-Patient-Beziehung die Entwicklung vorantreiben, im Süden die schlichte Armut unterversorgter Bevölkerungsmassen? Diese Frage zeigt zumindest die Aktualität der Homöopathie und die Offenheit ihrer Geschichte im Weltmaßstab.

Schluß

In diesem Beitrag wurden «Konfigurationen» der homöopathischen Weltgeschichte dargestellt, in denen jeweils bestimmte Akteure in einer gewissen zeitlichen Abfolge eine größere oder geringere Bedeutung hatten. So spricht manches dafür, daß die persönlich geprägten Patientennetzwerke im zweiten und auch noch dritten Viertel des 19. Jahrhunderts besonders wichtig waren, weil noch gewisse Möglichkeiten des Patronagesystems weiterbestanden. Wegen der sich langsam zum Parlamentarismus entwickelnden politischen Verhältnisse war zumindest im Deutschen Reich bis zur NS-Zeit sowie in Ländern, in denen es eine Laienbewegung als politisierte Form gab, das Bedürfnis, eine homöopathische Gesundheitsversorgung in der Öffentlichkeit zu artikulieren, dann vielleicht entscheidender. International wirkungsvoller dürfte aber bereits spätestens seit der Mitte des 19. Jahrhunderts das ärztliche Vereinswesen mit seinen Zeitschriften und Kongressen, seiner Lobbytätigkeit und seiner Rolle im öffentlichen Gesundheitswesen gewesen sein. Wann und in welchem Maße international agierende Arzneimittelhersteller zu einem bedeutenderen Akteur im homöopathischen Machtfeld wurden, variierte sehr stark zwischen den einzelnen Ländern. Sicher war das im Deutschen Reich spätestens seit den 1880er Jahren der Fall, für Frankreich müßte man auf die Zwischenkriegszeit bzw. sogar auf die Zeit seit 1945 verweisen, während das für Spanien seit den 1970er Jahren, für Polen und Rumänien sicher erst ab den 1990er Jahren zutrifft. Bereits diese wenigen Hinweise zeigen, daß die Weltgeschichte der Homöopathie nicht als Folge des Auf- und Abstiegs von Hauptakteuren verstanden werden kann, die nacheinander die internationale Entwicklung beherrscht hätten. Patientennetzwerke wurden eben nicht durch Ärztevereine ersetzt und diese schließlich von international agierenden Pharmaunternehmen an den Rand gedrängt.

Vielmehr ist diese Weltgeschichte nur als Ergebnis sehr variabler nationaler Konfigurationen zu verstehen, in welche die lokalen Traditionen und die externen Einflüsse eingehen. Immer wieder eignen sich in einem selbstverständlich von den oben genannten Akteuren geprägten sozialen Feld Ärzte und Patienten das Angebot der homöopathischen Heillehre neu an. Daß dies auch unter den Bedingungen der weltweiten Mediengesellschaft so bleibt, kann man bei jeder Reise über die Landesgrenzen wieder beobachten: Allein die Ladengeschäfte, in denen homöopathische Arzneien verkauft werden, deren Produktumfeld, die damit zusammenhängenden sozialen Praktiken und die sich daraus ergebenden Handlungsmöglichkeiten für die Patienten sind so unterschiedlich, daß der Kauf eines solchen Medikamentes bereits in einer professionell geführten französischen Apotheke, in einem kommerziell durchgestylten amerikanischen Drugstore oder in einer von der Reformhausbewegung inspirierten deutschen Apotheke erfolgen kann. Ob überhaupt im gleichen Geschäft Broschüren oder Anleitungen für die häusliche Selbstmedikation verkauft werden oder eine Fachkraft etwas zum Medikamentengebrauch erklärt oder ob alles Weitere im homöopathischen Verein gelernt werden kann, wirkt sich entscheidend darauf aus, wie der Patient dann weiter mit dem Angebot homöopathischer Therapie zu Hause umgehen kann. Ob er schließlich in seiner Nähe homöopathische Ärzte oder Heilpraktiker hat, die bei schwereren Erkrankungen weiterhelfen können, macht sehr viel für die weitere Geschichte aus. Man muß ein solches Beispiel nicht zu Ende verfolgen, um zu verstehen, wie entscheidend die lokalen kulturellen Zusammenhänge für die Weltgeschichte der Homöopathie sind. Man kann sich aber nach der Lektüre dieses Bandes besser in die Lage von Patienten und Heilkundigen in vielen Ländern versetzen, um die differenzierte Weltgeschichte nachzuvollziehen, die die Homöopathie bereits hatte und weiterhin haben wird.

Anmerkungen

1 S. dazu im einzelnen Richard Haehl: Samuel Hahnemann. Sein Leben und Schaffen. 2 Bände Leipzig 1922.
2 Ebendort zur Bedeutung der Auseinandersetzung mit dem Werk des Schotten Cullen Band 1, S. 71 ff.
3 S. dazu Nicholls/Morrell (Nennungen von Autorennamen ohne weitere Angaben beziehen sich immer auf Beiträge dieses Bandes).
4 Die Ausweitung des geographischen und regionalen Aktionsradius der Hahnemannschen Praxis im Laufe seines Lebens, der zunächst eine nationale Wirkung hatte, zeigt anschaulich Robert Jütte: Samuel Hahnemanns Patientenschaft. In: Martin Dinges (Hg.): Homöopathie, Patienten, Heilkundige Institutionen. Von den Anfängen bis heute. Heidelberg 1996, S. 23 ff. Zur Sozialstruktur der Pariser Patienten vgl. das Patientenregister in Samuel Hahnemann: Krankenjournal DF 5 (1837–1842) (Transkription und Übersetzung von Arnold Michaloswki), (Band 43 von Robert Jütte [Hg.]: Die Krankenjournale. Kritische Gesamtedition). Heidelberg 1992, S. 1203 ff.
5 Vgl. dazu Walter Nachtmann: «... Ach! wie viel verliere auch ich an Ihm!!!» Die Behandlung des Fürsten Karl von Schwarzenberg durch Samuel Hahnemann und ihre Folgen. In: Jahrbuch des Instituts für Geschichte der Medizin der Robert Bosch Stiftung Band 6 (1987, ersch. 1989), S. 93–110, 106.
6 S. dazu Rizza.
7 Vgl. zum österreichischen Militär auch L. Griesselich: Mappe eines reisenden Homöopathen, Karlsruhe 1832, S. 71, 74, 76; zum russischen Beispiel vgl. C. Bojanus: Geschichte der Homöopathie in Russland. Ein Versuch. Stuttgart 1880, S. 23 f., 28 f. Das galt natürlich auch in Deutschland – etwa in Württemberg –, wie das Beispiel des David Steinestel zeigt. Vgl. dazu Elisabeth Häcker-Strobusch: Johann David Steinestel. Drechsler – Missionar – Homöopath: ein Beruf, zwei Berufungen. In: Dinges (wie Anm. 4).
8 Zur Rolle homöopathischer Ärzte am russischen Hof, in der staatlichen Medizinalverwaltung und als Leibärzte des Adels s. Bojanus (wie Anm. 7), S. 5 f., 14 ff. Der russische Gesandtschaftsarzt in Bujukdere (Konstantinopel) war 1838 ebenfalls Homöopath, vgl. dazu Johann Martin Honigberger: Früchte aus dem Morgenland oder Reiseerlebnisse ... Wien 1851, S. 101. Vgl. auch den Beitrag von Brade: Rezeption der Petersburger Versuche mit der Homöopathie in Dänemark.
9 S. dazu Brzeziński.
10 In Italien faßte die Homöopathie weit weg von Deutschland 1821 zuerst in Neapel, später im Kirchenstaat und erst 1824/5 in der Toskana und schließlich in der Lombardei und Venetien Fuß; vgl. Rizza.
11 Zur Ambivalenz solcher Reisen s. Faure. Die Korrespondenz Hahnemanns, die im Institut für Geschichte der Medizin der Robert Bosch Stiftung in Stuttgart (= IGM) aufbewahrt wird, wäre neben den gedruckten Reiseberichten eine wichtige Quelle.
12 Zu solchen Bekehrungsgeschichten vgl. jetzt Marijke Gijswijt-Hofstra: De rationaliteit van medische deviatie. Bekeringen tot de homeopathie in de negentiende eeuw. In: Dies. (Hg.): Op zoek naar genezing. Medische geschiedenis van Nederland vanaf de zestiende eeuw. Amsterdam 1995, S. 47–65 und Faure.
13 Henri de Bonneval: Considérations sur l'homéopathie. Bordeaux 1881, S. VIII; das folgende auf S. IX und X ebendort (Übersetzung jeweils vom Autor M. D.).
14 Georg Heinrich Gottlieb Jahr: Handbuch der Haupt-Anzeigen für die richtige

Wahl der homöopathischen Heilmittel. Düsseldorf 1834. Dieses Grundlagenwerk wurde unter Abwandlung des Titels in den folgenden Jahren dann immer wieder überarbeitet und neu herausgegeben. Entsprechend verfuhr Jahr mit den französischen und englischen Ausgaben: Nouveau manuel de médecine homéopathique erschien ab 1840 in Paris, das New Manual of homoeopathic practice ab 1848 in New York.

15 Man kann hier noch das Beispiel von Benoît Mure in Erinnerung rufen, der in Frankreich, Italien und Brasilien Anstöße gab. S. dazu Faure und Fortes.

16 Zu den grundlegenden Problemen des Selbstdispensierrechts vgl. Michael Michalak: Das homöopathische Arzneimittel – Von den Anfängen zur industriellen Fertigung. Stuttgart 1991.

17 S. dazu seinen Bericht (wie Anm. 8)

18 S. Jütte.

19 Griesselich (wie Anm. 7), S. 69 f.

20 Was englische Ärzte keineswegs hindert, mit zu den ersten zu gehören, die die Homöopathie in Indien einführten; vgl Jütte. Ebenso gehörten englische Spitzenbeamte und Militärs zu den Patienten Honigbergers, vgl. dessen Bericht (wie Anm. 8).

21 Damit schuf er eine einzigartige Überlieferung über eine ärztliche Praxis seiner Zeit, die durch über 5400 Patientenbriefe von Personen ergänzt wird, die er auswärts schriftlich behandelte. Der Nachlaß Hahnemanns wird im Institut für Geschichte der Medizin der Robert Bosch Stiftung in Stuttgart aufbewahrt. Die Krankenjournale werden im Haug-Verlag ediert, die Patientenbriefe sind seit kurzem durch eine Datenbank erschlossen.

22 Martin Dinges/Reinhart Schüppel: Vom Nutzen der Homöopathiegeschichte – insbesondere für den ärztliche2 Stand. In. Allgemeine Homöopathische Zeitung Band 241, Heft 1 (1996), S. 11–26, 12 mit weiteren Nachweisen.

23 Die historisch-kritische Ausgabe des mittlerweile in San Fancisco aufbewahrten Werkes besorgte Josef M. Schmidt (Bearb.): Organon der Heilkunst: Textkritische Ausgabe der von Samuel Hahnemann für die 6. Auflage vorgesehenen Fassung. Heidelberg 1992.

24 Zur Entdeckung der Hochpotenzen vgl. neben Ursula I. Jacobi: Der Hochpotenzenstreit – Von Hahnemann bis heute – Eine pharmaziehistorische Untersuchung. Diss. nat.-math Heidelberg 1993 und Karl Otto Sauerbeck: Wie gelangte Hahnemann zu den hohen Potenzen? In: Allgemeine Homöopathische Zeitung (= AHZ) 235 (1990), S. 223–232 jetzt Ubiratan C. Adler: Identifizierung von 681 Q-Potenz-Verordnungen und ihr Nachweis in den Krankenjournalen. In: Medizin, Gesellschaft und Geschichte 13 (1995), S. 135–166 sowie Robert Jütte: Die Enträtselung der Hahnemannschen Q-Potenzen. Eine wissenschaftsgeschichtliche Miszelle. Ebendort, S. 131–134.

25 Zur Frühgeschichte der Beachtung der Homöopathie in deutschsprachigen wissenschaftlichen Zeitschriften vgl. Wilhelm Ameke: Die Entstehung und Bekämpfung der Homöopathie. Berlin 1884.

26 Alle folgenden Angaben nach Jacques Baur: Un livre sans frontières. Histoire et metamorphoses de l'Organon de Hahnemann, Lyon 1991, ergänzt durch eigene Recherchen. Einen früheren Forschungsstand bietet die von Jacques Baur gemeinsam mit Wolfgang Schweitzer herausgegebene deutsche Ausgabe: Ein Buch geht um die Welt – Die kleine Geschichte des Organon des Dr. Ch. F. Samuel Hahnemann. Heidelberg 1979.

27 Die von Baur zusammengetragenen Hinweise auf eine frühere Übersetzung wur-

den verfolgt. Das Buch läßt sich aber bibliographisch nicht nachweisen (Auskunft der British Library, London).

28 Griesselich (wie Anm. 7), S. 57.

29 Griesselich (wie Anm. 7), S. 70.

30 Griesselich, ebendort. Contrebande = Schmuggelgut.

31 Vgl. dazu die Hinweise zur Übersetzung und Bearbeitung in William Boericke: Handbuch der homöopathischen Materia medica (aus dem Amerikanischen übertragen und bearbeitet von Daniel Johannes Beha, Reinhard Hickmann, Karl-Friedrich Scheible). Heidelberg 1992, S. XIII. Herings Hausarzt wurde allein in Deutschland über 30mal zwischen der Mitte des 19. Jahrhunderts und dem Zweiten Weltkrieg aufgelegt.

32 Dem wird mit entsprechenden Arzneimittellehren entgegengesteuert, die für jeden Wirkstoff sämtliche Prüfungen in allen Ländern mit Quellenangabe nachweisen, so daß durch die Nennung des Prüfers und des Zeitpunktes der Arzneiprüfung auch für den behandelnden Arzt deren Zuverlässigkeit erkennbar wird. Raimund Friedrich Kastner: Materia medica homoeopathica. 24 Bände. Heidelberg 1996.

33 Vgl. dazu Karl-Heinz Faber: Die homöopathische Zeitschrift Hygea als Spiegel einer neuen Heilmethode. In: Dinges (wie Anm. 4).

34 Vgl. die nicht ganz vollständige – so wurden bewußt die Veröffentlichungen der Krankenhäuser ausgeschlossen –, aber sehr nützliche Bibliographie der Zeitschriften von Jacques Baur, Klaus-Henning Gypser, Georg von Keller, Philip Wilfried Thomas: Bibliotheca Homoeopathica. International Bibliography of Homoeopathic Literature. Band I: Journals. Gouda 1984.

35 Die Zahlen weichen von den Angaben in der ausgewerteten Bibliographie (S. 7) ab, weil weitergeführte Periodika nicht als eigenständige Titel gezählt wurden.

36 S. zur Bedeutung von Quin in Großbritannien Nicholls/Morrell.

37 Auch in der ersten Ausgabe des «The British Journal of Homoeopathy» von 1843 gilt der erste, eine halbe Seite einnehmende Länderbericht Frankreich. Hier ist sicher zu bedenken, daß dieses Land aufgrund seiner Lage eine besondere Vermittlerrolle für die britischen Ärzte einnahm, gleichzeitig aber damals auch Zentrum bedeutender medizinischer Innovationen war.

38 In «The British Journal of Homoeopathy» wurde jedenfalls seit der ersten Ausgabe 1843 regelmäßig und knapp über Deutschland – wohl als Vaterland der Homöopathie – berichtet. So z. B. über den Ärztekongreß in Dresden (in Band 2, 1844), auf zwei Seiten über Bayern (Band 5, 1847) sowie in kürzeren Notizen über weitere deutsche Einzelstaaten.

39 Vgl. William F. Bynum: Science and the Practice of Medicine in the Nineteenth Century. Cambridge 1994, S. 114 und passim.

40 S. 119 ff.

41 Das amerikanische homöopathische Institut, also die nationale Ärztevereinigung der USA, richtete 1867 ein Korrespondenzbüro ein, das ausschließlich dem Zweck diente, Informationen über die Homöopathie in anderen Ländern zu sammeln und darüber zu berichten; vgl. Report of the committee of foreign correspondence, in: Transactions of the [...] American Institute of Homoeopathy 21 (1869), S. 74 ff. In den folgenden Jahrgängen wird dann regelmäßig über einzelne Länder und auch im Überblick über mehrere Länder berichtet.

42 Angaben nach der Nummer 4 (1874).

43 Transactions of the Homoeopathic Medical Society of the State of New York (1866), S. 112. Diese Meldung basiert auf einem «census lately made» der London Monthly Homoeopathic Review, Band 9.

44 Zur Problematik solcher Indikatoren vgl. Reinhart Schüppel/Thomas Schlich: Gibt es einen Aufschwung für die Homöopathie? Von der Schwierigkeit, die Verbreitung der Homöopathie unter Ärzten festzustellen. In: Dinges (wie Anm. 4).

45 Für die Historiker entsteht daraus das Problem, andere Wirkungsstränge überhaupt noch aufzufinden. S. dazu die methodischen Hinweise bei Nicholls/Morrell.

46 AHZ 134 (1897), S. 24–27.

47 S. dazu auch den Bericht von Oscar Hansen über Dänemark, in: Transactions of the [...] American Institute of Homoeopathy 55 (1896), S. 58 f.

48 S. dazu mit weiterer Literatur Martin Dinges: Organisierte Macht homöopathischer Ärzte? Deutschland und die USA im Vergleich. In: Medizin, Gesellschaft und Geschichte 14 (1996).

49 Amerikanische Zeitschriften hatten schon 1868 und in der 1880er Dekade ausführlich über Indien berichtet. Vgl. dazu Jütte.

50 Entsprechende Zeitschriftenanalysen würden für die anderen langlebigen Periodica sicher interessante Ergebnisse bringen. Die Durchsicht des British Homoeopathic Journal läßt den Eindruck entstehen, daß dort das Interesse an den anderen Ländern stärker schwankte als im deutschsprachigen Raum.

51 S. zu Ungarn auch die Literaturhinweise in der Einleitung, Anmerkungen 12 und 14.

52 Zur Korrespondenz Samuel Hahnemanns s. Anm. 11.

53 Das galt a forteriori für die deutschen Homöopathen, die sich zwar früh zerstritten, aber doch in ihrer Mehrzahl zu Hahnemanns fünfzigjährigem Doktorjubiläum zusammenkamen, um einen Ärzteverein zu gründen, der sich so lange mit Hahnemann traf, wie dieser in Deutschland lebte.
Die zum 50. Doktorjubiläum Hahnemanns von seinem Freund Ernst Stapf herausgegebene Sammlung der «Kleinen medizinischen Schriften» (2 Bände), die 1829 in Dresden und Leipzig erschien, enthält nicht die heute übliche «tabula gratulatoria», also eine Liste derer, die Glück wünschten. Mit ihr hätte man für diesen Zeitpunkt einen über die Korrespondenz hinausgehenden Querschnitt der mit Hahnemann wissenschaftlich in Verbindung stehenden Personen, die natürlich zum größten Teil Ärzte waren.

54 Z. B. in The British Journal of Homoeopathy Band 3 (1845), S. 260.

55 Vgl. dazu Erich Haehl: Geschichte des Deutschen Zentralvereins homöopathischer Ärzte. Leipzig 1929, S. 23 ff.

56 Vgl. Auguste Rapou: Histoire de la doctrine médicale homéopathique: son état actuel dans les principales contrées de l'Europe. Application pratique des principes et des moyens de cette doctrine au traitement des maladies. 2 Bände, Paris 1847.

57 Lynn Payer: Andere Länder, andere Leiden. Ärzte und Patienten in England, Frankreich, den USA und hierzulande. Fankfurt/M. 1989. Vgl. Robert Jütte: Einleitung. In: Ders./Wolfgang U. Eckart (Hg.): Das europäische Gesundheitssystem: Gemeinsamkeiten und Unterschiede in historischer Perspektive (Medizin, Gesellschaft und Geschichte, Beiheft 3, S. 7–17, 8).

58 Henry M. Smith: Smith's Homoeopathic Directory of the United States. New York 1856, dann wieder 1857. Verlegt wurde das Werk in «Smith's Homoeopathic Pharmacy».

59 Homoeopathic medical directory of Great Britain and Ireland, and annual abstract of British and American homoeopathic serial literature, to which has been added a list of foreign physicians in homoeopathic practice. London 1867.

60 Alexander Villers (Hg.): Internationales Homöopathisches Jahrbuch. Leipzig 1891 (weitere Bände folgen, z. B. 1894)

61 London Homoeopathic Publishing Company (Hg.): British, Colonial and Continental Homoeopathic Medical Directory. London 1891.

62 Allerdings spiegelt die stärkere Repräsentanz außereuropäischer Länder sicher auch die Verbesserung der Kommunikationsnetze wider.

63 The British Journal of Homoeopathy Band 1 (1843), S. 102. Aus der Entwicklung der Kongreßteilnahme zwischen den einzelnen Ländern ließen sich interessante Rückschlüsse auf das «Standing» des jeweiligen Landes in der «International homoeopathic community» ziehen.

64 Vgl. Anm. 9 der Einleitung.

65 Vgl. dazu Bynum (wie Anm. 39), S. 142.

66 Vgl. zu dieser entstehenden Forschungsrichtung Paul Weindling (Hg.): International Health Organizations and Movements, 1918–1939. Cambridge 1995.

67 Ministère de l'agriculture et du commerce (Hg.): Congrès international d'homéopathie, tenu à Paris ... 1878. Paris 1879.

68 Transactions of the Ninth Quinquennial International Homoeopathic Congress 1927 held ... in London. London 1927, S. I.

69 Vorbereitet wurde dies 1924 auf dem Kongreß in Barcelona. Vgl. Academia Médico Homeopática de Barcelona (Hg.): Edicion Facsimile del International Homoeopathic Council 1924 – Barcelona. Barcelona 1991, Vorwort des spanischen Vizepräsidenten der Liga, Dr. Carles Amengual i Vicens.

70 Hermann Meng: Der homöopathische Weltkongreß in London 1927, in: AHZ 175 (1927), S. 247–253.

71 Vgl. den Kongreßbericht: 46th Congress of the Liga Medicorum Homoeopathica Internationalis (Sonderausgabe von Natura med anläßlich des 46. Kongresses der Liga ...) Kirchheim 1991, der auch medizingeschichtlich wichtige Beiträge enthält. Das Bewußtsein für die Bedeutung der Homöopathiegeschichte und die Historizität der internationalen homöopathischen Kongresse wächst offenbar seit Beginn der 1990er Jahre, was z. B. auch aus der Reprintausgabe des Kongreßberichts von 1924 geschlossen werden kann, den die Spanier 1991 herausgaben; vgl. Anm. 69.

72 S. dazu Thorsons Encyclopaedic Dictionary of Homoeopathy. London 1991, S. 288.

73 S. dazu mit weiterer Literatur: Volker Jäger: Im Dienste der Gesundheit. Zur Geschichte der Firma Willmar Schwabe. In: Medizin Gesellschaft und Geschichte 10 (1991), S. 171–188 mit weiterer Literatur.

74 S. dazu Jütte in diesem Band. Zur Verlagsstrategie Schwabes vgl. Joachim Willfahrt: Wie der homöopathische Apotheker und Verleger Willmar Schwabe und seine Wegbereiter im Laufe des 19. Jahrhunderts der Homöopathie ein Millionenpublikum verschafften. In. Dinges (wie Anm. 4).

75 S. zur amerikanischen Homöopathie neben Rogers auch Reinhart Schüppel: Constantin Hering: Ein Akademiker. In: Dinges (wie Anm. 4) sowie zu Steinestel: Häcker-Strobusch. (wie Anm. 7).

76 Einen Vergleich des amerikanischen und des deutschen Marktes und der ärztlichen Möglichkeiten bietet Dinges (wie Anm. 48); s. a. Robert Jütte: The Professionalization of Homoeopathy in the 19th Century. In: Ders./John Woodward (Hg.): Coping with sickness. Straßburg 1995.

77 Vgl. dazu z. B. den brasilianischen Fall, den Fortes darstellt. Zum Hochpotenzenstreit s. die in Anm. 24 angegebene Literatur.

78 William G. Rothstein: American Physicians in the 19th Century: From Sects to Science. Baltimore 1972.

79 S. dazu Gijswijt-Hofstra.

80 S. dazu Eberhard Wolff: Gesundheitsverein und Medikalisierungsprozeß – Der homöopathische Verein Heidenheim/Brenz zwischen 1886 und 1945. Tübingen 1989. Dörte Staudt: «den Blick des Laien auf das Ganze gerichtet.» Homöopathische Laienorganisationen am Ende des 19. Jahrhunderts und zu Beginn des 20. Jahrhunderts. In: Dinges (wie Anm. 4). Staudt bereitet eine Dissertation zu den Laienvereinen vor. Zum Umfeld vgl. Martin Dinges (Hg.): Medizinkritische Bewegungen im Deutschen Reich (Medizin, Gesellschaft und Geschichte, Beiheft 9). Stuttgart 1996.

81 S. dazu Eberhard Wolff: «Eine gesunde Concurrenz sei für das Publikum stets von Vorteil» – Der homöopathische Arzneimittelmarkt als Kräftemessen zwischen Apotheken und Laienvereinen. In: Dinges (wie Anm. 4).

82 S. dazu Eberhard Wolff: «Politische Soldaten der Gesundheitsführung»? Organisierte Patienten im Nationalsozialismus – das Beispiel außerschulmedizinischer Laienbewegungen. In: Jürgen Pfeiffer (Hg.): Menschenverachtung und Opportunismus. Zur Medizin im Dritten Reich. Tübingen 1992, S. 107–130 mit weiterer Literatur. Detlef Bothe: Neue Deutsche Heilkunde (1933–1945). Husum 1991. S. a. Jütte.

83 Vgl. dazu Eppenich (wie Anm. 19 der Einleitung). und ders.: Homöopathische Krankenhäuser – Wunsch und Wirklichkeit. In: Dinges (wie Anm. 4), S. XX.

84 William H. King (Hg.): A History of Homoeopathy and its Institutions in America. 4 Bände. New York 1905.

85 Vgl. zu dieser medizingeschichtlichen Problematik die beispielhafte Studie von John H. Warner: The Therapeutic Perspective. Medical Practice, Knowledge, and Identity in America, 1820–1885. Cambridge (Mass.) 1986.

86 S. dazu Connor.

87 S. dazu Brade.

88 Transactions of the Homoeopathic Medical Society of the State of New York (1863), S. 123.

89 Das belegen auch die 855 Homöopathen in S. K. Gosh: «Homoeopathic Directory of India and Burma». 1924.

90 Steigende Bedeutung staatlicher Intervention ist aber nicht auf die genannten Länder beschränkt, sondern läßt sich auch an Rumänien beobachten, vgl. Neagu.

Bildnachweis

Abb. 1, 2, 3, 4. ©: Bildarchiv des Instituts für Geschichte der Medizin der Robert Bosch Stiftung Stuttgart.
Abb. 5, 6, 7, 8, 9. ©: Fonds documentaire Boiron, Lyon
Abb. 10, 11, 12. ©: Photographie: Leopold Drexler.
Abb. 13, 14. ©: Photographie: Lukas Fäh.
Abb. 15, 16. ©: Photographie: Tadeusz Brzeziński.
Abb. 17. ©: Homeopatia i Zdrowie (Homöopathie und Gesundheit), Heft 10 (1932), S.25.
Abb. 18, 19, 20. ©: Museum für Geschichte der Medizin, Kopenhagen.
Abb. 21. ©: Photographie: Marijke Gijswijt-Hofstra.
Abb. 22, 23. ©: Photographie: Phillipp A. Nicholls/Peter Morrell.
Abb. 24, 25, 26. ©: Photographie: Arturo Jimenez Verdú, Sociedad Hahnemanniana Matritense.
Abb. 27. ©: Photographie: Maria Teresa Alfonso Galán.
Abb. 28. ©: Alberto Lodispoto: Storia della Omeopatia in Italia, Rom 1987, Abb. 7.
Abb. 29. ©: Alberto Lodispoto: Storia della Omeopatia in Italia, Rom 1987, Abb. 6.
Abb. 30. ©: William Harvey King; Bd. 3, New York 1905, S. 174.
Abb. 31. ©: William Harvey King, Bd. 2, New York 1905, S. 15.
Abb. 32. ©: Baldwin Room, Metropolitan Toronto Reference Library, Toronto (Kanada).
Abb. 33. ©: Grace Hospital Album, The Toronto Hospital Archives, Toronto (Kanada).
Abb. 34. ©: Benoît Mure: Doctrine de l'école de Rio de Janeiro et pathogénésie brésilienne, Paris 1849, S. 42.
Abb. 35. ©: Ciencia Hoje 7 (1988), S. 59.
Abb. 36. ©: Photographie: Lore Fortes.
Abb. 37. ©: Photographie: Ute Schumann
Abb. 38. ©: Willmar Schwabe (Hrsg.): 60 Jahre im Dienste der Homöopathie 1866–1926, Leipzig 1926, S. 41.
Abb. 39. ©: Martin Dinges
Abb. 40, 41. ©: Bildarchiv des Instituts für Geschichte der Medizin der Robert Bosch Stiftung Stuttgart.
Abb. 42. ©: Willmar Schwabe (Hrsg.): Aus unserer Arbeit, Leipzig 1939, S. 65.
Abb. 43. ©: Benoît Mure: Doctrine de l'école de Rio de Janeiro et pathogénésie brésilienne, Paris 1849, S. XXII.

Register

Ortsregister

Territorien werden ohne genauere Bezeichnung ihres Verfassungszustandes aufgeführt.

Personenregister

Die Namensschreibung wurde normalisiert; Titulaturen und Lebensdaten werden, soweit ermittelt, angegeben. Firmen, die den Namen ihres Gründers tragen, wurden ebenfalls aufgenommen.

Autorinnen und Autoren

Maria Teresa Alfonso Galán, geb. 1955 in Puebla de Guzmán (Huelva). 1977 Lizentiat in Pharmazie an der Universität Complutense in Madrid. 1987 Doktor in Pharmazie an der Universität Alcalá. Professorin für Recht und Ethik der Arzneimittel. Mitglied des Departamento de Ciencias Sanitarias y Médico-Sociales, Tätigkeit für das Zentrum für Gesundheitsgesetzgebung und Bioethik der WHO (Weltgesundheitsorganisation), Fakultät für Medizin und Pharmazie an der Universität Alcalá. Ebendort 1987 Promotion zum Dr. phil mit einer Arbeit über: Contribución al estudio histórico de la Homeopatía en España a través de los médicos y farmacéuticos homéopatas más significativos. Veröffentlichungen: Homeopatía en España. Antecedentes históricos y legislativos. Situación actual. In: Revista de la Organización de Farmacéuticos Ibero Latino americanos. Rev. O. F.I. L. 2 (1992), S. 112–118. Homeopatía. Actualidad en las Comunidades Europeas. Rev. O. F.I. L. 2 (1992), S. 250–257. Legislación de medicamentos homeopáticos: Estudio comparado entre Francia y España. Implicaciones para el registro de medicamentos homeopáticos en España. Ciencia Pharmaceutica 1995 (im Druck). Interessensgebiet: Homöopathie im Spanien des 19. und 20. Jahrhunderts: Pharmazie, Apotheker und Arzneimittel; Beziehungen zwischen homöopathischen Ärzten und Apothekern; rechtliche und ethische Aspekte.

Georg Bayr, am 29. Oktober 1914 in Innsbruck geboren, studierte Medizin in Innsbruck und Wien und promovierte 1939 in Innsbruck. Während der Kriegsjahre war er Sanitätsoffizier in Frankreich und Rußland. Nach dem Krieg weckte ein Vortrag von Mathias Dorcsi sein Interesse an der homöopathischen Heilweise, die er sich weitgehend als Autodidakt aneignete. Als Arzt für Allgemeinmedizin, 1947 bis 1975 in Trofaiach in der Steiermark und von 1975 bis 1982 in Friesach in Kärnten, verwendete er laufend auch homöopathische Arzneien. Schon Ende der 1950er Jahre wurde er in den Vorstand des homöopathischen Vereins berufen, der heute die Bezeichnung «Österreichische Gesellschaft für Homöopathische Medizin» führt. Von 1969 bis 1975 war er deren Vorsitzender. Ein Hauptinteresse galt der Wirkungsweise der Homöopathie. Er entwickelte ein regelungstheoretisches Denkmodell und publizierte es unter dem Buchtitel «Kybernetik und Homöopathie» 1966. Gleichzeitig vertrat er als einer der ersten die Auffassung, daß homöopathisch verarbeitete Arzneien über informationsbewahrende Strukturen der Verarbeitungsmedien als therapeutische Informationen wirken. Mehrere Arzneimittelprüfungen wurden, teils in Buchform, veröffentlicht. Von 1977 bis 1989 war er an der Schriftleitung der «Allgemeinen Homöopathischen Zeitung» beteiligt.

Anna-Elisabeth Brade, geb. 1938 in Kopenhagen. 1966 Universitätsexamen (Geschichte, Ethnologie), 1972 Wissenschaftliche Bibliothekarin. 1992 Dissertation (Ph. D.): «Kloge folk, lærde folk og familierne» (Weise, Gelehrte und Familien). Anstellungen: 1960–1961 Dänisches Nationalmuseum, 1966/1971 Dänisches Archiv. Seit 1970 Universität Kopenhagen: Museum für Geschichte der Medizin.

1974 Außerordentliche Professorin, 1983–1988 sowie 1994 ff. Museumsdirektorin. 1972–1984 Mitglied der Kommission der Dänischen Gesellschaft für Geschichte der Medizin, 1974–1984 deren Vorsitzende. 1972–1982 Herausgeberin des «Dänischen Jahrbuchs für Medizingeschichte» und seit 1990 der «Mitteilungen des Museums für Geschichte der Medizin». Mitglied verschiedener Forschungsgruppen und wissenschaftlicher Netzwerke im In- und Ausland. Veröffentlichungen über Themen der Medizingeschichte, der Bibliophilie, des Museumswesens und der Hausmedizin, u. a.: Das Museum für Geschichte der Medizin 1907–1987. In: Academia Chirurgorum Regia. Kopenhagen 1988, S. 201–316 (auf dänisch); Die Sektoren des medizinischen Marktes in Dänemark 1860–1920. In: Dansk medicinhistorisk Aarbog (1992), S. 91–119 (auf dänisch); Die bäuerliche Kenntnis und Behandlung der Tuberkulose. In: Set & Sket i Medicinisk-Historisk Museum (1994), S. 38–44 (auf dänisch); Kräuter in der Hausmedizin. In: Folk og Kultur (1994), S. 21–35 (auf dänisch); Niels Ryberg Finsen und seine lupus vulgaris-Behandlung. In: Dansk medicinhistorisk Aarbog (1995, im Druck).

Brzeziński, Tadeusz, geb. 1929 in Warschau; Leiter des Instituts für Geschichte der Medizin und der Medizinischen Ethik der Rektor der Pommerschen Medizinischen Akademie in Stettin. 1978–1981 Rektor der Militärmedizinischen Akademie in Lodsch und in den Jahren 1982–1984 Rektor des Pommerschen Medizinischen Akademie. Ehrenmitglied der Ungarischen und Bulgarischen Gesellschaft für Geschichte der Medizin. In den Jahren 1987–1991 Vizepräsident der Société Internationale d'Histoire de la Médecine. Hauptredakteur der Zeitschrift: Archiwum Historii i Filozofii Medycyny. Autor von ca. 200 Artikeln in Zeitschriften und vier Monographien über: Służba zdrowia w Obronie Warszawy we wrzeniu 1939 Der Gesundheitsdienst während der Verteidigung von Warschau im September 1939). Łódz 1967; Służba zdrowia I Armii Wojska Polskiego (Der Gesundheitsdienst der ersten polnischen Armee). Łódz 1972; (u. Mitarb.) Historia medycyny (Geschichten der Medizin). I Aufl. Warszawa 1988, II Aufl. Warszawa 1995; Mitarbeit in: Etyka i deontologia lekarska (Ärztliche Ethik & Deontologie). (Red.: Tadeusz Kielanowski) I Aufl. Warszawa 1981, II Aufl. Warszawa 1985.

Jim T. H. Connor, geb. 1952 in Schottland, Examina in Naturwissenschaften und in Geschichte (1989 Ph. D. an der Universität Waterloo). Aus seiner Feder stammen viele Veröffentlichungen zur Geschichte der Naturwissenschaft, Technik und Medizin in Kanada. J. T. H. Connor ist Direktor des Hannah Institute for the History of Medicine in Toronto (Kanada), Lehrbeauftragter für Medizingeschichte an der Universität Toronto und Mitherausgeber des «Canadian Bulletin of Medical History/Bulletin canadien d'histoire de la médecine».

Martin Dinges, geb. 1953 in Wuppertal, Studium der Rechtswissenschaft, Politik und Geschichte. 1986 Promotion an der FU Berlin, Dissertation über das Thema «Stadtarmut in Bordeaux (1525–1675) – Alltag, Politik, Mentalitäten» (Bonn 1988). Seit 1991 Archivar und wissenschaftlicher Mitarbeiter am Institut für Geschichte der Medizin der Robert Bosch Stiftung in Stuttgart; 1992 Habilitation an der Universität Mannheim mit einer Habilitationsschrift über das Thema «Ehre, Geld und soziale Kontrolle im Paris des 18. Jahrhunderts» (Göttingen 1994). Herausgeber von «Neue Wege in der Seuchengeschichte» (Stuttgart 1995) (mit Thomas Schlich) und von «Homöopathie. Patienten, Heilkundige, Institutionen. Von den Anfängen bis heute (Heidelberg 1996). Aufsätze zur Sozial- und Kulturgeschichte der Frühen Neuzeit in Europa und zur Homöopathiegeschichte (zuletzt «Vom Nutzen der Homöopathiegeschichte – insbesondere für den ‹ärztlichen Stand›» in: Allgemeine Homöopathische Zeitung, Band 241 (1996), S. 11–26 (mit Reinhart Schüppel). Derzeitige Forschungsfelder: Homöopathiegeschichte, Geschichte der Seuchen, Kulturgeschichte der Frühen Neuzeit, Rezeption des Werkes von Michel Foucault, Geschlechtergeschichte.

Leopold Drexler, am 3. Juni 1949 in Wien geboren, absolvierte das humanistische Gymnasium Stella Matutina in Feldkirch, studierte Medizin 1969–1976 in Wien, daneben Soziologie 1974–1976. 1976–1980 Turnusausbildung an der Wiener Poliklinik zum Arzt für Allgemeinmedizin, anschließend bis 1982 im Rehabilitationszentrum Hochegg. Erste Kontakte mit der Homöopathie seit 1973. Absolvierung der Badener Kurse ab 1976. Gleichzeitige Teilnahme an der homöopathischen Ambulanz an der Poliklinik in Wien unter Mathias Dorcsi, mit anschließender Mitarbeit ab 1977. Erste Vorträge über die Homöopathie 1979, ab 1980 regelmäßige Vortragstätigkeit und anschließend Kursleitung in den «Badener Kursen». Vorträge und Seminartätigkeit in Österreich, Deutschland und Italien. Seit 1991 Organisation und Durchführung von regelmäßigen Homöopathie-Ausbildungskursen für Ärzte nach dem Badener Modell in Tschechien und seit 1992 in der Slowakei. Verschiedene Publikationen zu homöopathiegeschichtlichen und therapeutischen Themen. Vorträge bei den Ligakongressen in Wien, Washington, Köln, Cordoba (Argentinien). Eigene homöopathische Privatpraxis seit 1982 in Feldkirch (Vorarlberg).

Lukas Fäh, geboren 1954 in Kaltbrunn (Schweiz). Studium der Medizin an der Universität Bern, Staatsexamen 1980, Promotion zum Dr. med. mit einer Arbeit zur Morbidität und Mortalität bei gynäkologischen Operationen 1982, Ausbildung zum Facharzt für Innere Medizin. Homöopathische Ausbildung in der Schweiz, in Frankreich, Österreich und Deutschland. Langjähriger Schüler von Dr. Heinz Henne, ehemaliger Leiter der Medizingeschichtlichen Forschungsstelle am Robert-Bosch-Krankenhaus. Diverse Publikationen auf dem Gebiet der Homöopathie bzw. der Geschichte der Therapie (z. B. «Zur Frage der infektiösen Ätiologie chronischer Krankheitszustände unter besonderer Berücksichtigung der Homöopathie» in: Der Deutsche Apotheker, 12 (1989), S. 365–377 oder «Technik und Medizin – Ein Beitrag aus der Medizin- bzw. Therapiegeschichte» in: Der Deutsche Apotheker, 3 (1989), S. 66–68. Ehemaliges Vorstandsmitglied des Schweizerischen Vereins homöopathischer Ärzte. Mitglied der Schweizerischen und der Deutschen Gesellschaft für Geschichte der Medizin (Paten: Prof. H. Schadewaldt, Prof. W. Kümmel, Prof. G. Keil).

Olivier Faure, geb. 1953 in Lyon, Studium der Geschichte an der Universität Lyon II. 1976 Agrégation für Geschichte, 1980 Erhalt des Doktortitels. 1981–1991: Forschungsbeauftragter des CNRS. Von 1991–1994 Professor an der Universität Clermont-Ferrand, seit 1994 an der Universität Lyon III (Jean Moulin). Veröffentlichungen: Genèse de l'hôspital moderne, Lyon/Paris 1982; Combattre la tuberculose (mit Dominique Dessertine), Lyon 1988; Praticiens, patients et militants de l'homéopathie en France et en Allemagne 19.–20. Jh., Lyon 1992; Les Français et leur médecine au XIXe siècle, Paris 1993; Histoire de la médecine (18.–20. Jh.), Paris 1994.

Lore Fortes, geb. 1948 in São Benpo bo Sul, Brasilien; Studium der Sozialwissenschaften (Stadt Curitiba) 1971; Magister in Städte- und Regionalplanung 1981 (Stadt Porto Alegre); Soziologin beim Nationalen Institut für Sozialversicherung in Porto Alegre 1975–1978; Dozentin an der Bundesuniversität Santa Catarina 1978–1990; Mitarbeiterin als Soziologin beim Ministerium für Erziehung und Kultur in Brasília, in Zusammmenarbeit mit UNDP/UNESCO 1981–1983; seit 1990 wissenschaftliche Mitarbeiterin und Vorbereitung der Promotion in Soziologie an der Universität Erlangen-Nürnberg. Publikationen: «Patrimonio Arquitectónico y Centros Históricos en América Latina» und «Recursos Humanos: Requerimientos y Oportunidades de Trabajo», Buenos Aires 1984; «Homöopathie: als Ergänzungstherapie zu der allopathischen Medizin?» in: «Dois Pontos», Dezember 1989; «Brasilien in der Krise» in: Ammon, Günther & Eberhard, Theo (Hg.): Kultur, Identität, Kommunikation – 2. Versuch, München 1993.

Marijke Gijswijt-Hofstra, geb. 1940 in Rotterdam, Soziologin, ist Dozentin für Neuere Geschichte an der Universität Amsterdam. Zu ihren Veröffentlichungen zählen Arbeiten zur Gewährung von Asyl bei Schuldnern und Totschlägern in der Frühen Neuzeit, zu Hexerei, abweichendem Verhalten und Toleranz sowie zur Sozialgeschichte der Medizin, darunter auch der Homöopathie. In englischer Sprache gab sie (zusammen mit Willem Frijhoff) heraus: Witchcraft in the Netherlands from the fourteenth to the twentieth century (Rotterdam 1991) und (zusammen mit Hilary Marland u. Hans de Waardt): Belief, trust and healing in Europe, sixteenth to twentieth centuries (vorläufiger Titel, erscheint bei Routledge).

Robert Jütte, geb. 1954 in Warstein, Leiter des Instituts für Geschichte der Medizin der Robert Bosch Stiftung in Stuttgart, 1983–1989 Dozent und später Professor für Neuere Geschichte an der Universität Haifa/Israel, lehrt seit 1991 an der Universität Stuttgart. Promotion Münster 1982, Habilitation Bielefeld 1990 (Lehrbefugnis für Neuere Geschichte). Forschungsschwerpunkte: Sozialgeschichte der Medizin und Wissenschaftsgeschichte, vergleichende Stadtgeschichte, Alltags- und Kulturgeschichte der Frühen Neuzeit. Zahlreiche Buchveröffentlichungen. Sein neuestes Buch über die Geschichte der Alternativen Medizin erschien 1996 im C. H. Beck Verlag in München. Herausgeber der Zeitschrift «Medizin, Gesellschaft und Geschichte», außerdem Herausgeber der Reihe «Quellen und Studien zur Homöopathiegeschichte» sowie der kritischen Edition der Krankenjournale Samuel Hahnemanns. Mitglied zahlreicher wissenschaftlicher Fachgesellschaften (u. a. Mitglied des Wissenschaftlichen Beirats der Bundesärztekammer), seit 1995 Sekretär der European Association for the History of Medicine and Health.

Peter Morrell, geb. 1950 in Newark, Studium an der Universität Leeds, Abschluß eines B. Sc. in Zoologie. Dozent für Umweltwissenschaften am Stoke-on-Trent College in Staffordshire. Autodidaktischer Homöopath und Naturheilkundler, von 1986–1990 Dozent auf diesem Gebiet. Von 1982–1995 viele Aufsätze für homöopathische Fachzeitschriften. Von 1980–1990 assoziiertes Mitglied der Society of Homoeopaths. Gegenwärtig Magisterstudiengang in Staffordshire, wo er unter Anleitung von Dr. Phillip Nicholls zur Soziologie der Gesundheit forscht.

Neagu, Michael, geb. 1946 in Bukarest/Rumänien, niedergelassener homöopathischer Arzt in Freiburg. Bis 1990 Privatdozent für Geschichte der Medizin an der Medizinischen Hochschule in Bukarest. Publikationen: «Paracelsus-calatorie neintrerupta» (Paracelsus – ununterbrochene Reise) (Bukarest 1981); «Medici despre geniu» (Ärzte über das Genie) (Bukarest 1976); «Victor Babes» (Bukarest 1988); «150 remedii homeopatice vegetale» (150 pflanzliche homöopathische Mittel) (Bukarest 1984) u. a. In deutscher Sprache vor allem homöopathische Studien in der Berliner Zeitschrift «Homöopathische Einblicke»: Thuya (September 1992), Colibacillinum (September 1993). Arbeitsschwerpunkte: Ethnomedizin, Geschichte der Homöopathie, Geschichte der Akupunktur.

Phillip A. Nicholls, geb. 1950 in Grays, Studium an der Universität Nottingham. 1977 Prädikatsexamen in Soziologie. 1978 Aufbaustudiengang Erziehungswissenschaft. 1984 Promotion. 1979 Anstellung an der Universität Staffordshire. Heute Tätigkeit als Dozent für Soziologie mit Schwerpunkt vergleichende Sozialstruktur und Soziologie der Gesundheit und Medizin. Seit 1978 Forschungsarbeiten zu alternativen Heilmethoden und vor allem zur Homöopathie. In jüngster Zeit Arbeiten zur Behinderung. Die wichtigsten Forschungsergebnisse zur Geschichte der Homöopathie sind enthalten in «Homoeopathy and the Medical Profession» (London 1988).

Emanuela Rizza, geb. 1961 in Rom. 1985 Abschluß in Philosophie; Beschäftigung mit den epistemologischen Aspekten in der Medizin des frühen 20. Jahrhunderts. Danach Studium am Institut für Wissenschaftsgeschichte Domus Galilaeana in Pisa (1986–1989) mit Schwerpunkt auf der Medizingeschichte des 18. und 19. Jahrhunderts. 1992 hatte sie ein Forschungsstipendium. Gegenwärtig arbeitet sie an ihrer Dissertation über die Homöopathie in Italien. Zu ihren Arbeiten gehören: Il colera nella storia dell' Italia meridionale tra il 1836 e il 1911 (die Cholera in der Geschichte Süditaliens von 1836 bis 1911), unveröffentlichte Forschungsarbeit (C.N.R., 1993). Il colera fra medicina ufficiale e pratiche alternative (die Cholera zwischen der Schulmedizin und alternativen Heilmethoden). In: Quaderni Internazionali di Storia della Medicina e della Sanità (im Druck). S. Hahnemann: un empirista mistico (S. Hahnemann: ein mystischer Empirist). In: Medicina nei Secoli (im Druck).

Naomi Rogers, geb. 1958 in Melbourne (Australien). Naomi Rogers studierte Geschichte und Musik an der University of Melbourne (1979 B. A. in Geschichte, 1980 B. Music) und promovierte 1986 in Geschichte an der University of Pennsylvania. Sie hat an einer Reihe von Universitäten in den Vereinigten Staaten amerikanische Geschichte und Medizingeschichte gelehrt und ist heute Lehrbeauftragte für Medizingeschichte und Frauenstudien an der Yale University. Aus ihrer Feder stammen eine Monographie über die Frühgeschichte von Polio in den USA (Dirt and Disease: Polio before Franklin Delano Roosevelt. Rutgers 1992.) sowie Aufsätze zu Frauen und Alternativmedizin, zur Fliege und zum Gesundheitswesen, zur Epidemiologie von Polio und zur Homöopathie in den USA. Derzeit arbeitet sie an zwei größeren Untersuchungen: einer Geschichte des Hahnemann Medical College in New York und einer Biographie der australischen Kranken- und Ordensschwester Elizabeth Kenny.

Weitere Titel im Verlag C. H. Beck

Volker Sommer
Heilige Egoisten
Die Soziobiologie indischer Tempelaffen
1996. 301 Seiten mit 32 Abbildungen und 2 Tabellen. Leinen

Rudolf Schenda
Das ABC der Tiere
Märchen, Mythen und Geschichten
1995. 435 Seiten mit 51 Abbildungen. Leinen

Hansjörg Küster
Geschichte der Landschaft in Mitteleuropa
Von der Eiszeit bis zur Gegenwart
1995. 424 Seiten mit 211 Abbildungen, Graphiken und Karten. Leinen

Ulrich Beck/Wilhelm Vossenkuhl/Ulf Erdmann Ziegler
Eigenes Leben
Ausflüge in die unbekannte Gesellschaft, in der wir leben
13.–16. Tausend. 1995. 216 Seiten mit 105 Abbildungen und Fotos
im Duoton von Timm Rautert. Klappenbroschur

Francis Haskell
Die Geschichte und ihre Bilder
Die Kunst und die Deutung der Vergangenheit
Aus dem Englischen übersetzt von Michael Bischoff
1995. 588 Seiten mit 262 Abbildungen, davon 19 in Farbe. Leinen

Alexander Demandt (Hrsg.)
Mit Fremden leben
Eine Kulturgeschichte von der Antike bis zur Gegenwart
Unter Mitwirkung von Andreas Müggenburg
und Heinrich Schlange-Schöningen
1995. 313 Seiten. Leinen

Verlag C. H. Beck München